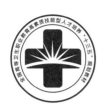

全国高等卫生职业教育高素质技能型
人才培养"十三五"规划教材

供药学、医学检验技术等专业使用

微生物学检验

主　编	段巧玲　张荔茗　宋艳荣
副主编	饶朗毓　庞明珍　曾凡胜　邓晶荣
编　者	（以姓氏笔画为序）

牛莉娜　海南医学院
方　昕　重庆医药高等专科学校
邓晶荣　重庆三峡医药高等专科学校
池　明　长春医学高等专科学校
宋艳荣　邢台医学高等专科学校
张　盛　铜陵职业技术学院
张荔茗　湖南医药学院
陈　娇　江西卫生职业学院
陈湘莲　湖南医药学院
陈锦龙　海南医学院
罗　军　重庆三峡医药高等专科学校
周　艳　皖北卫生职业学院
庞明珍　鹤壁职业技术学院
郑丽平　聊城职业技术学院
胡志军　铜陵职业技术学院
段巧玲　重庆医药高等专科学校
饶朗毓　海南医学院
胥振国　合肥职业技术学院
高海闽　漳州卫生职业学院
郭瑞林　陕西中医学院
鲁晓娟　郑州铁路职业技术学院
曾凡胜　益阳医学高等专科学校
魏　冉　铁岭卫生职业学院

华中科技大学出版社
http://www.hustp.com
中国·武汉

内 容 简 介

本书是全国高等卫生职业教育高素质技能型人才培养"十三五"规划教材。

本书包括四篇,分别为细菌及检验、病毒及检验、其他微生物及检验和临床微生物学检验,共二十一章。

本书可供药学、医学检验技术及生物等相关专业学生使用。

图书在版编目(CIP)数据

微生物学检验/段巧玲,张荔茗,宋艳荣主编.—武汉:华中科技大学出版社,2017.3(2023.8 重印)

全国高等卫生职业教育高素质技能型人才培养"十三五"规划教材.药学及医学检验专业

ISBN 978-7-5680-1808-1

Ⅰ.①微… Ⅱ.①段… ②张… ③宋… Ⅲ.①微生物学-医学检验-高等职业教育-教材 Ⅳ.①R446.5

中国版本图书馆 CIP 数据核字(2016)第 103085 号

微生物学检验
Weishengwuxue Jianyan

段巧玲 张荔茗 宋艳荣 主编

策划编辑:荣 静

责任编辑:秦 曌 余 琼

封面设计:原色设计

责任校对:张 琳

责任监印:周治超

出版发行:华中科技大学出版社(中国·武汉)   电话:(027)81321913

武汉市东湖新技术开发区华工科技园   邮编:430223

录   排:华中科技大学惠友文印中心

印   刷:武汉科源印刷设计有限公司

开   本:880mm×1230mm 1/16

印   张:17.25

字   数:550 千字

版   次:2023 年 8 月第 1 版第 4 次印刷

定   价:46.00 元

全国高等卫生职业教育高素质技能型
人才培养"十三五"规划教材
（药学及医学检验专业）
编委会

前言

QIANYAN

　　微生物学检验是高职高专医药院校药学及医学检验专业人才培养和课程教学体系中一门重要的专业课,对学生未来职业能力和综合素质的培养起着关键作用。结合教育部有关高等职业教育的精神、医学检验行业发展需求和全国高职高专检验技术专业教学标准,本编写组按以下思路编写了该教材。

　　(1) 力求以高职高专教育教学理念为指导思想,坚持以就业为导向,以能力为本位,认真进行教材内容的选编,既强调科学性、系统性,又突出实用性和针对性,尽量贴近行业需要和岗位实际。

　　(2) 本教材共分为四篇:"细菌及检验""病毒及检验""其他微生物及检验""临床微生物学检验"。按"储备基础知识、训练基本技能、用于岗位实践"的思路进行编排,注重基础知识与基本能力相结合、专业技能与工作任务相结合、知识传授与素质培养相结合,从而体现本教材服务学生、服务行业、服务岗位的特点。

　　(3) 每一章的前面列出了学习要求,每章末还对本章内容进行了归纳总结,并结合学习重点安排能力检测题,以便于学生把握学习重点和评价学习效果。

　　(4) 考虑到学生在微生物检验工作和研究中对动物实验技能、菌种保存技能的需要,在书后的附录中提供了这两部分内容,满足学生未来可持续发展的需要。

　　在编写过程中得到了各编者单位和同行们的大力支持,得到了微生物检验行业专家的精心指导;此外,我们还参考了许多专家、同行的相关教材与资料,并引用了许多图表,在此一并表示衷心的感谢!

　　由于我们的学术水平有限、编写经验不足,加之时间仓促,教材中难免存在疏漏甚至错误,恳请广大师生在使用过程中提出宝贵意见和建议。

段巧玲

目录

MULU

绪　　论

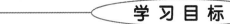

学习目标

掌握：微生物的概念、特点、种类。

熟悉：微生物学的概念；临床微生物学检验的任务与原则。

了解：微生物的分类与命名；微生物与人类的关系；微生物学发展简史。

一、微生物

（一）微生物的概念

微生物（microorganism）是一类个体微小、结构简单、肉眼不能直接看见、必须借助于光学显微镜或电子显微镜才能观察到的微小生物。

（二）微生物的特点

微生物除具有一切生物所共有的生命特征外，还有其本身的特点。

1. 个体小、面积大　微生物个体极其微小，需借助显微镜放大数百倍、数千倍甚至数万倍才能看清，通常用微米（μm）或纳米（nm）来描述微生物的大小。由于个体微小，微生物的比表面积（表面积与体积之比）就非常大，如直径为 1 μm 的葡萄球菌，其比表面积达 60000 cm^2。拥有巨大的比表面积是微生物与大型生物相区别的关键所在。

2. 吸收多、代谢旺　微生物是通过其细胞表面来完成与外界的物质交换，巨大的表面有利于它们迅速地吸收营养、排出代谢产物。单位重量的微生物代谢强度要比高等动植物的代谢强度高成千上万倍，如大肠埃希菌在合适条件下，每小时可分解相当于自身重量 $100\sim1000$ 倍的乳糖。代谢旺的另一个表现形式就是微生物的代谢类型非常多，既可以 CO_2 为碳源进行自养型生长，也可以有机物为碳源进行异养型生长；既可以光能为能源，也可以化学能为能源；既可在需氧条件下生长，又可在厌氧条件下生长。微生物的这一特点为其高速繁殖和产生大量代谢产物奠定了重要基础。

3. 食谱杂、繁殖快　微生物利用物质的能力很强，不但能利用蛋白质、糖类、脂肪、无机盐等，也能利用一些动植物不能利用，甚至对动植物有害的物质，如纤维素、石油、塑料、氰化物等。这一特点有助于微生物的人工培养，也有助于开展综合利用，变废为宝，为社会创造财富。

微生物具有简单的繁殖方式和惊人的繁殖速度，如大肠埃希菌以二分裂方式繁殖，适宜条件下每 $20\sim30$ min 即可繁殖一代，照此速度，一个大肠埃希菌经 24 h，可繁殖出约 4.7×10^{23} 个后代。微生物繁殖迅速，为在短时间内获得大量微生物细胞及代谢产物提供了条件，但如果微生物进入了人体，也可能在短时间内造成严重的感染。

4. 适应强、易变异　微生物对环境尤其是恶劣的"极端环境"有极强的适应能力，如某些硫细菌可在 250 ℃ 的高温条件下正常生长；大多数细菌能耐 $-196\sim0$ ℃；一些嗜盐菌能在饱和（32%）盐水中生存；许多微生物尤其是产芽胞的细菌可在干燥条件下保藏几十年。

微生物多为单倍体，加上其与外界接触面大、代谢旺、繁殖快等特点，因而容易受环境因素影响而发生性状变化。如受 0.1% 石炭酸的影响，变形杆菌失去鞭毛；受 $3\%NaCl$ 的影响，鼠疫耶尔森菌发生形态改变等。尽管变异的概率只有 $10^{-10}\sim 10^{-5}$，微生物却可以通过快速的繁殖在短时间内产生大量变异的后代，在外界环境发生剧烈变化时，变异的个体能适应新的环境而生存下来。

5. 种类多、分布广　微生物种类繁多，目前人们有所了解的约有 10 万种，在人类生产和生活中开发利用的微生物种类仅占其中 1%。但由于微生物发现晚、研究迟，有人估计目前已知的种类只占地球实际存在的微生物总数的 20%，所以，微生物很可能是地球上种类最多的生物。

虽然我们不能直接看见微生物，但它们却是无处不在、无孔不入，除了火山喷发中心区和人为的无菌环境外，到处都有微生物的踪迹。85 km 的高空、11 km 的海底、2 km 深的地层、近 100 ℃ 的温泉、−60 ℃ 的南极都有微生物的存在，甚至人体内和体表也有众多微生物，如人体肠道经常聚居 100～400 种不同的微生物，一双成人的手上可带有 4 万～40 万个细菌。

（三）微生物的种类

根据微生物有无细胞结构、分化程度和化学组成不同，可将其分为三大类型。

1. 原核细胞型微生物　这类微生物由单细胞组成，细胞核分化程度低，无核膜、核仁，染色体为裸露的 DNA 分子，胞质中缺乏完整的细胞器。此类微生物主要有细菌、放线菌、支原体、衣原体、立克次体和螺旋体等。

2. 真核细胞型微生物　这类微生物细胞核分化程度高，有典型的核结构（核膜、核仁和染色体），胞质内有完整的细胞器。此类微生物主要有真菌。

3. 非细胞型微生物　这类微生物无细胞结构，由单一种类的核酸（DNA 或 RNA）与蛋白质衣壳组成，有的仅由核酸或蛋白质组成。缺乏细胞器和产生能量的酶系统，必须寄生于活的易感细胞中生长繁殖。此类微生物有病毒、类病毒和朊病毒（又称朊粒）。

（四）微生物的分类和命名

1. 微生物在生物分类中的地位　自然界中的生物最初被分为动物界和植物界，随着对微生物的发现、研究和认识，分类系统也发生了变化。目前的分类体系是将所有生物分成六个界：动物界、植物界、原生生物界、原核生物界、真菌界、病毒界。微生物分属于除动物界和植物界之外的其他四界（图 0-1）。

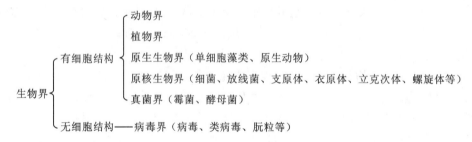

图 0-1　生物界的分类

2. 微生物分类的等级　微生物的分类等级与其他生物相同，依次为界、门、纲、目、科、属、种。微生物分类中较重要的是属和种，种是微生物最基本的分类单位，但在同一菌种中，仍有某些性状存在差异，因此，在种之下还可分亚种（变种）、型、菌株（品系）各等级。

属：生物性状基本相同、具有密切关系的微生物菌种组成属。

种：一大群生物性状高度相似、亲缘关系非常接近、与同属其他菌种有明显差异的菌株的总称。现代分类学上规定种内菌株的 DNA 同源性≥70% 或 16SrRNA 序列同源性达 90% 以上。

亚种或变种：从自然界分离到的微生物纯种，如果与典型种之间的某些特征存在差别，而这些特征又能稳定遗传，则可将这一纯种称为典型种的亚种或变种，如脆弱拟杆菌卵形亚种、枯草芽胞杆菌黑色变种等。

型：自然界存在的差异较小的同种微生物的不同类型，称为型，如生物型、血清型、噬菌体型等。

菌株：又称品系，来源不同的同种微生物的纯培养物。一种微生物的每一个不同来源的纯培养物均可称为该菌种的一个菌株。具有某菌种典型的生物学特征的菌株称为标准菌株。标准菌株是菌种分类、鉴定、命名的依据，也可作为质量控制的标准。

3. 细菌的命名　目前多采用国际通用的拉丁文双命名法。一个细菌种的学名由属名和种名组成,属名在前,用名词且首写字母大写,也可不将全文写出,仅以首写字母代替;种名在后,用形容词,全部小写。两者均用斜体字。中文译名的属名和种名的顺序与拉丁文相反。若细菌为亚种,则将亚种名缩写(subsp. 正体)和亚种名称加于种名之后。如:

金黄色葡萄球菌　*Staphylococcus aureus* 或 *S. aureus*

大肠埃希菌　*Escherichia coli* 或 *E. coli*

空肠弯曲菌空肠亚种　*Campylobacter jejuni* subsp. *jejuni* 或 *C. jejuni* subsp. *jejuni*

（五）微生物与人类的关系

1. 参与自然界的物质循环　微生物代谢能力强,并能产生多种代谢产物被其他生物利用。因此,微生物在自然界的物质循环中起着十分重要的作用。以碳素循环为例,绿色植物的光合作用需要 CO_2,而大气中的 CO_2 只够其利用约 20 年,是微生物通过新陈代谢产生 CO_2 释放到环境中。据估计地球上约 90% 的 CO_2 是依靠微生物的代谢活动而形成的。又如,土壤中的微生物能将环境中的蛋白质(如动、植物的尸体等)转化为无机含氮化合物,以供植物生长的需要。可以说,没有微生物,植物就不能新陈代谢,而人类和动物也将无法生存。

2. 用于生产实践　在农业方面,通过固氮菌的作用,可将环境中氮气转化为氨而增强了土壤的肥力,满足植物生长需要;人类广泛利用微生物来制备微生物饲料、微生物农药等,开辟了以菌造肥、以菌催长、以菌防病、以菌治病等农业增产新途径。在工业生产中,微生物被广泛用于食品加工、酿造,以及皮革、纺织、石油、化工等领域。在医药工业上,微生物也可用于生产抗生素、维生素、氨基酸、酶制剂及疫苗等。如人类发现的首例抗生素——青霉素就是微生物的代谢产物;可预防结核病的卡介苗也是应用微生物(结核分枝杆菌)制备而成的。

3. 微生物的危害　大多数微生物对人类是有益无害的,有些还是必需的,但其中也有一部分可带来危害:①引起污染。无处不在的微生物,可污染药物、食品等使其发生变质,从而导致药源性、食源性疾病;可污染培养基等实验材料,影响细菌检验结果;可污染医院环境、医疗器械等,引发医院感染。②引起疾病。少部分微生物可引起人和动植物病害,这些具有致病作用的微生物称为病原性微生物(pathogenic microorganism)。人类的许多传染病,如传染性很强的流感、肺炎等,感染率较高的肝炎,危害大、死亡率高的艾滋病等,均由相应的微生物感染引起。还有些微生物正常情况下寄居于人体内,对人体无害,但当机体免疫力下降、微生物寄居位置改变或微生物群出现平衡失调时,则可引起疾病,这类微生物又称为条件致病微生物。如大肠埃希菌寄居在肠道不致病,但若移至腹腔、胆囊、泌尿道就能引起感染性疾病。

二、微生物学

（一）微生物学的概念

微生物学(microbiology)是生物学的一个分支,是研究微生物的生物学性状(形态结构、生命活动及其规律、遗传变异等)、生态分布,以及微生物与人类、动植物、自然界之间相互关系的一门学科。学习、研究微生物学,有利于认识并充分利用和开发微生物资源,为人类生活、生产服务;有利于控制微生物的有害作用,避免微生物污染,预防和治疗传染病。

随着研究范围的日益扩大和深入,微生物学又逐渐形成了许多分支学科,如按研究内容来分,有微生物分类学、微生物生理学、微生物生态学、微生物遗传学等;按研究对象分,有细菌学、真菌学、放线菌学、病毒学等;按微生物所在生态环境来分,有土壤微生物学、环境微生物学、海洋微生物学等;按应用领域来分,有医学微生物学、工业微生物学、农业微生物学、药用微生物学、食品微生物学、卫生微生物学等。

医学微生物学主要是研究与医学和疾病有关的病原微生物的生物学性状、致病性、免疫性,以及特异性诊断和防治措施的学科,目的是控制和消灭微生物引起的感染性疾病,以保障和提高人类健康水平。

（二）微生物发展简史

在古代,人们虽然未见过微生物,但利用微生物进行工农业生产和疾病防治却有着悠久的历史。如我国北魏《齐民要术》里就记载有酿酒、制酱、造醋等方法。民间用盐腌、糖渍、烟熏、风干等方法保存食物,其原理也是通过抑制微生物生长来防止食物变质。11世纪初,刘真人提出肺痨是由"小虫"引起;明朝《本草纲目》中有对患者穿过的衣服应进行消毒的记载;明朝隆庆年间(1567—1572年)我国率先开创了用人痘接种预防天花的方法,后传至俄国、朝鲜、日本、英国等。

1674年,荷兰人安东尼·列文虎克(Antony Van Leeuwenhoek,1632—1723年)利用自制的显微镜,从雨水、牙垢、粪便等标本中观察到了许多"小动物",并正确地描述了这些"小动物",为微生物的存在提供了有力证据,从而揭开了这一微观世界的神秘面纱。后来人们使用倍数更高的显微镜观察、研究这些"小动物",并知道它们与人类之间的密切关系时,才真正意识到列文虎克对人类认识世界所做出的伟大贡献。

自列文虎克首次观察到微生物之后的近200年间,人们对微生物的研究主要停留在形态描述的水平上,对微生物的生命活动规律、与人类的关系等方面的认识较少。19世纪60年代法国科学家巴斯德(Louis Pasteur,1822—1895年)通过著名的"曲颈瓶"实验证明有机物质的腐败是由微生物引起,从而推翻了当时盛行的自然发生学说,并通过反复的实验,创立了至今仍在使用的"巴氏消毒法",广泛用于牛奶、酒类的消毒处理。随后,巴斯德又开始研究人、禽、畜的传染病(狂犬病、炭疽病和鸡霍乱等),证明这些传染病都是由相应微生物引起,还发明并使用了狂犬病疫苗。巴斯德在微生物方面的科学研究成果,为微生物学的发展建立了不朽的功勋,被后人誉为"微生物学之父"。

在巴斯德的影响下,英国外科医生李斯特(Joseph Lister,1827—1912年)开创了用石炭酸喷洒手术室和煮沸手术器材的方法,为防腐、消毒及无菌操作奠定了基础。

另一位为微生物学做出巨大贡献的是德国医生科赫(Robert Koch,1843—1910年)。他的功绩主要有:①研制了固体培养基来代替液体培养基,将标本中的细菌分离成单个的菌落,从而建立了纯培养技术。并陆续分离出炭疽芽胞杆菌、结核分枝杆菌、霍乱弧菌等病原菌;②创立了细菌染色技术和实验动物感染技术,为发现传染病的病原体提供了实验手段;③提出了确定特定疾病与特定微生物相互关联的著名"科赫法则",主要内容是在相同的传染病中可发现相同的病原菌,而健康机体中不存在;可在体外获得这种病原菌的纯培养物;将此病原菌接种于健康动物可引起相同的疾病,并能从患病动物体内重新分离出该病原菌。这一法则对鉴定病原菌起了重要的指导作用,也奠定了研究病原微生物致病性的基础。

1892年俄国学者伊凡诺夫斯基发现第一种病毒即烟草花叶病病毒,开创了人类认识、研究病毒的历史。1901年美国学者Walter Reed首次分离出对人类致病的黄热病毒。1951年英国学者Twort发现了感染细菌的病毒——噬菌体。随着研究技术的发展,20世纪70年代后又相继发现了类病毒、朊粒等。

1910年德国化学家欧立希(Ehrlich)合成了治疗梅毒的砷剂,开创了传染性疾病的化学治疗法。1928年英国细菌学家亚历山大·弗莱明(Alexander Fleming)发现青霉素,并于20世纪40年代应用于临床治疗传染性疾病,取得惊人的效果。青霉素的发现和应用极大地鼓舞了微生物学家,随后链霉素、氯霉素、红霉素、土霉素等多种抗生素陆续被发现,并广泛应用于临床,为人类健康做出了巨大贡献。

在微生物学的发展历程中,我国学者也做出了巨大贡献。20世纪30年代,学者黄祯祥发现并首创了病毒体外培养技术,为现代病毒学奠定了基础;50年代,病毒学家汤非凡首先发现了沙眼衣原体;病毒学家朱既明首次将流感病毒裂解为亚单位,提出了流感病毒结构图像,为亚单位疫苗的研究提供了原理和方法。此外,我国在流行性出血热病因、EB病毒与鼻咽癌的发病机制、肝炎病毒、SARS冠状病毒等方面的研究已进入世界前列。

近几十年来,由于生物化学、遗传学、细胞生物学、分子生物学等学科的发展,以及电子显微镜技术、免疫学技术、分子生物学技术、细胞培养技术等的创建和进步,人们对微生物的研究突破了细胞水平,已可以从分子水平上来探讨微生物的生物特性、致病性及其检测方法,促进了医学微生物学的发展。培养技术的提高,使一些新的病原微生物,如军团菌、幽门螺杆菌、埃博拉病毒、人类免疫缺陷病毒、SARS冠状病毒等相继被发现(表0-1),人们对相应疾病的病因有了更深的认识和了解。

随着人类基因组计划的启动,病原微生物基因组的研究取得了重要成果,已完成多种微生物全基因组的测序,包括与人类有关的近百种病毒和30多种细菌。这些研究具有的理论和实用价值,将对微生物致病性的探讨、病原体的诊断及防治措施的改进或更新等产生深远的影响。

表 0-1　1973 年以来发现的重要病原微生物

病原微生物	所致疾病	发现年代
轮状病毒	婴儿腹泻	1973
细小病毒 B19	慢性溶血性贫血	1975
埃博拉病毒	出血热	1977
嗜肺军团菌	军团菌病	1977
空肠弯曲菌	肠炎	1977
汉坦病毒	肾综合征出血热	1978
嗜人 T 细胞白血病病毒 Ⅰ 型	成人 T 淋巴细胞白血病	1980
大肠埃希菌 O157	肠出血性综合征	1982
嗜人 T 细胞白血病病毒 Ⅰ 型	毛细胞白血病	1982
伯氏疏螺旋体	莱姆病	1982
人类免疫缺陷病毒	艾滋病	1983
肺炎衣原体	肺炎衣原体病	1983
幽门螺杆菌	胃炎	1983
牛海绵状脑病朊粒	变异性克雅病(疯牛病)	1986
人疱疹病毒 6 型	猝发蔷薇病	1986
戊型肝炎病毒	戊型肝炎	1988
丙型肝炎病毒	丙型肝炎	1989
霍乱弧菌 O139	流行性霍乱	1992
汉塞巴尔通体	猫抓病	1992
辛诺柏病毒	呼吸窘迫综合征	1993
人疱疹病毒 8 型	卡波西肉瘤	1994
Sabia 病毒	巴西出血热	1994
庚型肝炎病毒	庚型肝炎	1995
西尼罗病毒	西尼罗热	1999
尼派病毒	病毒性脑炎	1999
SARS 冠状病毒	严重急性呼吸综合征	2003

三、临床微生物学检验

(一)临床微生物学检验的任务

临床微生物学检验是应用医学微生物学、临床医学的基础理论,研究微生物与宿主相互作用,研究感染性疾病快速、准确的病原学诊断策略与方法,为临床诊断、治疗和预防感染性疾病提供科学依据的一门应用型学科。

临床微生物学检验的基本任务:①研究传染性疾病的病原体特征。人类在传染病的诊断与控制方面取得了巨大成就,但由于多种原因,原有病原体在发生变异,新的病原体又不断出现。因而,目前由病原微生物等引起的多种传染病仍严重威胁着人类健康,还需加强研究病原体特征,及时发现病原体的变异情况及新的病原体,为传染病的诊治和控制提供科学依据。②研究临床标本的采集、送检、保存及处理等方法,以提高病原体的检出率。③选择各种病原微生物的最佳检验方法,探讨各种病原微生物的鉴定程序,为临床提供快速、准确的病原学诊断。④对分离的病原微生物进行药物敏感性检测与分析,指导临床合理使用抗菌药物。⑤正确进行检验结果的分析及实验方法、临床意义的评价。⑥根据医院感染的特点、发生因素、实验室检测结果,研究并采取有效措施,对医院感染进行监控。

（二）临床微生物学检验的原则

1. 确保检验申请信息完整和临床标本质量可靠　检验项目、待检患者的临床表现、抗菌药物使用情况等信息可为选择检验程序、分析检验结果及药物敏感试验等提供重要线索。正确采集标本（如采集方法、采集部位等）和运送标本（如运送条件、储藏方法等），是保证微生物检验结果准确的重要前提。

2. 全面了解机体正常菌群　对来自体表和一些腔道的标本，应排除正常菌群的污染才能确定为感染。同时还应注意分析条件致病菌、内源性感染等，以正确评价检验结果的临床意义。

3. 有效监控检验过程，保证检验质量　检验结果的正确性还与检验过程的每一环节有关，因此，对检验人员、检验试剂、检验设备、检验方法与操作等，需进行全面质量控制。

4. 合理分析检验结果的临床意义　从来自人体无菌部位的标本中分离出微生物，无论是何种微生物，在排除污染的前提下，均具有临床意义。从来自人体有菌部位的标本中分离出典型致病菌，则有意义；若未分离出致病菌，则需参考所分离微生物的种类、数量，分析是否为正常菌群，以确定是否有意义。

5. 加强与临床的沟通、联系　通过沟通、联系获取的临床信息，一方面可为选择合理的检验程序与方法提供参考、为检验结果的解释提供依据；另一方面，可指导临床正确采集恰当的标本、接受临床的专业咨询、告知细菌耐药情况和医院感染等信息并提出预防控制措施。

微生物学检验在医学检验中具有十分重要的地位。随着分子生物学技术、计算机技术等相关领域的不断发展，微生物学检验技术也向微量化、快速化、自动化和信息化的方向发展。气液相色谱法、酶联免疫吸附试验（ELISA）等免疫标记技术、聚合酶链反应（PCR）等分子生物学技术的应用，使微生物检测具有高度的特异性和敏感性；各种商品试剂盒、微生物自动鉴定仪与药敏分析仪的出现，使微生物检验的速度得到了极大的提高；计算机技术的应用，使微生物检验结果的分析报告实现了自动化及信息化。

（段巧玲）

小 结

微生物是一类微小的、肉眼不能直接看见、必须借助于光学显微镜或电子显微镜才能观察到的微小生物，具有个体微小、结构简单、代谢旺盛、繁殖迅速、适应性强、容易变异、种类繁多、分布广泛等特点。按其结构和化学组成分为非细胞型微生物、原核细胞型微生物和真核细胞型微生物三类，其中与医学相关的微生物主要有病毒、细菌、螺旋体、支原体、衣原体、立克次体、放线菌、真菌等。

大多数微生物对人类是有益的，有些还是必不可少的。但也有少部分为病原性微生物，可引起人或动植物疾病。临床微生物学检验的主要任务就是研究这些和人类疾病有关的病原微生物的特征，研究正确采集临床标本并选择最佳检验方法做出快速、准确的病原学诊断及药敏检测，为传染病的诊断、治疗和控制提供科学依据。

能力检测

1. 简述微生物的概念及特点。

2. 简述临床微生物学检验的主要任务。

第一篇

细菌及检验

第一章 细菌学基础

第一节 细菌的形态与结构

细菌(bacterium)是一类具有细胞壁、单细胞的原核细胞型微生物。各种细菌在一定的环境条件下有相对恒定的形态与结构,熟悉细菌的形态与结构对于鉴别细菌、诊断疾病、防治细菌性感染及细菌研究等,具有重要的理论和实践意义。

一、细菌的大小与形态

(一)细菌的大小

细菌体积微小,需要显微镜放大数百至上千倍才能观察到。研究细菌时,通常以微米(μm)作为其大小的测量单位,球菌以其直径、杆菌以长×宽表示大小。多数球菌的直径约 1 μm,中等大小的杆菌长 2～3 μm,宽 0.3～1.0 μm。

不同种类细菌大小不一,同种细菌因菌龄和环境因素的影响,大小形状也有差别,如幼龄菌常常比老龄菌大。

(二)细菌的形态

细菌的基本形态有三种,即球形、杆形和螺形,分别称为球菌、杆菌和螺形菌(图 1-1)。

1. **球菌** 球菌(coccus)呈球形或近似球形(如豆形、肾形或矛头形)。根据细菌细胞的分裂方向或分裂后菌体的排列方式不同,球菌又可分为以下几种。

(1)双球菌:细菌呈一个平面分裂,分裂后两个菌体成双排列,如脑膜炎奈瑟菌、淋病奈瑟菌。

(2)链球菌:细菌在一个平面连续多次分裂且子代细胞连在一起呈链状排列,如乙型溶血性链球菌。

(3)葡萄球菌:细菌在随机的平面上分裂,子代细胞无规则地聚集呈葡萄状,如金黄色葡萄球菌。

(4)四联球菌:细菌在两个相互垂直的平面分裂,分裂后四个菌体呈田字形排列在一起,如四联加夫基菌。

(5)八叠球菌:细菌在三个相互垂直的平面上分裂,分裂后八个菌体叠在一起,如藤黄微球菌。

各类球菌除上述典型排列方式外,也有以单个菌体分散存在的形式。

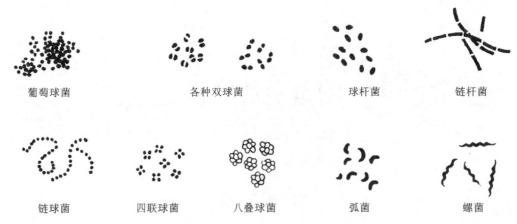

葡萄球菌　　　　各种双球菌　　　　球杆菌　　　　链杆菌

链球菌　　　四联球菌　　　八叠球菌　　　弧菌　　　螺菌

图 1-1　细菌的基本形态示意图

2. 杆菌　常见细菌中以杆菌(bacillus)种类最多,其外形呈杆状或球杆状,也有稍弯的。杆菌的长短、粗细差异较大,如炭疽芽胞杆菌长 4~10 μm、宽 1.0~1.5 μm,布鲁杆菌长仅为 0.6~1.5 μm、宽 0.4~0.8 μm。

杆菌多数分散存在,但有的可排列成链状,如炭疽芽胞杆菌;有的呈分枝状排列,如结核分枝杆菌;也有的呈"八"字或栅栏状排列的,如白喉棒状杆菌。

3. 螺形菌　菌体呈弯曲或螺旋状,按弯曲的程度不同分为弧菌和螺菌两类。

(1) 弧菌(vibrio):菌体只有一个弯曲,呈弧形或逗点状,如霍乱弧菌。

(2) 螺菌(spirillum):菌体有数个弯曲,如鼠咬热螺菌;也有的菌体弯曲呈螺旋形、S 形或海鸥状,称为螺杆菌,如幽门螺杆菌。

细菌的形态受多种因素的影响。通常细菌在适宜的条件下培养 8~18 h,形态较为典型。当环境条件不利,如培养时间过长,环境中含有抗生素、抗体、溶菌酶及高浓度的 NaCl 等,菌体可变为梨形、气球状、丝状或不规则形,表现为多形性,难以识别。因此,在实验室诊断时,常选用在适宜培养基中培养 8~18 h 的细菌进行观察研究和分离鉴定。

二、细菌的结构

细菌的结构包括基本结构和特殊结构两部分。细菌的基本结构包括细胞壁、细胞膜、细胞质(简称胞质)和核质等,是所有细菌都具有的结构。细菌的特殊结构是某些细菌在一定条件下形成的结构,包括荚膜、鞭毛、菌毛和芽胞等(图 1-2)。

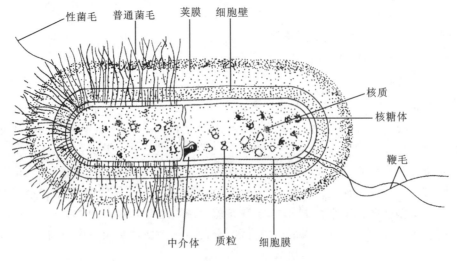

性菌毛　普通菌毛　　荚膜　细胞壁

核质

核糖体

鞭毛

中介体　质粒　细胞膜

图 1-2　细菌的细胞结构模式图

（一）细菌的基本结构

1. 细胞壁 细胞壁位于细菌细胞的最外层,紧贴在细胞膜外,是一层无色透明、坚韧有弹性的膜状结构。细菌种类众多,细胞壁的结构也千差万别,但大多数病原菌的细胞壁可用经典的革兰染色法分为革兰阳性菌细胞壁和革兰阴性菌细胞壁两类。少数病原菌如结核分枝杆菌具有独特的细胞壁结构,个别病原菌如支原体则缺乏细胞壁。一些细菌在特定的条件下,也可以缺失细胞壁,形成细菌 L 型、原生质体和球状体。两类细胞壁的结构和组成有差异,但均含有肽聚糖。

（1）革兰阳性菌的细胞壁:细胞壁较厚(20～80 nm),主要成分为肽聚糖,含 15～50 层,占细胞壁干重 50%～80%。此外细胞壁还含少量的磷壁酸。

肽聚糖由聚糖骨架、四肽侧链和五肽交联桥三部分组成(图 1-3)。聚糖骨架由 N-乙酰葡萄糖胺和 N-乙酰胞壁酸交替排列,经糖苷键连接而成;四肽侧链由依次排列的 L-丙氨酸、D-谷氨酸、L-赖氨酸和 D-丙氨酸组成;五肽交联桥是由 5 个氨基酸组成的短肽。相邻骨架上的两条侧链通过五肽交联桥连接在一起,从而使肽聚糖分子形成韧性和机械强度很大的三维空间结构。

肽聚糖是保证细胞壁坚韧性的重要成分,凡能破坏肽聚糖结构或抑制其合成的物质,大多能损伤细胞壁而杀伤细菌。如溶菌酶能切断肽聚糖中 N-乙酰葡萄糖胺和 N-乙酰胞壁酸之间联结,破坏肽聚糖骨架,引起细菌裂解;青霉素和头孢菌素能抑制四肽侧链上 D-丙氨酸与五肽交联桥之间的联结,使细菌不能合成完整的细胞壁,而导致细菌死亡。

磷壁酸是革兰阳性菌细胞壁特有的成分,是细菌重要表面抗原,与血清型分类有关。由于磷壁酸带有较多的负电荷,使其赋予革兰阳性菌细胞壁带负电的性质。此外,磷壁酸还可起到稳定和加强细胞壁的作用,并可介导细菌与宿主细胞的黏附,是细菌的致病因素之一。

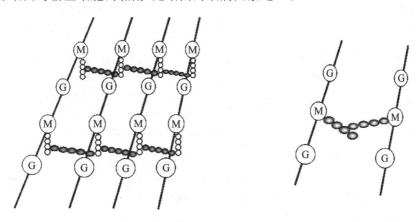

图 1-3 金黄色葡萄球菌(G⁺菌;左)与大肠埃希菌(G⁻菌;右)肽聚糖结构模式图

（2）革兰阴性菌的细胞壁:细胞壁较薄(10～15 nm),化学组成比革兰阳性菌复杂,仅含 1～2 层肽聚糖层,占细胞壁干重 5%～20%。主要组成是肽聚糖层外侧的外膜,约占细胞壁干重的 80%。

革兰阴性菌细胞壁的肽聚糖仅由聚糖骨架和四肽侧链两部分组成,没有五肽交联桥(图 1-3)。部分四肽侧链直接相连,形成结构疏松单层平面网络的二维结构,机械强度较小。

外膜由脂质双层、脂蛋白和脂多糖三部分组成(图 1-4)。脂质双层是外膜的中心,其内侧含有较丰富的脂蛋白,由脂质双层向细胞外伸出的是脂多糖(lipopolysaccharide,LPS)。LPS 由脂质 A、核心多糖和特异多糖三部分组成,在革兰阴性菌致病中起重要作用,又称内毒素(endotoxin)。其中脂质 A 是内毒素的毒性和生物学活性的主要组分,无种属特异性,故不同细菌产生的内毒素的毒性作用均相似。

外膜是革兰阴性菌细胞壁的特征结构,可阻止抗体、胆盐及损害细菌的有毒物质进入,是革兰阴性菌的保护屏障。还可阻止某些抗生素的进入,成为细菌耐药的机制之一。

革兰阳性菌与革兰阴性菌细胞壁成分比较见表 1-1。

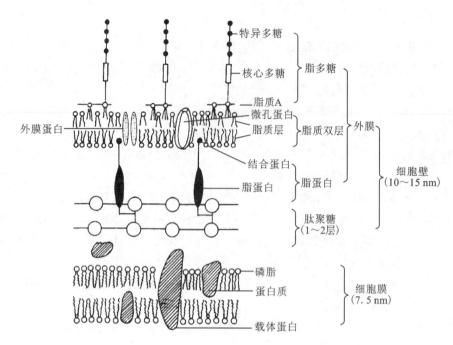

图 1-4 革兰阴性菌细胞壁与细胞膜结构模式图

表 1-1 革兰阳性菌与革兰阴性菌细胞壁成分比较

细胞壁组成	革兰阳性菌	革兰阴性菌
肽聚糖含量	多(占细胞壁干重 50%～80%)	少(占细胞壁干重 5%～20%)
肽聚糖组成	聚糖骨架、四肽侧链、五肽交联桥	聚糖骨架、四肽侧链
肽聚糖层数	多,可达 50 层	少,1～3 层
肽聚糖强度	较坚韧	较疏松
磷壁酸	有	无
外膜	无	有

　　细菌的细胞壁具有维持菌体固有的形态,并保护细菌抵抗低渗环境等功能;由于细胞质内高浓度的无机盐和大分子营养物质的存在,细菌体内的渗透压较高,细胞壁的保护作用使细菌能承受内部巨大的渗透压而不会破裂,并能在相对低渗的环境中生存;细胞壁上有许多小孔,参与菌体内外的物质交换;菌体表面带有多种抗原表位,可以诱发机体的免疫应答。

　　(3)细胞壁缺陷型细菌(细菌 L 型):由于各种理化或生物因素的影响,导致细胞壁肽聚糖直接破坏或合成受阻而形成的一种细胞壁缺失或缺陷的细菌,称为细菌 L 型。细菌 L 型由于缺少或缺乏细胞壁的保护作用,在普通环境中不能生存,但在高渗环境下仍能存活。形态呈高度多形性,着色不均,大多被染色成革兰阴性。细菌 L 型的培养条件与原菌基本相似,但在普通培养基中不易生长,在含有 10%～20% 人或马血清的高渗低琼脂培养基中可缓慢生长,经 2～7 天培养可形成中间较厚、四周较薄的荷包蛋样小菌落,或颗粒、丝状菌落。细菌 L 型的生化反应常发生明显变化,因此必须使分离的细菌 L 型在适宜条件下返祖后再行生化鉴定。

　　某些细菌 L 型有一定的致病力,通常引起尿路感染、骨髓炎、心内膜炎等,常在以细胞壁为作用靶位的抗菌药物(β-内酰胺类抗生素等)的治疗过程中发生。临床上遇有症状明显而标本常规细菌培养阴性者,应考虑细菌 L 型感染的可能性。

　　2. 细胞膜　位于细胞壁内侧、紧密包绕在细胞质外的一层具有弹性的半透膜,结构与其他生物细胞膜基本相同,为脂质双层并镶嵌有多种蛋白质。细胞膜是一个选择性的渗透屏障,允许特定的离子和分子进出细胞,可与细胞壁共同完成菌体内外的物质交换。细胞膜也是呼吸代谢、脂类代谢和光合作用等多种代谢的场所。

细胞膜内陷可形成功能与真核细胞的线粒体相似的囊状或管状物,称为中介体,多见于革兰阳性菌的细胞内,其数目为一至数个。中介体是细胞质的内膜系统,它扩大了细胞膜的表面积,增加了呼吸酶的含量,为细菌的代谢活动提供较大的膜表面,可为细菌提供大量能量。

3. 细胞质 细胞膜所包裹的除核质以外的全部无色透明的溶胶性物质。其基本成分是水、蛋白质、核酸、脂类和无机盐等。胞质的成分随菌种、菌龄、培养时间和条件而变化。胞质中含有多种酶系统,是细菌新陈代谢的主要场所。胞质内还含有质粒、核糖体和异染颗粒等重要结构。

(1)质粒(plasmid):细菌染色体外的遗传物质,为闭合的环状双链DNA。质粒可独立存在并复制,也可整合到染色体上,被广泛用作分子生物学研究的载体。质粒DNA分子携带遗传信息,控制着某些特定的遗传性状,如传递耐药性或赋予细菌一些其他特征等。医学上重要的质粒有决定细菌性菌毛的F质粒、决定耐药性的R质粒及决定细菌毒力的Vi质粒等。质粒不是细菌生长繁殖所必需的,失去质粒的细菌仍能正常生存。

(2)核糖体:细菌蛋白质合成的场所。细菌核糖体由50S的大亚基和30S的小亚基组成,某些药物可通过与亚基结合(如链霉素能与30S亚基结合,红霉素能与50S亚基结合等),干扰细菌蛋白质的合成,从而产生杀菌作用。人体细胞核糖体的组成(两个亚基为40S与60S)与细菌不同,故这些抗生素仅作用于细菌核糖体而对人体细胞核糖体无影响。

(3)胞质颗粒:细菌胞质中含有多种颗粒,多数为细菌储备的营养物质。胞质颗粒不是细菌的恒定结构,当营养充足时,胞质颗粒较多,养料和能源短缺时,动用储备,颗粒则减少甚至消失。有些细菌胞质中含有由RNA和多偏磷酸盐成分组成的胞质颗粒,嗜碱性强,亚甲蓝染色时着色较深呈深蓝色,称为异染颗粒(metachromatic granule),如白喉棒状杆菌中有比较典型的异染颗粒,有助于细菌鉴定。

4. 核质 细菌的遗传物质,决定细菌的遗传特征,因无核膜和核仁,又称为拟核。核质集中于胞质的某一区域,形状不规则。其是由一条闭合双股环状DNA分子反复卷曲盘绕而形成的松散网状结构。核质具有细胞核的功能,控制细菌的生长、繁殖、遗传、变异等多种性状。

(二)细菌的特殊结构

细菌的特殊结构主要包括荚膜、鞭毛、菌毛和芽胞等,主要与保护、运动、黏附和增强细菌抵抗力等有关。

1. 荚膜(capsule) 某些细菌的细胞壁包绕的一层黏液性物质(图1-5)。荚膜边界明显且其厚度≥0.2 μm;若厚度<0.2 μm,则称为微荚膜。如果结构松散、边界不明显且易洗脱者,称为黏液层。荚膜的化学组成多为多糖,少数为多肽或糖与蛋白复合物。荚膜对一般碱性染料亲和力低,不易着色,普通染色只能见到菌体周围有未着色的透明圈,特殊染色法可将荚膜染成与菌体不同的颜色。荚膜的形成受遗传的控制和环境条件的影响,一般在机体内和营养丰富的培养基中易形成荚膜,在普通培养基上荚膜易消失。

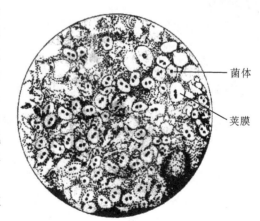

菌体

荚膜

图 1-5 肺炎链球菌的荚膜

荚膜的功能:①抗吞噬作用。荚膜在体内能抵抗宿主吞噬细胞的吞噬和消化作用,因而是细菌的重要毒力因子。例如肺炎链球菌,数个有荚膜菌株就可使实验小鼠致死,无荚膜株则高达上亿个细菌才能使小鼠死亡。②黏附作用。荚膜多糖可使细菌彼此相连,并易于黏附于宿主细胞表面,增加感染的机会。③抵抗体液中杀菌物质。保护菌体,避免和减少菌体受溶菌酶、补体、抗菌抗体、抗菌药物等物质的损伤作用。④具有免疫原性。可用以鉴别细菌或进行细菌的分型。⑤抗干燥的作用。荚膜中储留有大量水分,可使细菌在干燥环境中维持菌体代谢。

2. 鞭毛(flagellum) 某些细菌菌体上附着的细长并呈波状弯曲的丝状物,称为鞭毛。鞭毛长5～20 μm,通常超过菌体数倍,而直径仅为12～30 nm,需用电子显微镜观察,或经特殊染色法使鞭毛增粗后用光学显微镜观察。不同细菌其鞭毛的数量、排列和位置有差异,据此可以将鞭毛菌分为四类:①单毛菌:只有一根鞭毛,着生于菌体的一端,如霍乱弧菌。②双毛菌:菌体两端各有一根鞭毛,如空肠弯曲菌。③丛毛菌:菌体的一端或两端着生数根鞭毛,如铜绿假单胞菌。④周毛菌:菌体表面各部位均匀生长多根鞭毛,如大肠埃希菌、破伤风杆菌等。

鞭毛是细菌的运动器官,具有鞭毛的细菌在液体环境中能游动。少数细菌的鞭毛与致病性有关,如霍乱弧菌和空肠弯曲菌能通过鞭毛运动穿透覆盖在小肠黏膜表面的黏液层,利于细菌黏附于肠黏膜上皮细胞,产生毒性物质导致疾病的发生。鞭毛还可帮助鉴别细菌,如伤寒沙门菌与志贺菌形态相似,但前者有鞭毛能运动,后者无鞭毛不能运动,借此可相互区别。鞭毛的化学成分是蛋白质,具有较强的免疫原性,称为鞭毛抗原(H 抗原),有助于分型。

3. 菌毛(pilus) 许多革兰阴性菌与少数革兰阳性菌体表具有比鞭毛更细、短、多、直的丝状体,称为菌毛。菌毛的化学成分为蛋白质,根据形态和功能的不同,菌毛可分为普通菌毛与性菌毛两种类型。

(1)普通菌毛:遍布菌体表面,短而直,约数百根。普通菌毛具有黏附功能,可帮助细菌吸附于消化道和泌尿生殖道等靶细胞的受体上,并抵抗肠蠕动或尿液的冲洗作用而有利于细菌定植。因此,普通菌毛是细菌的重要侵袭因素,一旦丧失菌毛,其致病力亦随之消失。

(2)性菌毛:仅见于少数革兰阴性菌,数量少,一个菌只有 1～4 根。比普通菌毛长、粗,中空呈管状,是细菌间传递遗传物质的一种结构。性菌毛由一种称为致育因子的质粒(F 质粒)编码。带有性菌毛的细菌称为 F⁺ 菌或雄性菌,无性菌毛者称为 F⁻ 菌或雌性菌。当 F⁺ 菌与 F⁻ 菌相遇时,F⁺ 通过性菌毛与 F⁻ 菌结合,可将其质粒或染色体 DNA 通过性菌毛转移 F⁻ 菌体内。细菌的性菌毛、毒力、耐药性等性状可通过此方式传递。

4. 芽胞(spore) 某些细菌在一定条件下胞质脱水浓缩,在菌体内形成的一个折光性强、通透性低、具有多层膜包裹的圆形或椭圆形小体。芽胞一般在机体外营养物质缺乏的环境条件下形成,带有完整的核质、酶系统和合成菌体组分的结构,能保存细菌的全部生命必需物质。芽胞形成后,菌体即成为空壳,有些芽胞可从菌体脱落游离。未形成芽胞具有繁殖能力的细菌体称为繁殖体。

芽胞壁厚不易着色,革兰染色后,光镜下可见菌体内有一个无色透明的小体;若经特殊染色,芽胞可被染成与菌体不同的颜色。产生芽胞的细菌都是革兰阳性菌,如芽胞杆菌属(炭疽芽胞杆菌等)和梭菌属(破伤风梭菌等)。

在条件适宜时,芽胞可发芽形成新的菌体。一个芽胞也只能形成一个新的菌体。因此,芽胞的形成不是细菌的繁殖方式,而是适应恶劣环境、维持细菌生存而处于代谢相对静止的休眠体。芽胞的大小、形态和位置随菌种不同而有差异(图 1-6),这有助于鉴别细菌。如炭疽芽胞杆菌的芽胞小于菌体的横径,位于菌体中央,呈圆形或椭圆形;破伤风梭菌的芽胞呈正圆形,大于菌体横径,位于菌体顶端呈鼓槌状。

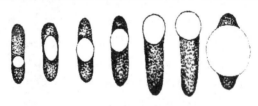

图 1-6 细菌芽胞的形态与位置

芽胞在医学实践中具有重要意义:①增强细菌抵抗力。芽胞含水量少、具有多层厚而致密的结构使其通透性低、含有大量的吡啶二羧酸,因此,对干燥、高温和消毒剂等理化因素有强大的抵抗力。如肉毒梭菌的芽胞在 120 ℃下 30 min、炭疽芽胞杆菌的芽胞在 5％石炭酸中经 5 h 才被杀死等。②可成为某些疾病潜在的病源。细菌芽胞并不直接引起疾病,但当发芽恢复为繁殖体后,就能大量繁殖而致病。例如,土壤中常有破伤风梭菌的芽胞,一旦外伤深部创口被泥土污染,进入伤口的芽胞在适宜条件下即可发芽成繁殖体继而致病。③判断灭菌效果的指标。由于芽胞能耐高温,在适宜条件下又可转变为繁殖体,故常将杀灭芽胞作为消毒灭菌是否彻底的判断标准。④鉴别细菌。可根据芽胞的形态特点鉴别细菌。

(曾凡胜)

第二节 细菌的生理

细菌的生理是指研究细菌的营养、代谢、菌体各成分的生物合成、生长繁殖与生命活动规律,以及与宿主间的相互作用。细菌生理活动的中心是新陈代谢。认识细菌的生长繁殖及新陈代谢的规律,对于掌握细菌的培养方法、了解病原菌的致病性及进行细菌的鉴定等均有重要作用。

一、细菌的理化性状

(一)细菌的化学组成

细菌和其他生物细胞相似,含有多种化学成分,包括水、无机盐、蛋白质、糖类、脂类、核酸等。水分是细菌细胞重要的组成成分,占细菌总重量的 75%~90%,芽胞的水分含量约为 40%。除水分以外,细菌细胞的固形物主要是有机物,其中,蛋白质占细菌干重的 50%~80%;糖类大多为多糖,占细菌干重 10%~30%;核糖核酸(RNA)存在于胞质中,约占细菌干重的 10%;脱氧核糖核酸(DNA)主要存在于染色体和质粒中,约占菌体干重的 3%;还有少数的无机离子,如钾、钠、铁、镁、钙、氯等,构成细菌细胞的各种成分及维持酶的活性和跨膜化学梯度。此外,细菌体内还含有一些原核细胞型微生物特有的化学物质,如肽聚糖、胞壁酸、磷壁酸、D 型氨基酸、二氨基庚二酸(DAP)、吡啶二羧酸(DPA)、2-酮基-3-脱氧辛酸(KDO)、脂多糖(LPS)等。

(二)细菌的物理性状

1. 带电现象 细菌固体成分的 50%~80% 是蛋白质,细菌蛋白质与其他生物蛋白质相似,具有两性游离性质,在溶液中可电离程带正电的氨基和带负电的羧基。其电离程度与环境的 pH 值有关。当细菌处于某一 pH 值时,蛋白质解离成正、负离子的趋势相等,即成为兼性离子,净电荷为零,此时溶液的 pH 值称为该细菌的等电点。革兰阳性菌的等电点为 pH 2~3,革兰阴性菌的等电点为 pH 4~5,在中性或弱碱性环境中,细菌均带负电荷,尤以革兰阳性菌带负电荷更多。细菌的带电现象与细菌的染色反应、凝集反应、抑菌和杀菌作用有密切关系。

2. 表面积 细菌体积微小,比表面积大,如葡萄球菌直径约 1 μm,则 1 cm³ 体积的表面积可达 60000 cm²,而直径为 1 cm 的生物体,1 cm³ 体积的表面积仅 6 cm²。巨大的比表面积有利于细胞同外界进行物质交换,因此细菌的代谢旺盛,繁殖迅速。

3. 光学性质 细菌为半透明体。当光线照射至细菌表面时,部分被吸收,部分被折射,故细菌悬液呈混浊状态。菌数越多,浊度越大,使用比浊法或者光密度计可以粗略地估计细菌的数量。

4. 半透性 细菌的细胞壁和细胞膜都有半透性,允许水及部分小分子物质通过,有利于吸收营养和排出代谢物质。

5. 渗透压 细菌体内含有高浓度的营养物质和无机盐,因而具有较高的渗透压。如革兰阳性菌的渗透压高达 20~25 个大气压,革兰阴性菌为 5~6 个大气压。细菌一般生活在渗透压较低的环境中,由于具有坚韧的细胞壁,从而保护细菌在低渗透压环境中不致膨胀破裂。若细菌处在渗透压高的环境中,则菌体内水分逸出,胞质浓缩,造成胞质分离,使细菌不能生长繁殖。

二、细菌的生长繁殖

(一)细菌生长繁殖的条件

细菌生长繁殖必需的基本条件包括以下四个方面。

1. 充足的营养物质 细菌的化学组成决定了细菌生长所需的营养物质包括水、碳源、氮源、无机盐和生长因子等。

(1)水:良好的溶剂,可使营养物质溶解,以利于细菌吸收。此外,水还是细菌细胞调节温度、新陈代谢的重要媒介。幼龄菌细胞中含水量较多,衰老时减少,芽胞含水量更少。

（2）碳源：细菌主要从含碳化合物如糖类、有机酸等获得碳源，以合成细菌的蛋白质、核酸、糖、脂类、酶类等菌体成分的原料，同时也为细菌新陈代谢提供能量。

（3）氮源：主要功能是作为细菌合成菌体成分的原料，细菌对氮源的需要量仅次于碳源。病原微生物主要从氨基酸、蛋白胨等有机氮化物中获得氮。少数病原菌如克雷伯菌等也可以利用硝酸盐甚至氮气，但利用率低。

（4）无机盐：细菌需要各种无机盐以提供细菌生长的各种元素，需要浓度在 $10^{-4}\sim10^{-3}$ mol/L 的元素为常用元素，如磷、硫、钾、钠、镁、钙、铁等，需要浓度在 $10^{-8}\sim10^{-6}$ mol/L 的元素为微量元素，如钴、锌、锰、铜等。各类无机盐的功能如下：①构成有机化合物，成为菌体的成分，如磷是构成磷脂、核酸等的原料。②作为酶的组成部分，维持酶的活性，如铁是氧化酶、过氧化氢酶、细胞色素及细胞色素酶的组成部分。③参与能量的储存和转运，如氧化磷酸化反应是能量代谢的主要步骤之一。④调节菌体内外的渗透压，如某些细菌对 NaCl 有特殊需求，能在 $20\%\sim30\%$ 的 NaCl 环境中生存。⑤某些元素与细菌的生长繁殖和致病作用密切相关，如白喉棒状杆菌在含铁 0.14 mg/L 的培养基中毒素产量最高，若铁的浓度达到 0.6 mg/L 时则完全不产毒。一些微量元素并非所有细菌都需要，不同菌只需其中的一种或者数种。

（5）生长因子：细菌生长繁殖所必需但其自身又不能合成的一类营养物质，一般为维生素、必需氨基酸、嘌呤、嘧啶等。其常由血液、血清和酵母浸出液等提供。有些细菌如流感嗜血杆菌需特殊的 X、V 因子。X 因子是存在于血液中的细胞色素氧化酶和过氧化氢酶的辅基；V 因子即辅酶 I（NAD）或者辅酶 II（NADP），是一种脱氢酶的辅酶，存在于酵母和动物血液中。

2. 一定的气体环境　细菌生长繁殖需要的气体主要是 O_2 和 CO_2。一般细菌在代谢过程中产生的 CO_2 可满足自身的需要，但有些细菌（如脑膜炎奈瑟菌、淋病奈瑟菌等）在初次培养时需提供 $5\%\sim10\%$ 的 CO_2。不同细菌对 O_2 的需求不同，据此可将其分为如下四种类型。

（1）专性需氧菌：仅能在有氧环境下生长，如结核分枝杆菌、需氧芽胞杆菌、霍乱弧菌等。

（2）微需氧菌：此类细菌在低氧条件下（$5\%\sim6\%$）生长最好，氧浓度超过 10% 对其有抑制作用，如空肠弯曲菌、幽门螺杆菌等。

（3）兼性厌氧菌：在有氧或无氧环境中都能生长，但在不同的环境中生成不同的呼吸产物，如大肠埃希菌在有氧呼吸中生成大量 CO_2 及少量有机酸，在无氧呼吸中则生成大量乳酸、乙酸、甲酸等，只产生少量 CO_2。大多数病原菌属于此类。

（4）专性厌氧菌：仅能在无氧环境下生长，如破伤风梭菌、脆弱类杆菌等。

3. 合适的酸碱度　大多数病原菌的最适 pH 值为 $7.2\sim7.6$，在此 pH 值下，细菌的酶活性强，生长繁殖旺盛。个别细菌如霍乱弧菌在碱性（pH $8.4\sim9.2$）条件下生长最好，而结核分枝杆菌在弱酸性（pH $6.5\sim6.8$）条件下生长最好。细菌代谢过程中产生酸，pH 值下降，不利于细菌生长。

4. 适宜的温度　各类细菌对温度的要求不同，大多数病原菌的最适生长温度为 $35\sim37\ ℃$，故实验室中常用 36 ℃恒温箱培养细菌。但也有个别细菌例外，如鼠疫耶尔森菌在 $28\sim30\ ℃$ 生长最好，空肠弯曲菌与结肠弯曲菌最适生长温度为 42 ℃。

（二）细菌的生长繁殖规律

1. 细菌的繁殖方式　细菌以二分裂方式进行无性繁殖。革兰阳性菌生长到一定时间，体积增大、染色体复制并与中介体相连，细菌中介体部位细胞膜形成横隔，中介体一分为二时，染色体分属两个子细胞，最后细胞壁内陷，子细胞分离，完成一次分裂。革兰阴性菌无中介体，染色体直接连接在细胞膜上，复制后附着在邻近，当细菌分裂完成，两团染色体被分隔在两个子细胞中。通常球菌沿不同平面进行分裂，杆菌则沿横轴分裂。个别细菌如结核分枝杆菌通过分枝方式分裂。

在适宜条件下，多数细菌繁殖速度很快，繁殖一代只需 $20\sim30$ min。个别细菌分裂较慢，如结核分枝杆菌繁殖一代需 $18\sim20$ h，故结核病患者标本培养需要较长时间。

2. 细菌的生长曲线　一般细菌约 20 min 分裂一次，一个细菌经过 7 h 可繁殖到约 200 万个，10 h 后可达 10 亿个以上。细菌群体若按此速度生长将庞大到难以想象的程度。实际上，由于细菌繁殖中营养物质的消耗、有害代谢产物的逐渐积累、环境 pH 值的变化，细菌不可能保持高速度的无限繁殖。

将一定数量细菌接种于适宜的液体培养基中,连续定时取样检查活菌数,以培养时间为横坐标,培养物中活菌数的对数为纵坐标,可绘出一条曲线,即细菌的生长曲线(图1-7)。

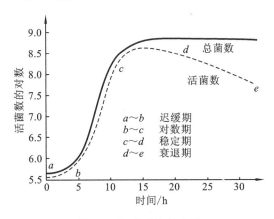

图 1-7 细菌的生长曲线

生长曲线能够反映细菌群体生长及规律,该曲线可人为地分成四个时期。

(1)迟缓期:此期是细菌适应新环境的阶段,一般在细菌培养后的1~4 h。此期细菌几乎不分裂,但菌体增大,代谢活跃,为细菌的分裂与繁殖合成并积累充足的酶、辅酶和中间代谢产物。

(2)对数期:一般在细菌培养后的8~18 h,细菌在该期生长繁殖迅速,细菌数以稳定的几何级数快速增长,可持续数小时至数天。此期细菌的大小、形态、染色性、生理活性等都较典型,对外界环境因素的作用敏感。研究细菌的生物学特性、进行药物敏感试验等最好选用此期的细菌。

(3)稳定期:由于培养基中营养物质的消耗、有害代谢产物的积累及pH值的改变等,使细菌繁殖速度渐减而死亡数渐增。此时,细菌繁殖数与死亡数趋于平衡,生长曲线趋于平稳。此期细菌形态和生理特征发生变异,如革兰阳性菌可能被染成革兰阴性菌;同时一些细菌的芽胞、外毒素、抗生素等代谢产物大多在此期产生。

(4)衰亡期:细菌的繁殖速度持续减慢或停止,死菌数迅速超过活菌数。此期菌体变形、肿胀,出现多形态性,甚至菌体自溶,不易辨认,生理代谢活动也趋于停滞。因此,陈旧的细菌培养物难以鉴定。

细菌生长曲线对科研和医疗实践工作均具有指导意义:若要维持细菌旺盛的生长繁殖,可以采用连续培养法,需不断更新培养液,并随时调整pH值,对需氧菌还要不断补充氧气;若要观察细菌的形态、代谢、遗传性状和测定药物或环境因素对细菌的影响,宜采用对数生长末期的细菌。

生长曲线是在体外培养细菌时出现的,在人和动物体内,细菌因受免疫等诸多因素的影响,其生长繁殖不存在典型的生长曲线。

三、细菌的新陈代谢

细菌的新陈代谢是细菌生命活动的中心环节,包括分解代谢、合成代谢、能量代谢等。通过分解代谢将复杂的营养物质降解为简单的化合物,同时获得能量;通过合成代谢将简单的小分子合成复杂的菌体成分和酶,同时消耗能量。这些代谢都是在一系列酶的控制和催化下进行的。不同种类的细菌,体内酶系统有很大的差异,其代谢方式与过程、产能特点、代谢产物等均不同,这些特征在医学实践中具有重要意义。

(一)细菌的能量代谢

细菌代谢所需能量主要是以生物氧化作用而获得的。物质在生物体内氧化分解、释放能量的过程称为生物氧化,具体方式包括加氧、脱氢和脱电子反应。细菌的生物氧化主要通过脱氢和脱电子反应进行,获得的能量通常以高能磷酸键形式(ATP)加以储存。

病原菌进行生物氧化的底物多为有机物,以糖类最常见。不同类型的细菌在有氧或无氧条件下进行生物氧化时,能利用不同类型的供氢体和受氢体。根据最终受氢体的差异,细菌的生物氧化的类型可分为需氧呼吸、厌氧呼吸及发酵。

1. 需氧呼吸　以分子氧为受氢体(或电子受体)的生物氧化过程称需氧呼吸。在此过程中,由于底物被彻底氧化,因而产生的能量较多。如1分子葡萄糖经三羧酸循环充分氧化后可产生38分子ATP。

2. 发酵　某些细菌的酶系不完善,不能将生物氧化过程进行到底,其最终受氢体(或电子受体)是底物尚未彻底氧化的中间代谢产物(或有机物)。由于发酵作用不能将底物彻底氧化,因此产生的能量较少,如1分子葡萄糖经发酵仅产生2分子ATP。

2. 厌氧呼吸　以无机物(除 O_2 外)作为最终受氢体的生物氧化过程称为厌氧呼吸。仅有少数细菌以此方式产生能量。

(二) 细菌的分解代谢

分解代谢是将复杂的营养物质降解为简单的化合物的过程。不同种类的细菌具有不同的酶系,因而对营养基质的分解能力和分解形成的代谢产物也各不相同。

1. 糖类的分解　糖是细菌能量的主要来源,也是细菌合成菌体成分的碳源。细菌分泌胞外酶将菌体外的多糖分解成单糖(葡萄糖)后再吸收。将多糖分解为单糖,进而转化为丙酮酸,这一过程在各种细菌中都是一样的。对丙酮酸的利用,需氧菌和厌氧菌则不相同。需氧菌将丙酮酸经三羧酸循环彻底分解为 CO_2 和 H_2O。厌氧菌则发酵丙酮酸,产生各种酸类(如甲酸、乙酸、丙酸、丁酸、乳酸、琥珀酸等)、醛类(如乙醛)、醇类(如乙醇、乙酸甲基甲醇、异丙醇、丁醇等)、酮类(如丙酮)等。不同细菌具有不同的酶,对糖类的分解能力和代谢产物也不相同,借此可以鉴别细菌。

2. 蛋白质的分解　蛋白质分子较大,通常先在细菌分泌的蛋白质酶的作用下,水解成二肽和氨基酸才可被细菌吸收。进入菌体内的氨基酸在胞内酶的作用下,以脱氨、脱羧等方式进一步被分解为各种产物,如某些细菌能使色氨酸脱氨基生成吲哚、 CO_2 和 H_2O。不同细菌在不同的条件下所进行的脱氨基反应的方式(氧化脱氨基、还原脱氨基、水解脱氨基)及代谢产物不同,借此可鉴别细菌。

3. 细菌对其他物质的分解　细菌除能分解糖和蛋白质外,还可分解其他有机物和无机物,形成不同的代谢产物,故亦可用于鉴别细菌。如变形杆菌具有脲酶,可以水解尿素产生氨,借此可与无脲酶的伤寒沙门菌鉴别;产气肠杆菌可分解枸橼酸盐生成碳酸盐,并分解培养基中的铵盐生成氨,借此可与不能分解枸橼酸盐的大肠埃希菌相鉴别。

(三) 细菌的合成代谢

细菌利用分解代谢中的产物和能量不断合成菌体自身成分,如细胞壁、多糖、蛋白质、脂肪酸、核酸等,同时也通过合成代谢,向外分泌一些产物,以保护自身或表现该生物体的特性。对医学有重要意义的合成代谢产物如下。

1. 致热原　许多革兰阴性菌(如伤寒沙门菌、脑膜炎奈瑟菌等)和少数革兰阳性菌(如枯草杆菌等),能合成一种注入机体可致发热反应的物质,称为致热原(pyrogen)。致热原耐热,不被高压蒸汽灭菌(121 ℃)所破坏,250 ℃高温干烤才能破坏。用蒸馏法、吸附剂法和特殊石棉滤板过滤法可去除液体中的大部分致热原,其中蒸馏法效果最好。注射剂或输液中如果含有致热原,可引起患者出现寒战、高热等输液反应,因此,在制备和使用注射药品过程中应严格无菌操作,防止细菌及其致热原污染。

2. 毒素和侵袭性酶　细菌产生的毒素有内毒素和外毒素两种,是细菌重要的致病物质。内毒素为革兰阴性菌的脂多糖,作用于机体可引起发热、休克等症状。外毒素是革兰阳性菌合成的可释放到细胞外的毒性蛋白质,毒性强,且可引起机体出现不同的症状。

某些细菌产生的一类胞外酶,能损伤机体组织,促使细菌的侵袭和扩散。如链球菌的透明质酸酶、产气荚膜梭菌的卵磷脂酶等。

3. 抗生素　某些微生物代谢过程中产生的一类能抑制或杀灭某些其他微生物或肿瘤细胞的物质。抗生素大多数由放线菌和真菌产生,如放线菌、真菌产生的链霉素、青霉素,细菌产生的抗生素很少,只有多黏菌素、杆菌肽等少数几种。

4. 维生素　细菌能合成某些维生素,除供自身需要外,还能分泌至周围环境中。如人体肠道内的大肠埃希菌合成的 B 族维生素和维生素 K 可被人体吸收利用。

5. 细菌素　某些细菌可产生仅对近缘株有抗菌作用的蛋白质,称细菌素(bacteriocin),如葡萄球菌素、弧菌素等。因其具有种和型的特异性,故可用于某些细菌的分类和流行病学调查。

6. 色素　某些细菌在一定条件(营养、氧气和适宜温度)下能产生不同颜色的色素。细菌产生的色素有水溶性和脂溶性两类:水溶性色素如铜绿假单胞菌产生的蓝绿色色素,可扩散至培养基或周围组织;脂溶性色素如金黄色葡萄球菌产生的金黄色色素可使菌落和菌苔显色。不同细菌产生不同的色素,在鉴别细菌上有一定意义。

(庞明珍)

第三节　细菌的分布

一、细菌在自然界的分布

细菌的繁殖速度快、种类多、适应环境的能力强,因而广泛分布于自然界及正常人体,与外界环境及宿主一起构成相对平衡的生态体系。多数细菌对人类是无害的或是人类生存必不可少的组成部分,但也有部分细菌可造成环境污染、导致食品变质、引起人类疾病等。学习细菌与环境的基本知识、熟悉细菌的分布情况、认识人体正常菌群的作用,对建立有菌观念、严格无菌操作、正确消毒灭菌,以及防止感染发生、阻断疾病流行等都具有十分重要的意义。

(一)细菌在土壤中的分布

土壤中具备细菌生长繁殖必需的营养物质、水分、合适的 pH 值及气体环境等条件,适宜细菌生长繁殖,因此存在有众多种类和数量的细菌。土壤中的细菌主要分布于距地表 10～20 cm 的耕作层,大多为非致病菌,它们在自然界的物质循环等方面发挥重要作用;也有来自人或动物的排泄物及尸体进入土壤的致病菌。多数病原菌在土壤中容易死亡,但有一些能形成芽胞的细菌,如破伤风梭菌等,它们在土壤中可以存活几年甚至几十年,并可通过感染伤口等途径引起疾病。

(二)细菌在水中的分布

水中的细菌主要来自于土壤、人畜排泄物、生活垃圾、空气中的尘埃等。由于水容易受人和动物的排泄物和尸体的污染,所以水中致病菌的数量也很多,如伤寒沙门菌、痢疾志贺菌、霍乱弧菌及钩端螺旋体等。水源被污染可引起消化系统传染病的传播,因此,保护水源、加强水源和粪便的管理、注意饮水卫生,对控制和消灭消化道传染病具有重要意义。检测水中的致病菌,有助于了解水源污染情况。检测水中所含菌落总数和大肠菌群数,可反映水质被污染的程度。目前我国规定生活饮用水的标准为 1 mL 水中的细菌总数不超过 100 CFU,100 mL 水中不得检出大肠菌群。

(三)细菌在空气中的分布

空气中缺乏营养物质,且受日光照射等自然因素的影响,细菌不易繁殖。但由于人群和各种动物呼吸道的细菌可随唾液、飞沫散布到空气中,土壤中的细菌也可随尘埃飞扬在空气中,因此空气中仍可存在一定种类和数量的细菌,尤其在人口密集的公共场所或医院,空气中细菌种类和数量显著增多。空气中常见的病原菌有金黄色葡萄球菌、链球菌、结核分枝杆菌等,是引起伤口或呼吸道感染的重要原因。此外,空气中的非病原菌,常可造成生物制品、药物制剂及培养基的污染。因此,医院的手术室、病房、制剂室、实验室等场所应经常进行空气消毒,以防止疾病的传播和手术后的感染。细菌接种与培养时,也应严格进行无菌操作,以避免培养物被空气中的微生物污染。

二、细菌在人体的分布

(一)人体正常菌群

1. 正常菌群　人类与自然界密切接触,所以,在正常条件下体表及与外界相通的口腔、呼吸道、消化道和泌尿生殖道等都有一定数量和种类的细菌寄居。这些菌群对宿主一般无害,有的还是有益的,故称为正常菌群(normal flora)。寄居于人体各部位的正常菌群见表1-2。

表1-2 寄居于人体各部位的正常菌群

部 位	正 常 菌 群
皮肤	表皮葡萄球菌、类白喉棒状杆菌、铜绿假单胞菌、分枝杆菌、链球菌、假丝酵母菌等
口腔	链球菌、葡萄球菌、棒状杆菌、放线菌、螺旋体、肺炎链球菌、奈瑟菌、乳杆菌、假丝酵母菌等
鼻咽腔	葡萄球菌、肺炎链球菌、链球菌、奈瑟菌、棒状杆菌、嗜血杆菌等
眼结膜	葡萄球菌、链球菌、奈瑟菌、棒状杆菌、不动杆菌等
外耳道	表皮葡萄球菌、类白喉棒状杆菌、链球菌、假单胞菌等
泌尿生殖道	表皮葡萄球菌、链球菌、棒状杆菌、分枝杆菌、大肠埃希菌、假丝酵母菌、支原体等
肠道	大肠埃希菌、双歧杆菌、拟杆菌、棒状杆菌、肺炎克雷伯菌、变形杆菌、假单胞菌、葡萄球菌、链球菌、韦永球菌、脆弱类杆菌、假丝酵母菌等

机体的多数组织器官是无菌的,如正常人体的血液、内脏、骨骼、肌肉等部位,因而在医疗实践中,当手术、注射、穿刺、导尿时,应严格执行无菌操作,以防止细菌感染。

正常情况下,正常菌群与人体之间、正常菌群内各种微生物之间既相互依存,又相互制约,保持着一定的生态平衡,对保持人体生态平衡和内环境的稳定起着重要作用,主要表现在以下几个方面:①生物拮抗作用。正常菌群通过黏附和繁殖能形成一层自然菌膜,产生细菌素及过氧化氢等物质,可阻止致病菌的侵袭及定植,从而对宿主起到一定程度的保护作用。有些细菌还可以通过夺取营养、产生酸性物质等机制来抑制致病菌的生长。②免疫作用。正常菌群具有免疫原性和促分裂作用,可刺激机体免疫系统的发育和成熟,并能促进免疫细胞分裂以产生抗体,限制正常菌群本身对宿主的危害,以及抑制或杀灭具有交叉抗原的病原菌。③营养作用。如肠道正常菌群中的大肠埃希菌能合成B族维生素和维生素K供宿主吸收利用;肠道中正常菌群可互相配合,降解未被人体消化的食物残渣,便于机体进一步吸收。④抗癌作用。正常菌群可使致癌物质和辅助致癌物质转化为非致癌物质,或激活巨噬细胞的功能,从而抑制肿瘤生长。

由于人体内有正常菌群的分布,因此在采集待检者标本做细菌学检验时,需注意避免正常菌群的污染;另外,若从有正常菌群存在的部位采集标本培养出细菌,应结合临床进行分析,分辨是致病菌还是正常菌群。

2. 条件致病菌 正常菌群具有相对稳定性,一般不致病,但当机体免疫力下降、正常菌群寄居部位改变或菌群失调时则可致病。这些在特定条件下可引起疾病的菌群称为条件致病菌或机会致病菌。

(二)菌群失调及菌群失调症

菌群失调是指宿主某部位正常菌群中各菌种之间的比例发生了大幅度的改变,由生理性组合转变为病理性组合的状态。能影响正常菌群生态平衡的因素都有可能成为菌群失调的诱因,一般常见的诱因有:①不适当的抗菌药物治疗。长期大量使用抗生素,不仅能够作用于致病菌,也可作用于正常菌群,使条件致病菌或耐药菌增殖,如金黄色葡萄球菌、革兰阴性杆菌和假丝酵母菌等大量增殖,进一步引起菌群失调。②机体的免疫功能低下。临床应用大剂量皮质激素和抗肿瘤药物、某些感染、大面积烧伤、过度疲劳等,都可导致机体免疫功能下降,使正常菌群在寄居部位引起感染,或穿透黏膜屏障侵入组织或血液。③医疗措施的影响及外来细菌的侵袭。如外伤、手术损伤、器械性检查等使局部免疫受损,有利于外来菌的侵袭。

严重的菌群失调可引起机体产生一系列的临床症状,称为菌群失调症,临床上又称二重感染。若发生二重感染,除停用原来的抗菌药物外,对检材培养中优势菌类需进行药物敏感试验,以选用合适类型的药物。同时也可以通过有关的微生物制剂,协助调整菌群类型和数量,加快恢复正常菌群原来的生态平衡。

(魏 冉)

第四节　细菌的遗传与变异

细菌同其他生物一样,也具有遗传与变异的生命特征。子代与亲代之间的生物学性状相似,称为遗传(heredity)。子代与亲代之间的生物学性状具有差异,称为变异(variation)。遗传使细菌种属的性状保持相对稳定,是各种细菌存在的根据;变异使细菌产生变种或新种,具有新的结构或生理功能,以利于细菌的生存与进化。

一、细菌的遗传物质

(一)细菌的染色体

细菌的染色体(chromosome)是双螺旋 DNA 长链,在胞质内高度折叠、缠绕形成一个较为致密的区域,称为核质。不同细菌 DNA 大小差异很大(580～130000 kb),如大肠埃希菌,染色体 DNA 总长度为 1100～1400 μm,由 4639221 bp 构成。DNA 复制过程中碱基的变化,使子代的性状发生改变。染色体是细菌生命活动所必需的遗传物质,控制着细菌的代谢、繁殖、遗传和变异。

(二)质粒

质粒(plasmid)存在于大多数细菌的胞质内,是细菌染色体外双股、环状、闭合的 DNA,大小为 400～1000 kb,为染色体的 1%～10%。质粒所携带的遗传物质控制着细菌某些特定性状。

1. 质粒的基本特性　质粒在很多方面有着与细菌染色体不同的性质:①质粒 DNA 可不依赖染色体而自主复制,随细菌的分裂传入子代细菌,也能与染色体发生整合,这时质粒与染色体一起复制,整合在染色体上的质粒称附加体;②质粒分子质量仅为细菌染色体 DNA 的 0.5%～3%,基因数目少,一般不会超过 30 个,其中一些基因能赋予宿主菌某些生物学性状;③质粒不是细菌生命活动不可缺少的遗传物质,在自然条件下可以自发消除,或用某些理化因素如紫外线、电离辐射、高温、吖啶等经人工处理而消除。细菌丢失质粒后照样生存,但由质粒决定的相应性状随之消失。

2. 医学上重要的质粒　包括:①致育性质粒或称 F 质粒(fertility plasmid),所携带的基因编码细菌的性菌毛。带有 F 质粒的细菌称 F⁺ 菌,或雄性菌,有性菌毛;无 F 质粒的细菌称 F⁻ 菌,或雌性菌,无性菌毛。②耐药性质粒或称 R 质粒(resistance plasmid),所携带的基因编码破坏或修饰抗生素的酶。R 质粒一般不整合进细菌染色体,有些 R 质粒只有单一耐药基因,有些带有多个耐药基因。耐药性质粒分两类,可通过细菌间接合方式进行基因传递的称为接合性耐药质粒;不能通过接合传递的,称为非接合性耐药质粒,但此类质粒可通过噬菌体转导在细菌间进行传递。③毒力质粒或称 Vi 质粒(virulence plasmid),编码与细菌致病性有关的毒力因子,如致病性大肠埃希菌肠毒素、破伤风梭菌痉挛毒素、炭疽毒素、金黄色葡萄球菌剥脱毒素等均由相应的毒力质粒编码产生。④代谢质粒,编码与代谢有关的酶类,这些酶能降解多种底物,如沙门菌发酵乳糖的能力通常是由质粒决定的,另又发现了编码产生 H_2S、脲酶及枸橼酸盐利用酶的若干种质粒。

(三)噬菌体

噬菌体(bacteriophage)是能感染细菌、真菌、放线菌、螺旋体等微生物的病毒,因其能导致宿主菌细胞裂解,故称噬菌体。噬菌体与细菌的变异密切相关。

1. 噬菌体的生物学性状　噬菌体广泛分布于自然界,个体微小,需用电子显微镜观察。噬菌体的基本形态有蝌蚪形、微球形、线形三种,以蝌蚪形居多。蝌蚪形噬菌体由头部和尾部组成,头部为二十面体对称的衣壳,内含核酸;尾部由尾领、尾鞘、尾髓、尾板、尾刺和尾丝组成(图 1-8)。噬菌体具有严格的宿主特异性,即某一种噬菌体只能感染某一种微生物,甚至只能感染某一种微生物中的某一型。因此,可以利用噬菌体对细菌等微生物进行鉴定和分型。

2. 噬菌体的分类　根据噬菌体与细菌的关系,可将噬菌体分为毒性噬菌体和温和噬菌体两种类型。

(1)毒性噬菌体(virulent phage):能在敏感细菌内复制增殖,产生大量子代噬菌体,最终导致宿主菌

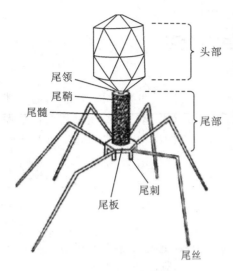

图 1-8　蝌蚪形噬菌体结构模式图

裂解的噬菌体,称毒性噬菌体。从噬菌体吸附到细菌表面,到细菌裂解释放子代噬菌体,称溶菌性周期,包括吸附穿入、生物合成和成熟释放几个阶段。噬菌体感染细菌时,通过尾丝吸附在敏感细菌表面相应受体上,然后分泌酶类物质将细胞壁溶解成小孔,尾鞘收缩,尾髓经细胞壁小孔伸入菌体内,再将头部的核酸注入细菌细胞内,蛋白质外壳留在菌体外。继之,进入细菌细胞后的噬菌体核酸首先经早期转录和翻译产生早期蛋白(核酸复制所必须有的酶类),并复制子代核酸,再进行晚期转录和翻译产生晚期结构蛋白(头部衣壳和尾部)。核酸与蛋白质分别合成后,按一定程序装配、成熟为完整的子代噬菌体。当子代噬菌体达到一定数目时,细菌细胞裂解,释放出噬菌体,再感染其他敏感细菌。

毒性噬菌体裂解细菌后,在平板(又称培养基)上可出现无菌生长的噬菌斑,在液体培养基中可致混浊的菌液变澄清。由于噬菌体对细菌的寄生有高度的特异性,故可利用噬菌体对细菌进行鉴定和分型。

(2) 温和噬菌体(temperate phage):温和噬菌体感染敏感细菌后不增殖,噬菌体的核酸整合于细菌染色体中,并随细菌染色体的复制而复制,随细菌分裂而分配到子代细菌的染色体中,这种噬菌体称为温和噬菌体或溶原性噬菌体(lysogenic phage)。整合在细菌染色体上的噬菌体基因组称为前噬菌体(prophage)。带有前噬菌体基因组的细菌称为溶原性细菌(lysogenic bacteria)。整合的前噬菌体可偶尔自发地或在某些理化或生物因素的诱导下,脱离宿主菌染色体,进入溶菌周期导致细菌裂解,并产生新的成熟噬菌体。温和噬菌体可有溶原性周期和溶菌性周期,而毒性噬菌体只有溶菌性周期。

有些温和噬菌体可使宿主菌的表型发生改变,如溶原性白喉棒状杆菌产生白喉毒素、肉毒梭菌产生肉毒毒素、溶血性链球菌产生致热性外毒素等,都与细菌感染了温和噬菌体而获得毒素基因有关。

(四) 转位因子

转位因子是一段能改变自身位置的 DNA 序列,可在染色体、质粒或噬菌体之间自行移动。根据转位因子基因大小和所携带基因的性质等,可将转位因子分为以下类型。

1. 插入序列(insertion sequence,IS)　IS 是最小的转座因子,长度不超过 2 kb,不携带任何已知与插入功能无关的基因区域,往往是插入后与插入点附近的序列共同起作用,可能是原细胞正常代谢的调节开关之一。

2. 转座子(transposon,Tn)　Tn 是一类较大的转位因子,长度一般为 4500～20000 kb,除携带与转位有关的基因外,还携带耐药性基因、抗金属基因、毒素基因及其他结构基因等。因此当 Tn 插入某一基因时,一方面可引起插入基因失活产生基因突变,另一方面可因带入耐药性基因而使细菌获得耐药性。Tn 可能与细菌的多重耐药性有关。

二、细菌的常见变异现象

细菌的变异可表现在形态、结构、生理、致病性和耐药性等多个方面。

(一) 形态结构的变异

1. 形态变异　细菌在生长过程中,由于受外界环境条件的影响,在不同的生长时期,其大小、形态和结构可发生变异。如鼠疫耶尔森菌在陈旧的培养物或含 30 g/L NaCl 的培养基上,形态可从典型的两极浓染的椭圆形小杆菌变为多形态性,如球形、酵母样形、哑铃形等。又如许多细菌在青霉素、免疫血清、补体和溶菌酶等因素影响下,细胞壁合成受阻,成为细胞壁缺陷型细菌(细菌 L 型变异)。

2. 结构变异　细菌的一些特殊结构,如荚膜、芽胞、鞭毛等也可发生变异。肺炎链球菌在机体内或在含有血清的培养基中初分离时可形成荚膜,致病性强,经普通培养基多次传代培养后荚膜逐渐消失,致病性也随之减弱;又通过小鼠腹腔传代后重新产生荚膜,恢复毒力。将有芽胞的炭疽芽胞杆菌在 42 ℃培养

10～20天后,可失去形成芽胞的能力,同时毒力也会相应减弱。将有鞭毛的普通变形杆菌点种在琼脂平板上,由于鞭毛的动力使细菌在平板上弥散生长,称迁徙现象,菌落形似薄膜(德语 Hauch 意为薄膜),故称 H 菌落。若将此菌点种在含 1‰石炭酸的培养基上,细菌失去鞭毛,只能在点种处形成不向外扩展的单个菌落,称为 O 菌落(德语 ohne Hauch 意为无薄膜),通常将失去鞭毛的变异称为 H-O 变异,此变异是可逆的。

(二)毒力变异

细菌的毒力变异包括毒力的增强和减弱。无毒力的白喉棒状杆菌常寄居在咽喉部,不致病;当它感染了 β-棒状杆菌噬菌体后变成溶原性细菌,则获得产生白喉毒素的能力,可引起白喉。有毒菌株长期在人工培养基上传代培养,可使细菌的毒力减弱或消失。如卡-介(Calmette-Guerin)二氏曾将有毒的牛型分枝杆菌在含有胆汁的甘油马铃薯培养基上,经过13年,连续传230代,最终获得了一株毒力减弱但仍保持免疫原性的变异株,即卡介苗(BCG)。

(三)耐药性变异

细菌对某种抗菌药物由敏感变成耐药的变异称耐药性变异。从抗生素广泛应用以来,细菌对抗生素耐药的不断增长是世界范围内的普遍趋势。有些细菌还表现为同时耐受多种抗菌药物,即多重耐药性(multiple resistance),甚至还有的细菌变异后产生对药物的依赖性,如痢疾志贺菌对链霉素敏感,变异后需依赖链霉素才能生长。细菌的耐药性变异给临床治疗带来很大的麻烦,并成为当今医学上的重要问题。

细菌耐药性获得的主要机制:①产生药物灭活酶。耐药性细菌可产生多种水解酶、钝化酶、修饰酶等,改变抗生素的结构或破坏抗生素,使抗生素失活。如 β-内酰胺酶可水解青霉素或头孢菌素的 β-内酰胺环而使药物失效;氨基糖苷类钝化酶可通过磷酸化、乙酰化和腺苷酸化等途径对氨基糖苷类抗生素进行修饰而使其灭活。②抗生素作用靶位的改变。作用靶位的变化可阻止药物结合和发挥作用,从而使细菌对药物产生抗药性。如水解酶能抑制抗菌药物作用于细胞壁的靶位,影响药物的亲和力,从而使细菌对该抗生素耐药。③形成渗透屏障,阻止或减少抗生素进入。如革兰阴性杆菌的细胞外膜对青霉素 G 等有天然屏障作用;铜绿假单胞菌和其他革兰阴性杆菌细胞壁水孔,或外膜非特异性通道功能改变,引起细菌对一些广谱青霉素类、头孢菌素类包括某些第三代头孢菌素的耐药。④形成或增强主动外排系统,将抗生素排出菌体外。大肠埃希菌、铜绿假单胞菌、金黄色葡萄球菌等都存在多种抗生素耐药性有关的主动外排泵系统,主动外排系统机制被认为是细菌产生多重耐药的主要机制。

细菌耐药性变异具有多重性,一种细菌可以通过多种机制对不同的抗生素产生耐药性;对同一种抗生素,不同细菌也可通过不同的机制导致耐药;对同一类抗生素,不同的细菌产生的耐药性机制可以相同,也可以不同。在治疗中,合理用药对防止细菌发生耐药性变异具有重要作用。

(四)菌落变异

细菌的菌落主要有光滑(smooth,S)型和粗糙(rough,R)型两种。在一定条件下,细菌的菌落可由 S 型变异为 R 型,或由 R 型变异为 S 型。光滑型与粗糙型之间的变异,称为 S-R 变异。S-R 变异常见于肠道杆菌,该型变异是由于失去脂多糖的特异性寡糖重复单位而引起的。变异时不仅菌落的特征发生改变,而且细菌的理化性状、抗原性、代谢酶活性及毒力等也发生改变。一般而言,S 型菌的致病性强。但有少数细菌是 R 型菌的致病性强,如结核分枝杆菌、炭疽芽胞杆菌和鼠疫耶尔森菌等。

(五)酶活性的变异

酶是细菌新陈代谢的重要因素,细菌发生了酶活性变异,对其生长繁殖、生化反应等均会产生影响。在细菌遗传学研究中,常用到的营养缺陷菌株就是通过人工诱导,如紫外线照射或化学诱变剂处理,使其丧失了代谢途径中的某种酶,由原来能自行合成某种氨基酸、维生素等营养物质的营养型,变异为不能合成某种营养物质的缺陷型菌株。

三、细菌基因型变异的机制

如果细菌的变异是由于其遗传物质的结构发生改变所引起的,称为基因型变异(genotypic

variation),此种变异的性状能稳定地遗传给后代。如果基因结构未变,仅是由于外界因素的影响导致细菌性状变异,称为表型变异(phenotypic variation),此变异现象不能遗传。细菌基因结构的改变主要通过基因突变、基因损伤后的修复、基因的转移与重组等来实现。

(一)基因突变与损伤后的修复

突变(mutation)是细菌遗传物质的结构发生突然而稳定的改变,导致细菌的可遗传性变异。若细菌 DNA 上核苷酸序列的改变仅为一个或几个碱基的置换、插入或丢失,出现的突变只影响到一个或几个基因,引起较少的性状变异,称为点突变(point mutation);若细菌 DNA 上大段核苷酸序列发生缺失、重复、易位或倒位等,引起较大范围内遗传物质的改变,称为大突变或染色体畸变(chromosome aberration)。

当细菌 DNA 受到损伤时,细胞会用有效的 DNA 修复系统进行细致的修复,以使损伤降为最小,这种修复机制对细胞的生命维持极其重要。但损伤修复本身也会出现错误,如对损伤 DNA 片段进行切除修复时可能附带将正常 DNA 序列切掉;或在 DNA 损伤之后,或在 DNA 复制的休止期,DNA 应急修复的SOS 反应(SOS response)能产生许多(约 15 个)基因;或在细菌死亡之前,细菌的 DNA 模板对直接准确的修复已不能利用时,菌细胞只能利用差误倾向的修复(error-prone repair),在以上这些修复过程中都会发生错误而造成细菌的变异。

(二)基因的转移与重组

外源性的遗传物质由供体菌转入某受体菌细胞内的过程称为基因转移(gene transfer);转移的基因与受体菌 DNA 整合在一起称为重组(recombination)。基因的转移与重组使受体菌获得供体菌某些特性。外源性遗传物质包括供体菌染色体 DNA 片段,质粒 DNA 及噬菌体基因等。细菌的基因转移和重组可通过转化、接合、转导、溶原性转换和原生质体融合等方式进行。

1. 转化(transformation) 受体菌直接摄取环境中供体菌游离的 DNA 片段,并将其整合至自身基因组中,从而获得供体菌部分遗传性状,这种方式称转化。在转化过程中,转化的 DNA 片段称为转化因子,相对分子质量小于 1×10^7,最多不超过 10~20 个基因。

2. 接合(conjugation) 细菌通过性菌毛相互连接沟通,将遗传物质(主要是质粒 DNA)从供体菌转移给受体菌。能通过接合方式转移的质粒称为接合性质粒,主要包括 F 质粒、R 质粒、Col 质粒和毒力质粒等,不能通过性菌毛在细菌间转移的质粒为非接合性质粒。接合不是细菌的一种固有功能,而是由各种质粒决定的,F 质粒就是主要的一种,因为只有带有 F 质粒的细菌才能生成性菌毛沟通供体菌与受体菌,当 F 质粒丢失后细菌间就不能进行接合。

3. 转导(transduction) 转导是以转导噬菌体为载体,将供体菌的一段 DNA 转移到受体菌内,使受体菌获得新的性状。

4. 溶原性转换(lysogenic conversion) 温和噬菌体感染细菌使其成为溶原性细菌时,噬菌体的遗传物质与宿主菌 DNA 发生重组,从而使宿主菌基因型改变并获得新的性状,这种方式称溶原性转换。

5. 原生质体融合(protoplast fusion) 两个不同的细菌经处理失去细胞壁形成原生质体,借助融合剂(如聚乙二醇)可使两者融合。融合后的细胞通过基因交换与重组而产生新的遗传性状。

四、细菌遗传变异的实际意义

(一)在疾病的诊断、治疗与预防中的应用

由于细菌可发生形态、结构、染色性、生化特性、抗原性及毒力等方面的变异,造成性状不典型,常给细菌鉴定工作带来困难。在临床细菌学检查中不仅要熟悉细菌的典型特性,还要了解细菌的变异现象和规律,以免造成误诊和漏诊。

由于抗生素的广泛应用,耐药株日益增多,已发现对多种抗生素耐药的多重耐药的菌株,这给疾病的治疗带来很大的困难。因此,对临床分离的致病菌,必须在细菌药物敏感试验的指导下正确选择用药,不能滥用抗生素。为提高抗生素的疗效,防止耐药菌株的扩散,应考虑合理的联合用药原则,尤其在治疗慢性疾病需长期用药时,除联合使用抗生素外,还要考虑使用免疫调节剂。

为预防传染病的发生,用遗传变异的原理,人工使细菌发生变异成为保留原有免疫原性的减毒株或

无毒株,制备成预防疾病的各种疫苗,接种于人体可提高机体特异性免疫力,达到预防传染病的目的,如卡介苗、炭疽疫苗等均取得了良好的免疫效果。

(二)在基因工程中的应用

基因工程是根据遗传变异中细菌可因基因转移和重组而获得新性状的原理设计的。基因工程的主要步骤:①从供体细胞(细菌或其他生物细胞)的 DNA 上切取一段需要表达的基因,即所谓目的基因;②将目的基因结合在合适的载体(质粒或噬菌体)上;③通过载体将目的基因转移到工程菌(受体菌)内,随着细菌的大量繁殖表达出大量的目的基因产物。目前通过基因工程已能使工程菌大量生产胰岛素、干扰素、各种生长激素、rIL-2 等细胞因子和乙肝疫苗等生物制品。

(陈湘莲)

 # 第五节 细菌的致病性与感染

一、细菌的致病性

细菌对宿主引起疾病的性能称为致病性或病原性。具有致病性的细菌称致病菌或病原菌。不同种的致病菌可引起宿主不同的疾病,如志贺菌属引起细菌性痢疾,结核分枝杆菌引起结核病。因此,致病性是细菌种的特性之一,是质的概念。各种致病菌致病性的强弱程度称为毒力(virulence),这是量的概念。各种细菌的毒力不同,并可因宿主种类和环境条件不同而发生变化,同一种细菌也有强毒、弱毒和无毒之分。

病原菌侵入机体能否致病,与细菌的毒力强弱、侵入机体的数量、侵入门户及机体的免疫力、环境因素等密切相关。

(一)细菌的毒力

构成病原菌主要毒力的因素有侵袭力和毒素。

1. 侵袭力 侵袭力是指病原菌突破机体的防御功能侵入机体,在机体内定植、繁殖和扩散的能力。构成侵袭力的主要物质有细菌的侵袭性酶类、细菌细胞表面结构与物质。

(1)侵袭性酶:某些病原菌释放的侵袭性胞外酶,在细菌感染中起重要作用。例如,致病性葡萄球菌产生血浆凝固酶,能使血浆中液态的纤维蛋白原变成固态的纤维蛋白包绕在菌体表面,从而抵抗吞噬细胞的吞噬或免受抗体等的作用。又如,A 群链球菌产生透明质酸酶,能溶解机体结缔组织中的透明质酸,使结缔组织疏松、通透性增加,造成致病菌在组织中扩散;A 群链球菌还能产生链激酶,激活溶纤维蛋白酶原成为溶纤维蛋白酶,而使纤维蛋白凝块溶解。因此,链球菌感染由于容易溶解感染局部的纤维蛋白屏障而促使细菌和毒素扩散。

(2)细菌细胞表面结构与物质:①荚膜。细菌的荚膜及微荚膜具有抵抗吞噬及体液中杀菌物质的作用,使细菌能抵抗并突破宿主防御机能,并迅速繁殖而引起病变。另有一些物质,它们的作用与荚膜相同,也具有保护菌体和抗吞噬作用,如金黄色葡萄球菌 A 蛋白、伤寒沙门菌的 Vi 抗原、大肠埃希菌的 K 抗原等。②其他表面结构与物质。某些细菌具有菌毛,可通过与宿主细胞表面受体相互作用使细菌吸附而立足,获得定居的机会。如志贺菌属、霍乱弧菌、脑膜炎奈瑟菌、淋病奈瑟菌等均有菌毛,在其感染致病过程中有重要意义。有些细菌具有黏附作用的黏附素或黏附因子,可使细菌牢固地黏附于皮肤、呼吸道、消化道和泌尿生殖道黏膜上,以免被呼吸道纤毛摆动、肠蠕动、黏液冲刷、尿液冲洗等防御作用所清除,以便局部繁殖,产生毒素甚至侵入组织和细胞引起疾病。

2. 毒素 病原菌在新陈代谢过程中产生对宿主细胞结构和功能有损害作用的毒性物质。按其来源、性质和作用等方面的不同,可分为内毒素(endotoxin)和外毒素(exotoxin)。

(1)外毒素:由革兰阳性菌和部分革兰阴性菌产生并释放到菌体外的毒性物质。外毒素具有以下共同特征:①化学成分为蛋白质。②毒性强。如 1 mg 肉毒毒素可杀死 2 亿只小白鼠。外毒素对靶细胞特定的受体有亲和作用,因此仅对特定组织细胞或器官造成损害,引起特殊的临床表现,如肉毒毒素可阻断胆碱能神经末梢释放乙酰胆碱,使眼和咽肌麻痹,引起眼睑下垂、复视和吞咽困难等;白喉毒素与周围神经末梢及特殊组织(如心肌)有亲和力,通过抑制蛋白质合成可引起心肌炎、肾上腺出血和外周神经麻痹等。③对理化因素的稳定性差。大多不耐热,60~80 ℃经 30 min 可被破坏;对化学因素不稳定,遇酸发生变性;可被蛋白酶分解。④抗原性强。外毒素在甲醛作用下,可以失去毒性但保留其抗原性,从而制成无毒的生物制品,称为类毒素,可接种机体预防相应感染。外毒素和类毒素都能刺激机体产生特异性的抗毒素抗体。⑤种类多。根据外毒素对宿主靶细胞的亲和性和作用机制不同,可将其分为神经毒素(如破伤风痉挛毒素等)、细胞毒素(如白喉毒素等)和肠毒素(如霍乱弧菌肠毒素等)三大类。

(2)内毒素:革兰阴性菌细胞壁的组成成分之一,活的细菌不释放内毒素,只有当菌体崩解后才游离出来。支原体、衣原体、立克次体和螺旋体也有内毒素样物质,有一定的毒性作用。内毒素的主要特性:①由革兰阴性菌产生,但个别致病菌既不产生外毒素亦无内毒素,如结核分枝杆菌。②化学性质是脂多糖,由脂质 A、核心多糖和菌体特异性 O 多糖组成,其中脂质 A 是内毒素的主要毒性成分。③内毒素对理化因素稳定。耐热,必须 160 ℃加热 2~4 h 或用强碱或强氧化剂煮沸 30 min 才能灭活。④内毒素抗原性弱,虽能刺激机体产生抗体,但无保护作用。内毒素不能用甲醛脱毒制成类毒素。⑤毒性作用相对较弱,致病需要的量相对较大,且对组织无选择性毒害作用。

各种革兰阴性菌产生的内毒素的毒性作用大致相似,引起的临床症状和病理变化也大致相同。主要有:①发热反应。内毒素作为外源性致热原(即热原质)作用于粒细胞和单核细胞释放出内源性致热原,作用于机体下丘脑体温调节中枢引起发热。②白细胞反应。内毒素能使白细胞黏附于毛细血管壁,使血液中的中性粒细胞数目锐减。但是不久后白细胞增多,这是由于内毒素诱导产生的中性粒细胞释放因子刺激骨髓释放中性粒细胞所致。③内毒素血症和内毒素休克。病灶部位和血液中的细菌释放出大量内毒素进入血液循环,导致内毒素血症。这些内毒素作用于免疫系统、凝血系统等,诱导产生多种生物活性物质,使小血管收缩和舒张功能紊乱而导致微循环障碍,血液淤滞于毛细血管中,表现为微循环衰竭和低血压,严重时发生内毒素休克。④弥散性血管内凝血(DIC)。内毒素能激活凝血因子,使血小板凝聚和介质释放,导致微血栓和炎症反应,纤维蛋白原转变为纤维蛋白,从而使血液凝固,形成 DIC。DIC 能引起皮肤和黏膜出血、渗血或内脏广泛出血,严重者可导致死亡。

细菌外毒素与内毒素的主要区别见表 1-3。

表 1-3　外毒素与内毒素的主要区别

区别要点	外　毒　素	内　毒　素
来源	革兰阳性及部分革兰阴性菌	革兰阴性菌
产生方式	分泌到菌体外	细胞壁成分,菌体裂解释放
化学成分	蛋白质	脂多糖
耐热性	不耐热,60~80 ℃,30 min 被破坏	耐热,160 ℃,2~4 h 被破坏
免疫原性	强,刺激机体产生抗毒素抗体;用甲醛脱毒制成类毒素	弱,其抗体中和作用弱;不能用甲醛脱毒制成类毒素
毒性作用	强,对组织器官有选择性损害,引起特殊的症状	较弱,对组织无选择性,各种内毒素毒性大致相同,引起发热、白细胞升高、休克、DIC 等

(二) 细菌的入侵数量

机体发生细菌感染时,除了细菌产生的毒力以外,还需要有足够的数量。细菌数量的多少,除了与致病菌的毒力有关,还与宿主的免疫力有关。一般来说,毒力越强,引起感染时所需菌量越少,反之所需菌量就越多。如鼠疫耶尔森菌毒力强大,仅有少数菌侵入机体就可以发生感染;某些沙门菌毒力较弱,常常需要几亿个菌才能引起急性胃肠炎。

(三) 细菌的入侵门户

各种致病菌通过特定的侵入部位,才能到达特定器官组织和细胞引起感染。一般一种致病菌只有一种侵入部位,如破伤风梭菌及其芽胞,必须侵入缺氧的深部创口才能引起破伤风;志贺菌属须经口侵入肠道才能繁殖引起细菌性痢疾。也有一些致病菌有多种侵入部位,如结核分枝杆菌可经呼吸道、消化道、皮肤创伤等多个部位侵入机体引起感染。

二、细菌的感染

细菌的感染是指致病菌或条件致病菌进入宿主机体以后,在一定部位生长繁殖,与宿主的防御功能相互作用引起不同病理变化的过程。

(一)细菌感染的来源

引起机体感染的致病菌来源主要有两大类,即外源性感染和内源性感染。

1. 外源性感染　病原菌来源于宿主机体以外的环境,所引起机体的感染称为外源性感染,主要见于致病菌引起的传染病。主要传染源:①患者:传染病的主要传染源。患者感染后从潜伏期一直到病后恢复期均可通过接触或污染的环境传给周围的正常人,使致病菌以各种方式在人与人之间传播。及早对患者做出诊断并采取防治措施对控制外源性感染有重要意义。②带菌者:携带有致病菌但未出现临床症状的人,由于其机体的免疫力与致病菌致病性处于平衡状态,不表现症状,在一定的时间内可持续排菌。带菌者不易被发现,其危害性高于患者。因此,及时检出带菌者并进行隔离治疗,对控制传染病(如流行性脑脊髓膜炎、伤寒、细菌性痢疾等)的流行有重要意义。③患病及带菌动物:某些细菌可能引起人畜共患病,致病菌可在人和动物之间传播,如炭疽芽胞杆菌、布鲁菌属、鼠疫耶尔森菌及引起食物中毒的沙门菌等。

常见病原菌的外源性感染途径见表1-4。

表1-4　病原菌的外源性感染途径

途 径	方 式	疾病举例
呼吸道感染	气溶胶、飞沫方式吸入	猩红热、白喉、百日咳等
消化道感染	粪-口途径食入、饮入	伤寒、痢疾、食物中毒等
泌尿生殖道感染	性接触、血液或黏膜损伤	淋病、梅毒等
创伤性感染	皮肤、黏膜创伤	皮肤化脓性感染、破伤风等
经血液感染	输血、注射、针刺	细菌败血症
媒介昆虫感染	密切接触、叮咬	鼠疫、斑疹伤寒

2. 内源性感染　主要指来自于体内正常菌群及少数曾感染过而潜伏下来的细菌又重新感染。内源性感染已逐步成为现今临床细菌感染中的多发病、常见病,是细菌感染的新动向,其感染具有条件依赖性。当大量使用抗生素导致菌群失调,以及各种原因导致机体免疫防御功能下降时常引起感染,如婴幼儿、老年人、晚期癌症、艾滋病、器官移植等使用免疫抑制剂者均易发生内源性感染。内源性感染也是医院内感染常见现象之一。

(二)细菌感染的类型

感染的发生、发展和结局是宿主和病原菌相互作用的复杂过程。根据两者力量对比,临床上有不同类型的感染,主要包括隐性感染、显性感染和带菌状态等。各种感染并不是一成不变的,可以随着感染双方力量的增减而发生转化、交替或移行。

1. 隐性感染　当机体抗感染免疫力较强,而侵入的病原菌数量少或者毒力弱,则对机体的损害轻微,使机体不出现或出现不易觉察的临床症状,称为隐性感染或亚临床感染。机体发生隐性感染以后可以获得特异性免疫力,能抵抗相同的病原菌的再次感染。

2. 显性感染　当侵入机体的病原菌毒力强、数量多且机体抗感染的免疫力相对较弱,则病原菌生长繁殖,再加上机体的免疫病理反应,最终导致组织损伤、生理功能改变,出现一系列的临床症状和体征,称为显性感染。在大多数传染病中,显性感染只占全部受感染者的一小部分。发生显性感染时,如果病原微生物是来自体外,而且又能通过某些途径传染给他人,这样的感染所导致的疾病称为传染病。

（1）根据发病快慢和病程的长短，显性感染可分为急性感染和慢性感染：

①急性感染：发病急，病程短，一般数日至数周，病愈后病原菌从体内消失。如脑膜炎奈瑟菌、霍乱弧菌、伤寒沙门菌等所引起的急性感染。

②慢性感染：病程缓慢，常持续数日至数年。病原菌不断地从体内排出体外，成为重要的传染源。如麻风分枝杆菌、结核分枝杆菌等。

（2）根据感染的部位和感染的性质不同可将其分为局部感染和全身感染：

①局部感染：病原菌进入机体以后，仅局限于机体某一部位，引起局部病变，如化脓性球菌引起毛囊炎、疖、痈等。

②全身感染：多见于胞外菌急性感染。感染发生后，致病菌及其毒性代谢产物向全身扩散，引起全身性症状。临床上常见的有以下几种类型：a. 菌血症：病原菌自机体局部侵入血流，但一般不在血流中生长繁殖，只是一时性或间断性通过血液循环到达体内适宜部位后再进行繁殖而致病。b. 毒血症：病原菌不侵入血流，只在局部组织中生长繁殖，但产生的外毒素进入血流，导致特殊的毒性症状。c. 败血症：病原菌不断侵入血流，在其中大量繁殖并产生毒素，引起机体的严重损害并出现全身中毒症状。d. 脓毒血症：化脓性细菌侵入血流，并在其中大量繁殖，随着血液循环扩散至机体的其他组织器官，引起新的多发性化脓灶。e. 内毒素血症：病灶中大量革兰阴性菌死亡后释放的内毒素入血，或革兰阴性菌侵入血流中崩解后释放出内毒素，引起中毒症状。

3. 带菌状态　发生在隐性感染或者显性感染之后，病原体并没有被机体彻底清除干净，而是继续存在于体内，并与机体免疫力处于相对平衡状态，成为带菌状态。处于带菌状态的人称为带菌者。带菌者有两种：①健康带菌者：机体带有致病菌的健康人。②恢复期带菌者：患传染病后，在短期内机体仍保留有致病菌者。病原体携带者的共同特征是没有明显的临床症状，但能不断地向外界排出病原体，所以在感染性疾病中带菌者是重要的感染源。

三、抗感染免疫

抗感染免疫是指机体的免疫系统抵御病原体及其代谢产物的入侵与感染。抗感染能力的强弱，与机体的遗传因素、年龄、营养状态等有关。对于不同类型的细菌感染，宿主抗感染免疫以不同方式发挥作用。

（一）抗胞外菌感染的免疫

人类多数致病菌为胞外菌，如致病性葡萄球菌、溶血性链球菌、脑膜炎奈瑟菌、淋病奈瑟菌、梭状芽孢杆菌属及多种革兰阴性杆菌等。致病菌位于宿主细胞外的血液、淋巴液、组织液等体液中或黏膜表面，并在其中生长繁殖、产生毒力因子而致病。体液中特异性抗体，以及固有免疫系统中的中性粒细胞和补体是防御胞外菌感染的主要力量。

1. 抑制细菌的吸附作用　分布在黏膜表面的 SIgA 能阻止致病性大肠埃希菌、霍乱弧菌、链球菌、淋病奈瑟菌等对黏膜表面的吸附。SIgA 能阻碍细菌具有吸附作用的表面部位与宿主细胞相应受体间的相互作用。缺乏 SIgA 者易反复发生副鼻窦炎、支气管炎、肺炎和胃肠道感染。但淋病奈瑟菌和脑膜炎奈瑟菌能产生 SIgA 蛋白酶，使 SIgA 分解或失活，所以有些人生殖道分泌物中虽然 SIgA 含量很高，却不能阻止淋病奈瑟菌感染。

2. 调理吞噬作用　抗体和补体具有免疫调理作用，能显著增强吞噬细胞的吞噬效应，对化脓性细菌的清除尤为重要。例如，中性粒细胞和单核细胞表面具有 IgG1 和 IgG3 的 Fc 受体，Ig 以其 Fab 段与细菌表面抗原结合，其 Fc 段可与吞噬细胞 Fc 受体结合，两细胞间形成桥梁，促进吞噬细胞对细菌的吞噬；中性粒细胞和单核细胞表面还有 C3b 受体，细菌与相应 IgG、IgM 形成复合物，在补体存在下，吞噬细胞表面的 C3b 受体可与 C3b 结合而起调理作用，这在抗细菌感染的早期尤为重要，此时产生的抗体主要是 IgM，其调理作用强于 IgG。

3. 溶菌作用　细菌与特异性抗体（IgG 或 IgM）结合后，能激活补体的经典途径，最终导致细菌的裂解死亡。

4. 中和毒素作用 由细菌外毒素或由类毒素刺激机体产生的抗毒素,主要为 IgG 类,可与相应毒素结合,中和其毒性,能阻止外毒素与易感细胞上的特异性受体结合,使外毒素不表现毒性作用。

（二）抗胞内菌感染的免疫

病原菌侵入机体后主要停留在宿主细胞内者,称为胞内菌感染。如结核分枝杆菌、麻风分枝杆菌、布鲁菌属、沙门菌属、李斯特菌属、嗜肺军团菌等,这些细菌可抵抗吞噬细胞的杀菌作用,宿主对胞内菌主要靠细胞免疫发挥防御功能。参与细胞免疫的 T 细胞主要是 T_{H1}（$CD4^+$）细胞和 CTL（$CD8^+$）细胞。T_{H1} 细胞能通过释放多种细胞因子,加强和扩大非特异性免疫和特异性免疫作用,其中 IFN-γ、TNF、巨噬细胞趋化因子等可使巨噬细胞趋化、聚集、激活并在炎症区发挥强大的吞噬杀伤能力。CTL 细胞能直接杀伤被病原体感染的靶细胞。此外,分布在黏膜、皮下组织和小肠绒毛上皮间有数量众多 γδT 细胞。现已经证明 γδT 细胞的活化早于 αβT 细胞,在抗结核分枝杆菌、李斯特菌、利什曼原虫、疟原虫、血吸虫、流感病毒、HIV 和疱疹病毒等胞内微生物感染中发挥主要的黏膜免疫作用。

（魏 冉）

小 结

细菌是单细胞的原核细胞型微生物,按形态可分为球菌、杆菌及螺形菌,细菌的基本结构包括细胞壁、细胞膜、胞质及核质,其中细胞壁具有维持菌体外形和保护细菌抵抗低渗环境等重要作用。某些细菌还有特殊结构,包括荚膜、鞭毛、菌毛和芽胞。其中荚膜具有抗吞噬作用、普通菌毛具有黏附作用、性菌毛能传递遗传物质,鞭毛与运动有关,芽胞的抵抗力强,临床以是否杀灭芽胞作为灭菌的标准。

在适宜条件下,细菌可以二分裂方式进行繁殖。生长繁殖所需的条件主要有充足的营养物质、合适的酸碱度、适宜的温度及一定的气体环境。细菌的生长繁殖呈现一定的规律,了解细菌的生长繁殖规律及新陈代谢规律,对掌握细菌的培养方法、判断病原菌的致病性及进行细菌的分离鉴定等具有重要作用。

人类生活中的土壤、水、空气及人体的体表和与外界相通的腔道中存在着各种各样的细菌,这其中绝大多数都是非致病菌,致病菌的数量只占极少数。正常情况下,人体体表及与外界相通的腔道存在着正常菌群,在促进人体免疫系统发育、参与生物拮抗、供给宿主营养、抗衰老、抗肿瘤等方面具有重要意义。但当机体免疫力下降、正常菌群的寄居部位改变或菌群失调时,正常菌群可转变成条件致病菌引起人体感染。

细菌的遗传物质包括细菌染色体、质粒、噬菌体等。受某些因素的影响,细菌的形态结构、菌落性状、毒力、耐药性等可发生变异。在进行细菌学检验时,应注意细菌变异现象的干扰,避免误检;进行药物敏感试验、合理用药有助于避免细菌耐药性变异的发生;利用细菌的毒力变异可以制备疫苗,预防疾病。

致病菌的致病因素包括毒力、入侵数量和入侵门户。其中毒力是细菌致病的关键因素,毒力的物质基础主要有侵袭力和毒素。根据病原菌致病能力与宿主免疫防御能力双方力量的对比,细菌感染有不同的结局,即隐性感染、显性感染和带菌状态。

能力检测

1. 简述细菌的特殊结构及其在医学实践中的意义。
2. 简述细菌生长繁殖的方式及条件。
3. 进行细菌学检验时应取哪一生长期的细菌？为什么？
4. 简述细菌耐药变异的机制。
5. 简述与细菌致病性有关的因素。

第二章 细菌检验基本技术

第一节 消毒灭菌技术

细菌为单细胞生物,极易受到外界物理和化学因素的影响。环境适宜时,生长繁殖;若环境条件不适宜或发生剧烈变化时,细菌可发生代谢障碍,使生长受到抑制,甚至死亡。根据这一现象,可以采用多种物理、化学或生物学方法来抑制或杀死外环境和机体体表的病原微生物,以切断传播途径,从而控制或消灭传染病。如 1865 年,巴斯德采用加温处理的方法杀死啤酒中污染的微生物,有效防止了酒类变酸;在此启发下,英国外科医生李斯特使用石炭酸消毒空气、手术器械,洗手等措施,显著降低了医院交叉感染和死亡率,创建了无菌外科手术。

一、基本概念

1. **消毒** 消毒(disinfection)是指杀死物体上病原微生物但不一定能杀死细菌芽胞的方法。用于消毒的化学药物称为消毒剂。

2. **灭菌** 灭菌(sterilization)是指杀灭物体上所有微生物(包括病原微生物、非病原微生物和细菌芽胞)的方法。

3. **防腐** 防腐(antisepsis)是指防止或抑制微生物生长繁殖的方法。用于防腐的化学药物称为防腐剂。某些化学药物在高浓度时,具有杀菌作用,可作消毒剂,在低浓度时,仅能抑制细菌生长繁殖,可用作防腐剂。

4. **无菌和无菌操作** 无菌(asepsis)是指不存在活的微生物。无菌操作(aseptic technique)是防止微生物进入机体或物品的操作技术。

二、物理消毒灭菌法

因为很多物理因素会影响微生物的化学组成和新陈代谢,因此可以通过改变环境中的物理因素来进行有效的消毒、灭菌和防腐。

(一)热力灭菌法

热力灭菌法的基本原理是高温可以使菌体细胞内的蛋白质变性,这种方法对细菌有明显的杀灭作用。热力灭菌法分为湿热灭菌法和干热灭菌法两种方式。

1. 湿热灭菌法 以高温的水或水蒸气为导热介质,提高物品温度,以达到灭菌目的。常用的湿热灭菌法有高压蒸汽灭菌法、煮沸消毒法、流通蒸汽消毒法、间歇灭菌法和巴氏消毒法等。

(1) 高压蒸汽灭菌法:高压蒸汽灭菌法是目前最常用最有效的灭菌方法。灭菌是在密闭的高压蒸汽灭菌器内进行,在蒸汽不外溢的情况下,随着灭菌器内压力的增高,温度也逐渐升高。当压力为103.4 kPa时,温度达到121.3 ℃,维持15~30 min,可杀死包括细菌芽胞在内的所有微生物。其常用于一般培养基、生理盐水、手术敷料、玻璃制品等耐高温、耐湿物品的灭菌。

(2) 煮沸消毒法:将消毒物品浸于水中,加热至沸腾(100 ℃),经5~6 min,可杀死一般细菌的繁殖体,但对芽胞无影响。本法适用于饮水、食具、注射器和手术器械等的消毒。若在水中加入2%碳酸钠可提高沸点至105 ℃,既可促进芽胞死亡,又可防止金属器材生锈。

(3) 流通蒸汽消毒法:将待灭菌物品置于阿诺(Arnold)蒸锅或普通蒸笼内,利用100 ℃的水蒸气进行加热消毒。经15~30 min可杀灭细菌繁殖体,但不保证杀灭芽胞。加热处理时,消毒物品的包装不宜过大、过紧,以利于蒸汽穿透。本法适用于不耐高温物品的消毒。

(4) 间歇灭菌法:方法是将待灭菌的物品于100 ℃加热30 min,以杀死细菌繁殖体(但杀不死芽胞),然后取出物品于37 ℃温箱过夜,使芽胞发育为繁殖体;次日再于100 ℃加热30 min杀死细菌繁殖体,然后再置37 ℃温箱过夜。重复此过程三次可达到灭菌的目的。本法适用于一些不耐高温的物品的灭菌,如含糖、鸡蛋或含血清的培养基等。

(5) 巴氏消毒法:因法国学者巴斯德创立而得名。方法有两种:一种方法是61.1~62.8 ℃加热30 min;另一种方法是71.7 ℃加热15~30 s。较低温度的处理,既可杀灭病原菌或特定微生物,同时又不破坏其中的营养成分。现在人们多用后种方法对牛奶进行消毒。

2. 干热灭菌法 以热空气为导热介质,提高物品温度,以达到灭菌目的。

(1) 焚烧:灭菌彻底,但仅适用于无经济价值的物品,如废弃的污染物或死于传染病的人和动物尸体。

(2) 灼烧:将待灭菌的物品直接放于火焰中灼烧,如微生物实验使用的接种环、接种针、试管口等多用此法灭菌。

(3) 干烤法:将物品置于密闭的专用干烤箱内,通电后利用高热空气达到灭菌目的。此法适用于高温下不变质、不损坏、不蒸发的物品,如玻璃器皿、瓷器、某些粉剂药品、凡士林等,灭菌时一般加温至160~170 ℃,维持2~3 h,可杀死一切微生物,包括细菌的芽胞。灭菌结束后,应关闭电源,待温度慢慢降至60 ℃左右时再开启箱门,以免高温度器皿的玻璃因骤冷而破裂。

在同一温度下,湿热灭菌比干热灭菌的效果好,原因:①湿热的穿透力比干热强,可使被灭菌的物品均匀受热,温度迅速上升;②湿热时菌体细胞吸收水分,蛋白质比较容易凝固。因为蛋白质含水量升高,凝固所需要的温度会有所降低;③湿热灭菌时水蒸气与物品接触凝固成水可放出潜热,每克水100 ℃时,由气态变成液态时可以释放539 cal的热量,这种潜热能迅速提高被灭菌物品的温度。

(二) 紫外线和电离辐射

1. 紫外线 紫外线的杀菌作用与其波长有关,波长在200~300 nm时有杀菌作用。当波长在265~266 nm时最易被细菌DNA吸收,因而杀菌作用最强。其杀菌机制是细菌DNA吸收紫外线后,同一股DNA上相邻的胸腺嘧啶通过共价键结合成二聚体,改变了DNA的分子构型,从而干扰DNA的复制,导致细菌变异甚至死亡。

紫外线穿透力弱,普通玻璃或纸张、空气中的尘埃、水蒸气等均可阻挡紫外线,因此,紫外线只适用于手术室、传染病房、烧伤病房、微生物检验室等室内空气的消毒,或一些物品表面的消毒。紫外线对眼睛和皮肤有损伤作用,使用时应注意防护。

日光中因含有紫外线,因而也具有一定的杀菌作用。如将衣服、被褥放在日光下曝晒2 h以上,可杀死其中大部分细菌。

2. 电离辐射 X射线、γ射线、高速电子流等具有电离辐射作用,可使细菌细胞内的水分被电离成H^+和OH^-,这些游离基是强烈的氧化剂和还原剂,可破坏细菌核酸、酶和蛋白质,使微生物死亡。电离辐射可用于塑料注射器、导管、手套等不耐热物品的消毒与灭菌。

（三）滤过除菌法

滤过是采取机械性阻留方法，利用滤菌器除去液体或空气中的细菌等微生物。因为滤器的滤孔很小，只允许小于孔径的物体如液体和空气等通过，而大于孔径的细菌等颗粒被阻留，从而可以获得无菌的溶液。常用滤菌器有滤膜滤菌器、蔡氏滤菌器、玻璃滤菌器等。

滤过除菌法可用于一些不耐高温、也不能用化学方法消毒的液体，如血清、抗生素、维生素等制品的除菌。此外，生物安全柜也是根据这个原理，利用高效空气过滤器的过滤作用，除去空气中的微生物，以达到保护操作对象、保护操作者、保护环境的目的。

（四）超声波

每秒钟超过200000次振动的声波不被人耳感受，称为超声波。在液体中，超声波引起微气泡的形成，外观上看来水如沸腾状，有人称之为"冷沸"。这些气泡很快破裂产生细小的空穴并发出冲击波，存在液体里的微生物细胞由于受到外部强弱不等的压力撞击而死亡，这个过程我们就称之为空穴作用，也就是超声波杀菌的原理。但是超声波灭菌也有局限性，只适用于液体灭菌，其中以革兰阴性菌最敏感，而葡萄球菌抵抗最强。虽然超声波强烈地振动可使菌群死亡，但往往有残存者。因此，这种方法在消毒灭菌方面无实用价值，主要用以裂解细胞分离提取细胞组分或制备抗原。

（五）干燥

干燥可使细菌脱水、菌体蛋白变性和盐类浓缩，从而妨碍细菌代谢、生长繁殖，产生抑菌杀菌作用。干燥对细菌的影响因菌种及干燥程度、时间、温度等因素而异，如脑膜炎奈瑟菌、淋病奈瑟菌干燥数小时即可死亡，溶血性链球菌在尘埃中可存活25日，而结核分枝杆菌在干燥的痰中可保持传染性数月；细菌的芽胞在干燥环境可存活数月至数年；将细菌迅速冷冻干燥可维持生命数年之久。根据这些原理，常用干燥方法保存食品、药材、菌种等，如将食品、药材晒干或烘干以防止霉变；用盐腌和糖渍处理食物，使食物中细菌脱水而停止生命活动，延长食品保存期；用冷冻真空干燥法保存菌种、生物制品等。

三、化学消毒灭菌法

许多化学药物都具有抑菌、杀菌的作用，化学消毒法就是运用适宜种类和浓度的化学药物（消毒剂或防腐剂）来处理物品，从而杀死或抑制细菌等微生物，达到消毒、防腐的效果。消毒剂或防腐剂不仅能杀死病原体，对人体细胞也有一定损害作用，所以只能外用，主要用于物体表面、环境、人体表面（皮肤、黏膜、浅表伤口）的消毒。

（一）常用消毒剂的杀菌机制

消毒剂的种类很多，其杀菌机制不尽相同，概括起来有下面几个方面：①使菌体蛋白质变性或凝固。酸、碱和醇类等有机溶剂可改变蛋白构型而扰乱多肽链的折叠方式，造成蛋白变性，如乙醇、大多数重金属盐、氧化剂、醛类、染料和酸碱等。②影响细菌的酶系统和代谢活性。如氧化剂、重金属盐类（低浓度）等，可作用于细菌酶蛋白的—SH基，使酶活性丧失。③损伤菌体细胞膜或改变细胞膜的通透性。表面活性剂、酚类及醇类可导致胞质膜结构紊乱并干扰其正常功能，使胞质内容物溢出胞外，影响细胞传递活性和能量代谢，甚至引起细胞破裂。

（二）常用化学消毒剂的种类

消毒剂种类多，用途各异，在实际应用中应酌情选用。常用消毒剂种类、用途见表2-1。

表 2-1　常用消毒剂的种类及用途

类别	名称	常用浓度	主要用途	备注
重金属盐类	红汞	2%	皮肤、黏膜小创伤消毒	作用小但无刺激性
	升汞	0.05%～0.1%	非金属器皿浸泡消毒	腐蚀金属，遇肥皂和蛋白质作用减弱

续表

类别	名称	常用浓度	主要用途	备注
氧化剂	硫柳汞	0.01%	皮肤、手术部位消毒	
	硝酸银	1%	新生儿滴眼预防淋球菌感染	
	高锰酸钾	0.1%	皮肤、尿道消毒和蔬果等消毒	久置失效,随用随配
	过氧化氢	3%	皮肤、黏膜创口消毒	不稳定
	过氧乙酸	0.2%～0.5%	塑料、玻璃器皿浸泡消毒,皮肤消毒(洗手)	
卤素及其他化合物	氯	0.2×10^{-6} ~0.5×10^{-6}	饮水及游泳池水消毒	
	"84"消毒液	1:200	手术器械、导管、蔬果等	
	碘酒	2.5%	皮肤消毒	不能与红汞同用;刺激皮肤,涂后用乙醇拭净
	优氯净	0.05%	餐具消毒	杀菌作用强于漂白粉
		2.5%～5%	地面、厕所及排泄物消毒	
		4×10^{-6}	饮水、游泳池消毒	
醇类	乙醇	70%～75%	皮肤、体温表等的消毒	
醛类	甲醛	10%	物品表面消毒;加高锰酸钾,产生烟雾,熏蒸房间	
表面活性剂	新洁尔灭	0.05%～0.1%	手术前洗手,皮肤黏膜消毒,手术器械浸泡消毒	遇肥皂或其他洗涤剂作用减弱
	杜灭芬	0.05%～0.1%	皮肤创伤冲洗	
烷化剂	洗必泰	0.02%～0.05%	手术前洗手	
染料	甲紫	2%～4%	浅表创伤消毒	
酸碱类	醋酸	5～10 mL/m³	加等量水加热蒸发消毒空气	
	生石灰	按1:8～1:4配成糊状	排泄物及地面消毒	腐蚀性大、新鲜配制
烷基化合物	环氧乙烷	50～100 mg/L	手术器械、敷料及手术用品等的消毒和灭菌	易燃、易爆、有毒,用塑料袋法或环氧乙烷灭菌柜消毒

(三)影响化学消毒剂作用效果的因素

消毒剂的杀菌效果受多种因素的影响,掌握并利用这些因素可提高消毒灭菌的效果。影响消毒灭菌效果的主要因素有以下几种。

1. 消毒剂 消毒剂的性质、浓度和作用时间不同,对细菌的作用效果也有所差异。如表面活性剂对革兰阳性菌的杀菌效果强于革兰阴性菌;甲紫对葡萄球菌作用效果较好。同一种消毒剂的浓度与作用时间不同,消毒效果也不一致。通常消毒剂的浓度越大,杀菌效果越强(但乙醇例外,以70%～75%的浓度消毒效果最好);消毒剂在一定浓度下,消毒作用时间的长短与消毒效果的强弱成正比。

2. 微生物的种类和数量 不同种类的微生物对消毒剂的敏感性不同,因此同一种消毒剂对不同微生物的杀菌效果各不同。如一般消毒剂对结核分枝杆菌的作用较其他细菌繁殖体差;5%石炭酸5 min可杀死沙门菌,而杀死金黄色葡萄球菌则需10～15 min;75%乙醇可杀死一般细菌繁殖体,但不能杀灭细菌的芽胞。此外,微生物的数量越大,消毒越困难,消毒所需的时间越长。

3. 温度与酸碱度 一般而言,温度越高消毒剂的作用效果越佳。消毒剂的杀菌过程基本上是一种化学过程,化学反应的速度随温度的升高而加快。如金黄色葡萄球菌在石炭酸溶液中被杀死的时间在20

℃时比 10 ℃时大约快 5 倍；2％戊二醛杀灭每毫升含 10^4 个炭疽芽胞杆菌的芽胞，20 ℃时需 15 min，40 ℃时需 2 min，56 ℃时仅需 1 min。消毒剂的杀菌作用还受酸碱度的影响，如戊二醛本身呈中性，其水溶液呈弱碱性，不具有杀芽胞的作用，只有在加入碳酸氢钠后才发挥杀菌作用。

4. 环境中化学拮抗物质的存在　一般情况下病原菌常与血清、脓液等有机物混在一起，这些有机物中的蛋白质、油脂类物质包围在菌体外面可妨碍消毒剂的穿透，从而对细菌产生保护作用。此外拮抗物还可通过与消毒剂的有效成分结合，或对消毒剂产生中和作用，从而降低其杀菌效果。

（方　昕）

第二节　细菌形态学检验技术

细菌形态学检查不仅是细菌分类与鉴定的基础，还可为进一步做生化反应、血清学鉴定等提供参考依据，通过细菌形态学检查可以迅速了解标本中有无细菌及大致的菌量，并根据细菌的形态、结构和染色特性等初步确定其种属。细菌形态学检查是细菌检验中极为重要的基本方法之一，包括不染色标本检查法和染色标本检查法。

一、细菌不染色标本检查法

细菌标本不经染色直接于显微镜下观察活菌，因难以清楚地看到细菌的形态和结构特征，故该法主要用于检查细菌的动力。有动力的细菌在镜下呈活泼有方向的运动，可看到细菌自一处移至另一处，有明显的方向性位移；无动力的细菌受水分子撞击呈不规则的布朗运动，只在原地颤动而无位置的改变。常用的不染色标本检查法有压滴法、悬滴法和毛细管法。

（一）压滴法

用接种环取细菌液体培养物 2～3 环置于洁净载玻片的中央，用小镊子夹一盖玻片使其一边接触菌液边缘，然后缓缓放下覆盖于菌液上。注意尽量避免产生气泡，并不要让菌液外溢，静止数秒后先用低倍镜找到观察部位，再换高倍镜或油镜暗视野观察细菌的运动。

（二）悬滴法

取洁净凹玻片及盖玻片各一张，在凹玻片的凹孔四周平面上涂少许凡士林；用接种环取菌液 2～3 环于盖玻片中央；将凹玻片的凹孔对准盖玻片中央的液滴并盖于其上，然后迅速翻转，再用小镊子轻压盖玻片，使盖玻片与凹孔边缘粘紧封闭，置低倍镜下找到悬滴的边缘，再换高倍镜暗视野观察细菌的运动（图2-1）。

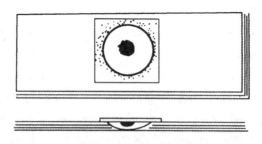

图 2-1　悬滴法示意图

（三）毛细管法

毛细管法主要用于检查厌氧菌的动力。将待检菌株按厌氧培养要求，转种于适宜的液体培养基中，待菌液进入毛细管后，用火焰将毛细管两端熔封，再以塑胶纸将其固定于载玻片上镜检。

观察不染色标本中细菌的运动，除用光学显微镜外，还可用暗视野显微镜和相差显微镜。

二、细菌染色标本检查法

细菌标本经染色后,与周围环境在颜色上形成鲜明的对比,可在普通光学显微镜下清楚看到细菌的形态、大小、排列方式和某些结构,还可根据染色反应将细菌进行分类。因此,染色标本检查法在细菌鉴定的实践中应用广泛。

（一）常用染料

用于细菌染色的染料,大部分是人工合成的含苯环的有机化合物或苯的衍生物,在其苯环上带有色基与助色基。根据助色基解离后的带电情况,可将染料分为碱性和酸性两大类。此外,还有复合染料和单纯染料。

1. 碱性染料　在细菌学检验中最常用,如亚甲蓝、碱性复红、结晶紫等。

2. 酸性染料　通常酸性染料用于胞质染色,很少用于细菌染色。常用的酸性染料有伊红、酸性复红、刚果红等。

3. 复合染料（中性染料）　碱性染料与酸性染料的复合物,如瑞氏染料中的伊红亚甲蓝、姬姆萨（Giemsa）染料中的伊红天青等。

4. 单纯染料　常用于脂肪组织的染色。染色能力取决于能否溶于被染物,常用的有苏丹染料。

（二）细菌染色基本程序

细菌染色检查的基本程序:涂片→干燥→固定→染色→镜检。

1. 涂片　将待染色的细菌标本或培养物涂布于洁净载玻片上。涂片方法随标本的性质和种类略有不同:若为液体标本(如脓液、痰液等)或液体培养物,可用灭菌接种环蘸取标本或菌液,直接涂布于载玻片上;若为固体培养物,则先取适量生理盐水于洁净载玻片上,再以灭菌接种环挑取菌落在生理盐水中研磨至均匀混浊,制成直径约 1 cm 的半透明菌膜。

2. 干燥　涂片在室温下自然干燥,或将标本面朝上置于酒精灯火焰上方慢慢烘干,注意不可在火焰中烧灼。

3. 固定　常用切割火焰法固定,将已干燥的细菌涂片以中等速度在酒精灯火焰中通过 3 次,以载玻片触及手背皮肤热而不烫为度。特殊目的时也可用冷冻干燥法或化学干燥法。

固定的目的在于:①杀死细菌,并尽可能保持细菌的原有形态和结构;②改变细菌的通透性,有利于染料进入细胞内;③使细菌附着于载玻片上,不至于在染色过程中被水冲掉。

4. 染色　根据检验目的选用不同的染色液和染色方法进行染色。根据所用染料种类及染色结果,又分单染色法和复染色法。

单染色法只用一种染料,染色后所有细菌被染成同一种颜色。这种染色方法只能显示细菌的形态、大小、排列及简单的结构,不能显示细菌染色特性,对细菌的鉴别意义不大。

复染色法是用两种或两种以上染料对细菌进行染色,可将不同细菌或同一细菌不同的结构染成不同的颜色。染色后不但可以显示细菌的形态结构,还可显示不同细菌的染色性,因而对细菌有较大鉴别价值。复染色法在细菌形态学检查中更常用,主要有革兰染色法、抗酸染色法等。染色的基本步骤如下。

（1）初染:用一种染料对已固定的细菌标本片进行染色,以初步显示细菌的形态特征。染色时滴加染液量以覆盖菌膜为宜,染色时间则随方法而定。

（2）媒染:使用媒染剂增加染料与被染物的亲和力,使染料固定于被染物,或改变细胞膜的通透性,促进染料着色。常用的媒染剂有石炭酸、鞣酸、碘液、明矾等。

（3）脱色:脱去某些已着色的被染物的颜色。通过脱色处理可检查细菌与染料结合的稳定程度,从而使细菌显示出不同的染色性。能使已着色的被染物脱去颜色的化学试剂称为脱色剂,如醇类、丙酮、酸、碱等,乙醇是最常用的脱色剂,其浓度在 70％左右时脱色能力最强。

（4）复染:使已被脱色的细菌重新着色以便于观察。复染液与初染液的颜色应有较大区别且对比鲜明。复染液颜色不能太深,以免遮盖初染的颜色。常用的复染液有稀释复红、沙黄、亚甲蓝、苦味酸等。

5. 镜检　将染色完毕的细菌标本载玻片置于显微镜油镜下观察。

使用镜油时需在标本载玻片欲观察的部位滴加香柏油,并使油镜镜头浸于香柏油中。油镜放大倍数高而透镜很小,来自聚光器的光线通过标本载玻片进入空气时,由于载玻片与空气的折光率不同而发生折射,因此进入物镜的光线减少,使物像不清晰。香柏油的折光率($n=1.515$)与载玻片($n=1.52$)近似,光线穿过标本载玻片进入香柏油时可减少折射,因而进入油镜的光线增多,视野光亮度增加,可获得清晰的物像。

(三)常用的细菌染色法

1. 革兰染色法　革兰染色(Gram stain)法是最经典、最常用的细菌染色法之一,由丹麦细菌学家Christian Gram 首创,广泛沿用至今,已有 100 多年的历史。

(1)方法:滴加结晶紫染液初染 1 min;细流水冲洗后滴加卢戈碘液媒染 1 min;细流水冲洗后,加95%乙醇脱色 30~60 s,或脱色流下的乙醇呈淡紫色或无色时为止;细流水冲洗后滴加稀释石炭酸复红(或沙黄)复染 30 s,用细流水冲洗,吸干积水后油镜检查。

(2)结果:被染成紫色的细菌为革兰阳性菌(G^+菌);被染成红色的细菌为革兰阴性菌(G^-菌)。

(3)革兰染色法的原理:①细胞壁结构学说:革兰阳性菌细胞壁结构致密,肽聚糖层厚,脂质含量少,脱色时乙醇不易渗入,反而使细胞壁脱水而降低通透性,阻碍结晶紫与碘的复合物渗出,故菌体仍保持结晶紫的紫色;而革兰阴性菌细胞壁结构疏松,肽聚糖层薄,脂质含量多。乙醇可溶解脂质使细胞壁通透性增高,进而渗入使结晶紫与碘的复合物被渗出而脱色。②化学学说:革兰阳性菌细胞内含有大量核糖核酸镁盐,易和结晶紫牢固结合而不易脱色;而革兰阴性菌细胞内核糖核酸镁盐含量极少,吸附染料量少,故易被乙醇脱色。③等电点学说:革兰阳性菌等电点(pH 2~3)比革兰阴性菌(pH 4~5)低,因此在相同pH 值(pH 7 左右)溶液中革兰阳性菌带负电荷多,容易与带正电荷的结晶紫染料结合且不易脱色。

(4)影响因素:①操作因素:涂片太厚或太薄,固定时菌体过分受热及脱色时间长短都会影响染色结果。②染液因素:所有染液应防止蒸发而改变浓度,特别是革兰碘液久置或受光作用后易失去媒染作用;涂片积水过多会改变染液浓度,影响染色效果。③细菌因素:细菌的菌龄不同,革兰染色也有差异,一般以 18~24 h 的培养物染色效果最好,菌龄过长影响细菌染色特性。

(5)临床意义:①鉴别细菌:通过革兰染色可将所有细菌分为革兰阴性菌和革兰阴性菌两大类,有助于初步鉴别细菌。②选择药物的参考:革兰阳性菌与革兰阴性菌在细胞壁等结构上的差异决定了它们对不同抗生素等药物的敏感性的差异。如大多数革兰阳性菌对青霉素类药物敏感,而大多数革兰阴性菌对青霉素类药物不敏感,但对链霉素、氯霉素敏感。临床可根据病原菌的革兰染色特性选择有效的药物及时治疗。③与致病性有关:大多数革兰阳性菌的致病物质为外毒素,而革兰阴性菌则大多能产生内毒素,两者致病机制不同。根据病原菌的革兰染色特性,可帮助临床选择有针对性的治疗方案。

2. 萋-尼抗酸染色法　分枝杆菌属的细菌(包括结核分枝杆菌、麻风分枝杆菌等)为抗酸性细菌,一般染色法不宜着色,须用抗酸染色法。

(1)方法:①初染:滴加 5%石炭酸复红 2~3 滴,在火焰高处徐徐加热 5 min,切勿沸腾,出现蒸汽即暂时离开,若染液蒸发减少,应再加染液,以免变干,待标本冷却后用水冲洗,甩干。②脱色:滴加 3%盐酸乙醇脱色,直至脱色流下的液体呈无色时为止,细流水冲洗,甩干。③复染:用碱性亚甲蓝溶液复染 1 min,用水冲洗后,吸水纸吸干积水,然后镜检。

(2)结果:抗酸染色法可将细菌分为抗酸性细菌和非抗酸性细菌两大类。抗酸性细菌初染着色后,可抵抗盐酸乙醇的脱色而保留石炭酸复红的颜色,因而被染成红色;非抗酸性细菌则被脱色后复染成蓝色。

(3)临床意义:对疑似结核病患者的痰液行抗酸染色,其染色结果是初步确定传染源的常用方法,是评价结核病流行病学的重要指标;对于确诊的结核病患者,抗酸染色结果也是治疗方案的选择依据和治疗效果的评价依据。

3. 其他染色法　包括特殊染色法、荧光染色法和负染色法等。

(1)特殊染色法:细菌的特殊结构如芽胞、鞭毛、荚膜等和某些基本结构如细胞壁、核质、胞质颗粒等,用普通的单染色或上述的染色法均不易着色,必须用相应特殊染色法才能染上颜色。常用的特殊染色法及其染色结果见表 2-2。

表 2-2　细菌常用特殊染色法及其染色结果

细菌结构	染色法	染色结果
细胞壁	细胞壁染色法	有细胞壁的细菌仅菌体周边染成紫色,菌体内部无色;无细胞壁的细菌整个染成紫色
荚膜	黑斯染色法	菌体及背景呈紫色,荚膜为淡紫色或无色
	密尔染色法	菌体呈红色,荚膜呈蓝色
鞭毛	改良 Ryu 法	菌体及鞭毛均呈红色
芽胞	芽胞染色法	芽胞呈红色,菌体呈蓝色
异染颗粒	阿伯特染色法	菌体呈绿色,异染颗粒呈蓝黑色

（2）荧光染色法：标本经涂片、固定后,用荧光染料（如金胺"O"）使细菌着色,于荧光显微镜下观察,被染色的细菌可呈现出一定颜色的荧光。荧光染色法敏感性强、效率高、结果容易观察,在细菌鉴定,尤其是结核分枝杆菌的检测中有较实用的价值。

（3）负染色法：将标本的背景着色而细菌不着色的染色方法。常用的有墨汁负染法,也可用酸性染料如刚果红、水溶性苯胺黑等。实际工作中还可用墨汁负染法配合单染色法（如亚甲蓝染色）检查细菌荚膜,镜下可见黑色背景中,蓝色菌体周围包绕一层无色透明的荚膜。

三、电子显微镜检查法

电子显微镜是根据电子光学原理,用电子束和电子透镜代替光束和光学透镜,使物质的细微结构在非常高的放大倍数下成像的仪器。电子显微镜放大倍数很高,可达数十万到数百万倍;分辨本领也很强,能分辨 1 nm 的物体,可用于观察细菌、病毒等内部的超微结构。

电子显微镜按结构和用途可分为扫描式电子显微镜和透射式电子显微镜。透射式电子显微镜常用于观察那些用普通显微镜所不能分辨的细菌、病毒等的超微结构,观察的结果可以投射到荧光屏上显示,也可以拍摄成像,还可用磷钨酸做负染色或用金属喷涂投影增加对比度,使图像具有立体感;扫描式电子显微镜主要是用于观察细菌、病毒的表面结构及附件和三维空间的立体形象。

（方　昕）

第三节　细菌接种与培养技术

一、细菌接种与培养的基本条件

（一）接种工具

细菌接种最常用的工具是接种环和接种针,一般由三部分组成:金属丝（镍铬合金）、金属杆和绝缘柄（图 2-2）。制作接种环时将金属丝顶端弯成直径为 2～4 mm 的密闭圆环即可。

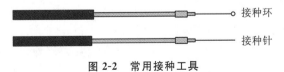

　　　　　　　　　　　　　　　　　　　　　　　　　　○ 接种环

　　　　　　　　　　　　　　　　　　　　　　　　　　— 接种针

图 2-2　常用接种工具

接种环多用于固体平板、斜面和液体培养基的细菌接种,也可用于挑取菌落和菌液,以及制备细菌涂片等。接种针主要用于穿刺接种及固体斜面接种细菌等。

使用接种环（针）时,将金属环（针）部分置于酒精灯火焰上或红外接种环灭菌器中加热灭菌后,方可蘸取细菌进行接种。

（二）培养箱

培养箱是培养细菌的主要设备,常用的有:普通培养箱、二氧化碳培养箱及厌氧培养箱。通过特殊的装置可调节培养箱内温度及气体,从而为不同细菌提供适宜的温度和必要的气体环境以满足生长需要。

1. 普通培养箱　用于需氧和兼性厌氧性细菌的培养,亦用于培养基及有关试剂的预温。常见的有隔水式电热恒温培养箱及气套式电热恒温培养箱。

2. 二氧化碳培养箱　可提供箱内一定浓度的二氧化碳气体,主要用于生长繁殖过程中需要二氧化碳的细菌的培养。

3. 厌氧培养箱　一种在无氧环境条件下进行细菌培养及操作的专用装置。通过厌氧培养箱前面的橡胶手套在箱内进行操作,使厌氧菌的接种、培养和鉴定等在无氧环境下进行。

（三）超净工作台和生物安全柜

1. 超净工作台　为满足细菌检验对操作区域洁净度的需求而设计的一种净化设备,其基本组成部分:高效空气过滤器、风机、箱体。基本工作原理:通过风机将空气吸入,经由静压箱通过高效过滤器过滤,将过滤后的洁净空气送出至操作区域,使操作区域持续在洁净空气的控制下达到实验所需要的洁净度,从而防止实验材料受环境中微生物的污染。超净工作台根据工作原理又分为两种,一种是垂直流超净工作台,即工作区域的空气流动呈垂直方向;另一种是水平流超净工作台,即空气呈水平方向流过工作区域。超净工作台还可通过配置调风机系统、紫外线灭菌灯、红外接种环灭菌器等装置,保证工作区域的风速、空气洁净度始终处于理想状态。

超净工作台是为保护实验材料不受污染而设计的,对操作者和环境不提供保护。所以具有感染性的标本做微生物检验时,应在生物安全柜里进行操作。

2. 生物安全柜　生物安全柜是为操作原代培养物、菌(毒)株及诊断性标本等具有感染性的实验材料而设计的一种净化设备。其工作原理:将柜内空气向外抽吸,柜内形成的负压状态和垂直气流形成的气幕可防止感染性气溶胶外泄,从而保护操作者;进入安全柜的空气经高效空气过滤器(highefficiency particulate air filter,HEPA filter)过滤,在柜内形成百级洁净度的环境,从而保护了操作对象(标本等);柜内的空气也经 HEPA 过滤器过滤后再排放到大气中,从而保护了环境。

（四）高压灭菌器

高压灭菌器是细菌检验必备的设备,其基本原理:在密闭条件下,蒸汽压力越大,则容器内的温度越高。将待灭菌的物品放于灭菌器内,当蒸汽压力达 1.05 kg/cm^2(103.4 kPa)时,锅内温度达到 121.3 ℃,维持 15～30 min,可杀死包括细菌芽胞在内的所有微生物。高压灭菌器常用于培养基、实验器材、感染性标本及其他物品的灭菌处理。

（五）培养基

培养基(culture medium)是指用人工方法配制的适合细菌及其他微生物生长繁殖的营养基质。培养基是细菌检验的重要物质基础,适宜的培养基有利于细菌的繁殖,可用于分离培养与鉴定细菌、传代和保存细菌、研究细菌的生理生化特性、制备疫苗等。因此,掌握培养基成分的作用和制备方法,是保证培养基质量、准确可靠地进行微生物学检验的基本条件。

1. 培养基的成分及作用

（1）营养物质:

①蛋白胨:蛋白胨是动植物蛋白质经酶或酸碱分解而获得的一种胨、胨、肽和氨基酸组成的混合物,是制备培养基最常用的成分之一,主要供给细菌生长繁殖所需要的氮源,满足细菌合成菌体蛋白质、酶类的需要。蛋白胨具有易溶于水,高温下不凝固,遇酸不沉淀等特点,但吸水性较强,易潮解,应密封置于干燥处保存。

②肉浸液:将新鲜牛肉去除脂肪、肌腱及筋膜后,加水浸泡、煮沸而制成的肉汤,其中含有可溶性含氮浸出物、非含氮浸出物及一些生长因子。该物质可为细菌提供氮源和碳源。由于肉浸液的含氮物质较少,不能完全满足细菌氮源的需要,故在制备培养基时,还需添加 1%～2% 的蛋白胨。

③牛肉膏:由肉浸液经长时间加热浓缩熬制而成。由于糖类物质在加热过程中被破坏,因而其营养价值低于肉浸液,但因无糖可用作肠道细菌鉴别培养基的基础成分。

④糖、醇类:为细菌生长提供碳源和能量。制备培养基常用的糖类有单糖(葡萄糖、阿拉伯胶糖等)、双糖(乳糖、蔗糖等)、多糖(淀粉、菊糖等);常用醇类有甘露醇、卫茅醇等。糖(醇)类物质除了为细菌提供碳源和能量外,还可根据不同细菌对糖(醇)类利用能力不同,来鉴别细菌。糖类物质不耐热,高温加热时间过长会使糖破坏,因而制备此类培养基时不宜用高温灭菌,而宜用 55.46~68.45 kPa 的压力灭菌。

⑤血液:动物血液中既含有蛋白质、氨基酸、糖类及无机盐等营养物质,还能提供细菌生长所需的辅酶(如 V 因子)、血红素(如 X 因子)等特殊生长因子。培养基中加入血液,可用于培养营养要求较高的细菌,还可观察细菌的溶血现象而进行细菌鉴定。

⑥鸡蛋与动物血清:鸡蛋和血清不是培养基的基本成分,却是某些细菌生长所必需的营养物质,因而可用于制备特殊的培养基,如培养白喉棒状杆菌的吕氏血清培养基,培养结核分枝杆菌用的鸡蛋培养基等。

⑦无机盐类:提供细菌生长所需要的化学元素,如钾、钠、钙、镁、铁、磷、硫等。常用的无机盐有氯化钠和磷酸盐等。氯化钠可维持细菌酶的活性及调节菌体内外渗透压,磷酸盐是细菌生长良好的磷源,并且在培养基中起缓冲作用。

⑧生长因子:某些细菌生长繁殖所必需的,但自身不能合成的物质。主要包括 B 族维生素,某些氨基酸、嘌呤、嘧啶及特殊生长因子(如 X 因子、V 因子)等。肝浸液、酵母浸液、肉浸液及血清等物质中含有上述成分,在制备培养基时,加入这类物质即可满足细菌对生长因子的需要。

(2) 水:水是细菌代谢过程中不可缺少的物质,许多营养成分必须溶于水才能被细菌吸收。制备培养基宜用不含杂质的蒸馏水或离子交换水。也可用自来水、井水、河水等,但此类水中常含有钙、磷、镁等,可与蛋白胨或肉浸液中磷酸盐生成不溶性的磷酸钙或磷酸镁,高压灭菌后,可析出沉淀。因而用自来水、井水等制备培养基时最好先煮沸,使部分盐类沉淀过滤后再使用。

(3) 凝固物质:制备固体或半固体培养基时,需在培养基中加入凝固物质。最常用的凝固物质为琼脂,特殊情况下亦可使用明胶、卵蛋白及血清等。

琼脂是从石花菜中提取的一种胶体物质,其成分主要为多糖(硫酸酚酯半乳糖)。该物质在 98 ℃以上时溶化,45 ℃以下时则凝固成凝胶状态,且无营养作用,不被细菌分解利用,是一种理想的培养基赋形剂。

(4) 指示剂:常添加于某些鉴别培养基,可帮助观察和了解细菌是否利用或分解培养基中的糖、氨基酸等物质。常用的有酚红、溴钾酚紫、溴麝香草酚蓝、中性红、中国蓝等酸碱指示剂及亚甲蓝等氧化还原指示剂。

(5) 抑制剂:在培养基中加入某种化学物质,可抑制或减少非目的菌生长,而有利于目的菌生长,此类物质称抑制剂。抑制剂必须具有选择性抑制作用,在制备培养基时,应根据不同的培养目的采用适宜的抑制剂。常用的抑制剂有胆盐、煌绿、亚硫酸钠,以及某些染料和抗生素等。

2. 培养基的种类 培养基的种类很多,一般按用途、性状等进行分类。

(1) 按培养基的用途分类:

①基础培养基:含有细菌生长繁殖所需的最基本营养成分,如肉膏汤、普通琼脂平板等。基础培养基可用于营养要求不高的细菌的培养,广泛应用于细菌检验,也是制备其他培养基的基础成分。

②营养培养基:在基础培养基中加入血液、血清、生长因子、葡萄糖等特殊成分,即制成营养培养基,用于营养要求较高细菌和需要特殊生长因子细菌的培养。常用的有血琼脂培养基、巧克力琼脂培养基等。

③鉴别培养基:不同种类的细菌对糖、醇类、蛋白质、氨基酸等底物的分解结果不同,在培养基中加入某种特定的底物及指示剂,观察细菌对底物的分解能力及产物,可帮助鉴定和鉴别细菌。此类培养基称为鉴别培养基,常见的有糖发酵培养基、克氏双糖铁琼脂等。

④选择培养基:在基础培养基中加入抑制剂,抑制非目的菌生长,选择性促进目的菌生长,此类培养基为选择培养基。常用的有 SS 琼脂、伊红亚甲蓝琼脂、麦康凯(MAC)琼脂等。从临床标本(尤其是含有

人体正常菌群或杂菌的标本)中分离目的菌常采用选择培养基。

⑤增菌培养基:多为液体培养基,常用于病原菌含量少、很难直接分离培养的标本,如血标本等。增菌培养基除必需的营养成分外,往往还含有特殊抑制剂,通过选择性抑菌作用,有利于目的菌的生长繁殖,以提高标本中含量较少的目的菌分离检出率。如碱性蛋白胨水培养基可抑制不耐碱的细菌、有利于霍乱弧菌繁殖,故可用于标本中霍乱弧菌的增菌培养。

⑥特殊培养基:特殊培养基包括厌氧培养基和细菌 L 型培养基。厌氧培养基专供厌氧菌分离、培养和鉴别用,其特点是营养丰富,氧化还原电势低,含有特殊生长因子、还原剂和氧化还原指示剂等,通过还原剂造成培养基的缺氧环境,使培养基保持较低的氧化还原电势。常用厌氧培养基有疱肉培养基、硫乙醇酸钠培养基等。此外,细菌 L 型由于细胞内渗透压较高、细胞壁缺损,因而细菌 L 型的培养需采用高渗(3%~5% NaCl,10%~20%蔗糖等)低琼脂培养基。

(2)按培养基的物理性状分类:可分为液体、半固体、固体三类,其区别主要是有无凝固剂,或凝固剂含量的多少。

①液体培养基:液体培养基不含任何凝固物质而呈液态,常用于细菌增菌培养或纯培养后观察细菌生长现象。

②半固体培养基:在液体培养基中加入了 0.2%~0.5%的琼脂即制成半固体培养基,主要用于观察细菌的动力、保存菌种等。

③固体培养基:固体培养基是在液体培养基中加入 2%~3%的琼脂,溶化后凝固而成的。常倾注于平皿中制成平板,主要用于细菌的分离培养、鉴定及药物敏感试验等。注入试管中制成斜面可用于菌种的保存。

3. 培养基的制备

培养基制备的一般程序:不同培养基制备的方法不完全相同,但主要程序基本相似,包括调配、溶化、矫正 pH 值、过滤澄清、分装、灭菌、检定、保存等步骤。

(1)调配:按培养基的配方准确称取各种成分,按比例加于蒸馏水中。调配时可先在三角烧瓶中加入少量蒸馏水,再加入蛋白胨等各种成分,以防蛋白胨等黏附瓶底。然后以剩余的水冲洗瓶壁、振摇混合。有些物质如指示剂、胆盐等应在矫正 pH 值后方可加入。

(2)溶化:通过加热等方式使各种成分充分溶解于水中。加热时应随时用玻棒搅拌,如有琼脂成分时更应注意防止外溢。溶化完毕,应注意补足失去的水分。

(3)矫正 pH 值:可用 pH 值比色计、比色法或精密 pH 值试纸等进行测定。经调配、溶化而成的培养基的 pH 值通常与所需 pH 值不一致,因此需用酸或碱进行中和矫正。培养基经高压灭菌后,其 pH 值降低 0.1~0.2,故在矫正 pH 值时应比实际需要的 pH 值高 0.1~0.2。一般培养基矫正至 pH 7.4~7.6,也有的细菌需要酸性或碱性的培养基。

(4)过滤澄清:培养基配成后若有沉渣或混浊,需过滤使其澄清透明,以便于观察和判断细菌的生长情况。①液体培养基:液体培养基必须澄清透明以便准确观察细菌的生长情况。常用滤纸或双层纱布夹脱脂棉进行过滤。②固体培养基:加热溶化后趁热以绒布或两层纱布中夹薄层脱脂棉过滤;如培养基量大,亦可采用自然沉淀法,即将琼脂培养基盛入不锈钢锅或广口搪瓷容器内,经高压蒸汽溶化 15 min 后,静置过夜,次日将琼脂倾出,用刀将底部沉渣切去,再溶化即可得清晰培养基。

(5)分装:根据需要将培养基分装于不同容量的三角烧瓶、试管等容器内。

①基础培养基:作为储存的备用培养基,以便随时分装或配制营养培养基之用。分装的量根据使用目的和要求而定,但必须定量分装,便于应用。一般常分装于三角烧瓶内,分装量不超过容器的 2/3,灭菌后备用。②半固体培养基:分装于试管内,分装量为试管长度的 1/4~1/3,灭菌后直立凝固待用。③琼脂斜面:分装于试管内,分装量约为试管容量的 1/4,灭菌后趁热放置成斜面凝固,斜面长度约为试管长度的 2/3。④琼脂平板:将灭菌或加热融化后的固体培养基,冷至 50 ℃左右,按无菌操作倾入灭菌平皿内。内径为 90 mm 的平皿,一般倾注培养基 13~15 mL(MH 琼脂平板每个 25 mL);若内径为 70 mm 的平皿则倾注培养基 7~8 mL。轻摇平皿,使培养基平铺于平皿底部,凝固后备用。倾注培养基时,切勿将器皿盖全部开启,以免空气中的尘埃及细菌落入。新制成的琼脂平板表面有较多冷凝水,会影响细菌的分离,可

将平皿倒扣于 35 ℃培养箱内放置约 30 min,待平板表面干燥后使用。

（6）灭菌:应根据培养基成分、性质的不同采用不同的灭菌方法。①普通基础培养基多采用高压蒸汽灭菌法,当培养基分装量较少（如用普通试管等分装）时,高压灭菌(103.4 kPa,此时温度为 121 ℃)15 min即可;若培养基分装量较大（如用烧瓶分装）时,可高压灭菌 30 min。含糖类、明胶的培养基,因温度过高、时间过长,可使糖类等营养物质破坏,则以 68.45 kPa(此时温度为 115 ℃)15 min 为宜。②凡不耐高温的物质如糖类、血清、牛乳及鸡蛋白等培养基,可选用间歇灭菌法。方法是将待灭菌的培养基于 100 ℃加热15~30 min,然后取出放置于 35 ℃温箱过夜,次日再 100 ℃加热 15~30 min。如此连续 3 次,利用反复多次的加热处理,以达到灭菌的目的。③含尿素、血清、腹水及其他因加热易被破坏的物质,则通过滤菌器过滤除菌。具体灭菌方法详见本章第一节。

（7）检定:培养基的质量检查。检定的内容和要求:①无菌试验。将制备好的培养基于 35 ℃培养箱内放置 24 h,灭菌合格的培养基应无菌生长。②效果检查。将已知菌种接种在待检定培养基中,经培养后细菌应可在该培养基上生长,而且形态、菌落、生化反应等特征典型。每批培养基制成后均需经检定符合要求后方可使用。

（8）保存:制备好的培养基应注明名称、配制的日期等,置保鲜袋内存放于 4 ℃冰箱或冷暗处,以防止变干、变质和污染。保存时间不宜过长,一般不超过两周,故培养基应根据实际需要量制备。

二、细菌接种技术

（一）无菌技术

无菌技术是指在检验过程中,防止微生物扩散进入机体或物体造成感染或污染而采取的一系列操作措施。微生物广泛分布于自然界,人或动物的分泌物、排泄物、体表及与外界相通的腔道中,随时都可能污染实验材料、物品等,影响实验结果,甚至造成人体感染。因此在进行微生物检验过程中,操作人员应树立无菌观念,严格执行无菌操作技术。细菌接种与培养过程中无菌操作的基本要点如下。

（1）细菌接种应在生物安全柜、超净工作台或相应级别的洁净室内进行,且生物安全柜、超净工作台、洁净室在使用前后需进行消毒处理。

（2）所有器具、培养基等均需严格灭菌才能使用,使用过程中不能与未经灭菌的物品接触。

（3）接种环(针)在每次使用前后,均应在火焰中或红外线灭菌器内彻底烧灼灭菌。无菌试管、烧瓶等容器在开塞之后及塞回之前,口部均须在火焰上通过 2~3 次,以杀死可能附着于管口、瓶口的细菌。

（4）使用无菌吸管时,不能用嘴吹出管内余液,以免口腔内杂菌污染,应使用洗耳球轻轻吹吸,吸管上端应塞有棉花。

（5）微生物实验室所有感染性废弃物、细菌培养物等不能拿出实验室,亦不能随意倒入水池。需进行严格消毒灭菌处理后,用医用废物袋装好,送医疗废物集中处置部门处置。

（6）临床微生物检验工作人员须加强个人防护,工作时按要求穿戴工作衣、口罩、工作帽等。操作完毕,应用消毒剂浸泡洗手,再用自来水冲洗。

（二）细菌常用接种方法

将待培养的细菌标本移往新的培养基中的过程即细菌接种。根据标本来源、培养目的、培养基性状等,可采取不同的接种方法。接种的基本程序:灭菌接种环(针)→稍冷却,蘸取细菌标本→进行接种(启盖或塞、接种、加盖或塞)→接种环(针)灭菌。

1. 平板画线法 此方法主要用于固体培养基的接种。目的是将标本中的多种细菌,经画线使其在固体平板表面分散开来,经培养形成单个菌落。这种使原本混杂的细菌在固体平板表面分散开,从而培养出单个细菌菌落的方法称为分离培养。分离培养是临床标本进行细菌检验的重要环节,只有先分离得到目的菌,才能进一步加以鉴定和研究。

常用平板画线法如下。

（1）连续画线法:此法适用于含菌量较少的细菌标本。用已烧灼灭菌的接种环蘸取适量标本,涂于平板边缘,然后做"Z"字形连续画线,逐渐向下延伸直至画完整个平板表面(图 2-3)。

微生物学检验 ·42·

（2）分区画线法：将平板培养基分成4（或5）个区域进行画线。此法适用于含菌量较多的标本，如粪便、脓液、痰液等。用接种环蘸取少许细菌标本在平板培养基表面一角，以"Z"字形不重叠连续画线作为第1区，其范围不超过平板的1/5。然后将接种环烧灼灭菌并冷却，将平板旋转至合适位置后进行第2区的画线接种，在开始画线时与第1区的画线相交数次；完成后将接种环烧灼灭菌，继续按上述方法，分区划出第3、4区（图2-4）。

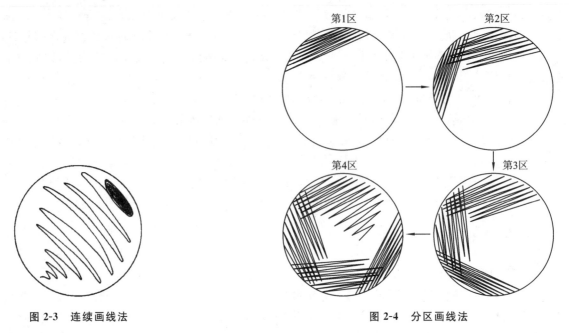

图2-3　连续画线法　　　　　　　　　　　　　　　　图2-4　分区画线法

2. 液体培养基接种法　适用于各种液体培养基的接种。方法：右手持接种环（或接种针），左手握持菌种管和液体培养基管；以右手掌心与小指、小指与无名指分别夹取棉塞，将试管口迅速通过火焰灭菌；用已灭菌的接种环蘸取菌种伸进倾斜的液体培养基管内，在接近液面的管壁上轻轻研磨；取出接种环并在火焰中烧灼灭菌，两试管口通过火焰灭菌后，将棉塞分别塞于原试管。直立试管，菌种即淹没于液体培养基中（图2-5）。

3. 琼脂斜面接种法　通常用于细菌纯培养或菌种保存。操作时将培养基斜面朝上，将已蘸取菌种的接种环（或接种针）伸进管内，先从斜面的底部轻轻画一直线至顶端，然后再从底部画"Z"字形线至顶端（图2-6（a））；或先从斜面正中垂直刺入底部，再抽出在斜面画"Z"字形线至顶端（图2-6（b））。

4. 穿刺接种法　用于半固体培养基或高层斜面培养基接种。方法：用接种针蘸取细菌，从培养基表面正中垂直刺入至接近管底，然后原路抽出（图2-7）。

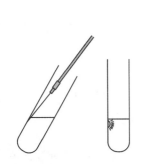
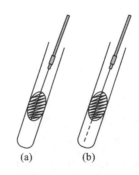
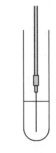

图2-5　液体培养基接种法　　　图2-6　斜面接种法　　　　图2-7　穿刺接种法

5. 倾注平皿法　可用于尿标本、饮用水、药物等标本的微生物数量测定。方法：取标本或经适当稀释的标本1 mL置于无菌培养皿中，再注入冷却至50 ℃左右的琼脂培养基15～20 mL，混匀，静置待其凝固后放培养箱内培养至规定时间，做菌落计数，即可计算出检品中微生物的数量。

三、细菌培养方法及生长现象

(一)常用细菌培养方法

进行细菌培养时,应根据培养目的、细菌种类的不同,选择适宜的培养方法。常用方法有普通培养、二氧化碳培养及厌氧培养法等。

1. 普通培养 即有氧培养,主要用于需氧菌和兼性厌氧菌的培养。将已接种细菌的培养基置于37℃恒温培养箱中培养18～24 h,即可观察到大部分细菌的生长现象。但标本中菌量很少或生长速度缓慢的细菌如结核分枝杆菌则需延长培养时间才能观察到其生长现象。

2. 二氧化碳培养 用于培养某些需要 CO_2 才能生长的细菌(如脑膜炎奈瑟菌等)。具体方法如下。

(1)烛缸法:将已接种细菌的培养基置于标本缸或玻璃干燥器内,再放入已点燃的蜡烛,加盖密闭。蜡烛在烛缸内燃烧1～2 min后因缺氧而自行熄灭,此时干燥器内含有5%～10%的 CO_2。将烛缸置于37℃培养箱中培养18～24 h后观察结果。

(2)二氧化碳培养箱法:二氧化碳培养箱能调节箱内 CO_2 的含量、温度和湿度。将已接种细菌的培养基置于温度适宜的二氧化碳培养箱内,培养一定时间后观察结果。

(3)化学法:将接种好细菌的培养基置于标本缸或玻璃干燥器内,按每升容积加碳酸氢钠0.4 g和1 mol/L盐酸0.35 mL的比例,分别加入此两种化学物质于平皿内,将该平皿放入缸内,加盖密封后将标本缸倾斜,使两种化学物质混合并发生化学反应,产生 CO_2。再将标本缸置于恒温培养箱内,培养一定时间后观察结果。

3. 厌氧培养 用于专性厌氧菌的培养。厌氧培养的一个重要原则就是通过物理、化学及生物学方法驱除环境中的游离氧,降低氧化还原电势,以适于专性厌氧菌的生长。常用方法有疱肉培养基法、焦性没食子酸法、厌氧罐法、厌氧气袋法、厌氧培养箱法等(详见第十章)。

(二)细菌的生长现象

将细菌接种到适宜培养基中,在适宜温度条件下培养一定时间(多数细菌需18～24 h,部分生长慢的细菌需数天或数周)后,可观察到细菌的生长现象。不同种类的细菌可表现出不一样的生长现象,据此可帮助鉴别细菌。

1. 细菌在液体培养基中的生长现象 细菌在液体培养基中生长可出现三种现象。

(1)混浊:细菌在液体培养基中生长繁殖后,分散在液体中,使原本清亮透明的培养基呈均匀混浊状态。大多数细菌在液体培养基中呈现这种生长现象,如金黄色葡萄球菌等。

(2)沉淀:培养液上层较清亮,细菌繁殖后在液体底部形成沉淀,多见于链状排列的细菌如链球菌、炭疽芽胞杆菌等。

(3)菌膜:细菌集中在液体表面生长,从而形成一层膜状物,即菌膜,多见于生长时需要充足氧气的专性需氧菌,如铜绿假单胞菌等。

2. 细菌在半固体培养基中的生长现象 由于琼脂含量少,半固体培养基质地稀软,有鞭毛的细菌仍可在其中游动,除沿穿刺线生长外,还可见穿刺线四周呈羽毛状或云雾状混浊。此为动力阳性。无鞭毛的细菌只能沿穿刺线呈明显的线状生长,穿刺线四周培养基透明澄清,为动力阴性。

3. 细菌在固体培养基上的生长现象 细菌画线接种于固体培养基经培养后,可在培养基表面生长形成菌落(colony)和(或)菌苔(图2-8)。菌落是由单个细菌分裂繁殖形成的肉眼可见的细菌集团。理论上一个菌落是由一个细菌繁殖后堆积而成的,因而当进行标本中活菌计数时,可通过琼脂平板上形成的菌落数量来确定标本中活菌数(用菌落形成单位CFU表示)。

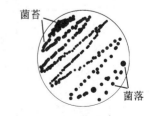

图 2-8 细菌在琼脂平板上的生长现象

不同种类的细菌在固体培养基上形成的菌落,其大小、形状、颜色、透明度(透明、半透明、不透明等)、表面(光滑、粗糙等)、湿润度(湿润、干燥等)、边缘(整齐、锯齿状、卷发状等)、气味、突起、黏度等方面各有差异。观察细菌的菌落特征,有助于鉴别细菌。

根据细菌菌落特征的差异,一般将菌落分下列三种类型。

(1) 光滑型菌落(smooth colony,S 型菌落)　菌落表面光滑、湿润、边缘整齐。新分离的细菌大多为光滑型菌落。

(2) 粗糙型菌落(rough colony,R 型菌落)　菌落表面粗糙、干燥,呈皱纹或颗粒状,边缘不整齐。R型菌落多为 S 型细菌变异,失去菌体表面多糖或蛋白质而形成,其细菌抗原不完整,毒力及抗吞噬能力比S 型细菌弱。也有少数细菌新分离的毒力株为 R 型,如炭疽芽胞杆菌、结核分枝杆菌等。

(3) 黏液型菌落(mucoid colony,M 型菌落)　菌落表面光滑、湿润、有光泽,似水珠样。多见于有厚荚膜或丰富黏液层的细菌,如肺炎克雷伯菌等。

若将细菌培养于血琼脂平板上,由于各种细菌溶解红细胞的能力不一样,菌落周围可出现不同的溶血现象。常见有三种情况:①α 溶血(又称草绿色溶血),菌落周围出现 1～2 mm 的草绿色溶血环,溶血环中红细胞外形完整,可能为细菌代谢产物使红细胞中的血红蛋白变为高铁血红蛋白所致;②β 溶血(又称完全溶血),菌落周围出现一个完全透明的溶血环,由细菌产生溶血素使红细胞完全溶解所致;③γ 溶血(即不溶血),菌落周围培养基无变化,红细胞未发生溶解。另外,有些细菌在代谢过程中产生水溶性色素,使菌落周围培养基出现颜色变化(如铜绿假单胞菌产生水溶性绿色素,使培养基呈绿色),有些细菌产生脂溶性色素,使菌落本身呈现出颜色变化;还有的细菌在琼脂平板上生长繁殖后,可产生特殊气味,如铜绿假单胞菌产生生姜味、厌氧梭菌产生腐败恶臭味等。

(段巧玲)

第四节　细菌生化鉴定技术

各种细菌具有各自独特的酶系统,因而在代谢过程中对底物的分解能力也不一样,所产生的代谢产物也不相同。用生物化学方法检测这些代谢产物,可以鉴别和鉴定细菌,这种生化反应测定方法称为细菌的生化试验。在临床细菌检验工作中,除根据细菌的形态与染色及培养特性对细菌进行初步鉴定外,还往往利用细菌的生化试验进行进一步的鉴定,细菌的生化试验对绝大多数分离的未知菌属(或种)的鉴定具有重要作用。因此,掌握细菌生化反应的原理、方法及应用,对于鉴定和鉴别细菌具有重要意义。

细菌的生化试验的基本方法是,将已分离纯化的待检细菌,接种到含有特殊物质和指示剂的鉴别培养基中,通过观察细菌在培养基内的 pH 值变化,或是否产生某种特殊的代谢产物,来判断细菌的生化反应结果。

一、碳水化合物代谢试验

(一) 糖(醇、苷)类发酵试验

1. 原理　由于各种细菌含有发酵不同糖(醇、苷)类的酶,故对糖的分解能力及分解糖产生的终末产物各不相同,如有的能分解糖类产酸、产气,有的仅产酸,有的不能分解糖。故可利用此特点以鉴别细菌。

2. 方法及结果判断　将分离的纯种细菌,以无菌操作接种到含有指示剂的糖(醇、苷)类发酵培养基中,35 ℃恒温培养 18～24 h 观察结果。接种的细菌若能分解培养基中的糖(醇、苷)类,则培养基中的指示剂呈酸性反应。若产气,则液体培养基中可出现气泡,或固体培养基内可出现裂隙等现象。若不分解培养基中的糖(醇、苷)类,则培养基中除有细菌生长外,无其他变化。

3. 应用　糖(醇、苷)类发酵试验是鉴定细菌最主要、最基本的试验,特别对肠杆菌科细菌的鉴定尤为重要。

(二) 葡萄糖氧化/发酵试验

1. 原理　根据细菌在分解葡萄糖的代谢过程中对氧需求的不同,将细菌分为氧化型、发酵型和产碱型三类。细菌在分解葡萄糖的过程中,必须有氧参加的,称为氧化型。氧化型细菌在无氧环境中不能分解葡萄糖。细菌在分解葡萄糖的过程中,可以进行无氧降解的,称为发酵型。发酵型细菌无论是在有氧环境还是在无氧环境都能分解葡萄糖。不分解葡萄糖的细菌称为产碱型。葡萄糖氧化/发酵试验亦称为O/F试验或 Hugh-Leifson(HL)试验,利用此试验可区分细菌的代谢类型。

2. 方法及结果判断 取 2 支 Hugh-Leifson(HL)葡萄糖培养基,置沸水中水浴 10 min 以驱逐培养基中的氧气,冷却后,将待检菌同时接种两支 HL 培养基,其中一支培养基滴加无菌的液体石蜡(或其他矿物油),使培养基与空气隔绝。另一支不加液体石蜡,培养基暴露于空气中。将培养基于 35 ℃培养 18～24 h 后观察结果。两支培养基均无变化,为产碱型;两支培养基均产酸(变黄),为发酵型;加液体石蜡的培养基不产酸,不加液体石蜡的培养基产酸,为氧化型。

3. 应用 主要用于肠杆菌科细菌与非发酵菌的鉴别,前者均为发酵型,而后者通常为氧化型或产碱型。也可用于葡萄球菌与微球菌之间的鉴别。

（三）甲基红试验

1. 原理 甲基红试验简称为 MR 试验。细菌发酵葡萄糖产生丙酮酸,丙酮酸之后的代谢途径因细菌而异(图 2-9),有的细菌可产生大量的酸,使 pH 值降至 4.4 以下,从而使培养基中的甲基红指示剂呈现红色反应。若细菌产酸量少或因产酸后进一步分解为其他物质(如醇、醛、酮、气体和水等),使培养基 pH 值在 5.4 以上,则甲基红指示剂呈黄色。

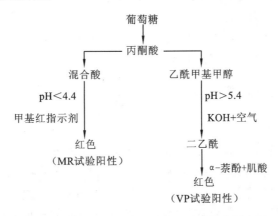

图 2-9 葡萄糖发酵形成丙酮酸后不同的代谢途径

2. 方法及结果判断 将待检菌接种于葡萄糖蛋白胨水中,经 35 ℃培养 2～4 天,滴加甲基红指示剂于培养液中(通常每 1 mL 培养液滴加指示剂 1 滴),观察结果。培养液呈现红色为阳性,橘黄色为阴性。

3. 应用 本试验主要用于肠杆菌科细菌的鉴别。

（四）伏普试验

1. 原理 伏普试验简称为 VP 试验。有些细菌在发酵葡萄糖产生丙酮酸后,能使丙酮酸脱羧,生成中性的乙酰甲基甲醇,乙酰甲基甲醇在碱性环境中被空气中的氧气氧化成二乙酰,二乙酰与培养基内蛋白胨中精氨酸所含的胍基反应,生成红色化合物。试验时,可加入 α-萘酚及含胍基的肌酸或肌酐,以加速反应和增加试验的敏感性(图 2-9)。

2. 方法及结果判断 将待检菌接种于葡萄糖蛋白胨水培养基中,35 ℃培养 18～24 h 后,按每 1 mL培养液加入甲液(50 g/L 的 α-萘酚无水乙醇溶液)0.6 mL、乙液(含 3 g/L 肌酸或肌酐的 400 g/L 氢氧化钾溶液)0.2 mL。充分振摇试管,观察结果。呈红色或橙红色反应为阳性。

3. 应用 VP 试验主要用于肠杆菌科细菌的鉴别。该试验常与甲基红试验联合使用,甲基红试验阳性的细菌,VP 试验通常为阴性。

（五）β-半乳糖苷酶试验

1. 原理 有的细菌可产生 β-半乳糖苷酶,能分解邻硝基酚 β-半乳糖苷(ONPG)而释放黄色的邻硝基酚,故该试验也称 ONPG 试验。

细菌分解乳糖依靠两种酶的作用：一种是半乳糖苷渗透酶，它位于细胞膜上，可运送乳糖分子渗入细胞；另一种为β-半乳糖苷酶，它位于细胞内，能使乳糖水解成半乳糖和葡萄糖。具有上述两种酶的细菌，能在24～48 h内发酵乳糖，而缺乏这两种酶的细菌，不能分解乳糖。乳糖迟缓发酵菌只有β-半乳糖苷酶（胞内酶），而缺乏半乳糖苷渗透酶，因而乳糖进入细菌细胞很慢，故呈迟缓发酵现象。ONPG结构和乳糖相似，分子较小，可迅速进入细菌细胞，被β-半乳糖苷酶水解，释出黄色的邻位硝基苯酚，故由培养基液迅速变黄可测知β-半乳糖苷酶的存在，从而确知该菌为乳糖迟缓发酵菌。

2. 方法及结果判断　将被检细菌接种到1%乳糖肉汤琼脂培养基上，35 ℃培养18～24 h。用接种环取菌落置于0.25 mL生理盐水中制成菌悬液，加入1滴甲苯充分振摇，37 ℃水浴5 min，使酶释放，然后再加入0.25 mL ONPG（配制后放4 ℃冰箱中保存，应为无色，如呈黄色，则不应再用），混匀后，置于37 ℃水浴，观察结果。出现黄色者为阳性（一般在20～30 min即显黄色）；3 h后仍不出现黄色者为阴性。

3. 应用　本试验主要用于乳糖迟缓发酵菌株的快速鉴定。迅速及迟缓分解乳糖的细菌ONPG试验为阳性，而不发酵乳糖的细菌为阴性。

（六）七叶苷水解试验

1. 原理　某些细菌能分解七叶苷产生葡萄糖与七叶素，七叶素与培养基中的Fe^{2+}结合后，形成黑色的化合物，使培养基变黑。

2. 方法及结果判断　将待检细菌接种到七叶苷培养基上，35 ℃培养18～24 h，观察结果。培养基变黑色者为阳性，培养基不变色者为阴性。

3. 应用　七叶苷水解试验主要用于D群链球菌与其他链球菌的鉴别，前者阳性，后者阴性。亦可用于肠杆菌科细菌、其他革兰阴性菌及厌氧菌的鉴别。

二、蛋白质和氨基酸代谢试验

（一）靛基质（吲哚）试验

1. 原理　某些细菌含有色氨酸酶，能分解培养基中的色氨酸产生靛基质（吲哚），靛基质与对二甲基氨基苯甲醛反应，形成红色的玫瑰靛基质（玫瑰吲哚），故该试验也称为吲哚试验。

2. 方法及结果判断　将待检菌接种于蛋白胨水培养基中，经35 ℃培养24～48 h，取出后加入靛基质试剂（对二甲基氨基苯甲醛）数滴，轻摇后，观察两液面接触处的颜色。两液面接触处呈红色为阳性，黄色为阴性。

3. 应用　靛基质试验主要用于肠杆菌科细菌的鉴定，如大肠埃希菌多为阳性，沙门菌属则为阴性。

（二）硫化氢生成试验（H_2S试验）

1. 原理　有些细菌能分解培养基中的含硫氨基酸（胱氨酸、半胱氨酸等）产生H_2S，H_2S与培养基中的Fe^{2+}（或Pb^{2+}）反应生成黑色的硫化亚铁（或硫化铅）。

2. 方法及结果判断　将待检细菌接种到含硫酸亚铁或醋酸铅的培养基中（培养基中可加入少量硫代硫酸钠，以保持还原环境，使H_2S不被氧化），35 ℃培养18～24 h后观察结果。有黑色沉淀为阳性，无黑色沉淀为阴性。

3. 应用　硫化氢生成试验主要用于肠杆菌科菌属间的鉴定。沙门菌属、爱德华菌属、枸橼酸杆菌属、变形杆菌属的细菌大多为阳性，其他菌属多为阴性。

（三）脲酶试验

1. 原理　有些细菌能产生脲酶，可分解尿素生成氨和CO_2，氨在水溶液中形成碳酸铵，培养基呈碱性，使酚红指示剂显红色。

2. 方法及结果判断　将待检菌接种于尿素培养基中，35 ℃培养18～24 h，观察结果。培养基呈红色为阳性，不变色或呈黄色为阴性。

3. 应用　脲酶试验主要用于肠杆菌科细菌的属间鉴定，如变形杆菌属、摩根菌属为阳性，克雷伯菌属（能迟缓分解尿素）、肠杆菌科其他细菌多为阴性。其亦可用于幽门螺杆菌等的鉴定。

（四）苯丙氨酸脱氨酶试验

1. 原理 某些细菌能产生苯丙氨酸脱氨酶，使苯丙氨酸脱氨形成苯丙酮酸，苯丙酮酸与10％三氯化铁作用形成绿色化合物。

2. 方法及结果判断 将待检菌接种于苯丙氨酸琼脂斜面上（接种量稍大），35 ℃培养18～24 h后，在斜面上滴加4～5滴10％三氯化铁水溶液，使其自琼脂斜面上缓缓流下，充分与细菌接触。该试验亦可采用快速纸片法，即用1 cm² 大小的滤纸片浸泡于10％苯丙氨酸磷酸盐缓冲液（pH 7.2～7.4）中，晾干备用。将待检菌涂布在纸片上，35 ℃培养15 min，取出后滴加10％三氯化铁水溶液，立即观察结果。呈绿色反应为阳性，无色为阴性。

3. 应用 苯丙氨酸脱氨酶试验主要用于肠杆菌科细菌的属间鉴定。变形杆菌属、摩根菌属及普罗威登菌属均为阳性，肠杆菌科的其他细菌为多阴性。

（五）氨基酸脱羧酶试验

1. 原理 某些细菌产生氨基酸脱羧酶，可分解氨基酸使其脱去羧基产生胺和CO_2，胺使培养基呈碱性。

2. 方法及结果判断 将被检细菌接种到2支氨基酸脱羧酶培养基中（其中一支不含氨基酸，做对照管，另一支加有赖氨酸、精氨酸或鸟氨酸），再在培养基上覆盖一层灭菌液体石蜡，35 ℃培养18～24 h观察结果。对照管应呈黄色，测定管呈紫色（指示剂为溴甲酚紫）为阳性，呈黄色为阴性。若对照管呈现紫色则试验无意义，不能做出判断。

3. 应用 赖氨酸、鸟氨酸、精氨酸脱羧酶试验主要用于肠杆菌科细菌的鉴定。如沙门菌属中，除伤寒沙门菌和鸡沙门菌外，其余沙门菌属的赖氨酸、鸟氨酸脱羧酶试验均为阳性。志贺菌属中宋氏志贺菌、痢疾志贺菌Ⅰ型、鲍氏志贺菌13型赖氨酸、鸟氨酸脱羧酶试验均为阳性，其余志贺菌属的赖氨酸、鸟氨酸脱羧酶试验均为阴性。

三、碳源利用试验

（一）枸橼酸盐利用试验

1. 原理 某些细菌能利用培养基中的枸橼酸盐作为唯一的碳源，也能利用其中的铵盐作为唯一氮源。细菌生长过程中分解枸橼酸盐产生碳酸盐，分解铵盐生成氨，二者均能使培养基呈碱性，导致溴麝香草酚蓝指示剂显蓝色。

2. 方法及结果判断 将待检菌接种于枸橼酸盐培养基中，35 ℃培养24～48 h，观察结果。如为阴性，应继续培养至第4天观察。培养基呈深蓝色为阳性，阴性者培养基中无菌生长，仍为绿色。

3. 应用 枸橼酸盐利用试验主要用于肠杆菌科细菌属之间的鉴别。沙门菌属、克雷伯菌属、枸橼酸杆菌属、沙雷菌属等通常为阳性，埃希菌属、志贺菌属等为阴性。

（二）丙二酸盐利用试验

1. 原理 某些细菌可利用丙二酸盐作为唯一碳源，将丙二酸盐分解生成碳酸钠，使培养基变为碱性，溴麝香草酚蓝指示剂显蓝色。

2. 方法及结果判断 将待检细菌接种到丙二酸钠培养基上，35 ℃培养24～48 h，培养后观察结果。培养基呈深蓝色者为阳性，培养基颜色不变者为阴性。

3. 应用 丙二酸盐利用试验亦用于肠杆菌科细菌属之间的鉴别。克雷伯菌属为阳性，枸橼酸杆菌属、哈夫尼亚菌属及肠杆菌属中有的菌种也呈阳性，其他菌属为阴性。

四、酶类试验

（一）氧化酶（细胞色素氧化酶）试验

1. 原理 某些细菌具有氧化酶（细胞色素氧化酶），能将二甲基对苯二胺或四甲基对苯二胺氧化生成红色的醌类化合物，故氧化酶试验也称为细胞色素氧化酶试验。

2. 方法及结果判断 取洁净滤纸条,蘸取被检细菌菌落,滴加氧化酶试剂(即 1‰盐酸二甲基对苯二胺或 1‰四甲基对苯二胺)1 滴于菌落上,或将试剂直接滴加在被检细菌的菌落上。阳性者立即出现红色,继而变为深红色至深紫色。此试验避免接触含铁物质,因遇到铁会出现假阳性。

3. 应用 氧化酶试验主要用于肠杆菌科细菌与假单胞菌的鉴别,肠杆菌科细菌氧化酶试验阴性,假单胞菌为阳性。奈瑟菌属、莫拉菌属细菌该试验也呈阳性反应。

(二)触酶(过氧化氢酶)试验

1. 原理 有的细菌具有触酶(过氧化氢酶),能催化过氧化氢生成水和新生态氧,继而形成氧分子出现气泡。

2. 方法及结果判断 用接种环取被检细菌的菌落少许,置于洁净的载玻片上,滴加 3% 过氧化氢(或 30% 过氧化氢)试剂 1～2 滴,观察结果。一分钟内产生大量气泡者为阳性,不产生气泡者为阴性。注意:本试验不宜用血琼脂平板上的菌落(易出现假阳性);试验时应做阳性和阴性对照;30% 过氧化氢仅用于奈瑟菌属中淋病奈瑟菌与其他奈瑟菌的鉴别。

3. 应用 触酶试验常用于革兰阳性球菌的初步分类。葡萄球菌属、微球菌属触酶试验为阳性,链球菌属、肠球菌属触酶试验为阴性。

(三)硝酸盐还原试验

1. 原理 某些细菌能还原培养基中的硝酸盐为亚硝酸盐,亚硝酸盐与醋酸作用,生成亚硝酸,亚硝酸与对氨基苯磺酸作用生成重氮苯磺酸,再与 α-萘胺结合,生成 N-α-萘胺偶氮苯磺酸(红色化合物)。

2. 方法及结果判断 将被检细菌接种于硝酸盐培养基中,35 ℃培养 18～24 h,加入甲液(对氨基苯磺酸 0.8 g,5 mol/L 醋酸 100 mL)和乙液(α-萘胺 0.5 g,0.5 mol/L 醋酸 100 mL)的等量混合液(用时混合)0.1 mL,观察结果。立即或于 10 min 内出现红色者为阳性。若加入试剂不出现红色,需要检查硝酸盐是否被还原,可于培养管内加入少许锌粉,如无色,说明亚硝酸盐进一步分解,硝酸盐还原试验为阳性。若加锌粉后出现红色,说明锌使硝酸盐还原为亚硝酸盐,而待检细菌无还原硝酸盐的能力,硝酸盐还原试验为阴性。

3. 应用 硝酸盐还原试验可用于鉴定肠杆菌科细菌、假单胞菌及厌氧菌。如肠杆菌科细菌、铜绿假单胞菌、嗜麦芽窄食单胞菌、韦荣球菌等硝酸盐还原试验呈阳性。

(四)血浆凝固酶试验

1. 原理 金黄色葡萄球菌能产生血浆凝固酶,可使血浆中的纤维蛋白原转变为不溶性的纤维蛋白。凝固酶有两种:一种是结合凝固酶,结合在细菌细胞壁上;另一种为分泌到菌体外的游离凝固酶。

2. 方法及结果判断

(1)玻片法:取未稀释的兔血浆和生理盐水各 1 滴分别置于载玻片的两侧,挑取待检菌株少许分别与它们混合,立即观察结果。细菌在生理盐水中无自凝现象,而在血浆中有明显的颗粒出现,则试验为阳性。细菌在生理盐水和血浆中均未出现凝集颗粒,则试验为阴性。此法用于测定结合凝固酶。

(2)试管法:取 3 支洁净的试管,各加入 0.5 mL 按 1:4 的比例稀释的新鲜兔血浆(或人血浆),在其中一支试管中加入 0.5 mL 待检菌的肉汤培养物,另两支试管中分别加入 0.5 mL 凝固酶阳性和阴性菌株肉汤培养物做对照,置 37 ℃水浴箱中孵育 1～4 h 后观察结果。细菌使试管内血浆凝固成胶冻状,则凝固酶试验为阳性;试管内血浆能流动不凝固,则凝固酶试验为阴性。此法用于测定游离型凝固酶。

3. 应用 主要用于葡萄球菌的鉴定,金黄色葡萄球菌血浆凝固酶试验为阳性。

(五)DNA 酶试验

1. 原理 某些细菌产生 DNA 酶,能分解培养基中的 DNA,使长链 DNA 水解成寡核苷酸链。因为长链 DNA 可被酸沉淀,寡核苷酸链则溶于酸,在琼脂平板上加入酸后,寡核苷酸链溶于其中,故菌落周围形成透明环。

2. 方法及结果判断 将被检细菌接种到 DNA 琼脂平板上,35 ℃培养 18～24 h 后,在平板表面滴加一层 1 mol/L 盐酸,厚度使菌落浸没。菌落周围出现透明环者为阳性;无透明环者为阴性。

3. 应用 DNA酶试验可用于葡萄球菌、沙雷菌及变形杆菌的鉴定,三者均为阳性。

五、其他试验

(一)复合生化试验

复合生化试验是设计一种专门的培养基,细菌在该培养基中生长后,可观察到细菌多种生物化学反应的试验。

1. 克氏双糖铁琼脂(KIA)培养基试验

(1)原理:克氏双糖铁琼脂中含有牛肉膏、酵母浸膏、蛋白胨、乳糖、葡萄糖、枸橼酸铵铁、酚红指示剂等。乳糖的含量为葡萄糖的10倍,若细菌只分解葡萄糖而不分解乳糖,则培养基中的少量葡萄糖被分解后只能产生少量的酸,在最初培养的8~12 h内,这些酸可以使培养基的底层和斜面中的酚红指示剂变成黄色。但继续培养数小时后,在细菌和氧的作用下,培养基的斜面部分所含氨基酸发生降解,释放氨类,立即中和斜面部分的酸,使斜面转变为碱性(K)而呈红色。培养基底层中,氨基酸的降解作用不足以中和所形成的酸,故仍为酸性(A)而呈黄色。因此,KIA培养基斜面呈碱性、深层呈酸性反应,说明该菌只分解葡萄糖而不分解乳糖。若细菌分解乳糖则产生大量的酸,培养基的斜面部分氨基酸降解产生的氨类不足以中和大量的酸,整个培养基仍呈酸性,酚红指示剂使整个培养基显黄色。若细菌能分解培养基中含硫氨基酸,则可产生H_2S,H_2S与培养基中的枸橼酸铵铁起反应,生成不溶性的黑色硫化亚铁沉淀。

(2)方法及结果判断:用接种针挑取待检细菌,先穿刺接种到KIA深层,距管底3~5 mm为宜,再从深层向上提起,最后在斜面由下至上呈"Z"字形画线,置于35 ℃培养18~24 h,观察结果。常见的KIA培养基试验结果有如下几种:①斜面碱性、底层碱性:不发酵糖类,如铜绿假单胞菌。②斜面碱性、底层酸性:葡萄糖发酵,乳糖不发酵,如福氏志贺菌。③斜面碱性、底层酸性且有黑色沉淀:葡萄糖发酵、乳糖不发酵,产生H_2S,如鼠伤寒沙门菌、普通变形杆菌。④斜面酸性、底层酸性:葡萄糖和乳糖发酵,如大肠埃希菌、克雷伯菌属、肠杆菌属。

(3)应用:KIA培养基试验主要用于肠杆菌科细菌的鉴定。

2. 动力靛基质脲酶(MIU)试验

(1)原理:动力靛基质脲酶培养基中含有尿素、蛋白胨和酚红指示剂,并制成半固体培养基,以便观察细菌的动力。由于蛋白胨中含有丰富的色氨酸,产生色氨酸酶的细菌可以水解色氨酸形成靛基质,所以,当加入靛基质试剂时可形成红色的玫瑰吲哚。产生尿素酶的细菌将培养基中的尿素分解产碱,使酚红指示剂显桃红色。该试验可同时观察细菌动力、靛基质的产生和对尿素的分解情况,故称为动力(M)靛基质(I)脲酶(U)试验,简称为MIU试验。

(2)方法及结果判断:用接种针挑取待检细菌,穿刺接种到MIU培养基内,35 ℃培养18~24 h后,观察结果。接种线变宽、变模糊,培养基变混浊为动力试验阳性;加入靛基质试剂后,试剂与培养基的接触界面形成玫瑰红色为靛基质试验阳性;培养基全部变成桃红色为脲酶试验阳性。

(3)应用:MIU试验常与KIA培养基试验共同用于肠杆菌科细菌的鉴定。

(二)CAMP试验

1. 原理 B群链球菌能产生一种胞外物质——CAMP因子,它可增强金黄色葡萄球菌β溶血素溶解红细胞的活性。因此,血平板上,在两菌(B群链球菌和金黄色葡萄球菌)交界处出现箭头状溶血区。

2. 方法及结果判断 取一血琼脂平板,先将能产生β-溶血素的金黄色葡萄球菌在平板中央划一条直线,再将被检菌在距金黄色葡萄球菌3 mm处垂直划一短线。同时设阴性(A群链球菌)和阳性(B群链球菌)对照。35 ℃培养18~24 h后观察结果(图2-10)。在被检菌接种线与金黄色葡萄球菌接种线之间出现箭头状透明溶血区,即为CAMP试验阳性。无箭头状透明溶血区者为阴性。

3. 应用 CAMP试验主要用于B群链球菌的鉴定。

(三)胆汁溶菌试验

1. 原理 肺炎链球菌具有自体溶解酶,而胆汁或胆盐可促使自溶酶产生自溶现象。

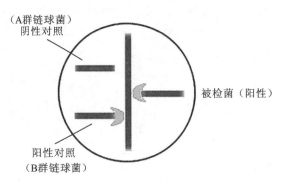

图 2-10　CAMP 试验结果示意图

2. 方法及结果判断

（1）试管法：待检菌血清肉汤培养物 2 支，各 0.9 mL，分别加入 10% 去氧胆酸钠溶液 0.1 mL（或纯牛胆汁 0.2 mL）和生理盐水（对照管）0.1 mL，摇匀后，置 35 ℃ 水浴 10~30 min 观察结果。如细菌悬液由混浊变为透明状，为胆汁溶菌试验阳性；如细菌悬液仍混浊为阴性。

（2）平板法：取 1 接种环 10% 去氧胆酸钠溶液，直接加在血琼脂平板上的待检菌落上，置 35 ℃ 温箱中，30 min 后观察结果。若菌落消失为阳性；菌落不消失为阴性。

3. 应用　胆汁溶菌试验主要用于肺炎链球菌与甲型溶血性链球菌的鉴别，前者为阳性，后者为阴性。

（四）抑菌试验

1. Optochin 敏感试验

（1）原理：肺炎链球菌对 Optochin（乙基氢化羟基奎宁）敏感，可被其抑制，作用机制可能是干扰肺炎链球菌叶酸的生物合成。其他链球菌则表现为耐药。

（2）方法及结果判断：挑取被检菌落，均匀涂布在血琼脂平板上，将 Optochin 纸片贴于接种处，35 ℃ 孵育 18~24 h，观察结果。抑菌环直径大于 14 mm 为敏感，抑菌环小于 14 mm 时，参照胆汁溶菌试验，以证实是否为肺炎链球菌。

（3）应用：Optochin 敏感试验主要用于肺炎链球菌与其他链球菌的鉴别。

2. 杆菌肽敏感试验

（1）原理：A 群链球菌可被低浓度的杆菌肽所抑制，而其他链球菌大多数不受抑制。

（2）方法及结果判断：挑取被检菌密集涂布在血琼脂平板上，将杆菌肽纸片（每片 0.04 U）贴于接种处，35 ℃ 孵育 18~24 h，观察结果。抑菌环大于 10 mm 为敏感，抑菌环小于 10 mm 时为耐药。

（3）应用：杆菌肽敏感试验为鉴定 A 群链球菌的首选试验。

3. O/129 抑菌试验

（1）原理：O/129 即二氨基二异丙基蝶啶，该化合物对弧菌属、邻单胞菌属的大部分细菌有抑制作用，而对气单胞菌属细菌无抑制作用。

（2）方法及结果判断：将待检菌均匀涂布于碱性琼脂平板上，取 O/129 纸片（含二氨基二异丙基蝶啶 40 μg）贴于平板上，35 ℃ 孵育 18~24 h，观察结果。出现抑菌环的为敏感，无抑菌环的为耐药。

（3）应用：O/129 抑菌试验主要用于弧菌科的属间鉴别。弧菌属、邻单胞菌属、发光杆菌属均为敏感，气单胞菌属、假单胞菌属为耐药。

（庞明珍）

 # 第五节　细菌其他检查技术

细菌感染性疾病的病原学检查除细菌的直接分离培养与鉴定外，还可应用非培养检测方法，如免疫学检测、分子生物学检测、细菌毒素检测和动物实验等方法对标本进行直接检测，并结合临床表现对细菌感染性疾病做出病原学诊断。

一、免疫学检测

细菌的免疫学检测是利用免疫学试验的方法和原理,用已知的抗体检测抗原,或用已知的抗原检测抗体,是临床细菌性疾病诊断的重要手段之一。

（一）抗原检测

抗原检测常用的方法有凝集反应、荚膜肿胀试验、制动试验、免疫荧光技术、酶免疫测定等。

1. 凝集反应 细菌等颗粒性抗原与相应抗体结合后可出现肉眼可见的凝集现象。检测传染病患者早期血液中、脑脊液和其他分泌液中可能存在的微量抗原,从而有助于传染病的快速诊断。如取流脑患者脑脊液,与特异性诊断血清进行凝集试验,可直接检测标本中的脑膜炎奈瑟菌。细菌检验中还常用已知抗血清来检测细菌抗原,以帮助鉴定细菌。

2. 荚膜肿胀试验 当特异性抗血清与相应细菌的荚膜抗原特异性结合,形成复合物时,可使细菌荚膜显著增大,呈肿胀现象。本试验常用于肺炎链球菌、流感嗜血杆菌、炭疽芽胞杆菌的检测及分型。

3. 制动试验 将特异性抗血清与相应运动活泼的细菌悬液混合,则抗鞭毛抗体与鞭毛抗原结合,使鞭毛强直、相互黏着而失去动力,细菌运动停止,借以证明相应细菌的存在。本试验常用于运动活泼细菌的快速鉴定,如霍乱弧菌的鉴定。

4. 免疫荧光技术 利用免疫学特异性反应与荧光示踪技术相结合的显微镜检查手段,既保持了血清学的高特异性,又极大地提高了检测的敏感性,在细菌检测方面占有重要地位。以荧光物质标记抗免疫球蛋白抗体(抗 Ig 抗体),先使待检标本与已知的抗血清反应,如果标本中有相应细菌,则形成抗原-抗体复合物,可与随后加入的荧光标记抗 Ig 抗体进一步结合而固定在载玻片上,在荧光显微镜下有荧光出现,借以检测细菌。间接法敏感性高于直接法,常用于链球菌、脑膜炎奈瑟菌、致病性大肠埃希菌、志贺菌、沙门菌等细菌的检测。

5. 酶联免疫吸附试验(ELISA) 既可用于病原检测、抗体检测,还可用于细菌代谢产物的检测,几乎所有可溶性抗原-抗体反应系统均可检测,最小可测值达 ng 甚至 pg 水平,具有高度的特异性和敏感性。试剂的商品化及自动化操作仪器的广泛应用,使之成为临床细菌检验中应用最为广泛的免疫学检测技术。

除以上所述方法外,对流免疫电泳、免疫印迹试验、发光免疫技术等亦可用于临床标本中细菌抗原的检测。

（二）抗体检测

人体感染病原菌,经一定时间后,体内可产生特异性抗体,且抗体的量常随感染过程而增多,表现为效价或滴度的升高。因此,用已知细菌或抗原检测患者血清中的相应抗体及其效价的动态变化,可作为某些传染病的辅助诊断,尤其对某些病原体不能培养或难于培养的感染性疾病,可以提供诊断依据。

由于抗体产生须经过一定的时间,一般在病程 2 周后抗体效价才逐渐增高,因此血清学诊断主要适用于抗原性较强的致病菌和病程较长的感染性疾病的诊断。

体内某种特异性抗体也可因受过相应细菌的隐性感染或近期预防接种而产生,故抗体效价必须明显高于正常人群的水平或随病程递增才有诊断价值。除检测 IgM 外,一般做血清学诊断时,需取患者急性期和恢复期双份血清标本,若后者的抗体效价比前者有 4 倍或 4 倍以增长上才有诊断意义。常用于细菌感染的血清学诊断方法见表 2-3。

表 2-3 细菌性感染的血清学诊断方法

血清学试验	疾病(举例)
直接凝集试验	伤寒、副伤寒(肥达试验)、斑疹伤寒(外-斐试验)、布鲁菌病(瑞特试验)等
胶乳凝集试验	脑膜炎奈瑟菌、流感嗜血杆菌引起的脑膜炎
沉淀试验	梅毒(VDRL、RPR)、白喉毒素(Elek)

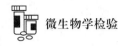

血清学试验	疾病(举例)
间接免疫荧光技术	各类微生物感染
补体结合试验	Q热
中和试验	风湿热(抗O试验)
ELISA	各类微生物感染

二、分子生物学检测

分子生物学技术的不断发展和完善,为标本中细菌的直接检测提供了新的研究手段,使诊断更加快速、简便、准确,尤其对于那些难以培养或培养时间太长的细菌分子生物学技术无疑是一条最佳鉴定途径。

(一)核酸杂交

核酸杂交是指具有互补序列的两条核酸单链在一定条件下按碱基配对原则形成双链的过程。核酸杂交技术是目前生命科学研究领域中应用最广泛的技术之一,是定性或定量检测特异DNA或RNA序列片段的有力工具。

核酸杂交的基本原理:具有互补序列的两条单链核酸分子在一定条件下(适宜的温度及离子强度等)碱基互补配对结合,重新形成双链;在这一过程中,核酸分子经历了变性和复性的变化,以及复性过程中各分子间键的形成和断裂等。我们利用这一特性,制备特定序列DNA片段,进行标记后用作探针。在一定条件下,按照碱基互补配对原则与标本中已变性的细菌DNA进行杂交,通过检测杂交信号确定是否发生杂交反应,从而鉴定标本中有无相应的病原菌基因。

核酸杂交是一项灵敏度高、特异性强、简便、快速的检测技术,不仅可直接检出临床标本中的病原菌,而且不受其他非致病菌的影响,尤其对那些运用现有的研究技术尚不能分离培养或很难培养的病原菌的检测具有特殊的意义。目前,这项技术已广泛用于沙门菌、致病性大肠埃希菌、脑膜炎奈瑟菌、志贺菌、空肠弯曲菌、结核分枝杆菌、支原体等多种致病菌的检测。根据致病菌毒素基因中的特异碱基序列而制成的探针,可直接检测分离株或标本中某一毒素基因,如肠产毒性大肠埃希菌(ETEC)的肠毒素(ST和LT)、霍乱弧菌的霍乱毒素(CT)等的检测。

(二)聚合酶链反应

聚合酶链反应(polymerase chain reaction,PCR)又称为无细胞分子克隆技术,是一种在试管进行的简便而快速的特异性DNA体外扩增技术,基本原理与细胞内DNA复制相似,但反应体系相对比较简单。

聚合酶链反应的原理:以待扩增的两条DNA链为模板,由一对人工合成的寡核苷酸引物介导,以脱氧核糖核苷三磷酸(dNTPs)为底物,通过DNA多聚酶酶促反应,于体外快速扩增特异性DNA序列。其基本过程:①变性:通过加热至95 ℃左右,使模板DNA双链间的氢键断裂,形成两条单链,作为反应的模板。②退火:将温度降至引物的T_m值左右或以下,引物与其互补的模板DNA按碱基配对原则特异结合,在局部形成杂交链。③延伸:当反应体系温度升至70 ℃左右时,在DNA聚合酶、4种脱氧核糖核苷三磷酸底物及Mg^{2+}存在的条件下,从引物的$3'$端开始结合单核苷酸,形成与模板链互补的新DNA链。以上三步为一个循环,由于每一延伸产物又充当下一循环的模板,经30～35个循环后,介于两个引物之间的新生特异性DNA片段大量复制,数量可达10^6～10^9 copies,足以被检测到。聚合酶链反应技术可在数小时内将被研究的基因或片段扩增数百万倍,从微量的样品中获得足够的DNA供分析研究之用。

聚合酶链反应技术主要应用于传统培养方法不能及时准确检出或敏感性太低或培养时间长的病原体的检测。如结核分枝杆菌培养需2～3个月,耗时长,敏感性低,影响诊断和及时治疗;沙眼衣原体感染时常无特殊症状,而且常规培养颇为困难,不易得到及时诊治和预防控制;麻风分枝杆菌迄今不能做体外人工培养,麻风病的病原诊断仅能从组织活检中取材做抗酸染色镜检,阳性率太低;还有立克次体、肺炎支原体、军团菌等。此类病原体用PCR检测无疑是一个较好的检测手段。另外,PCR方法在细菌的毒素检测方面也有广泛应用,不同的细菌产生不同的毒素,根据各毒素基因序列设计合成各自特异的引物,扩增特异的毒素基因片段。如 ETEC 产生的 LT 和 ST,EHEC 产生的 Vero 毒素、霍乱肠毒素、艰难梭菌毒素,金黄色葡萄球菌产生的肠毒素、剥脱毒素和毒素休克综合征毒素等都可通过 PCR 进行基因检测,不仅特异性强,而且敏感性高。

由于 PCR 反应极强的扩增能力和检测的灵敏性,微量的样品污染便有可能导致假阳性结果的出现,为此,在实验操作中应谨防污染的发生,并设置严格的对照,以提高 PCR 结果的正确性。常用的措施:隔离不同操作区,包括样品制备区、PCR 操作区和反应产物分析区;分装试剂,减少重复取样所致的污染;严格无菌操作等。

(三)生物芯片技术

生物芯片技术是近年来分子生物学与微电子学等多学科交叉融合而成的一项高新技术。它是在固相支持物上原位合成寡核苷酸或直接将大量 DNA 探针以显微打印的方式有序地固化于支持物表面,然后与标记的样本杂交,通过对杂交信号的检测分析,即可得出样本的遗传信息(基因序列及表达的信息),以实现对细胞、蛋白质、DNA 及其他生物组分的准确、快速、大信息量的检测。其技术要点包括芯片的制备、样品的准备、分子杂交和检测分析四个方面。常用的生物芯片分为两大类:基因芯片和蛋白质芯片。

1. 基因芯片 所谓基因芯片就是按特定的排列方式固定有大量基因探针/基因片段的硅片、载玻片、塑料片。其可以通过原位合成或直接点样的方法制备。

一张芯片上集成有成千上万密集排列的分子微阵列,能够在短时间内分析大量的生物分子,使人们快速准确地获取样品中的生物信息,效率是传统检测手段的成百上千倍。病原性细菌诊断芯片可以在一张芯片上同时对多个标本进行多种病原菌的检测,仅用极少量的样品、在极短时间内提供大量的诊断信息,为临床细菌感染疾病的诊断提供了一个快速、敏感、高通量平台。随着基因芯片特异性的进一步提高,信号检测灵敏度的增加,样品制备和标记操作的简单化,芯片制备及检测仪器的开发和普及,基因芯片将会在临床实验室得到广泛应用,一定会在生命科学研究领域发挥出其非凡的作用。

2. 蛋白质芯片 蛋白质芯片就是按特定排列方式,在经过特殊处理的固相材料表面固定了许多蛋白质分子的硅片、载玻片、塑料片等材料。这些蛋白质分子可以是抗原、抗体及配体等,可检测相应的抗体、抗原及蛋白质。

三、细菌毒素检测

(一)内毒素的检测

内毒素是革兰阴性菌细胞壁的脂多糖(LPS),在菌体死亡裂解后释放。因此,通过对病原菌内毒素的测定,可确诊患者是否发生革兰阴性菌的感染。

细菌内毒素的检测通常应用鲎试验。其实验原理是鲎的血液及淋巴液中有一种有核的变形细胞,包浆内有大量的致密颗粒,内含凝固酶原及凝固蛋白原。当内毒素与鲎变形细胞冻融后的溶解物接触时,可激活凝固酶原,继而使可溶性的凝固蛋白原变成凝固蛋白而使鲎变形细胞冻融物呈凝胶状态。本试验对尿液、脑脊液、体液中的革兰阴性菌产生的内毒素具有高度特异性,革兰阴性菌内毒素以外的其他物质及革兰阳性菌、病毒的毒素在本实验中均为阴性。该试验操作简便,灵敏度高,且速度快,在 2 h 内即可确定病原体类型,有利于临床合理用药和早期治疗。

(二)外毒素的检测

外毒素是某些革兰阳性菌生长繁殖过程中在细胞内合成后分泌到细胞外的毒性物质。细菌外毒素的毒性可被相应抗毒素中和,根据这一特性,若给动物注射抗毒素,然后再注射外毒素,则动物不产生中毒症状,以此可鉴定细菌是否产生与抗毒素相对应的外毒素,如用破伤风抗毒素可中和破伤风外毒素。另外,外毒素抗原性强,可刺激机体产生相应的抗体。在体外以细菌外毒素的特异性免疫血清为抗体与被检细菌外毒素(抗原)进行抗原-抗体反应来检测外毒素,从而鉴定细菌是否产生该种毒素,如白喉棒状杆菌的 Elek 平板毒力测定。除上述方法外,多数细菌的外毒素还可用 ELISA 法测定,如肠产毒性大肠埃希菌 LT 及 ST 等的测定。

（庞明珍）

小 结

细菌的消毒与灭菌方法有物理法和化学法。物理法是利用物理因素对细菌的致死作用来达到消毒灭菌的目的。最常用且有效的是高压蒸汽灭菌法。化学法是利用化学消毒剂对细菌的致死作用来达到消毒灭菌的目的。消毒剂的作用效果受消毒剂的性质、浓度、作用时间、环境温度与酸碱度、化学拮抗物质、微生物的种类和数量等多种因素的影响。

细菌形态学检查是临床细菌学检验中极为重要的基本技术之一，包括不染色标本检查法和染色标本检查法，可显示细菌的形态、大小、排列、染色性、特殊结构及细菌动力。了解上述信息，不仅是细菌分类与鉴定的基础，还可为进一步做生化反应、血清学鉴定等提供参考依据。

人工培养细菌是研究细菌的生物学性状、鉴定细菌、保存细菌等实践活动的基础，而进行细菌接种与培养的基本条件有接种工具、培养箱、生物安全柜、高压灭菌器、培养基等。实际操作中，应根据培养基种类、细菌种类等选择适宜的接种方法（平板画线法、液体培养基接种法、穿刺接种法等）与培养方法（普通培养、厌氧培养、CO_2 培养等）；经培养，细菌在液体培养基中有均匀混浊、沉淀、菌膜等生长现象，在固体平板上可形成菌落和（或）菌苔。

不同细菌产生的酶系不同，对底物的分解能力不同，其代谢产物也不同。用生物化学方法测定这些代谢产物，可用来区别和鉴定细菌。在临床细菌检验工作中，细菌的生化反应对鉴定未知菌具有重要作用。常用细菌生化试验：碳水化合物代谢试验、蛋白质和氨基酸代谢试验、碳源利用试验、酶类试验、复合生化试验等。

细菌的非培养检测方法，如免疫学检测、分子生物学检测、细菌毒素检测和动物实验等，也是临床细菌学检查的重要手段。尤其对于一些培养时间长或难以培养的微生物，这类方法更具有重要价值。

能力检测

1. 简述革兰染色的原理、方法及临床意义。
2. 常用细菌接种方法有哪些？如何描述细菌的菌落特征？
3. 常用的湿热灭菌法有哪些？各自适用于什么物品的消毒灭菌？
4. 简述常用的细菌生化反应试验的原理和方法。

第三章　细菌对抗菌药物的敏感试验

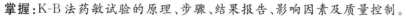

学习目标

掌握:K-B法药敏试验的原理、步骤、结果报告、影响因素及质量控制。

熟悉:常用抗菌药物种类及选择原则与其他药敏试验方法。

了解:细菌耐药性检测。

抗菌药物敏感试验(antimicrobial susceptibility test,AST)简称药敏试验,是指在体外测定抗菌药物抑制或杀灭细菌能力的试验,以此来判断某一菌株对该抗菌药物是否敏感的试验方法。药敏试验的意义:①筛选抗菌药物:帮助临床医师选择最佳药物进行治疗。②耐药菌的监测:掌握耐药菌感染的流行病学特征,以利于控制和预防耐药菌的流行和扩散。③鉴定细菌:对细菌耐药谱进行分析和分型,有助于某些菌种的鉴定。

第一节　抗菌药物的选择

抗菌药物是指对细菌有抑制或杀灭作用的药物,抗菌药物种类繁多。

一、常用抗菌药物

(一)β-内酰胺类抗生素

β-内酰胺类抗生素包括青霉素类、头孢菌素类及非典型的β-内酰胺抗生素类,是临床上最常用的一类抗生素,它们的共同特点是具有抗菌活性部分β-内酰胺环。

1. 青霉素类抗生素　作用机制为抑制细菌转肽酶,阻止细胞壁黏肽合成中的交联桥形成,使正常繁殖分裂期的细菌因细胞壁合成障碍而死亡。这类药物除青霉素G之外,还有苯氧青霉素中的青霉素V,耐酶青霉素中的苯唑西林、氯唑西林、双氯西林、氟氯西林、甲氧西林等,广谱青霉素中的氨苄西林、阿莫西林、羧苄西林、替卡西林、哌拉西林、美洛西林等。其抗菌范围包括不产β-内酰胺酶的革兰阳性菌和某些营养要求高的革兰阴性菌。

2. 头孢菌素类抗生素　头孢菌素类抗菌药物是一组广谱半合成药物,与青霉素结合蛋白结合,发挥抑菌和杀菌作用。其包括第一代、第二代、第三代、第四代头孢菌素。由于它们的抗菌活性不同,故每一代应选择有代表性的抗生素作为常规试验。

第一代头孢菌素主要代表药物包括头孢噻啶、头孢噻吩、头孢唑啉、头孢拉定、头孢氨苄及头孢匹林等,对革兰阳性菌(包括对青霉素敏感或耐药的葡萄球菌)的抗菌活性较强。

第二代头孢菌素主要包括头孢孟多、头孢呋辛、头孢尼西、头孢克洛、头孢替安等。其对革兰阳性菌的活性与第一代相似,对多数革兰阴性菌的抗菌活性较强,但对铜绿假单胞菌无抗菌活性。其对β-内酰胺酶的稳定性比第一代高。

第三代头孢菌素对革兰阳性菌的抗菌活性不如第一、二代头孢菌素,但对革兰阴性菌,包括大肠埃希菌、铜绿假单胞菌和厌氧菌(如脆弱类杆菌等)均有较强的抗菌活性。其对大部分β-内酰胺酶较稳定,但可被超广谱β-内酰胺酶(ESBL)分解。代表药物主要包括头孢曲松、头孢他啶、头孢哌酮、头孢噻肟、头孢唑肟、头孢地嗪、头孢克肟等。

第四代头孢菌素与第三代相比,抗菌谱更广泛。其对革兰阳性菌、革兰阴菌性的抗菌活性较第三代更强,但对耐甲氧西林金黄色葡萄球菌、耐甲氧西林表皮葡萄球菌无效,对β-内酰胺酶更稳定。代表药物有头孢吡肟、头孢匹罗等。

3. 其他β-内酰胺类抗生素

(1)碳青霉烯类:超广谱高效能抗菌作用,对革兰阴性菌、革兰阳性菌均有很强的抗菌活性,对绝大多数β-内酰胺酶如 ESBL 和头孢菌素酶(AmpC 酶)稳定。但随着碳青霉烯类在临床的广泛使用,细菌对该类药物的耐药性也在不断增加。细菌产生碳青霉烯酶是细菌对该类药物耐药的最重要的机制,碳青霉烯酶为一种能水解碳青霉烯类抗菌药的β-内酰胺酶,导致细菌对多种β-内酰胺类抗生素耐药。代表药物有亚胺培南、美罗培南、帕尼培南等。

(2)单环β-内酰胺类:对革兰阴性菌具强大抗菌活性,但对革兰阳性菌及厌氧菌无抗菌作用,对β-内酰胺酶高度稳定。代表药物有氨曲南和卡芦莫南。

(3)头霉素类:抗菌谱广泛,对革兰阴性菌、厌氧菌及需氧菌均有较强的活性,对质粒或染色体介导的 ESBL 具有稳定性。代表药物有头孢西丁、头孢美唑、头孢拉宗、头孢替坦等。

(4)氧头孢烯类:本类药物抗菌谱广,对革兰阴性菌抗菌作用强,对β-内酰胺酶稳定,与第三代头孢菌素有相同作用特点。代表药物有拉氧头孢、氟氧头孢。

4. β-内酰胺类抑制剂及其复方制剂　β-内酰胺类抑制剂指能够抑制细菌产生的β-内酰胺酶,使抗生素中的β-内酰胺环免遭破坏。目前临床常用的有 3 种,包括克拉维酸、舒巴坦和他唑巴坦。该类药物与β-内酰胺类抗生素联合使用或组成复方制剂使用,常用的制剂有克拉维酸＋阿莫西林、克拉维酸＋替卡西林、舒巴坦＋氨苄西林、他唑巴坦＋氨苄西林、他唑巴坦＋哌拉西林、舒巴坦＋头孢哌酮等。

(二)氨基糖苷类抗生素

该类抗生素在核蛋白体水平抑制细菌的蛋白合成。由于氨基糖苷类灭活酶不同,故该类抗生素的抗菌活性有所差异,是革兰阴性杆菌感染的首选药物,或与抑制细胞壁合成的抗生素(如青霉素、氨苄西林、万古霉素等)联合用药,作用于某些耐药的革兰阳性菌如肠球菌。按其来源分为两大类,一类为天然来源,由链霉菌和小单孢菌产生,主要有链霉素、卡那霉素、妥布霉素、核糖霉素、巴龙霉素、新霉素、庆大霉素等;另一类为半合成品,有阿米卡星、奈替米星、地贝卡星等。

(三)大环内酯类抗生素

该类抗生素通过抑制细菌蛋白质合成而发挥抗菌作用。对大多数革兰阳性菌、革兰阴性菌、螺旋体、立克次体及某些厌氧菌等均有抗菌作用。常用的有红霉素、罗红霉素、阿奇霉素、克拉霉素、麦迪霉素、乙酰螺旋霉素等。由于该类抗生素抗菌谱相似,故常以红霉素作为药物敏感试验的代表性抗生素。

(四)多肽类抗生素

多肽类抗生素包括糖肽类和多黏菌素类。糖肽类主要用于葡萄球菌(包括产酶株和耐甲氧西林株)所致感染,代表药物有万古霉素、去甲万古霉素和替考拉宁。多黏菌素类为窄谱慢效杀菌药,对多数革兰阴性杆菌有杀灭作用,主要有多黏菌素 B、多黏菌素 E 和多黏菌素 M。杆菌肽类是从枯草杆菌培养液中分离获得的,为多肽类抗生素的混合物,主要成分为杆菌肽 A。

(五)四环素、氯霉素和林可霉素类抗生素

四环素类抗菌谱广,但对革兰阳性菌的作用强于革兰阴性菌,各种药物的抗菌谱基本相似,目前常用的有四环素、多西环素、米诺环素等。氯霉素类为广谱强效抗生素,代表药物为氯霉素,对革兰阴性杆菌的作用强于革兰阳性菌。林可霉素类抗生素的抗菌谱与大环内酯类相似,尤其对厌氧菌和革兰阳性需氧菌有较强的抗菌活性,代表药物有克林霉素和林可霉素。

(六)人工合成抗菌药

1. 喹诺酮类　第三代喹诺酮类抗生素主要有环丙沙星、氧氟沙星、洛美沙星、司帕沙星、培氟沙星、诺氟沙星等；第四代喹诺酮类抗生素目前应用于临床的主要有加替沙星和莫昔沙星。这类药物具有抗菌谱广，抗菌活性强的特点。该类中各种抗生素的抗菌活性存在着差异，故应按需要分别选择药物做敏感试验。

2. 磺胺类 磺胺异噁唑为治疗尿路感染的最普遍药物，因而可作为体外药敏试验抗生素。磺胺甲噁唑(SMZ)和甲氧苄啶(TPM)联合用药，对叶酸合成起双重抑制作用，对革兰阳性和革兰阴性菌皆有抑制作用。

3. 甲氧苄啶 属于磺胺增效剂，目前被广泛用于复方磺胺剂中。抗菌谱与磺胺类相似，大多数革兰阳性菌和革兰阴性菌对其敏感，单用易产生耐药性。

4. 硝基呋喃类 可有效杀灭能引起下尿路感染的革兰阳性菌和革兰阴性菌，临床常用于泌尿道感染。主要药物有呋喃妥因和呋喃唑酮。

5. 硝基咪唑类 用于厌氧细菌感染的治疗，对需氧菌或兼性厌氧菌无效。主要有甲硝唑、替硝唑、奥硝唑等。

（七）其他抗菌药物

1. 利奈唑胺 属于第一个应用于临床的新型噁唑烷酮类合成抗菌药。其对革兰阳性菌具有良好的抗菌作用，在治疗耐药革兰阳性菌感染方面比糖肽类、β-内酰胺类抗生素更有效。

2. 奎奴普丁/达福普丁 从链霉菌中提取的链阳性菌素类药物，为奎奴普丁与达福普丁按照 30∶70 质量比配成的复方制剂，二者合用具有协同抗菌作用。抗菌谱与万古霉素相似，对大多数多重耐药革兰阳性菌具有良好的抗菌作用。

二、抗菌药物的选择原则

由于临床使用的抗生素的数目不断增多及抗菌药物的不合理应用，细菌的耐药性成为一个日益严重的问题，抗菌药物的选择愈加复杂。因此要求临床细菌学检验工作者不仅要熟悉常用抗菌药物的药理学特性、病原菌的生物学特性和致病性，还要结合药物临床疗效、耐药菌株流行情况、预防耐药菌株产生和价格等多方面的因素，有针对性地选择抗菌药物进行药敏试验。

我国主要参照美国临床实验室标准化研究所(Clinical and Laboratory Standards Institute, CLSI)提出的抗菌药物分组建议，对待测菌进行药敏试验的药物选择，一般分 ABCU 四组。A 组为常规首选药敏试验药物；B 组为可选择性报告的首选药物，为临床使用的主要抗生素，尤其在医院感染时，一般用于对 A 组同类抗生素耐药、过敏或无效，多部位不同细菌的感染；C 组作为替代或补充用于对 A、B 组首选药物耐药的菌株或治疗某些特殊菌株(如肠外分离的沙门菌属或耐万古霉素的肠球菌)引起的感染；U 组只用于尿路感染菌株的药敏试验。表 3-1、表 3-2 和表 3-3 是 CLSI 2013 版对临床常见的非苛养菌和苛养菌进行常规药敏试验和报告时的选药标准，可供药敏试验选药时参考。

表 3-1 临床常见的非苛养菌常规药敏试验的抗菌药物建议分组(一)

	肠杆菌科	铜绿假单胞菌	葡萄球菌属	肠球菌属
A 组 首选试验 并常规报告	氨苄西林	头孢他啶	阿奇霉素或 克拉霉素或 红霉素	氨苄西林 青霉素
			克林霉素	
			苯唑西林(头孢西丁)	
	头孢唑林	庆大霉素 妥布霉素	青霉素	
	庆大霉素 妥布霉素	哌拉西林	复方新诺明	

续表

	肠杆菌科	铜绿假单胞菌	葡萄球菌属	肠球菌属
B 组 首选试验 选择性报告	阿米卡星	阿米卡星	头孢洛林 ＊达托霉素	＊达托霉素
		氨曲南	利奈唑胺	利奈唑胺
	阿莫西林/克拉维酸 氨苄西林/舒巴坦 哌拉西林/他唑巴坦 替卡西林/棒酸	头孢吡肟	—	—
	头孢呋辛		多西环素 米诺环素 四环素	万古霉素
		环丙沙星 左氧氟沙星	＊万古霉素	
	头孢吡肟	多利培南 亚胺培南 美罗培南	利福平	
	头孢替坦 头孢西丁	哌拉西林-他唑巴坦 替卡西林	—	
	头孢噻肟或 头孢曲松			
	环丙沙星 左氧氟沙星			
	多利培南 厄他培南 亚胺培南 美罗培南			
	哌拉西林			
	复方新诺明			
C 组 补充试验 选择性报告	氨曲南 头孢他啶	—	氯霉素	庆大霉素 （只用于筛选 高水平耐药株）
	头孢洛林		环丙沙星或 左氧氟沙星或 氧氟沙星 摩西沙星	链霉素 （只用于筛选 高水平耐药株）
	氯霉素		庆大霉素	
	四环素			
U 组 补充试验 仅用于泌尿道	头孢噻吩	洛美沙星或 氧氟沙星 诺氟沙星	洛美沙星 诺氟沙星	环丙沙星 左氧氟沙星 诺氟沙星
	洛美沙星或 氧氟沙星 诺氟沙星		呋喃妥因	呋喃妥因
	呋喃妥因		磺胺异噁唑	
	磺胺异噁唑		甲氧苄啶	四环素
	甲氧苄啶			

注：＊代表只用于 MIC 法试验；纸片扩散法试验不可靠。

表 3-2 临床常见的非苛养菌常规药敏试验的抗菌药物建议分组(二)

	不动杆菌属	洋葱伯克霍尔德菌	嗜麦芽窄食单胞菌	*其他非肠杆菌科
A 组 首选试验 并常规报告	氨苄西林/舒巴坦 头孢他啶 环丙沙星 左氧氟沙星 亚胺培南 美罗培南 庆大霉素 妥布霉素	复方新诺明	复方新诺明	头孢他啶 庆大霉素 妥布霉素 哌拉西林
B 组 首选试验 选择性报告	阿米卡星 哌拉西林/他唑巴坦 替卡西林/克拉维酸 头孢吡肟 头孢噻肟 头孢曲松 多西环素 米诺环素 四环素 哌拉西林 复方新诺明	头孢他啶 *氯霉素 *左氧氟沙星 美罗培南 米诺环素 *替卡西林/克拉维酸	*头孢他啶 *氯霉素 左氧氟沙星 米诺环素 *替卡西林/棒酸	阿米卡星 氨曲南 头孢吡肟 环丙沙星 左氧氟沙星 亚胺培南 美罗培南 哌拉西林/他唑巴坦 替卡西林/克拉维酸 复方新诺明
C 组 补充试验 选择性报告	—	—	—	头孢噻肟 头孢曲松 氯霉素
U 组 补充试验 仅用于泌尿道	—	—	—	洛美沙星或 氧氟沙星 诺氟沙星 磺胺异噁唑 四环素

注:*代表只用于 MIC 法试验;纸片扩散法试验不可靠。

微生物学检验 ········· ■ · 60 ·

表 3-3　临床常见的苛氧菌常规药敏试验的抗菌药物建议分组

	嗜血杆菌属	淋病奈瑟菌	肺炎链球菌	β溶血性链球菌	草绿色链球菌群
A组 首选试验 常规报告	氨苄西林	头孢曲松 头孢克肟	红霉素	克林霉素 红霉素	氨苄西林 青霉素
		环丙沙星	青霉素	青霉素或 氨苄西林	
	复方新诺明	四环素	复方新诺明		
B组 首选试验 选择性报告	氨苄西林/舒巴坦		*头孢吡肟 *头孢噻吩 *头孢曲松	头孢吡肟或 头孢噻吩或 头孢曲松	头孢吡肟或 头孢噻吩或 头孢曲松
	头孢呋辛钠(注射)		克林霉素		
			多西环素		
	头孢噻肟或 头孢他啶或 头孢曲松		吉米沙星 左氧氟沙星 莫西沙星 氧氟沙星	万古霉素	万古霉素
	氯霉素		*美罗培南		
			泰利霉素		
	美罗培南		四环素		
			万古霉素		
C组 补充试验 选择性报告	阿奇霉素 克拉霉素			头孢洛林	
	氨曲南		*阿莫西林 *阿莫西林/ 克拉维酸	氯霉素	
	阿莫西林/克拉维酸			*达托霉素	氯霉素
	头孢克洛 头孢丙烯		*头孢呋辛		
	头孢地尼或 头孢克肟或 头孢泊肟		头孢洛林	左氧氟沙星 氧氟沙星	
	头孢呋辛(口服)	氯霉素		利奈唑胺	
	环丙沙星或 左氧氟沙星或 洛美沙星或 氧氟沙星 吉米沙星	大观霉素	*厄他培南 *亚胺培南	奎奴普丁/达福普丁	利奈唑胺
	厄他培南或 亚胺培南		利奈唑胺		
	利福平		利福平		
	泰利霉素				
	四环素				

注：＊代表只用于 MIC 法试验,纸片扩散法试验不可靠。

第二节　抗菌药物敏感试验常用方法

一、纸片扩散法

纸片扩散法又称 K-B 法,由于其在抗菌药物的选择上具有灵活性,且花费低廉,被 WHO 推荐为定性药敏试验的基本方法,已在临床上广泛使用。

(一)实验原理

将含有定量抗菌药物的纸片贴在涂有测试菌的琼脂平板上,纸片中所含的药物吸收琼脂中的水分溶解后不断地向纸片周围区域扩散,形成递减浓度梯度。在纸片周围抑菌浓度范围内,测试菌的生长被抑制,从而形成无菌生长透明的抑菌圈。抑菌圈大小反映测试菌对测定药物的敏感程度,并与该药对测试菌的最低抑菌浓度(MIC)呈负相关关系,即抑菌圈越大,MIC 值越小。纸片扩散法的优点是结果直观和易于理解,但无定量结果,在同是敏感和耐药的情况下不能确切反映程度上的差别。

(二)实验材料

1. 培养基　水解酪蛋白琼脂(Mueller-Hinton,M-H)是 CLSI 推荐的兼性厌氧菌和需氧菌药敏试验的标准培养基,pH 值为 7.2～7.4。琼脂平板厚度要求为 4 mm(90 mm 内径的平板倾注 25 mL 琼脂)。对营养要求较高的细菌(如淋病奈瑟菌、流感嗜血杆菌等)进行药敏试验时,需加入相应的营养物质。配制的琼脂平板当天使用或置塑料袋密封后置于 4 ℃冰箱保存备用,1 周内使用。使用前应置于 35 ℃孵育箱孵育,使其表面干燥。

2. 抗菌药物纸片　目前用于琼脂扩散试验的纸片已标准化,各种药敏纸片均有商品供应。如果选择直径为 6.35 mm、吸水量为 20 μL 的专用药敏纸片,灭菌后,经逐片加样或浸泡的方法使每片的含药量达到适宜浓度。纸片冷冻干燥后储藏于密封瓶内,−20 ℃保存。日常工作用的少量纸片可保存于 4 ℃冰箱内,1 周内使用。有些不稳定的抗菌药物(如碳青霉烯类、加克拉维酸的内酰胺类复合制剂等)需冷冻保存。盛纸片的小瓶使用前应移至室温平衡 1～2 h,以避免开启后出现冷凝水使纸片潮解。

3. 药敏试验菌液　为保证药敏试验的准确度和精密度,必须对接种菌液的浓度做相应控制。

(1)药敏试验标准比浊管配制方法:取 0.048 mol/L 的氯化钡 0.5 mL 加到 0.18 mol/L 硫酸溶液中充分混匀,浊度为 0.5 麦氏比浊标准。选管径与制备菌液试管相同的螺口试管分装,置于室温暗处保存。在使用前,应将比浊管充分混匀。有效期为 6 个月。

(2)被检菌液配制方法:①生长法。挑取已分离纯化的菌落 4～5 个,接种于 3～5 mL M-H 肉汤中,35 ℃孵育 4 h,用生理盐水或 M-H 肉汤校正菌液浓度至 0.5 麦氏比浊标准。②直接调制法。用接种环挑取纯菌落数个,混悬于生理盐水或 M-H 肉汤中,充分混匀并调整浓度为 0.5 麦氏比浊标准。

(三)实验步骤

1. 接种　以无菌棉拭子蘸取菌液,在管内壁旋转挤去多余的菌液后,涂布于整个 M-H 琼脂平板表面,涂布 3 次,每次旋转平板 60°。最后沿平板边缘涂抹 1 周。盖上表面皿盖,置室温放置 3～5 min,使平皿表面稍干。

2. 贴放药物纸片　用纸片分配器或无菌镊子将含药纸片平整地贴于琼脂表面,用无菌镊子尖部轻压纸片,使其与琼脂贴紧。注意纸片分布均匀,各纸片中心相距 24 mm 以上,纸片距平板内缘应大于 15 mm。纸片贴牢后切勿移动,否则会影响抑菌圈的形状。

3. 培养　贴好纸片 15 min 内将平板置于 35 ℃培养箱中,孵育至规定时间(一般为 18～24 h)。为使平板温度均匀,最好单独摆放,叠放不超过 2 个。

(四)结果判读和报告

平板置黑色无反光背景上,用游标卡尺或直尺量取抑菌圈直径。先测量质控菌株的抑菌圈直径,以判断质控是否合格,然后量取待测菌株的抑菌圈直径。根据 CLSI 的最新解释标准,将量取的抑菌圈做出敏感、中介或耐药的判断(表 3-4)。

表 3-4 部分药物纸片扩散法及稀释法结果解释标准(CLSI)

药物及菌名	纸片每片含量/μg	抑菌圈直径/mm			相应的 MIC/(μg/mL)		
		耐药	中介	敏感	耐药	中介	敏感
(1)β-内酰胺类							
阿莫西林/克拉维酸							
不产青霉素酶葡萄球菌	20/10	≤29		≥20	≥8/4		≤4/2
其他细菌	20/10	≤13	14~17	≥18	≥32/16	16/8	≤8/4
氨苄西林/舒巴坦	10/10	≤11	12~14	≥15	≥32/16	16/8	≤8/4
替卡西林/克拉维酸							
假单胞菌属	75/10	≤14		≥15	≥128/2		≤64/2
其他革兰阴性杆菌	75/10	≤14	15~19	≥20	≥128/2	64/2~32/2	≤16/2
葡萄球菌	75/10	≤22		≥23	≥16/2		≤8/2
(2)青霉素类							
氨苄西林							
肠杆菌科	10	≤13	14~16	≥17	≥32	16	≤8
嗜血杆菌属	10	≤18	19~21	≥22	≥4	2	≤1
肠球菌属	10	≤16		≥17	≥16		≤8
链球菌属	10	≤21	22~29	≥30	≥4	0.25~2	≤0.12
不产青霉素酶葡萄球菌	10	≤28		≥29	≥0.5		≤0.25
羧苄西林							
肠杆菌科	100	≤19	20~22	≥23	≥64	32	≤16
假单胞菌属	100	≤13	14~16	≥17	≥512	256	≤128
美洛西林							
肠杆菌科	75	≤17	18~20	≥21	≥128	32~64	≤16
假单胞菌属	75	≤15		≥16	≥128		≤64
甲氧西林	5	≤9	10~13	≥14	≥16		≤8
苯唑西林							
金黄色葡萄球菌/里昂葡萄球菌	1	≤10	11~12	≥13	≥4		≤2
凝固酶阴性葡萄球菌	1	≤17		≥18	≥0.5		≤0.25
哌拉西林							
肠杆菌科	100	≤17	18~20	≥21	≥128	32~64	≤16
假单胞菌属	100	≤17		≥18	≥128		≤64
替卡西林							
肠杆菌科	75	≤14	15~19	≥20	≥128	64~32	≤16
假单胞菌属	75	≤14		≥15	≥128		≤64
(3)头孢菌素类							
头孢噻吩	30	≤14	15~17	≥18	≥32	16	≤8
头孢唑啉	30	≤14	15~17	≥18	≥32	16	≤8

续表

药物及菌名	纸片每片含量/μg	抑菌圈直径/mm			相应的 MIC/(μg/mL)		
		耐药	中介	敏感	耐药	中介	敏感
头孢吡肟	30	≤14	15～17	≥18	≥32	16	≤8
头孢美唑	30	≤12	13～15	≥16	≥64	32	≤16
淋病奈瑟菌	30	≤27	28～32	≥33	≥8	4	≤2
头孢呋肟	30	≤14	15～17	≥18	≥32	16	≤8
淋病奈瑟菌	30	≤25	26～30	≥31	≥4	2	≤16
嗜血杆菌属	30	≤16	17～19	≥20	≥16	8	≤4
头孢替坦	30	≤12	13～15	≥16	≥64	32	≤16
头孢西丁	30	≤14	15～17	≥18	≥32	16	≤8
头孢他啶	30	≤14	15～17	≥18	≥32	16	≤8
头孢曲松	30	≤13	14～20	≥21	≥64	32～16	≤8
头孢哌酮	75	≤15	16～20	≥21	≥64	32	≤16
头孢噻肟	30	≤14	15～22	≥23	≥64	32～16	≤8
(4)氨基糖苷类							
庆大霉素							
肠杆菌科	10	≤12	13～14	≥15	≥16	8	≤4
肠球菌	120	≤6	7～9	≥10	≥500		≤500
妥布霉素	10	≤12	13～14	≥15	≥16	8	≤4
卡那霉素	30	≤13	14～17	≥18	≥25		≤64
阿米卡星	30	≤14	15～16	≥17	≥64	32	≤16
(5)喹诺酮类							
诺氟沙星	10	≤12	13～16	≥17	≥16	8	≤4
氧氟沙星	5	≤12	13～15	≥16	≥8	4	≤2
环丙沙星	5	≤15	16～20	≥21	≥4	2	≤1
洛美沙星	10	≤18	19～21	≥22	≥8	4	≤2
司帕沙星	5	≤15	16～18	≥19	≥2	1	≤0.5
(6)糖肽类							
万古霉素							
肠球菌	30	≤14	15～16	≥17	≥32	8～16	≤4
凝固酶阴性葡萄球菌	30	若≤14 需测 MIC		≥15	≥32	16～8	≤4
金黄色葡萄球菌	30	若≤14 需测 MIC		≥15	≥16	8～4	≤2
(7)大环内酯类							
红霉素	15	≤13	14～22	≥23	≥8	1～4	≤0.5
阿奇霉素	15	≤13	14～17	≥18	≥8	4	≤2
克拉霉素	15	≤13	14～17	≥18	≥8	4	≤2
(8)四环素类							
四环素	30	≤14	15～18	≥19	≥16	8	≤4

续表

药物及菌名	纸片每片含量/μg	抑菌圈直径/mm			相应的 MIC/(μg/mL)		
		耐药	中介	敏感	耐药	中介	敏感
淋病奈瑟菌	30	≤30	31~37	≥38	≥2	1~0.5	≤0.25
嗜血杆菌属	30	≤25	26~28	≥29	≥8	4	≤2
多西环素	30	≤12	13~15	≥16	≥16	8	≤4
(9)其他抗菌药物							
氯霉素	30	≤12	13~17	≥18	≥32	16	≤8
嗜血杆菌属细菌	30	≤25	26~28	≥29	≥8	4	≤2
利福平	5	≤16	17~19	≥20	≥4	2	≤1
克林霉素	2	≤14	15~20	≥21	≥4	1~2	≤0.5
大观霉素							
淋病奈瑟菌	100	≤14	15~17	≥18	≥128	64	≤32
磺胺类	250	≤12	13~16	≥17	≥512		≤256
复方增效磺胺(TMP/SMZ)	1.25/23.75	≤10	11~15	≥16	≥4/76		≤2/38
TMP(甲氧苄啶)	5	≤10	11~15	≥16	≥16		≤8
噁喹酸	100	≤14	15~18	≥19	≥64		≤16
萘啶酸	30	≤13	14~18	≥19	≥32		≤8
呋喃妥因	300	≤14	15~16	≥17	≥128	64	≤32

敏感(S)指常规剂量的测定药物在体内所达到的血药浓度能抑制或杀灭待测菌,该菌引起的感染可以用常规剂量的抗菌药物治疗,禁忌证除外;中介(I)指抗菌药物 MIC 接近血液和组织中通常可达到的浓度,疗效低于敏感菌,还表示药物在生理浓集的部位具有临床效力(如尿液中的喹诺酮类和β-内酰胺类)或者可用高于正常剂量的药物进行治疗(如β-内酰胺类),中介还作为缓冲区,以防止微小的技术因素导致较大的错误结果,特别是对那些靠近疗效范围药物;耐药(R)指受试菌株不能被常规剂量抗菌药物达到的浓度所抑制,临床治疗无效。

（五）影响因素

1. 培养基　培养基的成分、含量、pH 值,琼脂的厚度、硬度、浓度和表面的湿度等,均会影响抑菌环直径的大小。培养基内应尽量避免有抗菌药物的拮抗物质。

2. 菌量　待检菌液浓度、接种量要合适,浓度偏高会导致抑菌环缩小,浓度偏低会导致抑菌环扩大。因此要正确配制、使用和保存麦氏比浊标准管。

3. 药敏纸片　纸片质量是影响药敏试验结果的主要因素,纸片含药量直接影响抑菌环的大小,它与纸片的重量、吸水性和直径有关。药敏纸片若保存不当可使药效下降、抑菌圈缩小。保存条件以低温干燥为佳,在有效期内使用。

4. 操作方法　接种细菌后应在室温放置片刻,待菌液被培养基吸收后再贴药敏纸片。另外试验过程中的接种方法、孵育条件、温度和时间及抑菌圈测量工具的精确度等都会直接影响药敏结果。

5. 质控因素　质控菌株本身的药敏特性是否合格、有无变异等都将影响药敏试验的结果。

（六）质量控制

1. 质控菌株　避免上述因素影响药敏试验的主要措施是采用标准菌株进行质量控制。纸片琼脂扩散法常用的质控菌株包括金黄色葡萄球菌 ATCC 25923、大肠埃希菌 ATCC 25922、铜绿假单胞菌 ATCC 27853、粪肠球菌 ATCC 29212 等。标准菌株应每周在 M-H 琼脂上传代一次,4 ℃保存。

2. 质控方法　将标准菌株和待测菌在同一条件下做药敏试验并测定质控菌株的抑菌环,以便对照监测。原则上要求每日做临床测定的同时要做质控,在实验条件恒定的情况下,每周测 2 次可保证质量监测。

3. 抑菌环质控范围　标准菌株的抑菌环应落在规定范围内,这个范围为 95% 的可信限,即日间质控得到的抑菌环直径在连续 20 个数值中仅允许 1 个超出规定的范围。如果经常有质控结果超出这个范围,说明实验方法不稳定。每日质控菌株的抑菌环直径的均值应接近允许范围的中间值,否则应从培养基、药敏纸片、接种菌液和操作方法等方面去查找原因,并及时纠正。

二、稀释法

稀释法是将抗菌药物做不同浓度的稀释后,接种一定浓度的待测菌,通过测试细菌在不同浓度药物培养基内的生长情况,能够定量测定抑制待测菌生长的最低药物浓度(即最低抑菌浓度 MIC),包括肉汤稀释法和琼脂稀释法。

(一)肉汤稀释法

使用 M-H 液体培养基将抗菌药物做倍比稀释,然后接种定量的待测菌液(0.5 麦氏比浊标准)。经 35～37 ℃孵育 16～20 h,观察结果。肉眼观察无菌生长的最低药物浓度即为该药物对待测菌的最低抑菌浓度。

肉汤稀释法有常量稀释法和微量稀释法。常量稀释法时,肉汤含量每管大于或等于 1.0 mL(通常 2 mL),微量稀释法时,肉汤含量每孔 0.1 mL。微量稀释法是近年来临床微生物实验室应用较多的药敏试验法。商品化的药敏试验测试板孔含有多种经倍比稀释的冻干抗菌药物,其优点是一块板可同时测定多种抗菌药物对细菌的抑菌情况,操作方便、结果可信赖;缺点是所含抗菌药物不一定完全适合实验室的具体需要。

(二)琼脂稀释法

将不同剂量的抗菌药物分别加于 50～55 ℃的定量琼脂培养基中,混匀后倾注无菌平皿,制成含递减浓度的抗菌药物琼脂平板。然后接种待测细菌,经培养后观察菌落的生长情况,以能抑制细菌生长的最低药物浓度为该菌的最低抑菌浓度。该法与液体稀释法相比,重复性好且每个平板可同时测定多株细菌,还可观察被检菌落生长良好与否,同时还能发现污染的菌落。

三、E 试验

E 试验是一种结合稀释法和扩散法的原理,直接测量最低抑菌浓度的药敏试验。

1. 原理　E 试验试条为 50 mm×5 mm 的塑料长条,在试条的一面预先固定有一系列等倍稀释梯度的抗生素,另一面标有所含该药物浓度的刻度。当试条放在接种有细菌的琼脂平板上时,抗菌药物就从试条向周围扩散,经孵育后,围绕试条可见椭圆形抑菌环,环的边缘与试条交点的刻度即为该抗生素抑制被检菌的特定浓度(抑制浓度,IC)。

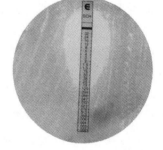

2. 方法　将药敏纸条放置在已涂布细菌的平板上,试条刻度面朝上,药物最高浓度处应靠平板边缘。用镊子轻压以赶走其下方的气泡。一块平板内可放入 6 根试验纸条。然后置 35 ℃培养 18～24 h,观察结果。

3. 结果　培养后围绕试条可形成一个椭圆形的抑菌圈,在抑菌圈

图 3-1　E 试验结果示意图

和试条的横切相交处试条上的读数刻度即是抗菌药物对被检菌的抑制浓度(IC)(图 3-1)。当无抑菌环时,IC≥最大浓度;当抑菌环延伸至试条下方,与试条无交点时,IC≤最小浓度。

四、联合药物敏感试验

(一)联合药物敏感试验目的

联合药物敏感试验目的是体外测定两种或两种以上抗菌药物联合应用时的抗菌效果。联合药物敏

感试验常用于以下情况：①用于病原菌尚不确定的急、重症感染的经验治疗，如急性心内膜炎、败血症等；②治疗多种细菌所引起的混合感染；③对于某些多重耐药菌株感染，可取得协同抗菌作用；④减少或推迟治疗过程中细菌耐药性的产生；⑤减少某些抗菌药物的用量，从而减轻其不良反应。

（二）联合药物敏感试验结果

联合药物敏感试验可以出现四种结果。①无关作用：两种抗菌药物联合作用时，药效等于活性最大的抗菌药物的药效。②拮抗作用：两种抗菌药物联合作用时，药效显著低于其单独抗菌活性，即一种抗菌药物的活性被另一种抗菌药物所削弱。③相加作用：两种抗菌药物联合作用时，药效等于两药单独抗菌活性的总和。④协同作用：两种抗菌药物联合作用时，药效显著大于其单药抗菌活性的总和。

 # 第三节　细菌耐药性检测

一、耐药表型检测

（一）β-内酰胺酶检测

细菌产生的 β-内酰胺酶能水解青霉素及头孢菌素类抗生素的基本结构 β-内酰胺环，使抗生素灭活造成细菌耐药。β-内酰胺酶试验主要方法有碘淀粉测定法和头孢硝噻吩纸片法，临床常用头孢硝噻吩纸片法。对于革兰阳性球菌，直接用无菌牙签挑取 16～20 h 的菌落或其细菌悬液涂抹头孢硝噻吩纸片；对于革兰阴性杆菌，提取细菌裂解液涂抹头孢硝噻吩纸片。8～10 min 后观察结果，纸片由黄色变为红色为阳性，表示待测菌株产生 β-内酰胺酶。每次试验应设已知的产酶阳性菌和阴性菌做对照。β-酰胺酶试验阳性预示待测菌株如流感嗜血杆菌、卡他莫拉菌、淋病奈瑟菌和葡萄球菌等对青霉素（包括氨基、羧基和脲基青霉素）耐药。

（二）超广谱 β-内酰胺酶检测

超广谱 β-内酰胺酶（extended-spectrum β-lactamase，ESBL）是一种能水解青霉素、头孢菌素及单环类的新型 β-内酰胺酶，其临床常用的检测方法有初筛试验及确证试验。

1. 初筛试验　操作方法同 K-B 法，并使用 1 种以上药物，按以下条件进行判断：①对于肺炎克雷伯菌、产酸克雷伯菌、大肠埃希菌，若头孢泊肟≤17 mm、头孢他啶≤22 mm、氨曲南≤27 mm、头孢噻肟≤27 mm，则初筛为产 ESBL 菌株；②对于奇异变形杆菌，若头孢泊肟≤22 mm、头孢他啶≤22 mm、头孢噻肟≤27 mm，则初筛为产 ESBL 菌株。

2. 确证试验　操作方法同 K-B 法，同时使用两组四种纸片：头孢他啶（30 μg）、头孢他啶/克拉维酸（30/10 μg）复合纸片，头孢噻肟（30 μg）、头孢噻肟/克拉维酸（30/10 μg）复合纸片。当两组中任何一组复合纸片的抑菌圈直径大于或等于单药纸片抑菌圈直径 5 mm 时，判断为产 ESBL 菌株。ESBL 主要由克雷伯菌、大肠埃希菌等革兰阴性菌产生。产 ESBL 克雷伯菌和大肠埃希菌不论其体外药物敏感试验结果如何，用青霉素、头孢菌素和氨曲南治疗均无效。

（三）耐甲氧西林葡萄球菌检测

耐甲氧西林葡萄球菌（methicillin resistant Staphylococcus，MRS）包括：①对 1 μg 苯唑西林纸片的抑菌圈直径≤10 mm（或 MIC≥4 μg/mL），或对 30 μg 头孢西丁纸片抑菌圈直径≤19 mm 的金黄色葡萄球菌；②对 1 μg 苯唑西林纸片的抑菌圈直径≤17 mm（或 MIC≥0.5 μg/mL），或对 30 μg 头孢西丁纸片抑菌圈直径≤24 mm 的凝固酶阴性葡萄球菌。

绝大多数的 MRS 为多重耐药，一旦检出，预示细菌的耐药范围除全部的 β-内酰胺类抗生素外，还包括氨基糖苷类、大环内酯类等抗生素。

（四）D 试验

D 试验即克林霉素诱导耐药试验。对大环内酯耐药的葡萄球菌，可能对克林霉素耐药。纸片法 D 试验检测:使用M-H平板或血平板。对于葡萄球菌,在距红霉素纸片(15 μg)边缘15～26 mm处放置克林霉素纸片(2 μg);对于β溶血性链球菌,则克林霉素纸片(2 μg)和红霉素纸片(15 μg)边缘相距12 mm。在35 ℃孵育16～24 h后观察靠红霉素纸片一侧的克林霉素纸片的抑菌环有无出现截平现象(称为"D"形抑菌环)(图3-2)。若出现截平现象,提示存在可诱导的克林霉素耐药,应报告细菌对其耐药,在报告中应注明"通过克林霉素诱导耐药试验,推测此菌株对克林霉素耐药,用克林霉素治疗可能无效";若无截平现象,则应报告菌株对克林霉素敏感。

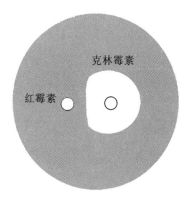

图 3-2 D试验结果示意图

（五）耐万古霉素和高水平氨基糖苷类肠球菌检测

1. 耐万古霉素肠球菌(VRE)检测 对 30 μg 万古霉素纸片抑菌圈直径≤14 mm,或 MIC≥32 μg/mL,应视为耐万古霉素肠球菌。对万古霉素多重耐药菌目前尚无有效治疗方法。对青霉素敏感的 VRE 可用青霉素与庆大霉素联合治疗;若对青霉素耐药但不是高水平耐氨基糖苷类 VRE,则可用替卡拉宁与庆大霉素联合应用进行治疗。

2. 耐高水平氨基糖苷类肠球菌(HLAR)检测 肠球菌若对庆大霉素耐药,则对除链霉素以外的其他氨基糖苷类均耐药,所以,常规耐药性检测试验主要是庆大霉素和链霉素的药敏试验。肠球菌对 120 μg 庆大霉素纸片抑菌圈直径≤6 mm,或 MIC≥500 μg/mL 时,对 300 μg 链霉素纸片抑菌圈直径≤6 mm,或 MIC≥1000 μg/mL(肉汤)或 MIC＞2000 μg/mL(琼脂)时,则视为耐高水平氨基糖苷类肠球菌。

二、耐药基因型检测

1. DNA 扩增技术 通过 PCR 引物扩增目标 DNA、凝胶电泳成像和标准菌株或 marker 比较,判断耐药基因的型别,递交专业生物公司测序,将测序结果登陆 blast 检索,与已公布的耐药基因型别比较;然后将其耐药基因转移至受体菌,通过扩增能否产生相同片段,观察其耐药表型;也可采用多重 PCR,测定多个耐药基因。也可用限制性片段长度多态性(RFLP)分析、单链构象多态性(SSCP)分析等方法,测定已知和未知的耐药基因,了解核苷酸的序列的突变和空间构象。

2. 基因芯片技术 基因芯片可用于病原微生物耐药基因的表达谱检测、突变分析、多态性的测定。病原体的耐药基因的检测可通过两种方式:表达谱芯片检测药物诱导的基因表达改变来分析其耐药性;寡核苷酸芯片检测基因组序列的亚型或突变位点从而分析其耐药性。

（宋艳荣）

小 结

药敏试验是在体外检测抗菌药物抑制或杀灭细菌的能力,以此来判断某一菌株对该抗菌药物是否敏感的试验方法,对指导临床合理选用抗菌药物有重要意义。药敏试验方法主要包括纸片扩散法(K-B 法)、稀释法等。其中纸片扩散法具有选药灵活、花费低廉等优势,被 WHO 推荐为定性药敏试验的基本方法。药敏试验时主要参照 CLSI 的抗菌药物分组建议来选择试验用药物,其中 A 组为常规首选药物常规报告;B 组在 A 组药物耐药或过敏和无效时选择性报告;C 组在 A、B 组药物过敏或耐药时选用;U 组仅用于治疗泌尿道感染的药物。细菌的耐药表现形式很多,耐药表型的检测主要包括:β-内酰胺酶检测、ESBL 检测、耐甲氧西林葡萄球菌检测、耐万古霉素和高水平氨基糖苷类肠球菌检测等。

能力检测

1. 简述 K-B 法药敏试验的原理、操作方法及质量控制。

2. 抗菌药物敏感试验的目的是什么?

第四章　病原性球菌检验

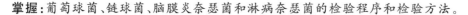

学习目标

掌握：葡萄球菌、链球菌、脑膜炎奈瑟菌和淋病奈瑟菌的检验程序和检验方法。

熟悉：常见病原性球菌的主要生物学性状、致病性和免疫性。

了解：病原性球菌的概念及种类。

球菌是细菌中的一大类。对人类有致病性的病原性球菌（pathogenic coccus）主要引起化脓性炎症，又称为化脓性球菌（pyogenic coccus），其中革兰阳性球菌主要包括葡萄球菌、链球菌、肺炎球菌等，革兰阴性球菌包括脑膜炎球菌和淋球菌等。

第一节　葡萄球菌属

葡萄球菌属于微球菌科。葡萄球菌属（*Staphylococcus*）目前有 35 个种及 17 个亚种。其广泛分布于自然界、人和动物的体表及与外界相通的腔道中，是一群革兰阳性球菌，因常堆聚成葡萄串状而得名。多数为非致病菌，少数可导致疾病。葡萄球菌是最常见的化脓性球菌，是医院交叉感染的重要来源。

一、生物学性状

（一）形态与染色

本属细菌革兰染色呈阳性，菌体球形，直径 0.5～1.5 μm；在液体培养基或脓液标本中可呈单、双、短链排列，平板培养物多呈堆排列，形似葡萄串状；无鞭毛，无芽胞，除少数菌株外一般不形成荚膜（图 4-1）。当其衰老、死亡时或被白细胞吞噬后，可被染成革兰阴性。

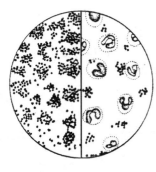

图 4-1　葡萄球菌

（二）培养特性

营养要求不高，需氧或兼性厌氧，在肉浸液及肉浸液琼脂或加入血液的培养基上生长良好；最适 pH 值为 7.4，最适温度为 35～37 ℃；耐盐性菌株能在高盐培养基中生长。

普通琼脂平板上经 35 ℃ 18～24 h 培养，可形成直径为 2～3 mm 的圆形、凸起、表面光滑湿润、边缘整齐、不透明的菌落，不同种类的菌株可产生金黄色、白色、柠檬色等不同的脂溶性色素。

血琼脂平板上，金黄色葡萄球菌菌落周围有明显的透明溶血环（β 溶血环）。其中有小菌落变异株，生长缓慢，菌落较小，易与 β 溶血性链球菌的菌落相混淆。

其在液体培养基（普通肉浸液）中生长迅速，呈均匀混浊状。

（三）生化反应

葡萄球菌生化活性较强：触酶试验阳性；多数能分解葡萄糖、麦芽糖及蔗糖，产酸不产气；多数致病性葡萄球菌能分解甘露醇、液化明胶和产生血浆凝固酶。

（四）抗原构造

葡萄球菌水解后，用沉淀法可获得两种抗原，即蛋白抗原和多糖抗原。①蛋白抗原：主要为葡萄球菌A蛋白(SPA)，存在于葡萄球菌细胞壁中，是具有种属特异性的完全抗原。SPA具有抗吞噬作用，可与人类的IgG的Fc段非特异性结合，而不影响Fab段与特异性抗原结合的功能，故可作为载体，结合特异性抗体后，通过协同凝集试验检测多种微生物抗原。②多糖抗原：具有型特异性的半抗原，分为A型多糖抗原、B型多糖抗原和C型多糖抗原。

（五）分类

根据色素、生化反应等表型的不同，葡萄球菌可分为金黄色葡萄球菌、表皮葡萄球菌和腐生葡萄球菌等。临床上常根据有无血浆凝固酶，将葡萄球菌分为凝固酶阳性葡萄球菌和凝固酶阴性葡萄球菌(coagulase-negative *Staphylococcus*,CNS)。凝固酶阳性葡萄球菌包括金黄色葡萄球菌、中间型葡萄球菌和猪葡萄球菌等；CNS包括表皮葡萄球菌、腐生葡萄球菌等。

（六）抵抗力

葡萄球菌对理化因素抵抗力强，是无芽胞的细菌中抵抗力最强者。耐热、耐干燥，80 ℃加热30 min才能将其杀死，在干燥的脓液中可生存数月，5％石炭酸、0.1％升汞中10～15 min死亡。耐盐性强，能在含10％～15％ NaCl琼脂中生长。其对红霉素、链霉素、氯霉素及四环素较敏感，但是耐药菌株逐年增多，已成为医院内感染最常见的致病菌。

二、临床意义

葡萄球菌感染的特点是感染部位组织的化脓、坏死和脓肿形成。人类对葡萄球菌有一定的天然免疫力。病愈后免疫力不牢固。

（1）金黄色葡萄球菌是人类重要的致病菌，能产生多种毒素和酶，包括葡萄球菌溶血素、杀白细胞素、肠毒素、表皮剥脱毒素、毒性休克综合征毒素、血浆凝固酶、耐热DNA酶等。所致疾病：①侵袭性疾病。主要为化脓性炎症。细菌通过多种途径侵入机体，引起局部组织及内脏器官感染，如疖、痈、毛囊炎、蜂窝织炎和伤口化脓性感染等；也可引起全身性感染如败血症、脓毒血症、骨髓炎、心内膜炎和脑膜炎等。②毒素性疾病。可通过产生不同毒素，引起食物中毒、烫伤样皮肤综合征、中毒性休克综合征等。③菌群失调症。长期使用广谱抗生素导致正常菌群失调，引发假膜性肠炎等。

（2）表皮葡萄球菌是存在于皮肤的正常栖居菌，一般不致病，在特殊情况下可成为条件致病菌，为医院感染的重要病原菌，也是导致血培养污染的常见细菌之一。

（3）腐生葡萄球菌是导致尿路感染的常见病原菌之一，成为重要的条件致病菌和免疫受损患者的感染菌。

耐甲氧西林的金黄色葡萄球菌(MRSA)、耐甲氧西林的表皮葡萄球菌(MRSE)、耐万古霉素的金黄色葡萄球菌(VRSA)、耐万古霉素的表皮葡萄球菌(VRSE)引起的临床感染和医院内感染，其严重性已引起医务工作者的广泛重视。MRSA感染极易导致感染暴发流行，治疗困难、病死率高，常见于免疫缺陷患者及手术、烧伤后患者等。

三、微生物学检验

（一）标本采集

根据葡萄球菌感染所致的疾病不同采集不同标本，可采集脓液、渗出液、伤口分泌物、血液、脑髓液、尿液、粪便、痰液，以及呕吐物或食物中毒患者的剩余食物等。

（二）检验程序

葡萄球菌检验程序见图4-2。

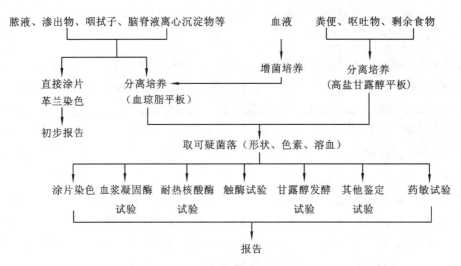

图 4-2　葡萄球菌检验程序

（三）检验方法

1. 直接镜检　无菌取脓液、痰液、渗出物和脑脊液（离心后取沉渣）涂片，经革兰染色后镜检，如为革兰阳性球菌呈葡萄状排列，可初步报告"找到革兰阳性葡萄状排列球菌，疑为葡萄球菌"。

2. 分离培养　血液标本（静脉血约 5 mL）注入 50 mL 葡萄糖肉汤或含硫酸镁肉汤置 35 ℃增菌培养。一般于 24 h 后开始观察有无细菌生长，若均匀混浊、溶血及胶冻状生长，则接种于血琼脂平板分离培养。血液标本也可注入商品血培养瓶培养。脓液、渗出物、脑脊液离心沉淀物、尿液等标本，通常可直接接种血琼脂平板（尿液标本，必要时做细菌菌落计数），于 35 ℃培养 18～24 h。粪便、呕吐物、剩余食物应接种高盐卵黄或高盐甘露醇平板，35 ℃培养 18～24 h。

血琼脂平板上，金黄色葡萄球菌菌落为金黄色或柠檬色、周围有明显的 β 溶血环；表皮葡萄球菌菌落无色素或产生白色色素；腐生葡萄球菌菌落为白色或柠檬色。高盐甘露醇平板上，金黄色葡萄球菌菌落呈黄色。取上述可疑菌落，经镜检证实为革兰阳性球菌、葡萄状排列，则做进一步鉴定。

3. 鉴定试验　葡萄球菌的鉴定常用试验如下。

（1）触酶试验：葡萄球菌属阳性，链球菌属为阴性。

（2）血浆凝固酶试验：血浆凝固酶是金黄色葡萄球菌所产生的一种与其致病性有关的侵袭性酶，分游离型和结合型两种。其作用是使血浆中的纤维蛋白在菌体表面沉积和凝固以阻碍吞噬细胞的吞噬。可分别用试管法和玻片法检测。玻片法用于粗筛，若玻片法为可疑或阴性结果，还需用试管法确证。使用的血浆为 EDTA 抗凝兔血浆。

（3）甘露醇发酵试验：金黄色葡萄球菌为阳性。

（4）新生霉素敏感试验：用于凝固酶阴性的葡萄球菌的鉴别。新生霉素耐药者多为腐生葡萄球菌，敏感者为表皮葡萄球菌。

（5）肠毒素检测：食物中毒患者标本中分离出的金黄色葡萄球菌还需检测肠毒素。常以幼猫做动物实验进行检测。取食物中毒患者的呕吐物或剩余食物接种于高盐肉汤培养基，35 ℃孵育 48 h 后，煮沸 30 min，去除死菌及其他毒素。离心取上清液 2 mL 注射到 4～6 周龄的幼猫腹腔内。若注射后 4 h 内幼猫发生呕吐、腹泻、体温升高或死亡等现象者，提示有肠毒素存在的可能。

（6）耐热核酸酶试验：大多数金黄色葡萄球菌、施氏葡萄球菌、中间葡萄球菌、猪葡萄球菌能产生耐热核酸酶。将待测菌的过夜肉汤培养物置沸水浴 15 min 后，滴加于含甲苯胺蓝核酸琼脂上已打好的直径为 2～5 mm 小孔内，置 35 ℃孵育，1 h 后观察结果，环绕孔周围蓝色琼脂转变为粉红为阳性。此外表皮葡萄球菌、模仿葡萄球菌、肉葡萄球菌含微弱耐热核酸酶。

葡萄球菌与其他革兰阳性球菌的鉴别、葡萄球菌属内主要种类的鉴别要点见表 4-1、表 4-2、表 4-3。

表 4-1 葡萄球菌与微球菌鉴别要点

菌名 鉴定项目	葡萄球菌	微球菌
形态、排列	球菌、以葡萄状排列为主	球菌、以四联排列为主
发酵葡萄糖产酸	+	-
杆菌肽敏感试验	+	-
呋喃唑酮敏感试验	-	+

表 4-2 葡萄球菌与链球菌、奈瑟菌鉴别要点

菌名 鉴定项目	葡萄球菌	链球菌	奈瑟菌
革兰染色	G$^+$球菌	G$^+$球菌	G$^-$球菌
触酶试验	+	-	+
氧化酶试验	-	-	+

表 4-3 常见有临床意义的 4 种葡萄球菌的鉴别要点

鉴定项目 菌名	血浆凝固酶试验	耐热 DNA 酶试验	脲酶试验	甘露糖氧化试验	新生霉素敏感试验	多黏菌素 B 敏感试验
金黄色葡萄球菌	+	+	d	+	S	R
表皮葡萄球菌	-	-	+	+	S	R
溶血葡萄球菌	-	-	-	-	S	S
腐生葡萄球菌	-	-	+	-	R	S

注:d 代表不定。

第二节 链球菌属

链球菌属(Streptococcus)是化脓性球菌的另一类常见的细菌,广泛存在于自然界和人及动物粪便和健康人鼻咽部,多数对人不致病,对人致病的主要是 A 群链球菌和肺炎链球菌。A 群链球菌可引起人类的各种化脓性炎症、猩红热、产褥热、新生儿败血症及链球菌超敏反应性疾病如风湿热、肾小球肾炎等,肺炎链球菌可引起大叶性肺炎。

一、生物学性状

(一)形态与染色

链球菌为圆形或卵圆形的革兰阳性球菌,直径为 0.8~1.0 μm,呈成双或链状排列(图 4-3)。链的长短与细菌种类及生长环境有关,在液体培养基中易呈长链,在脓液标本中常呈短链、成双或单个散在,无鞭毛、无芽胞,某些菌株在血清肉汤中可形成微荚膜,但延长时间后即消失。肺炎链球菌菌体呈矛尖状,宽端相对,尖端相背,成双排列(图 4-4),无芽胞、无动力,能形成荚膜。

(二)培养特性

本属细菌营养要求较高,在普通培养基上生长不良,在含有葡萄糖、血清、血液的培养基上生长良好。大多为需氧或兼性厌氧菌,少数微需氧及专性厌氧。最适温度为 35~37 ℃,最适 pH 值为 7.4~7.6,在 5%CO$_2$ 环境下生长更好。

在血琼脂平板上,经 35 ℃ 18~24 h 培养后可形成灰白色、圆形、凸起、直径为 0.1~0.75 mm 细小菌

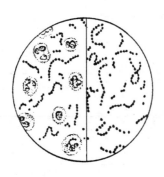

图 4-3 链球菌

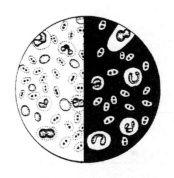

图 4-4 肺炎链球菌

落,菌落周围出现不同溶血环,可呈现 β 溶血(如乙型链球菌)、α 溶血(如甲型链球菌)或不溶血(如丙型链球菌)。

肺炎链球菌培养时间稍久时菌落中央下陷呈脐窝状,在血清肉汤中培养稍久时因细菌自溶而使混浊的培养液渐变澄清。自溶酶可被胆汁或胆盐等物质活化,加速细菌溶解,故可用胆汁溶菌试验与甲型链球菌相区别。

在液体培养基中生长时易形成长链而表现为沉淀生长(但肺炎链球菌为混浊生长)。

（三）生化反应

本属细菌触酶试验阴性(可借此与葡萄球菌属鉴别)。

A 群链球菌对杆菌肽非常敏感,而其他群链球菌通常耐受;B 群链球菌 CAMP 试验阳性,可水解马尿酸钠,而其他溶血性链球菌无此特性;D 群链球菌七叶苷水解试验阳性。

肺炎链球菌分解菊糖、对 Optochin 敏感、胆汁溶菌试验阳性、荚膜肿胀试验呈阳性,可与其他甲型链球菌相鉴别。

（四）分类

1. 根据链球菌在血平板上的溶血现象不同分类　可分为 3 类:①甲型(α)溶血性链球菌:又称草绿色链球菌,由于链球菌产生的代谢产物氧化红细胞中的血红蛋白,导致菌落周围形成 1～2 mm 宽的草绿色溶血环。此型链球菌多为条件致病菌。②乙型(β)溶血性链球菌:又称溶血性链球菌,菌落周围形成 2～4 mm 的透明溶血环。此型链球菌致病性强,常引起人类和动物多种疾病。③丙型(γ)链球菌:又称非溶血性链球菌,菌落周围不形成溶血环。此型链球菌一般无致病性。非溶血性 D 群链球菌主要有牛链球菌。

2. 根据抗原结构分类(即 Lancefield 分类)　按链球菌多糖抗原可将链球菌分成 A、B、C、D 等 20 个血清群,对人类致病的链球菌株 90% 属 A 群(化脓性链球菌),其次为 B 群(无乳链球菌)。

（五）抵抗力

本属细菌抵抗力不强,对常用消毒剂、抗菌药物均敏感。青霉素为首选治疗药物,极少发现耐青霉素的菌株,但对青霉素耐药的肺炎链球菌已出现并在全球播散,引起临床高度重视。

二、临床意义

1. A 群链球菌　致病力最强,有较强的侵袭力,是最常见的致病性链球菌。其致病物质主要有链球菌溶血素(streptolysin)、致热外毒素(pyrogenic exotoxin)及多种侵袭性物质(如脂磷壁酸、M 蛋白等黏附素,以及透明质酸酶、链激酶、链道酶等侵袭性酶)。

A 群链球菌引起的疾病约占人类链球菌感染的 90%,可引起:①化脓性感染,如急性咽炎、丹毒、脓疱病、医源性伤口感染和产后感染等;②中毒性疾病,如猩红热等;③超敏反应性疾病,如风湿热和急性肾小球肾炎等。

2. B 群链球菌　又称无乳链球菌(*Streptococcus agalactiae*)。当机体免疫功能低下时,可引起皮肤感染、心内膜炎、产后感染、新生儿败血症和新生儿脑膜炎。

3. D群链球菌 可引起呼吸道和泌尿道感染。

4. 甲型溶血性链球菌 人类口腔和上呼吸道的正常菌群,属条件致病菌,可引起亚急性细菌性心内膜炎。

5. 肺炎链球菌 主要引起大叶性肺炎,主要的致病因素是荚膜,可继发胸膜炎、脓胸、中耳炎、脑膜炎和败血症等。

人体感染链球菌后血清中可出现多种抗体,但因链球菌的型别多,各型间无交叉免疫力,故常反复感染。A群链球菌感染,治疗以青霉素G为首选。B群链球菌常采用青霉素G与一种氨基糖苷类合用治疗。

三、微生物学检验

(一) 标本采集

不同疾病采集不同标本,如脓液、咽拭子、炎性分泌物、血液、脑脊液、痰液等。采集后在2 h内运送到实验室,立即进行检查。链球菌所致的超敏反应性疾病应采集血清标本进行抗链球菌溶血毒素O抗体检测。

(二) 检验程序

链球菌检验程序见图4-5。

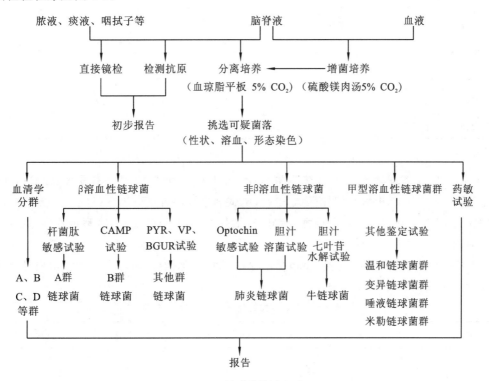

图4-5 链球菌检验程序

(三) 检验方法

1. 直接镜检 标本直接涂片革兰染色镜检,见革兰阳性、呈链状排列的球菌,可初步报告"查见革兰阳性球菌,链状排列,疑为链球菌";若见革兰阳性矛头状球菌成双排列,菌体周围有透明环,可初步报告"查见革兰阳性矛头状球菌,成双排列,疑为肺炎链球菌"。

2. 直接检测抗原 咽拭子标本中的A群链球菌和女性生殖道标本中的B群链球菌,可用凝集试验或ELISA方法检测抗原。

3. 分离培养 用血琼脂平板培养有助于识别链球菌的溶血特性和鉴定。标本接种于血琼脂平板在5% CO_2环境下经37 ℃孵育24 h,观察菌落性状,取可疑菌落做进一步鉴定。

(1) 血液标本先接种于液体培养基于35 ℃增菌培养,若培养液出现自下而上的溶血现象,或呈均匀混浊,或有绿色荧光等现象,则转种血琼脂平板进行分离培养。疑为亚急性心内膜炎患者的血液标本,增菌培养应延长至第 4 周。

（2）脓液、咽拭子、痰液等标本直接接种血琼脂平板，置 5% CO_2 环境，35～37 ℃孵育 24 h，观察菌落特征和溶血情况，链球菌的菌落通常较小，透明或半透明，似针尖大小、凸起，菌落周围可出现 α 溶血或 β 溶血，也可不出现溶血。然后取可疑菌落经涂片、染色镜检证实。甲型溶血性链球菌和肺炎链球菌可产生 α 溶血，它们的菌落形态非常相似，应予以区别。

4. 鉴定试验

（1）β 溶血性链球菌的鉴定与鉴别：可通过检测链球菌特异性群抗原来进行分群，但目前临床上仍多用生化试验加以鉴定。A、B、C、G 群链球菌一般以杆菌肽敏感试验、CAMP 试验、PYR 试验、VP 试验、β-D-葡萄糖苷酶（BGUR）试验等进行鉴别（表 4-4）。

表 4-4　β 溶血性链球菌的鉴定

菌种	Lancefield 群抗原	PYR 试验	VP 试验	CAMP 试验	BGUR 试验
化脓链球菌	A	+	－	－	NA
咽峡炎链球菌群	A	－	+	－	NA
无乳链球菌	B	－	NA	+	NA
停乳链球菌马样亚种	C	－	－	－	+
咽峡炎链球菌群	C	－	+	－	－
咽峡炎链球菌群	F	－	+	－	NA
停乳链球菌马样亚种	G	－	－	－	+
咽峡炎链球菌群	G	－	+	－	－
咽峡炎链球菌群	未分群	－	+	－	NA

注：NA 代表无资料。

PYR 试验：化脓性链球菌产生吡咯烷酮酰肽酶，可水解 L-吡咯烷酮-β-萘酚酰胺（PYR）基质，产生 β-萘酚酰胺，当加入 N、N-二甲氧基肉桂醛试剂（PYR 试剂）后，两者反应出现桃红色。方法为用接种环将待检菌涂擦在含 PYR 的纸片上，35 ℃孵育 5 min，在纸片上滴加 PYR 试剂，观察纸片颜色的改变，纸片呈桃红色反应为阳性，不变色为阴性。

（2）非 β 溶血性链球菌的鉴定与鉴别：包括不溶血 D 群链球菌（牛链球菌）、甲型溶血性链球菌等。其鉴定与鉴别特征见表 4-5、表 4-6、表 4-7。

表 4-5　非 β 溶血性链球菌的鉴定与鉴别

菌种	α 溶血	Optochin 敏感试验	胆汁溶菌试验	胆汁七叶苷水解试验
肺炎链球菌	+	+	+	－
草绿色链球菌	+	－	－	－
D 群链球菌	+/－	－	－	+

表 4-6　部分草绿色链球菌的鉴别

菌群	甘露醇发酵试验	山梨醇发酵试验	七叶苷水解试验	VP 试验	精氨酸双水解酶试验	脲酶试验
缓症链球菌群	－	－	－	－	－	－
咽峡炎链球菌群	－	－	+	+	+	－
变异链球菌群	+	+	+	+	－	－
唾液链球菌群	－	－	+	+	－	d

注：d 代表不定。

表 4-7 肺炎链球菌与其他甲型溶血性链球菌的鉴别

	形态	菌落	血清肉汤中	盐水中	胆汁溶菌试验	菊糖发酵试验	Optochin敏感试验	小白鼠毒力试验
肺炎链球菌	矛头状、成双、有荚膜	稍大、湿润扁平、脐窝状	均匀混浊	均匀	+	+	+	+
甲型溶血性链球菌	圆形、成链、无荚膜	较小、稍干圆形、凸起	沉淀生长	自凝	—	—	—	—

5. 抗链球菌溶血素 O 试验 测定患者血清中抗链球菌溶血素 O 抗体的效价,作为风湿性关节炎、急性肾小球肾炎等疾病的辅助诊断。效价大于 400 U 即有诊断意义。

第三节 肠 球 菌 属

肠球菌属(Enterococcus)归类链球菌科,是人类肠道中的正常菌群。但是当进入血液或其他部位时,可引起败血症、心内膜炎、脑膜炎、尿路感染和伤口感染等。其是革兰阳性球菌中仅次于葡萄球菌属细菌的医院内感染病原菌。

一、生物学性状

(一) 形态与染色

肠球菌为革兰阳性,成双或短链状排列的卵圆形球菌,无芽胞、无荚膜、大多数无鞭毛(个别菌种有稀疏鞭毛)。

(二) 培养特性

肠球菌属营养要求不高;需氧及兼性厌氧;在 10~45 ℃均可生长,最适生长温度 35 ℃;最适 pH 值为 7.4~7.6。在血琼脂平板上可形成灰白色、不透明、表面光滑、圆形菌落,并伴有 α 溶血或不溶血现象。某些菌株在选择培养基如麦康凯平板上可生长。在高盐(6.5% NaCl)、高碱(pH 值为 9.6)肉汤中能生长,在 40% 胆汁培养基中能分解七叶苷,此特点可与链球菌鉴别。

(三) 生化反应

肠球菌属触酶试验阴性,多数肠球菌能水解 L-吡咯烷酮-β-萘酚酰胺(PYR)。Optochin 敏感试验阴性、CAMP 试验阴性,胆汁七叶苷水解、万古霉素敏感及 PYR 试验均为阳性。

(四) 分类

肠球菌属原属于链球菌属 D 群,但种系分类法证实某些菌种(如粪肠球菌、屎肠球菌等)不同于链球菌属细菌,故 1984 年命名为肠球菌属。其共有 19 个种,根据其利用糖类的特征可将肠球菌分为 3 组:第一组以鸟肠球菌(E. avium)为代表;第二组以粪肠球菌(E. faecalis)为代表,包括屎肠球菌(E. faecium)等;第三组以坚韧肠球菌(E. durans)为代表。其中对人类致病者主要为粪肠球菌和屎肠球菌。在临床分离菌中粪肠球菌占 85%~95%、屎肠球菌占 5%~10%,其余少数为坚韧肠球菌和其他肠球菌。

二、临床意义

目前,肠球菌是革兰阳性菌中仅次于葡萄球菌属的重要医院感染病原菌,其所致感染中最常见的为尿路感染,其次为腹部和盆腔等部位的创伤和外科术后感染。在败血症中居第 3 位,仅次于凝固酶阴性葡萄球菌和金黄色葡萄球菌。肠球菌还可引起外科伤口、烧伤创面、皮肤软组织及骨关节感染。而其中绝大部分为院内感染,亦是引起老年人和严重基础疾病患者败血症的常见病原菌。临床上分离率最高的是粪肠球菌,其次是屎肠球菌。近年来肠球菌耐药菌株及其所致的感染率增加。

近年来肠球菌对青霉素类抗生素已呈不同程度耐药,对庆大霉素呈高耐药性的菌株逐年增多,并出现了耐万古霉素的菌株。肠球菌的耐药性分为天然耐药和获得性耐药,对一般剂量或中剂量氨基糖苷类耐药和对万古霉素低度耐药常是先天性耐药。获得性耐药表现为对氨基糖苷类高水平耐药和对万古霉素、替考拉宁高度耐药。治疗肠球菌感染一般采用 β-内酰胺类和氨基糖苷类联合治疗。

三、微生物学检验

(一)标本采集

合理采取相应标本,如尿液、脓液、胆汁、分泌物或血液等。

(二)检验程序

肠球菌检验程序见图 4-6。

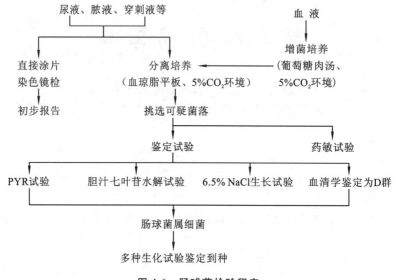

图 4-6 肠球菌检验程序

(三)检验方法

1. 直接镜检 标本直接涂片染色镜检,查见单个、成双或短链状排列的卵圆形革兰阳性球菌,可初步报告。

2. 分离培养 常用血琼脂平板或选择培养基,如用叠氮胆汁七叶苷琼脂进行分离培养,该培养基可抑制革兰阴性杆菌的生长,而长出的肠球菌菌落为黑色,便于识别。在血琼脂平板上 35 ℃培养 18～24 h,形成较小、灰白色光滑型菌落,有 α 溶血或 γ 溶血环。在麦康凯琼脂平板上形成较小、干燥的粉红色菌落。

3. 鉴定

(1)肠球菌属的鉴定:涂片染色镜检为革兰阳性球菌,成单、双或呈短链排列,触酶试验阴性、PYR 试验阳性、胆汁七叶苷水解试验阳性,在 6.5% NaCl 肉汤中可生长,可初步鉴定为肠球菌。

(2)肠球菌属常见菌种的鉴别:确定为肠球菌属后,属内常见菌种的鉴别见表 4-8。

表 4-8 肠球菌属内常见菌种的鉴别

菌名 \ 试验	亚碲酸盐	阿拉伯糖	丙酮酸盐
粪肠球菌	+	－	+
屎肠球菌	－	+	－

(3)血清学鉴定:与 Lancefield 血清 D 群抗血清发生凝集(利用 6.5% NaCl 耐受试验可鉴别肠球菌与 D 群链球菌,前者为阳性,后者为阴性)。

第四节 奈瑟菌属

奈瑟菌属(Neisseria)是一群革兰阴性球菌,单个或成双排列,触酶试验和氧化酶试验阳性。现有10个种,其中对人致病的只有脑膜炎奈瑟菌和淋病奈瑟菌,分别引起流行性脑脊髓膜炎和性传播疾病——淋病。

一、脑膜炎奈瑟菌

脑膜炎奈瑟菌(N. meningitidis)又称脑膜炎球菌,是流行性脑脊髓膜炎(流脑)的病原菌。人类是脑膜炎奈瑟菌的唯一宿主。

（一）生物学性状

1. 形态与染色　为革兰阴性双球菌,在患者脑脊液中,菌体多存在于中性粒细胞内,单个菌体呈肾形或咖啡豆形;常呈双排列,凹面相对(图4-7);培养物涂片菌体可呈圆形或卵圆形,成双或不规则排列。无芽胞,无鞭毛,新分离的菌株有荚膜和菌毛。

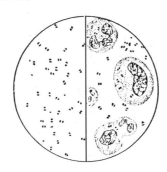

图 4-7　脑膜炎奈瑟菌

2. 培养特性　专性需氧,初次分离时需5%～10% CO_2 环境,以中和细菌所产生的氨,减少对细菌的毒性。其对温度要求很严,低于30 ℃或超过40 ℃则不生长,最适生长温度为35 ℃;最适 pH 值为7.4～7.6;营养要求高,普通培养基上不生长,在含有血清、血液或卵黄等营养成分的培养基上方能成长。在血琼脂平板、巧克力琼脂平板上培养24～72 h后,形成圆形、光滑、湿润、透明、微带灰蓝色菌落,在血琼脂平板上不溶血、易乳化。在卵黄双抗平板(EPV)上,菌落呈无色、较大、扁平、湿润奶油状。在血清肉汤中,呈轻度或中度混浊,有颗粒状或黏稠状沉淀生长,无菌膜。脑膜炎奈瑟菌可产生自溶酶,培养时间过长,菌体可发生自溶死亡。

3. 生化反应　绝大多数菌株能分解葡萄糖和麦芽糖,产酸不产气,不分解乳糖、蔗糖和果糖,不能分解蛋白质,不液化凝固血清或明胶,氧化酶、触酶试验阳性,硝酸盐还原试验阴性。

4. 抗原构造及分类　脑膜炎奈瑟菌的主要抗原:①荚膜多糖抗原:具有群特异性,根据此抗原不同,可将脑膜炎奈瑟菌分为至少13个血清群,与人类疾病关系密切的主要是A、B、C群,我国流行的菌株以A群为主,偶见B、C群。②外膜蛋白:具有型特异性,可据此将脑膜炎奈瑟菌分为20个血清型。③脂多糖抗原:具有型特异性,可对脑膜炎奈瑟菌分型。

5. 抵抗力　脑膜炎奈瑟菌对外界环境的抵抗力弱。其对干燥、湿热、寒冷均很敏感,室温中仅存活3 h,60 ℃保持5 min即死亡;对各种消毒剂也很敏感,如1%石炭酸、75%乙醇、0.1%新洁尔灭能立刻将其杀死;对青霉素、链霉素、金霉素均敏感,但容易产生耐药性。

（二）临床意义

脑膜炎奈瑟菌寄生于正常人的鼻咽腔内可不引起任何症状,人群中带菌率可达40%～80%,带菌者为流脑流行的重要传染源。细菌通过呼吸道分泌物或空气微滴核经呼吸道传播,潜伏期1～4天,其发展经过可分为三期:①首先侵入鼻咽腔,引起上呼吸道感染或局部炎症;②少数细菌侵入血流,造成单纯菌血症,可有突然发作的恶寒、发热、恶心、呕吐等,亦可有出血性或红斑性皮疹,或称淤点;③大量细菌侵入,由血液或经淋巴到达脑脊髓膜,引起脑脊髓膜炎的症状与体征,如头痛、呕吐、颈强直、发热等脑膜炎症状。本菌可相继存在于鼻咽腔、血液、淤点及脑脊液等标本中。

脑膜炎奈瑟菌的致病物质有荚膜、菌毛和内毒素,以内毒素为主。荚膜可抵抗宿主体内吞噬细胞的吞噬作用,增强细菌对机体的侵袭力;菌毛介导细菌黏附在宿主易感细胞表面,有利于细菌在宿主体内定居、繁殖;内毒素是脑膜炎奈瑟菌的主要致病物质,可导致皮肤出血性淤斑、肾上腺出血、弥散性血管内凝血(DIC),甚至休克。

人对脑膜炎奈瑟菌有较强的抵抗力,感染后仅有 2%～3% 的人表现为脑膜炎,绝大多数为鼻咽炎或带菌状态,仅有少数发病。感染患者与带菌者体内可有群特异性抗体产生,能促进吞噬作用和杀菌作用。儿童免疫力较弱,感染后发病率较高。母体内抗体可通过胎盘传给胎儿,故 6 个月以内婴儿患流脑很少。治疗首选药物为青霉素 G,剂量要大,对过敏者可选用红霉素。

(三)微生物学检验

1. 标本采集　取患者脑脊液、血液或刺破皮肤出血性淤斑取渗出物,带菌者检查可用鼻咽拭子。采集的标本应注意保暖、防止干燥和避免日光照射,立即送检。

2. 检验程序　脑膜炎奈瑟菌检验程序见图 4-8。

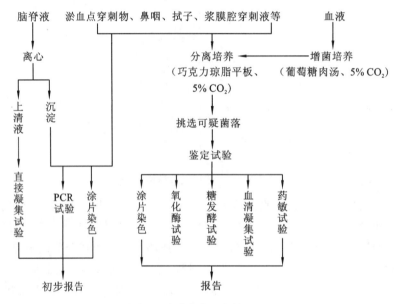

图 4-8　脑膜炎奈瑟菌检验程序

3. 检验方法

(1)标本直接检查

①直接涂片镜检:取脑脊液离心沉淀物或淤斑渗出物,涂片,革兰染色后镜检。如镜下见到中性粒细胞内、外有革兰阴性双球菌,可初步报告"查见革兰阴性球菌,疑似脑膜炎奈瑟菌"。

②抗原检测:用脑膜炎奈瑟菌群抗体血清,通过凝集试验检测细菌荚膜多糖抗原。抗原检测若呈阳性,结合涂片和培养结果,可做出快速诊断。

(2)分离培养与鉴定

①分离培养:血液与脑脊液标本在葡萄糖肉汤培养基中增菌后,接种于巧克力琼脂平板,其他标本直接接种于血琼脂平板、巧克力琼脂平板或 EPV 平板,然后置于 5%～10% CO_2、35 ℃环境中孵育 18～24 h 后观察菌落特征。

②鉴定:取可疑菌落涂片革兰染色镜检,若见革兰阴性双球菌,则做生化试验加以鉴定,脑膜炎奈瑟菌氧化酶、触酶试验阳性,分解葡萄糖和麦芽糖,产酸不产气,不分解其他糖类。可进一步应用脑膜炎奈瑟菌诊断血清确定其血清型别。

脑膜炎奈瑟菌与淋病奈瑟菌以及卡他莫拉菌的主要鉴别点见表 4-9,奈瑟菌属与其他相似菌属的主要鉴别点见表 4-10。

表 4-9 脑膜炎奈瑟菌与淋病奈瑟菌以及卡他莫拉菌的鉴别

| 菌种 | 生长试验 | | 分解产酸 | | | | | 硝酸盐还原试验 | 多糖合成 | DNA 酶试验 | 在巧克力琼脂平板上的菌落特点 |
	巧克力琼脂平板或血琼脂平板（22 ℃）	营养琼脂（35 ℃）	葡萄糖	麦芽糖	乳糖	蔗糖	果糖				
脑膜炎奈瑟菌	−	V	+	+	−	−	−	−	−	−	灰白色，半透明，光滑，1～2 mm
淋病奈瑟菌	−	−	+	−	−	−	−	−	−	−	灰棕色，半透明，光滑，0.5～1 mm
卡他莫拉菌	+	+	−	−	−	−	−	+	−	+	淡红色，不透明，光滑，干燥，1～3 mm

注：V 代表不同结果。

表 4-10 奈瑟菌属与其他相似菌属的鉴别

菌属	形态	菌落特征	氧化酶试验	触酶试验	葡萄糖发酵试验	硝酸盐还原试验
奈瑟菌属	球形	灰白色，湿润	+	+	+	+
莫拉菌属	球杆状	灰白色，湿润	+	+	−	−
不动杆菌属	球杆状	灰白色，湿润	−	+	+	−

二、淋病奈瑟菌

淋病奈瑟菌（N. gonorrhoeae）又称淋球菌，是人类淋病的病原体。人类是唯一的天然宿主和传染源。其主要引起人类泌尿生殖系统的急、慢性化脓性感染。

（一）生物学性状

1. 形态与染色 淋病奈瑟菌的形态与脑膜炎奈瑟菌极为相似，革兰阴性球菌，呈肾形或咖啡豆形；成双排列，两球菌接触面扁平或稍凹；无鞭毛，无芽胞，从患者体内新分离的菌株大多有荚膜和菌毛。

2. 培养特性 其专性需氧，初次分离时需提供 5%～10% CO_2，低于 30 ℃ 则不能生长，最适生长温度为 35 ℃；营养要求高，需在含有血液、血清等培养基中才能生长。常用巧克力琼脂平板、血琼脂平板、卵黄双抗平板或专用平板（如含万古霉素、多黏菌素及致霉菌素的 TM 培养基、改良的 MTM 培养基、Martin-Lewis 培养基和 NYC 培养基等）。在巧克力琼脂平板上经 18～24 h 培养后，形成圆形、细小、光滑、半透明菌落；在血琼脂平板上不溶血。

3. 生化反应 本菌只分解葡萄糖，产酸不产气，不分解麦芽糖（可借此与脑膜炎奈瑟菌相鉴别）及蔗糖。氧化酶及触酶试验均为阳性。

4. 抗原构造 主要有菌毛抗原、脂多糖抗原和外膜蛋白抗原。根据外膜蛋白抗原的不同，将淋病奈瑟菌分成 A、B、C 等 16 个血清型。

5. 抵抗力 其对外界抵抗力低，对干燥、寒冷、热及常用消毒剂均敏感。加热至 55 ℃ 保持 5 min、干燥状态下保持 1～2 h 即可死亡；1∶4000 硝酸银溶液浸泡 2 min 即可将其杀死。其对青霉素、磺胺类药物、金霉素均敏感，但易产生耐药性。

（二）临床意义

淋病是目前世界上发病率最高的性传播病。人类是淋病奈瑟菌的唯一宿主，主要通过不洁性交引起泌尿生殖系统化脓性炎症，也可通过患者分泌物污染的衣物、毛巾、浴盆等间接感染。淋病奈瑟菌致病物质主要有菌毛、外膜蛋白、内毒素、IgA_1 蛋白酶等，感染后可引起单纯性淋病、盆腔炎、口咽部及肛门直肠淋病。此外，若母体患有淋菌性阴道炎或宫颈炎，分娩时可通过产道感染新生儿致淋菌性眼结膜炎。病后免疫力弱且不持久，再感染和慢性患者较多见。

预防淋病应着重防止不正当的两性关系,取缔娼妓以及彻底治疗患者。治疗药物可用青霉素及敏感的抗生素,但近年来产生青霉素酶的淋病奈瑟菌日益增多。新生儿娩出后要立即用1‰硝酸银溶液滴眼,以防止新生儿淋病性眼结膜炎的发生。

（三）微生物学检验

1. 标本采集　男性可从尿道、前列腺、精囊;女性可从尿道、宫颈部、巴氏腺等取分泌物作为主要标本。泌尿生殖道中对淋病奈瑟菌敏感的细胞是柱状上皮细胞(在宫颈内膜和尿道内膜中),而不是鳞状上皮细胞(阴道黏膜和龟头上)。所以女性患者用无菌棉拭子放无菌盐水浸润再拧干后,在宫颈内 0.5 cm 处转一圈,采取宫颈内膜分泌物;男性患者要用特制的男性脱脂棉拭子深入尿道 2 cm,采取尿道内膜分泌物,要求采到内膜中的柱状上皮细胞,标本检出阳性率较高。上述各部位取材,为避免或减少污染,采样时应用无菌生理盐水清洗局部。因淋病奈瑟菌抵抗力弱,取材后应立即送检,最好床边接种,立即培养。如送检路程较远,需接种至 TM 培养基后运送或采用专门的运送培养基。在冬季运送过程中应采取保温措施。

2. 检验程序　淋病奈瑟菌检验程序见图 4-9。

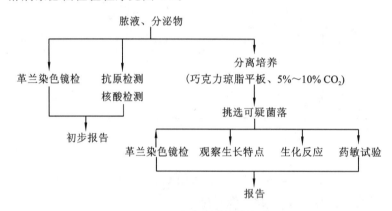

图 4-9　淋病奈瑟菌检验程序

3. 检验方法

（1）标本直接检查:

①直接涂片染色:制备标本片两张,经革兰染色和亚甲蓝染色镜检。涂片时,应将棉拭子在载玻片上滚动,使细胞舒展,制成较薄的涂片,勿来回涂擦。急性患者能见到在中性粒细胞细胞质内的革兰阴性、肾形双球菌,具有初步诊断价值。慢性无症状的患者或分泌物极少的患者,因为很难找到典型的淋病奈瑟菌,一般涂片意义不大,可直接分离培养。

②抗原检测和核酸检测:用直接免疫荧光染色法及 ELISA 法检测患者生殖道分泌物中的抗原以诊断淋病奈瑟菌感染。ELISA 检测法简单、快速,敏感性和特异性与细菌培养结果相似,是一种有用的筛选试验。核酸探针杂交技术和 PCR 也可用于直接标本检测。

（2）分离培养与鉴定:

①分离培养:将标本及时接种在预温的巧克力琼脂平板或选择培养基中,置 37 ℃,5％～10％ CO_2 环境中培养 24～48 h 后,观察菌落特征。淋病奈瑟菌在巧克力琼脂平板上的菌落小而透明,似水滴状、无色素、易乳化。

②鉴定:取上述可疑菌落进行涂片镜检,并进行生化反应鉴定。若氧化酶试验阳性、触酶试验阳性、30％ H_2O_2 分解试验阳性、葡萄糖发酵试验阳性、不分解其他糖类,则可明确鉴定为淋病奈瑟菌。

（张荔茗）

小　结

病原性球菌因常引起化脓性炎症,又称为化脓性球菌,根据革兰染色分为革兰阳性和革兰阴性两大类,革兰阳性球菌主要有葡萄球菌、链球菌、肠球菌等,革兰阴性球菌主要有脑膜炎奈瑟菌、淋病奈瑟菌和卡他莫拉菌。

葡萄球菌广泛分布于自然界和人体内,引起人类疾病的重要菌种有金黄色葡萄球菌、表皮葡萄球菌等。临床上常以是否产生凝固酶将葡萄球菌分为凝固酶阳性和凝固酶阴性葡萄球菌。葡萄球菌主要根据形态特征、菌落特点、生化反应等进行鉴定。

链球菌属按其在血琼脂平板上的溶血现象分为甲、乙、丙型链球菌,按抗原构造又分为 20 个血清群。常见链球菌及其生化鉴定主要要点:触酶试验阴性,A 群链球菌杆菌肽试验为阳性、B 群链球菌 CAMP 试验为阳性、D 群链球菌胆汁七叶苷水解试验为阳性。肺炎链球菌与甲型溶血性链球菌的鉴别要点:胆汁溶菌试验、菊糖发酵试验和 Optochin 敏感试验,其中肺炎球菌均为阳性,而甲型溶血性链球菌则为阴性。

肠球菌属为医院感染的重要病原菌,所致感染最多见于尿路感染。肠球菌的鉴定主要依据 PYR 试验、胆汁七叶苷水解试验和 6.5% NaCl 生长试验等生化试验,肠球菌均为阳性。

奈瑟菌属具有致病性的有脑膜炎奈瑟菌和淋病奈瑟菌,分别是流行性脑脊髓膜炎和淋病的病原菌。奈瑟菌抵抗力弱,标本应立即运送,并注意保温、保湿和避免光照。奈瑟菌鉴定的主要依据有形态染色特征、氧化酶试验、糖发酵试验、生长条件和血清凝集试验等。

能力检测

1. 一疑似败血症患者,采集血液标本经增菌后,于血琼脂平板上分离出中等大小、金黄色、表面光滑的菌落,菌落周围有透明溶血环。涂片染色镜检见革兰阳性球菌,呈葡萄状排列。请问该患者可能是什么病原菌感染?应如何做进一步的鉴定与鉴别?

2. 如何区别肺炎链球菌与甲型溶血性链球菌?

3. 简述脑膜炎奈瑟菌的鉴定依据。

第五章 肠杆菌科检验

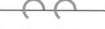

学习目标

掌握：肠杆菌科细菌的共同特性和微生物学检验程序；埃希菌属、沙门菌属、志贺菌属、克雷伯菌属的生物学性状、临床意义、微生物学检验。

熟悉：变形杆菌属、耶尔森菌属的生物学性状、临床意义、微生物学检验。

了解：肠杆菌属、沙雷菌属的生物学性状、临床意义、微生物学检验。

 第一节 概 述

肠杆菌科（*Enterobacteriaceae*）是栖居在人和动物肠道，以及自然界中的一大群生物学性状相似的革兰阴性杆菌，多数为肠道正常菌群的重要成员，可作为条件致病菌而引起感染；少数为致病性细菌，能引起临床不同类型疾病。临床常见 14 个菌属，包括埃希菌属、志贺菌属、沙门菌属、耶尔森菌属、变形杆菌属、克雷伯菌属、肠杆菌属、沙雷菌属等。

一、生物学性状

（一）形态与染色

肠杆菌科细菌为革兰阴性杆状或球杆状菌，无芽胞，多数有周鞭毛，能运动。致病性菌株常有菌毛。

（二）培养特性

肠杆菌科细菌需氧或兼性厌氧，营养要求不高，在普通培养基上生长良好，在血平板上生长形成灰白、湿润、光滑、凸起、边缘整齐的 S 型菌落，部分属种在血平板上可产生溶血环；在肠道选择培养基如麦康凯（MAC）平板、SS 平板上，肠杆菌科不同属种因分解乳糖的能力不同，形成不同颜色的菌落。

（三）生化反应

肠杆菌科细菌生化反应活跃，其共同生化反应特征：发酵葡萄糖产酸或产酸产气、触酶试验阳性、氧化酶试验阴性、可还原硝酸盐为亚硝酸盐。不同菌属对糖、蛋白质分解能力不同，代谢产物各不相同。临床常见肠杆菌科细菌的主要生化反应特征见表 5-1。

表 5-1 常见肠杆菌科细菌的主要生化反应特征

菌属　　　　　　试验项目	KIA	GAS	H₂S	MR	VP	IND	CIT	PAD	URE	MOT	LYS	ARG	ORN	ONPG
埃希菌属														
大肠埃希菌	A(K)/A	+	−	+	−	+	−	−	−	+	+	−/+	+/−	+
志贺菌属														
A、B、C 群志贺菌	K/A	−	−	+	−	−/+	−	−	−	−	−	−	−	−

续表

试验项目 菌属	KIA	GAS	H₂S	MR	VP	IND	CIT	PAD	URE	MOT	LYS	ARG	ORN	ONPG
D 群志贺菌	K/A	−	−	+	−	−	−	−	−	−	−	−	+	+
爱德华菌属														
迟钝爱德华菌	K/A	+	+	+	−	+	−	−	−	+	+	+	+	−
沙门菌属														
沙门菌种	K/A	+	+	+	−	+	−	−	−	+	+	+/−	+	−
枸橼酸杆菌属														
弗劳地枸橼酸杆菌	A(K)/A	+	+	+	−	+	+	−	+/−	+	−	+/−	−/+	+
异性枸橼酸杆菌	K/A	+	−	+	−	+	+	−	+/−	+	−	+/−	+	+
克雷伯菌属														
肺炎克雷伯菌	A/A	+ +	−	−	+	−	+	−	+	−	+	−	−	+
产酸克雷伯菌	A/A	+ +	−	−	+	+	+	−	+	−	+	−	−	+
肠杆菌属														
产气肠杆菌	A/A	+ +	−	−	+	−	+	−	−	+	+	+	+	+
阴沟肠杆菌	A/A	+ +	−	−	+	−	+	−	+/−	+	−	+	+	+
哈夫尼菌属														
蜂房哈夫尼菌	K/A	+	−	−/+	+	−	−	−	−	+	+	−	+	+
沙雷菌属														
黏质沙雷菌	A(K)/A	+	−	−/+	+	−	+	−	−	+	+	−	+	+
变形杆菌属														
普通变形杆菌	A(K)/A	+/−	+	+	−	+	−/+	+	+	+[a]	−	−	−	−
奇异变形杆菌	K/A	+	+	+	+/−	−	+/−	+	+	+[a]	−	−	+	−
摩根菌属														
摩根菌	K/A	+	−	+	−	+	−	+	+	+	−	−	+	−
普罗威登菌属														
雷氏普罗威登菌	K/A	−	−	+	−	+	+	+	−	+	−	−	−	−
斯氏普罗威登菌	K/A	−	−	+	−	+	+	+	−/+	+/−	−	−	−	−
产碱普罗威登菌	K/A	+/−	−	+	−	+	+	+	−	+	−	−	−	−
耶尔森菌属														
小肠耶尔森菌	A/A	−	−	+	−	+/−	−	−	+/−	−[b]	−	−	+	+

注：KIA 代表克氏双糖铁琼脂；GAS 代表产气；H₂S 代表硫化氢；MR 代表甲基红；VP 代表伏普试验；IND 代表吲哚；CIT 代表枸橼酸盐；PAD 代表苯丙氨酸脱氨酶；URE 代表脲酶；MOT 代表动力；LYS 代表赖氨酸脱羧酶；ARG 代表精氨酸双水解酶；ORN 代表鸟氨酸脱羧酶；ONPG 代表 β-半乳糖苷酶。A 代表产酸；K 代表产碱；+代表 90% 以上菌株阳性；−代表 90% 以上菌株阴性；+/−代表 50%～90% 菌株阳性；−/+代表 50%～90% 菌株阴性；+[a]代表迁徙现象；−[b]代表 22～25 ℃阳性、35 ℃阴性。

（四）抗原构造

肠杆菌科抗原构造复杂，主要包括菌体（O）抗原、鞭毛（H）抗原和表面抗原。O 抗原是细菌细胞壁成分，化学成分是脂多糖，耐热，100 ℃不被破坏；H 抗原是不耐热的鞭毛蛋白，60 ℃保持 30 min 即被破坏；表面抗原是包裹在 O 抗原外侧的不耐热多糖抗原，在不同菌属中有不同的名称。O 抗原和 H 抗原是肠杆菌科血清学分群和分型的依据。表面抗原可阻断 O 抗原与相应抗体之间的反应，加热处理能消除其阻断作用。

（五）变异型

1. S-R 变异　标本初次分离的细菌,菌落为光滑(S)型,经人工反复传代后,菌落变为粗糙(R)型。

2. H-O 变异　有鞭毛的细菌失去鞭毛后,动力也随之消失,称 H-O 变异。

3. 耐药性变异　肠杆菌科耐药性问题日趋严重,常产生 ESBL、AmpC 酶及氨基糖苷类修饰酶
（AMEs)等而出现多种耐药性。

（六）抵抗力

抵抗力不强,加热 60 ℃、30 min 可被杀死,对低温耐受,对干燥、化学消毒剂(漂白粉、酚类、醛类)敏
感;对胆盐耐受,并在一定程度上抵抗多种染料的抑菌作用,利用这些特性可制备多种肠道选择培养基。

二、临床意义

肠杆菌科细菌可引起肠道感染,也可引起化脓性疾病、肺炎、脑膜炎、菌血症,以及伤口、泌尿道等肠
道外感染,有些细菌还可引起医院感染。

1. 肠道感染　肠杆菌科细菌是人和动物肠道感染的重要病原菌。虽然本科中许多细菌均与腹泻有
关,但比较明确的肠道病原菌主要有埃希菌属、志贺菌属、沙门菌属和耶尔森菌属。其主要引起各种急、
慢性肠道感染,食物中毒,旅行者腹泻及肠热症等。

2. 肠道外感染　除志贺菌属较少引起肠道外感染,其他肠杆菌科细菌大都可引起肠道外多部位感
染,如泌尿道、呼吸道、伤口化脓等感染。鼠疫耶尔森菌是我国甲类烈性传染病鼠疫的病原菌。

三、微生物学检验

（一）检验程序

肠杆菌科细菌检验程序见图 5-1。

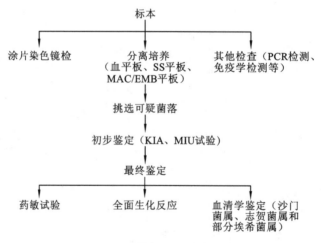

图 5-1　肠杆菌科细菌检验程序

（二）标本采集

1. 肠道外标本　采自不同感染部位如血液、呼吸道、伤口、尿液等其他标本。

2. 肠道内标本　常采集疾病早期新鲜粪便标本,挑取其中脓血、黏液部分,及时送检。如不能立即送
检,应将标本置于运送培养基或甘油缓冲盐水中冷藏保存。

（三）检验方法

1. 标本直接检查　显微镜检查特征为革兰阴性杆菌。肠杆菌科绝大部分细菌形态与染色性相似,仅
凭形态及染色不能将其鉴别。

2. 分离培养与鉴定

（1）分离培养

①肠道外标本:血液、穿刺液肉汤增菌培养后,再接种于血平板或巧克力平板分离培养。其他有菌部

位标本如痰液、伤口分泌物通常含有混杂的细菌,需采用选择培养基以提高肠杆菌科细菌的分离率,常采用麦康凯(MAC)琼脂或伊红亚甲蓝(EMB)琼脂。

②粪便标本:常用的分离培养基包括非选择培养基(如血平板)、弱选择鉴别培养基(如 MAC 平板)和针对沙门菌和志贺菌的强选择培养基(如 SS 平板)等。如疑为小肠、结肠耶尔森菌感染可用耶尔森菌选择培养基。

(2)鉴定:一般先根据菌体形态、有无鞭毛、葡萄糖氧化/发酵(O/F)试验及氧化酶试验等特征,将肠杆菌科与其他革兰阴性杆菌区分开(表 5-2)。再根据不同属种的生物学、血清学等特征,将肠杆菌科细菌鉴定到属、种、群、型、亚型等。临床常利用商品化生化反应试剂盒或细菌自动鉴定与药敏仪将肠杆菌科鉴定到种。

表 5-2　肠杆菌科与其他革兰阴性杆菌的主要鉴别试验

细菌类别	形态	鞭毛	葡萄糖氧化/发酵试验	氧化酶试验
肠杆菌科	杆状	周鞭毛或无	发酵	—
弧菌科	弧状、杆状	单鞭毛	发酵	+
非发酵革兰阴性菌	杆状	单、丛、周鞭毛或无	氧化或不分解	+*

注:＊代表不动杆菌、嗜麦芽窄食单胞菌氧化酶试验为阴性。

第二节　埃希菌属

埃希菌属(*Escherichia*)包括大肠埃希菌、蟑螂埃希菌、弗格森埃希菌、赫尔曼埃希菌、伤口埃希菌等。其中大肠埃希菌是最常见的临床分离菌,也是肠道中正常菌群的主要成员,常引起各种肠内、外感染,是腹泻和泌尿道感染的主要病原菌。本节以大肠埃希菌为代表加以叙述。

一、生物学性状

(一)形态与染色

大肠埃希菌为革兰阴性短杆菌,无芽胞,多数有周鞭毛、能运动,部分菌株有菌毛、荚膜及微荚膜。

(二)培养特性

大肠埃希菌为兼性厌氧菌,营养要求不高,在普通营养琼脂上生长良好,形成较大的圆形、湿润、呈灰白色的光滑型菌落,血琼脂平板上少数菌株产生 β 溶血环。其在肠道选择培养基上可发酵乳糖,依培养基指示剂不同而形成不同颜色的菌落。

(三)生化反应

吲哚、甲基红、VP、枸橼酸盐利用试验(即 IMViC 试验)为＋＋－－;克氏双糖铁琼脂(KIA)上斜面和底层均产酸产气、H_2S 试验阴性;动力、吲哚、尿素(MIU)培养基的生化反应为＋＋－。其他生化反应见表 5-1。

(四)抗原结构

大肠埃希菌的抗原由菌体抗原(O)、表面抗原(K)和鞭毛抗原(H)三种构成。现已知有 171 种 O 抗原,100 种 K 抗原和 56 种 H 抗原。大肠埃希菌的血清型别按 O∶K∶H 的顺序,以数字表示,如 O111∶K58∶H2、O157∶H7 等。

(五)抵抗力

大肠埃希菌对理化因素抵抗力不强;60 ℃ 30 min 即死亡,能耐低温;对常用的化学消毒剂敏感。胆盐、煌绿等对大肠埃希菌有抑制作用。

二、临床意义

（一）致病物质

1. 侵袭力　K 抗原能抗吞噬，并能够抵抗抗体和补体的作用。菌毛能帮助细菌黏附于黏膜表面，使细菌在肠道内定植。

2. 内毒素　与所有革兰阴性杆菌产生的内毒素一样，具有相似的病理生理作用，如引起宿主发热、休克、DIC 等。

3. 外毒素　产生两种肠毒素：一种是不耐热肠毒素（heat-labile enterotoxin，LT），65 ℃ 30 min 即被破坏；另一种是耐热肠毒素（heat-stable enterotoxin，ST），100 ℃ 10～20 min 不被破坏。LT 和 ST 均可使肠道细胞中 cAMP 的水平增高，引起肠液大量分泌而导致腹泻。

（二）所致疾病

1. 肠道外感染　大肠埃希菌是临床分离的革兰阴性杆菌中最常见的菌种，也是医院感染常见的病原菌，可引起各种感染，以泌尿系统感染最常见。其还可以引起菌血症、肺炎、胆囊炎及新生儿脑膜炎等。

2. 肠道内感染　大肠埃希菌是人类和动物肠道正常菌群的成员，但其中有些菌株能引起轻微腹泻至霍乱样严重腹泻，并能引起致死性并发症如溶血性尿毒综合征。根据不同的血清型别、毒力和所致临床症状的不同，可将致腹泻的大肠埃希菌分为以下 5 类。

（1）肠产毒性大肠埃希菌（enterotoxigenic *E. coli*，ETEC）：在发展中国家引起儿童腹泻和旅游者腹泻，导致恶心、腹痛、低热及急性发作的类似于轻型霍乱的大量水样腹泻。由 ETEC 引起的旅游者腹泻有时甚为严重，但很少致死。

（2）肠致病性大肠埃希菌（enteropathogenic *E. coli*，EPEC）：主要引起婴幼儿肠道感染，导致发热、呕吐、大量水泻，便中含有黏液但无血液。

（3）肠侵袭性大肠埃希菌（enteroinvasive *E. coli*，EIEC）：引起类似志贺菌样的肠炎，侵犯肠黏膜，在黏膜上皮细胞内增殖破坏上皮细胞，导致发热、腹痛、水泻或细菌性痢疾的典型症状，出现黏液脓血便。

（4）肠出血性大肠埃希菌（enterohemor-rhagic *E. coli*，EHEC）：最具代表性的血清型是 O157：H7，可引起出血性大肠炎，主要特征为腹痛、水泻、血便，多无发热，主要见于婴幼儿，可出现暴发或流行。由 EHEC 引起的腹泻 2%～7%可发展为溶血性尿毒综合征，主要表现为溶血性贫血、血小板减少性紫癜和急性肾功能不全，死亡率为 3%～10%。

（5）肠集聚性大肠埃希菌（enteroaggre-gative *E. coli*，EAEC）：该菌与世界各地慢性腹泻有关。可致婴幼儿急性或慢性水样腹泻，引起水样腹泻、呕吐和脱水，偶有腹痛、发热和血便。

引起肠道感染的大肠埃希菌与正常菌群中的大肠埃希菌在普通琼脂平板上的形态及生化反应均相似，分离培养后必须通过血清分型（如 O157：H7）或特殊的毒力检测试验加以鉴别。

三、微生物学检验

（一）肠道外感染大肠埃希菌鉴定

1. 标本采集　根据不同疾病采集不同部位的标本。以无菌技术采集静脉血 5 mL，注入血液培养瓶；痰液标本取自清晨口腔清洁后从深部咳出的痰液；脓液、分泌物等标本用无菌棉拭子直接采取。

2. 检验程序　大肠埃希菌检验程序见图 5-2。

3. 检验方法

（1）标本直接检查：除血液标本外，其他标本均做涂片染色检查。尿液和其他各种体液以 3000 r/min 离心 10 min 后取沉淀物做涂片。痰液、脓液、分泌物等可直接涂片，革兰染色后镜检。

（2）分离培养与鉴定

①分离培养：血液标本接种肉汤增菌培养，待生长后移种于血平板；其他标本直接或离心取沉淀接种于血平板及肠道弱选择培养基。尿液标本要同时做菌落计数。37 ℃孵育 18～24 h 观察菌落形态。大肠埃希菌在血平板上形成圆形凸起、湿润、灰白色、光滑型菌落，某些菌株可产生 β 溶血环；在 MAC、SS 平板

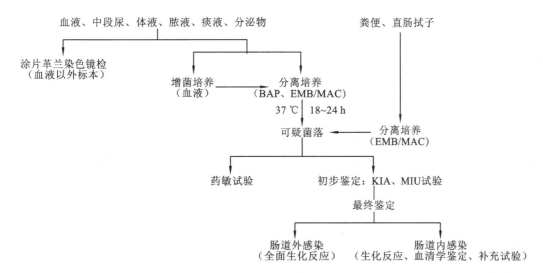

图 5-2　大肠埃希菌检验程序

上菌落呈粉红色或红色;在 EMB 平板上菌落呈扁平、粉红色或紫黑色,有金属光泽。

②鉴定:在肠道选择培养基上取可疑菌落染色镜检,做常规全面生化反应鉴定到属和种。典型大肠埃希菌的反应结果见表 5-3。

表 5-3　大肠埃希菌的初步生化鉴定结果

KIA 试验				MIU 试验			甲基红试验	VP 试验	枸橼酸盐利用试验	氧化酶试验	触酶试验	硝酸盐还原试验
斜面	底层	产气	H₂S	动力	吲哚	脲酶						
A	A	+	−	+	+	−	+	−	−	−	+	+

注:A 代表产酸。

（二）肠道内感染大肠埃希菌鉴定

1. 检验程序　同肠道外标本,见图 5-2。

2. 标本采集　腹泻和食物中毒患者粪便和残留食物、肛拭子。

3. 检验方法

（1）分离培养:接种肠道选择培养基,35 ℃孵育 18～24 h。

（2）鉴定:引起腹泻的 ETEC、EPEC、EIEC 和 EHEC 具有与肠道外感染的大肠埃希菌相似的生物学性状,但分别具有特殊的血清型、肠毒素或毒力因子。鉴定时,先参照肠道外标本的方法鉴定到大肠埃希菌种,再依据血清学试验、毒素检测等做进一步鉴定。

①ETEC 鉴定:用生物学方法或免疫学、分子生物学方法等测定 LT 和 ST,但因检测方法比较复杂,在一般医院实验室难以开展。

②EPEC 鉴定:常用 EPEC 分型血清进行 O:H 分型,也可用酶联免疫吸附试验(ELISA)或细胞培养方法检测。

③EIEC 鉴定:运用血清型分型和毒力测定。本菌与志贺菌相似,多数 EIEC 为动力阴性、乳糖不发酵或迟缓发酵、赖氨酸脱羧酶试验阴性。常用醋酸钠、葡萄糖铵利用和黏质酸盐产酸试验区分 EIEC 和志贺菌,EIEC 三者均为阳性,志贺菌均为阴性。以 EIEC 分型血清进行 O:H 分型,还可以利用豚鼠眼结膜试验检验毒力,将被检菌液接种于豚鼠结膜囊内,可引起典型角膜结膜炎症状,在角膜细胞内可见大量的细菌,即为毒力试验阳性。

④EHEC 鉴定:用 EHEC 分型血清进行 O:H 分型。目前,O157:H7 血清型是临床实验室常规检测项目。

⑤EAEC:常用液体培养-凝集试验检测 EAEC 对细胞的黏附性。

第三节　沙门菌属

沙门菌属(*Salmonella*)是一群寄生于人类和动物肠道中,生化反应和抗原结构相似的革兰阴性杆菌,可从人和多种动物中分离得到,有多种血清型。其致病性有种系特异性,如伤寒沙门菌、甲型副伤寒沙门菌、乙型副伤寒沙门菌等只对人致病,引起肠热症;鼠伤寒沙门菌、猪霍乱沙门菌、肠炎沙门菌等对人和动物均有致病作用。

一、生物学性状

(一)形态与染色

沙门菌为革兰阴性直杆菌,较细长,多数有鞭毛,能运动,无荚膜,无芽胞。

(二)培养特性

沙门菌兼性厌氧,营养要求不高,可在普通营养琼脂上生长。该属菌不发酵乳糖,在肠道选择培养基上形成透明或半透明的菌落。产生 H_2S 的菌株在 SS 琼脂平板上可形成中心为黑色的菌落。

(三)生化反应

沙门菌发酵葡萄糖、麦芽糖和甘露醇,除伤寒沙门菌不产气外,其余沙门菌均产酸产气;不发酵乳糖和蔗糖;不分解尿素;大多可产生 H_2S;IMViC 试验结果为－＋－＋。沙门菌属详细生化反应特征见表5-1。

(四)抗原构造

沙门菌的抗原主要包括 3 种,即菌体(O)抗原、鞭毛(H)抗原和表面(Vi)抗原,具有分类鉴定意义(表5-4)。

1. O抗原　具耐热性,耐受 100 ℃ 2.5 h。O抗原共有 58 种,是沙门菌分群的依据。每个沙门菌的血清型可具有 1 种或数种 O 抗原,将具有共同抗原成分的沙门菌归为一个群,每个群以大写英文字母(A~Z)顺序排列,Z 以后无英文字母标记,直接以 O 加数字表示,如 O51、O65 等。临床上最常见的是 A~F 群。O 抗原刺激机体产生的抗体以 IgM 为主,与相应的抗血清反应可产生颗粒状凝集。

2. H抗原　不耐热蛋白抗原,为沙门菌分型的依据。H 抗原分为两个相,第 1 相特异性较高,称特异相,用小写英文字母(a、b、c……)表示,z 以后用 z 加阿拉伯数字表示,如 z1、z2、z3……z65;第 2 相为沙门菌所共有,称非特异相,直接用 1、2、3……表示。同时具有两相 H 抗原的细菌称双相菌,仅有一相 H 抗原的细菌称单相菌。H 抗原刺激机体产生的抗体以 IgG 为主,与相应的抗血清呈絮状反应。

3. Vi抗原　不稳定抗原,位于菌体的最表层,新分离的伤寒及丙型副伤寒沙门菌常带有此抗原,有抗吞噬及保护细菌免受相应抗体和补体溶菌的作用。Vi 抗原能阻断 O 抗原与相应抗体的凝集反应,影响沙门菌的血清学鉴定。加热可将其破坏,故在沙门菌血清学鉴定时需事先加热破坏 Vi 抗原。

表 5-4　沙门菌常见菌型(血清型)抗原构造

群	菌名	O 抗原	H 抗原 第 1 相	H 抗原 第 2 相
A	甲型副伤寒沙门菌	1、2、12	a	—
B	乙型副伤寒沙门菌	1、4、5、12	b	1、2
B	德尔卑沙门菌	1、4、12	f、g	—
B	海登堡沙门菌	4、5、12	r	1、2
B	鼠伤寒沙门菌	1、4、5、12	i	1、2

续表

群	菌名	O 抗原	H 抗原 第 1 相	H 抗原 第 2 相
C1	丙型副伤寒沙门菌	6、7(Vi)	c	1,5
C1	猪霍乱沙门菌	6、7	c	1,5
C1	汤卜逊沙门菌	6、7	k	1,5
C1	波茨坦沙门菌	6、7	l,v	e、n、z15
C2	纽波特沙门菌	6、8	e、h	1,2
C2	病牛沙门菌	6、8	r	1,5
D	伤寒沙门菌	9、12(Vi)	d	—
D	仙台沙门菌	1,9,12	a	1,5
D	肠炎沙门菌	1,9,12	g、p	—
D	都柏林沙门菌	1,9,12	g、p	—
E1	鸭沙门菌	3、10	e、h	1,6
E1	火鸡沙门菌	3、10	e、h	1
E2	纽因顿沙门菌	3、15	e、h	1,6
E3	山夫登堡沙门菌	1,3,19	g、s、t	—
F	阿伯丁沙门菌	11	i	1,2

（五）抵抗力

沙门菌抵抗力不强，加热 60 ℃ 1 h 或 65 ℃ 15～20 min 即被杀死；在水中能存活 2～3 周，粪便中可存活 1～2 个月；对胆盐和煌绿等染料有抵抗力，利用此特点可制备沙门菌的选择培养基。

二、临床意义

（一）致病物质

有 Vi 抗原的沙门菌具有侵袭力，能穿过小肠上皮达到固有层。沙门菌能产生较强的内毒素，可引起发热、白细胞改变（有时降低）、中毒性休克等一系列病理生理变化。某些沙门菌（如鼠伤寒沙门菌等）能产生类似大肠埃希菌的肠毒素，与早期的水样腹泻有关。

（二）所致疾病

沙门菌主要通过污染食品和水源经口感染，引起人类和动物的沙门菌病，主要表现为以下几种类型。

1. **胃肠炎** 最为常见的沙门菌感染，多因食入含有被大量鼠伤寒沙门菌、猪霍乱沙门菌、肠炎沙门菌等污染的食物，而引起轻型或暴发型腹泻，伴有低热、恶心和呕吐等症状。

2. **菌血症或败血症** 由猪霍乱或 C 组副伤寒沙门菌等引起，无明显胃肠炎症状，表现为高热、寒战等，常伴有胆囊炎、骨髓炎。分离培养时，常出现血培养阳性而粪便培养为阴性。

3. **肠热症** 即伤寒和副伤寒，由伤寒沙门菌及副伤寒沙门菌引起。两者发病机制和临床症状基本相似，但副伤寒的病情较轻、病程较短。以伤寒的发病过程为例：细菌随污染的食品或水经口感染，穿过小肠上皮进入黏膜下组织。细菌被吞噬细胞吞噬，但不被吞噬细胞消灭反而在细胞内繁殖，并随吞噬细胞经淋巴管到达淋巴结，在淋巴结内大量繁殖后经胸导管入血（第一次菌血症）。随后，细菌随血流播散至肝、脾、胆囊、肾和骨髓等实质性器官中继续大量繁殖，再次入血（第二次菌血症）并随血液扩散至全身各器官及皮肤。患者出现持续高热、肝脾肿大、皮疹和全身（内毒素）中毒症状。胆囊中的细菌随胆汁进入肠腔，可经粪便排除，肾脏中的细菌随尿液排出体外。本病的潜伏期 7～20 天，典型病程 3～4 周，发病 2 周后机体出现免疫反应，通过特异性抗体和致敏淋巴细胞消灭细菌，使病情好转，但同时也可引起迟发型变态反应，导致肠壁孤立和集合淋巴结的坏死和溃疡，甚至造成肠穿孔，危及生命。

肠热症后可获得牢固的免疫力,以细胞免疫为主。消化道黏膜局部 SIgA 对阻止病原菌的黏附有一定作用。

三、微生物学检验

(一)标本采集

根据疾病的类型、病情和病程的不同分别采集不同的标本,最好在使用抗生素前采集。伤寒患者原则上第 1 周采集血液,第 2～3 周采集粪便,第 3 周采集中段尿,全程可采集骨髓标本。血清学诊断应在疾病的不同时期分别采集 2～3 份血清标本。胃肠炎型取粪便、呕吐物和可疑食物。

(二)检验程序

沙门菌检验程序见图 5-3。

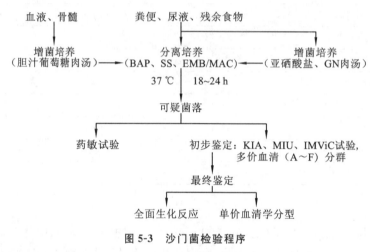

图 5-3　沙门菌检验程序

(三)检验方法

1. 标本直接检查　尿标本等可直接涂片革兰染色镜检。

2. 分离培养与鉴定

(1)分离培养:分离沙门菌常用肠道选择培养基(SS、MAC、EMB 等)和强选择培养基(孔雀绿琼脂和亚硫酸铋琼脂等)。分离伤寒、副伤寒沙门菌以外的其他沙门菌,用孔雀绿琼脂效果较好,而分离伤寒沙门菌则用亚硫酸铋琼脂效果较好。此外,在暴发流行或筛选带菌者时,在标本中菌量较少的情况下,可用亚硒酸盐或 GN 肉汤进行增菌。

①血液和骨髓液:取血液 5 mL 或骨髓液 0.5 mL,加入 50 mL 胆汁葡萄糖肉汤增菌培养,若有生长则移种至血平板和 SS 平板。

②尿液和体液:经 3000 r/min 离心后取沉淀增菌或接种于血平板和肠道选择性平板。

③粪便或肛拭子:标本可直接种于 SS 和 MAC/EMB 平板。

④可疑食物:研磨后加 10 倍量的无菌生理盐水混匀,接种于增菌肉汤和肠道选择性平板。

沙门菌在 SS 平板上为不透明或透明、无色或中央为黑色的菌落,在 MAC 和 EMB 平板上呈无色透明或半透明的菌落。

(2)鉴定:

①生化鉴定:取上述可疑菌落涂片染色,并进一步做生化试验,若生化反应符合表 5-5,则可初步鉴定为沙门菌属。再依据表 5-1 所列的生化反应试验与血清学分型鉴定到种和型。

表 5-5　沙门菌的初步生化鉴定结果

KIA 试验				MIU 试验			甲基红试验	VP 试验	枸橼酸盐利用试验	氧化酶试验	触酶试验	硝酸盐还原试验
斜面	底层	产气	H₂S	动力	吲哚	脲酶						
K	A	+/−	+/−	+	−	−	+	−	+	−	+	+

注:K 代表产碱;A 代表产酸。

②血清学分型:常用沙门菌O多价血清和O、H因子血清与疑为沙门菌属的细菌进行血清凝集试验。95%以上的沙门菌临床分离株都属于A~F群,故先用A~F多价O抗血清做玻片凝集试验,确定为A~F群后,用单价O因子血清鉴定到具体群,再用H因子定型。如与多价血清不凝集,则可能有表面抗原(Vi)存在,可通过加热(水浴加热30 min)破坏Vi抗原后再进行凝集试验。如去除Vi抗原后还不凝集,则可能为A~F以外菌群。

3. **免疫学诊断(肥达反应)** 用已知伤寒、副伤寒沙门菌的O、H抗原,检测受检血清中有无相应抗体的半定量凝集试验,可辅助诊断伤寒和副伤寒。一般当伤寒沙门菌的O凝集效价≥80,H凝集效价≥160,副伤寒沙门菌的H凝集效价≥80,且疾病早期和中后期分别采集两次血清,若第二份血清比第一份血清凝集效价增高4倍以上,才有诊断意义。

(邓晶荣)

第四节　志贺菌属

志贺菌属(*Shigella*)是一类革兰阴性杆菌,是人类细菌性痢疾的病原菌,通称痢疾杆菌。

一、生物学性状

(一)形态与染色

革兰阴性杆菌,无芽胞、无荚膜、无鞭毛,多数有菌毛。

(二)培养特性

需氧或兼性厌氧,无特殊营养要求。除宋氏志贺菌个别菌株外,均不分解乳糖,故在肠道选择培养基上形成乳糖不发酵、中等大小、无色半透明的光滑型菌落。

(三)生化反应

发酵葡萄糖产酸不产气;宋氏志贺菌个别菌株可迟缓发酵乳糖,其余均不发酵乳糖;不分解尿素、不产H_2S;IMViC试验结果为－/＋＋－－。志贺菌详细生化反应特征见表5-1。

(四)抗原构造

志贺菌属没有鞭毛抗原,所以没有动力。志贺菌属主要有菌体(O)抗原,菌体O抗原又可分为型和群的特异性抗原,部分菌株有K抗原。根据生化反应特征和O抗原可将志贺菌属分为4群,即痢疾志贺菌群(A群)、福氏志贺菌群(B群)、鲍氏志贺菌群(C群)和宋氏志贺菌群(D群),共40余个血清型(表5-6)。我国以B群志贺菌感染最常见,其次为D群。

表5-6　志贺菌属的分类

菌　群	菌　　种	型	亚　　型
A	痢疾志贺菌	1~13	8a、8b、8c
B	福氏志贺菌	1~6,x、y变型	1a、1b、2a、2b、3a、3b、3c、4a、4b、4c
C	鲍氏志贺菌	1~18	
D	宋氏志贺菌	1	

(五)抵抗力

志贺菌抵抗力较弱,加热60 ℃ 10 min可被杀死,对酸和一般消毒剂敏感。在粪便中,由于其他肠道菌产酸使本菌在数小时内死亡,故在运送标本时应使用含有缓冲液的培养基。

二、临床意义

（一）致病物质

1. 侵袭力　志贺菌通过菌毛黏附于肠黏膜上皮细胞，并穿入上皮细胞内生长繁殖，引起炎症反应。

2. 内毒素　志贺菌产生的内毒素作用于肠黏膜，使其通透性增高，促进对内毒素的吸收，导致发热、神志障碍、中毒性休克等中毒症状。内毒素破坏肠黏膜导致出现脓血黏液便，作用于肠壁自主神经系统使肠功能紊乱，出现腹痛、里急后重等症状。

3. 外毒素　A 群志贺菌能产生志贺毒素，又称 Vero 毒素，具有神经毒性、细胞毒性、肠毒性，可引起中枢神经系统麻痹、上皮细胞损伤和水样腹泻。

（二）所致疾病

志贺菌引起细菌性痢疾（菌痢），传染源为患者和带菌者。主要通过粪-口途径传播。人类对志贺菌普遍易感。临床上菌痢的常见类型如下。

1. 急性细菌性痢疾　包括典型菌痢、非典型菌痢和中毒型菌痢。典型菌痢临床症状典型，患者先出现腹痛、发热、水样便，后转为脓血黏液便，伴里急后重。非典型菌痢临床症状不典型，易漏诊。中毒型菌痢多见于小儿患者，常无明显的消化道症状而表现为全身中毒症状，如高热、休克、中毒性脑病等，病情凶险，病死率高。

2. 慢性细菌性痢疾　病程在 2 个月以上的为慢性菌痢，特点为迁延不愈或时愈时发。急性菌痢治疗不彻底、机体抵抗力低、营养不良或伴有其他慢性病时易转为慢性。

3. 带菌者　部分患者恢复后可成为带菌者，具有高度传染性，是主要传染源，故菌痢带菌者不能从事餐饮业或保育工作。

病后免疫主要依赖消化道黏膜表面的 SIgA 的作用，免疫维持时间短，也不牢固。

临床分离的志贺菌耐药性不断增高，常对磺胺类、四环素、氨苄西林耐药，常分离出多重耐药菌，故临床应重视，对疑为菌痢患者及时采集粪便标本进行培养鉴定及药敏试验，根据药敏试验结果合理使用抗菌药物。

三、微生物学检验

（一）标本采集

尽可能在发病早期及抗菌药物治疗前采集新鲜粪便，选择脓血便或黏液便，必要时可用肛拭子采集。标本应立即送检，如不能及时送检，可将标本置于甘油保存液或卡-布运送培养基内保存并尽快送检。

（二）检验程序

志贺菌检验程序见图 5-4。

（三）检验方法

1. 标本直接检查　①抗原检测：以志贺菌抗血清通过乳胶凝集试验、协同凝集试验、免疫荧光菌球法等，直接检测标本中有无志贺菌抗原。②核酸检测：利用 PCR 法检测标本中志贺菌大质粒。

2. 分离培养与鉴定

（1）分离培养：接种肠道强、弱选择培养基（SS、EMB/MAC），37 ℃孵育 18～24 h。志贺菌菌落为无色透明或半透明。

（2）生化鉴定：志贺菌典型的生化反应模式为氧化酶试验阴性，硝酸盐还原试验阳性；分解葡萄糖产酸不产气（福氏志贺菌 6 型可产生少量气体）、不发酵乳糖（宋氏志贺菌个别菌株迟缓发酵乳糖），不产生硫化氢，脲酶、赖氨酸脱羧酶试验均为阴性（表 5-7）。

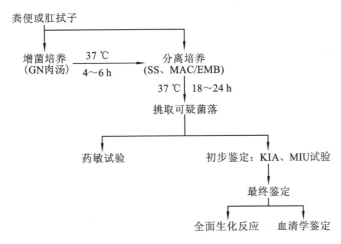

图 5-4 志贺菌检验程序

表 5-7 志贺菌属四个群的生化特征

生化反应	A 群:痢疾志贺菌	B 群:福氏志贺菌	C 群:鲍氏志贺菌	D 群:宋氏志贺菌
β-半乳糖苷酶试验	−a	−	−a	+
脲酶试验	−	−	−	−
赖氨酸脱羧酶试验	−	−	−	−
鸟氨酸脱羧酶试验	−	−	−b	+
水杨苷试验	−	−	−	−
七叶苷水解试验	−	−	−	−
吲哚试验	−/+	(+)	−/+	−
甘露醇发酵试验	−	+c	+	+
棉子糖发酵试验	−	+	−	+
甘油试验	(+)	−	(+)	d

注:+代表阳性;−代表阴性;−/+代表多数阴性;+/−代表多数阳性;(+)代表迟缓阳性;d代表有不同生化型;a代表痢疾1型和鲍氏13型为阳性;b代表鲍氏13型为鸟氨酸阳性;c代表福氏4型和6型常见甘露醇阴性变种。

(3)血清学鉴定:挑取营养琼脂斜面上的培养物,做玻片凝集试验。先用四种志贺菌多价血清检查,如果由于 K 抗原的存在而不出现凝集,应将菌液煮沸后再检查;如果呈现凝集,则用 A1、A2、B 群多价和 D 群血清分别试验。如为 B 群福氏志贺菌,则用群和型因子血清分别检查。四种志贺菌多价血清不凝集的菌株,可用鲍氏志贺菌多价 1、2、3 分别检查,并进一步用 1～15 各型因子血清检查。如果鲍氏志贺菌多价血清不凝集,可用痢疾志贺菌 3～12 型多价血清及各型因子血清检查。

3. 鉴别 志贺菌与一些大肠菌、碱性-异型菌(A-D 菌)的区别:某些不活泼的大肠埃希菌、A-D 菌的部分生化特征与志贺菌相似,并能与某种志贺菌分型血清发生凝集,需要进一步做葡萄糖铵、西蒙氏柠檬酸盐、黏液酸盐试验(见表 5-8)。

表 5-8 志贺菌属和不活泼的大肠埃希菌、A-D 菌的生化特征区别

生化反应	痢疾志贺菌	福氏志贺菌	鲍氏志贺菌	宋氏志贺菌	不活泼的大肠埃希菌	A-D 菌
葡萄糖铵试验	−	−	−	−	+	+
西蒙氏柠檬酸盐试验	−	−	−	−	d	d
黏液酸盐试验	−	−	−	d	+	d

注 1:+代表阳性;−代表阴性;d代表有不同生化型。

注 2:在葡萄糖铵、西蒙氏柠檬酸盐、黏液酸盐试验三项反应中志贺菌一般为阴性,而不活泼的大肠埃希菌、A-D 菌至少有一项反应为阳性。

4. 免疫学检测　胶乳凝集试验、免疫荧光技术等快速检测志贺菌抗原。

第五节　耶尔森菌属

耶尔森菌属(*Yersinia*)包括 11 个种,其中对人有致病性的包括鼠疫耶尔森菌、小肠结肠炎耶尔森菌和假结核耶尔森菌。

一、鼠疫耶尔森菌

鼠疫耶尔森菌(*Yersinia pestis*)俗称鼠疫杆菌,为鼠疫的病原菌。鼠疫是一种自然疫源性的烈性传染病,历史上曾发生过三次世界性大流行,病死率很高。我国将其列为甲类传染病。

(一) 生物学性状

1. 形态与染色　鼠疫耶尔森菌为革兰阴性短杆菌,卵圆形,两端浓染。其有荚膜,无芽胞和鞭毛,动力阴性;在陈旧培养物或在高盐(3% NaCl)培养基上呈球形、哑铃形等多形态性,或见到着色极浅的细菌轮廓(称菌影)。

2. 培养特性　鼠疫耶尔森菌兼性厌氧,营养要求不高,最适生长温度为 27~30 ℃,最适 pH 值为6.9~7.2。其在普通培养基上生长缓慢;在血平板上生长良好,可形成柔软、黏稠的粗糙型菌落;在液体培养基开始混浊,24 h 后表现为沉淀生长,48 h 后逐渐形成菌膜,稍加摇动菌膜呈"钟乳石"状下垂,此特征有一定鉴别意义;在半固体培养基穿刺接种后,表面可形成菌膜,穿刺线周围呈枞树状生长。

3. 生化反应　鼠疫耶尔森菌分解葡萄糖和甘露醇产酸不产气,对多数糖不分解;不分解尿素、不产生 H_2S;IMViC 试验为－＋－－;赖氨酸、鸟氨酸脱羧酶,苯丙氨酸脱氨酶均为阴性。

(二) 临床意义

鼠疫耶尔森菌有两种毒素:内毒素和鼠毒素。内毒素可引起典型的内毒素病理生理变化。鼠毒素对鼠类的毒性极强,作用于心血管系统,抑制心肌细胞线粒体的呼吸作用,引起不可逆性休克及死亡。

鼠疫耶尔森菌的毒力很强,引起鼠疫。鼠疫通常先在鼠类间发病和流行,通过鼠蚤的叮咬而传染人类。人患鼠疫后,又可通过人蚤或呼吸道等途径在人群间传播流行。临床常见有三种类型:①腺型鼠疫:以急性淋巴结炎为特点,主要表现为局部淋巴结(多为腹股沟淋巴结)肿胀、坏死和脓肿。②肺型鼠疫:可在人与人之间传播引起肺部病变。患者有高热、咳嗽、胸痛、咯血、呼吸困难、全身衰竭等症状,病死率高。死亡患者的皮肤常呈黑紫色,故有"黑死病"之称。③败血症型鼠疫:重症腺型或肺型鼠疫的病菌侵入血液,大量繁殖,引起败血症型鼠疫,患者出现严重中毒症状,如高热、寒战、皮肤黏膜有出血点、休克和 DIC,常因全身衰竭而于发病后 2~4 天死亡。

发现疑为鼠疫耶尔森菌感染患者,应立即向当地疾病预防控制中心报告,并将标本及菌种送到疾病预防控制中心鼠疫专业实验室进一步鉴定。对确诊鼠疫患者立即进行隔离治疗,对疫区及与患者接触过的人员立即采取有效的预防隔离和监测,防止疫情扩散。

(三) 微生物学检验

1. 标本采集　按不同病型采取淋巴结穿刺液、痰液、血液等;尸体标本取淋巴结、心、肝、脾、肺等病变组织,陈旧尸体可取骨髓。鼠疫为法定甲类烈性传染病,标本采集时要严格无菌操作,操作者注意生物安全防护。采集的标本必须送指定的具有严格防护措施的专门实验室,并按严格操作规程进行。

2. 分离培养及鉴定　未污染标本接种于血平板上,污染标本可接种选择培养基(如甲紫溶血亚硫酸钠琼脂)。接种两个平板分别置于 28 ℃和 37 ℃孵育 24~48 h,挑取直径为 1~1.5 mm 灰白色黏稠的粗糙型菌落为可疑菌落做鉴定。

根据菌落特征、菌体形态、肉汤中生长特点,以及生化反应可做出初步鉴定。结合临床和流行病学资料综合分析,依据全面生化反应、噬菌体裂解试验、动物实验及免疫学方法等鉴定至属、种。

因鼠疫为法定甲类烈性传染病,一旦疑为本菌感染应立即向省、市疾控中心报告疫情,并将菌种送检验中心或专业实验室进一步鉴定。

二、小肠结肠炎耶尔森菌

小肠结肠炎耶尔森菌是引起人类腹泻的常见病原菌,可寄居在鼠、家畜和兔等多种动物体内,人可通过污染的食物和水,或因接触感染病原菌的动物而感染。它是能在冷藏温度下生长的少数几种肠道致病菌之一。该菌还是重要的食源性致病菌,很多国家都已将该菌列为进出口食品的常规检测项目。

(一)生物学性状

1. 形态与染色 小肠结肠炎耶尔森菌为革兰阴性球杆菌,无芽胞,无荚膜,有周鞭毛,但其鞭毛在30 ℃以下形成,温度较高时即丧失,因此该菌表现为30 ℃以下有动力,而35 ℃以上则无动力。

2. 培养特性 该菌营养要求不高,某些菌株在血平板中可有溶血环,在MAC和NYE(新耶尔森菌选择培养基)呈乳糖不发酵型、无色、半透明、扁平较小的菌落;在液体培养基中混浊生长,液体表面可形成白色菌膜或有沉淀生长。

3. 生化反应 该菌分解葡萄糖和蔗糖产酸不产气,绝大多数菌株不分解乳糖;H_2S 试验阴性,脲酶试验阳性,鸟氨酸脱羧酶试验阳性,VP试验25 ℃阳性、37 ℃阴性。

(二)临床意义

该菌为人兽共患病原菌,常通过污染的食物或水感染人类引起肠道疾病。临床表现以小肠炎、结肠炎多见,严重者可引起菌血症。患者可出现发热、黏液便或水样便,易与菌痢相混淆。腹痛常在回盲部,要与阑尾炎鉴别。该菌感染还可由交叉抗原引起结节性红斑、关节炎等自身免疫性疾病。

(三)微生物学检验

1. 标本采集 常采集粪便及食物,也可采集血液、尿液等标本。

2. 分离培养与鉴定 粪便标本可直接接种于MAC和NYE琼脂,亦可接种于5~7 mL pH值为7.4的磷酸缓冲液中,置4 ℃冷增菌2~3周,于7、14、21天取冷增菌培养物接种上述培养基。25 ℃孵育24~48 h后,小肠结肠炎耶尔森菌形成乳糖不发酵型、无色、半透明、扁平细小菌落。

若菌落特征、菌体形态染色、嗜冷性符合本菌特点,则进一步做生化鉴定。小肠结肠炎耶尔森菌典型的生化反应模式:氧化酶试验阴性,硝酸盐还原试验阳性;在KIA中斜面产碱或产酸、底层产酸,不产气,H_2S 试验为阴性;枸橼酸盐利用试验阴性,脲酶试验阳性,吲哚试验阴性或阳性,鸟氨酸脱羧酶试验阳性;动力和VP试验为25 ℃呈阳性、37 ℃呈阴性。

第六节　变形杆菌属

变形杆菌属(*Proteus*)广泛存在于自然界,以及人和动物的肠道内,为肠道正常菌群,一般不致病,在一定条件下会引起各种感染,是引起医院感染的常见条件致病菌,包括变通变形杆菌、奇异变形杆菌、产黏变形杆菌、潘氏变形杆菌和豪氏变形杆菌。

一、生物学性状

(一)形态与染色

变形杆菌属细菌为革兰阴性杆菌,可呈多形性,如球形或丝状;有周鞭毛,运动活泼,无芽胞、无荚膜。

(二)培养特性

该属细菌兼性厌氧,营养要求不高,在普通营养平板和血平板上,普通变形杆菌和奇异变形杆菌大多数菌株可呈波纹薄膜状生长,即迁徙生长;在肠道选择培养基如麦康凯和SS平板上,因不发酵乳糖而形成无色透明或半透明的菌落,产 H_2S 的菌株在SS平板上菌落中心可呈黑色。

（三）生化反应

本属细菌不发酵乳糖，H_2S 试验阳性，脲酶、苯丙氨酸脱氨酶试验阳性。

（四）抗原构造

本属细菌主要有 O、H、K 三类抗原，O 抗原较为复杂，是血清分型的主要依据。变形杆菌 X19、X2、XK 等类型的 O 抗原与立克次体有共同抗原成分，可发生交叉反应。利用上述变形杆菌的 O 抗原代替立克次体的抗原，与疑为立克次体病患者的血清进行凝集试验，即外-斐试验（Weil-Felix test），可辅助诊断立克次体病。

二、临床意义

本属细菌中奇异变形杆菌和普通变形杆菌引起的感染最为常见，在引起泌尿系统感染中仅次于大肠埃希菌。变形杆菌属的脲酶分解尿素产氨，使尿液 pH 值增高呈碱性环境，肾结石、膀胱结石的形成可能与此有关。某些菌株产生耐热肠毒素，污染食物可致食物中毒和婴儿肠炎，也可致烧伤、创伤和呼吸道等多种感染，是医院感染的主要病原菌。

临床分离的变形杆菌属对磺胺类、四环素类、氨苄西林和羧苄西林的耐药率均较高，对喹诺酮类，第二代、三代头孢菌素类，氨基糖苷类敏感率较高，应根据变形杆菌药敏试验结果合理使用抗菌药物。

三、微生物学检验

1. 标本采集　不同疾病采集不同标本，如中段尿、脓液及分泌物、婴幼儿粪便、可疑食物等。

2. 分离培养与鉴定　血液标本增菌后接种于血平板，粪便标本接种于 SS、MAC 平板，其他标本接种于血平板、MAC/EMB 平板，35 ℃孵育 18～24 h。挑取迁徙型生长菌落或乳糖不发酵型菌落进一步做生化鉴定。

取可疑菌落革兰染色镜检，若符合变形杆菌属特点，且氧化酶试验阴性、脲酶试验阳性、苯丙氨酸脱氨酶试验阳性，KIA 斜面产碱、底层产酸产气，H_2S 试验阳性，可初步鉴定为变形杆菌属。进行全面生化反应，根据变形杆菌属种间生化反应鉴别特征（表5-9）进一步鉴定到种。

表 5-9　各变形杆菌生化鉴别表

	奇异变形杆菌	普通变形杆菌	产黏变形杆菌	潘氏变形杆菌
吲哚试验	−	+	−	−
鸟氨酸脱羧酶试验	+	−	−	−
七叶苷水解试验	−	+	−	−
麦芽糖发酵试验	−	+	+	+
木糖发酵试验	+	+	−	+
水杨苷试验	−	+	−	−
H_2S 生成试验	+	+	−	−/+
氯霉素敏感试验	S	S	S	R

注：R 代表敏感；S 代表耐药。

3. 鉴别要点　变形杆菌属、普罗威登菌属和摩根菌属均为肠道正常菌群、医院感染中常见条件致病菌，具有一些共同的生化反应特征，如不发酵乳糖、葡萄糖酸盐试验阴性、苯丙氨酸脱氨酶试验阳性，主要鉴别试验见表 5-10。

表 5-10　变形杆菌属与类似菌属的鉴别

	变形杆菌属	普罗威登菌属	摩根菌属
迁徙生长试验	+	−	−
H_2S 试验	+	−	−

	变形杆菌属	普罗威登菌属	摩根菌属
明胶液化试验	＋	－	－
脂酶(玉米油)试验	＋	－	－
西蒙枸橼酸盐利用试验	V	＋	－
鸟氨酸脱羧酶试验	V	－	＋
甘露醇发酵试验	－	－/＋	－
麦芽糖发酵试验	V	－	－
肌醇试验	－	＋/－	－
侧金盏花醇试验	－	＋/－	－
阿拉伯醇试验	－	－/＋	－

注:＋代表≥90％的菌株阳性;V代表10％～90％的菌株阳性;－代表≤10％的菌株阳性。

第七节 肠道菌科其他菌属

一、克雷伯菌属

克雷伯菌属(*Klebsiella*)为肠杆菌科中一类有荚膜的革兰阴性杆菌,本属中肺炎克雷伯菌(又称肺炎杆菌)、臭鼻克雷伯杆菌和鼻硬结克雷伯菌与人类关系密切。其中尤以肺炎克雷伯菌最为重要,其所致疾病占克雷伯菌属感染的95％以上。

(一)生物学性状

1. 形态与染色　克雷伯菌属为革兰阴性、短粗球杆菌,成双或短链状排列;无鞭毛,无芽胞,多数有菌毛;有明显的荚膜,荚膜肿胀试验是本属菌与其他类似菌的主要鉴别试验。

2. 培养特性　克雷伯菌属为兼性厌氧菌,营养要求不高,在血平板上形成较大灰白色、不溶血菌落;在普通琼脂培养基上形成较大的灰白色黏液菌落,以接种环挑之,易拉成丝,有助鉴别;在肠道杆菌选择培养基上能发酵乳糖,呈现有色菌落。

3. 生化反应　IMViC试验结果为－－＋＋,脲酶、ONPG、丙二酸盐、黏质酸盐试验阳性。详细生化反应见表5-1。

(二)临床意义

克雷伯菌属是条件致病菌,是医院感染中常见细菌,以肺炎克雷伯菌感染较多见。肺炎克雷伯菌为呼吸道感染的重要病原体,常引起重症肺炎,还可引起泌尿道感染、胆道感染、败血症和化脓性脑膜炎等严重疾病。感染多发生于住院的衰弱患者。病原体往往从上呼吸道吸入,或通过污染的人工呼吸器、雾化器或各种导管侵入人体,医务人员的双手在交叉感染中亦起重要作用。

在肺炎克雷伯菌临床感染治疗中,随着 β-内酰胺类及氨基糖苷类等广谱抗生素的广泛使用,细菌易产生 ESBL 和 AmpC 酶及氨基糖苷类修饰酶(AMEs),对常用药物包括第三代头孢菌素和氨基糖苷类呈现出严重的多重耐药性。

(三)微生物学检验

1. 标本采集　据不同疾病采集不同标本,如血液、痰液、脓液、尿液、脑脊液及胸、腹水等。

2. 检验方法

(1)标本直接检查:标本涂片做革兰染色镜检,为革兰阴性球杆菌,有明显的荚膜。

(2)分离培养与鉴定:血液标本或穿刺液标本接种于肉汤培养基增菌培养,其他标本接种于血平板和

MAC 平板。35 ℃孵育 18～24 h,取血平板上灰白色大而黏稠的菌落和 MAC 上乳糖不发酵型黏液菌落,做进一步鉴定。

菌落性状、形态染色特性符合克雷伯菌的特点,氧化酶试验阴性、硝酸盐还原试验阳性,在 KIA 斜面产酸、底层产酸产气,H_2S 试验阴性,MIU 试验为——＋/－,VP 试验阳性,可初步鉴定为克雷伯菌属。进一步做全面生化反应鉴定到种和亚种(表 5-11),并结合荚膜肿胀试验帮助鉴别。

表 5-11 克雷伯菌属各菌种之间的鉴别

生化反应	肺炎克雷伯菌肺炎亚种	肺炎克雷伯菌臭鼻亚种	肺炎克雷伯菌鼻硬结亚种	解鸟氨酸克雷伯菌	产酸克雷伯菌
吲哚试验	－	－	－	＋	＋
鸟氨酸脱羧酶试验	－	－	－	＋	－
VP 试验	＋	－	－	V	＋
丙二酸盐利用试验	＋	－	＋	－	＋
ONPG 试验	＋	V	－	＋	＋

注:＋代表≥90％的菌株阳性;V 代表 10％～90％的菌株阳性;－代表≤10％的菌株阳性。

二、肠杆菌属

肠杆菌属(*Enterobacter*)包括 13 个种,主要分布于自然界,偶见于人和动物肠道,为条件致病菌;临床上常见的有产气肠杆菌、阴沟肠杆菌和阪崎肠杆菌。

(一)生物学性状

1. 形态与染色　肠杆菌属为革兰阴性杆菌;有周鞭毛,运动活泼,无芽胞。

2. 培养特性　本菌属细菌为兼性厌氧菌,营养要求不高;在 MAC 和 SS 平板上因发酵乳糖,形成较大的红色菌落;在营养琼脂和血平板上形成大而湿润的黏液型菌落。

3. 生化反应　氧化酶试验阴性,硝酸盐还原试验阳性;KIA 斜面产酸、底层产酸产气,H_2S 生成试验阴性;鸟氨酸脱羧酶、精氨酸双水解酶试验阳性,赖氨酸脱羧酶试验阴性。详细生化反应见表 5-1。

(二)临床意义

肠杆菌属是肠杆菌科中最常见的环境菌群,属肠道正常菌群,是医院感染常见的病原菌。临床分离的肠杆菌属中最常见阴沟肠杆菌和产气肠杆菌,可引起人体各部位感染,如泌尿道、呼吸道和伤口感染,亦可引起菌血症。阪崎肠杆菌分布在土壤、水和日常食品中,现已被我国列为食源性致病菌,多在奶粉及米粉中检出,能引起新生儿脑膜炎和败血症,病死率较高。

临床分离的肠杆菌属细菌耐药性不断增高,常分离出产 AmpC 酶菌株,尤以阴沟肠杆菌多见。AmpC 酶属于 Bush I 型 β-内酰胺酶(亦称诱导酶或 C 类 AmpC 酶),导致阴沟肠杆菌对第一、二、三代头孢菌素,单环 β-内酰胺类,头霉素类及含酶抑制剂的复合制剂耐药。针对产 AmpC 酶菌株,临床首选第四代头孢菌素(头孢吡肟)和碳青霉烯类抗菌药物。

(三)微生物学检验

1. 本菌的基本鉴定特征　镜检为革兰阴性粗短杆菌;氧化酶试验阴性,硝酸盐还原试验阳性;在 KIA 斜面产酸、底层产酸产气,H_2S 试验阴性,MIU 试验为＋——／＋;鸟氨酸脱羧酶试验阳性。可根据全面生化反应鉴定到属和种。

2. 鉴别要点　通过鸟氨酸脱羧酶试验和动力试验与肺炎克雷伯菌鉴别,肺炎克雷伯菌均为阴性,肠杆菌属为阳性。通过 IMViC 试验与大肠埃希菌鉴别,大肠埃希菌 IMViC 试验结果为＋＋——,而肠杆菌属为——＋＋。

三、沙雷菌属

沙雷菌属(Serratia)为能产生非水溶性黄、紫和红色素的革兰染色阴性小杆菌。其一般存在于土壤、水、植物、动物及人类的肠道和呼吸道中,也是重要的条件致病菌,包括黏质沙雷菌等10余种。

(一)生物学性状

1. 形态与染色　本菌为革兰阴性小杆菌,有周鞭毛,能运动,个别菌种有微荚膜,无芽胞。黏质沙雷菌是最小的细菌,常用于检查滤菌器的除菌效果。

2. 培养特性　本菌为兼性厌氧菌,适合生长温度为35 ℃。普城沙雷菌和深红沙雷菌可耐5%～10% NaCl。营养要求不高,在普通营养琼脂上生长良好,呈白色、红色或粉红色菌落,直径可达1.5～2.0 mm。各种沙雷菌株可以产生两种色素:灵菌红素(非水溶性)和吡羧酸(水溶性)。

3. 生化反应　本菌发酵葡萄糖、蔗糖、甘露醇,不发酵乳糖;能利用枸橼盐酸,丙氨酸等作为唯一碳源,胞外酶可水解DNA、脂酸、明胶和邻位硝基苯-β-半乳糖苷。本属的关键生化反应是DNA酶试验阳性、葡萄糖酸盐试验阳性。

(二)临床意义

本菌对许多常用抗生素有耐药性,现已成为一种重要的病原菌,其中黏质沙雷菌可引起肠道外感染,与医院内感染的暴发流行有关,可致肺炎、败血症、输血和外科术后感染及泌尿道感染等。

(三)微生物学检验

血液、尿液、痰液、脓液等标本的检验程序和方法可参照克雷伯菌。沙雷菌与其他菌属细菌的根本区别是沙雷菌DNA酶和葡萄糖酸盐试验阳性。

(罗　军)

小　结

肠杆菌科细菌是革兰阴性杆菌中主要的成员,广泛分布在自然界和人体肠道。其共同生物学特性主要有:革兰阴性杆状或球杆状,无芽胞,多数菌株有周鞭毛;葡萄糖发酵(产酸产气或产酸)试验阳性、氧化酶试验阴性、触酶试验阳性、硝酸盐还原试验阳性;抗原构造复杂,包括菌体(O)抗原、鞭毛(H)抗原和表面抗原(K抗原或Vi抗原),其中O抗原和H抗原是肠杆菌科血清学分群及分型的主要依据。

肠杆菌科细菌的微生物检验要点:镜下为革兰阴性无芽胞杆菌;常借助肠道选择鉴别培养基进行分离培养,其中乳糖发酵结果是区别致病菌还是条件致病菌的重要标志;肠杆菌科的鉴定常以KIA、MIU试验等生化反应初步定属,再依靠全面生化反应及血清学检验鉴定到种、型、亚型,必要时还要做毒素检测。

目前肠杆菌科细菌的耐药问题日趋严重,部分菌株出现质粒介导的ESBL和染色体介导的AmpC酶等耐药机制,加上抗菌药物的广泛使用造成选择压力,出现了多重耐药菌株,因此治疗上必须根据抗菌药物敏感试验的结果合理选择抗菌药物,应同时做好耐药性监控工作。

能力检测

1. 某患者,女,25岁,发热6天入院,食欲不振、乏力、腹胀,并一直排黏液稀便,每天4～5次,体检:体温40 ℃,相对缓脉,肝、脾略肿大,腹部见玫瑰疹。白细胞数$4.2×10^9$/L,中性粒细胞比例70%。粪便中查到少量脓球和白细胞。思考:

(1)根据临床症状初步诊断为什么疾病?

(2)该疾病做病原菌检验可取哪些标本,其检验程序如何?

2. 某患者,男,23岁。急性腹痛2天,每天10次左右水样便并有脓血黏液便,有明显里急后重感,体温 38 ℃,血压正常,白细胞数 $17 \times 10^9/L$,中性粒细胞比例 78％,淋巴细胞比例 15％。取黏液便镜检红细胞 3 个,白细胞 8 个,未见阿米巴原虫。思考:

　　(1) 根据临床症状初步诊断为什么疾病?

　　(2) 应取何种标本进行病原菌检验,其检验程序如何?

温 38 ℃,血压正常,白细胞数 $17 \times 10^9/L$,中性粒细胞比例 78％,淋巴细胞比例 15％。取黏液便镜检红细胞 3 个,白细胞 8 个,未见阿米巴原虫。思考:

第六章 非发酵革兰阴性杆菌检验

非发酵菌(nonfermenters)是指一大群不发酵葡萄糖或仅以氧化形式利用葡萄糖、需氧或兼性厌氧、氧化酶试验阳性或阴性、无芽胞的革兰阴性杆菌。其在分类学上属于不同的科、属和种，但在生物学特性上十分相似，多为条件致病菌。近年，由该类细菌引起的感染在医院感染中占有很重要的一部分，已经引起临床和检验医学的高度重视。

非发酵革兰阴性杆菌在临床上以假单胞菌属、不动杆菌属、产碱杆菌属、窄食单胞菌属、无色杆菌属、莫拉菌属、黄杆菌属和丛毛单胞菌等较为常见。每个菌属内又包括很多种，因此，在进行常规鉴定时必须先对其进行初步分群，即先行科、属间的鉴别，然后再进行种间鉴别。初步分群的常用试验如下。

1. 氧化酶试验 非发酵菌中，除不动杆菌属、嗜麦芽窄食单胞菌外，氧化酶试验均为阳性。

2. 葡萄糖氧化/发酵(O/F)试验 非发酵菌通常为氧化分解葡萄糖或对糖不利用，在O/F培养基中生长表现为氧化型或不利用。

3. 动力试验 非发酵菌为需氧菌，只在培养基表面生长，因此，采用半固体穿刺法观察动力时，只需在培养基顶部穿刺4 mm左右，并且培养4～6 h观察结果。延长时间，这种现象将消失。大多数非发酵菌在培养早期就呈现微弱模糊状生长现象，提示有动力。也可进行鞭毛染色，鉴别某些有动力的非发酵菌。

4. 麦康凯平板上生长能力 在血平板上生长，而不能在麦康凯平板上生长的革兰阴性杆菌，应怀疑为非发酵菌。但某些非发酵菌也可在麦康凯平板上生长。

常见非发酵菌的初步鉴别，见表6-1。

表 6-1 常见非发酵菌的初步鉴别

菌属	氧化酶试验	O/F 试验	动力试验	菌落色素	MAC 生长
假单胞菌属	+	O/-	+/-	不定	+
不动杆菌属	-	O/-	-	无色,某些菌株棕黄色	+
产碱杆菌属	+	-	+	无色	+
窄食单胞菌属	-/+	O	+	黄色、绿色、灰白色、暗棕色	+
莫拉菌属	+	-	-	无色	+
金黄杆菌属	+	-/O	-	橙黄色	+/-
伯克霍尔德菌属	+/-	O	+/-	黄色、红色、棕色或紫色	+

注：+代表90％以上阳性；−代表90％以上阴性；+/−代表多数菌株阳性；−/+代表多数菌株阴性；O/−代表大多数菌株氧化葡萄糖、少部分不利用葡萄糖；−/O代表大部分菌株不利用葡萄糖、少部分菌株氧化葡萄糖。

第一节　假单胞菌属

假单胞菌属（*Pseudomonas*）为需氧、有鞭毛、无芽胞、无荚膜的革兰阴性杆菌，氧化酶试验阳性。临床分离的假单胞菌属包括铜绿假单胞菌、荧光假单胞菌、恶臭假单胞菌、蒙太利假单胞菌、摩西假单胞菌、斯氏假单胞菌、门多萨假单胞菌、产碱假单胞菌等，代表菌种为铜绿假单胞菌。

临床常见的假单胞菌菌种鉴定与鉴别，见表 6-2。

表 6-2　临床常见假单胞菌的主要生物学性状

试验项目	铜绿假单胞菌	荧光假单胞菌	恶臭假单胞菌	斯氏假单胞菌	产碱假单胞菌
氧化酶	+	+	+	+	+
MAC 生长	+	+	+	+	+
溴化十六烷基三甲胺生长	+	+/-	+/-	-	-/+
6.5% NaCl 生长	+/-	-/+	+	+/-	-/+
42 ℃生长	+	-	-	+/-	-
硝酸盐还原	+	-/+	-	+	+/-
青脓素	+	+	+	-	-
精氨酸双水解酶	+	+	+	-	-/+
脲酶	-/+	-/+	-/+	-/+	-
明胶液化	+/-	+	-	-	-
葡萄糖产酸	+	+	+	-	-
麦芽糖产酸	-	-	-/+	+	-
枸橼酸盐利用	+	+	+	+/-	+/-
鞭毛数量	1	>1	>1	1	1

注：＋代表 90％以上阳性；－代表 90％以上阴性；＋/－代表多数菌株阳性；－/＋代表多数菌株阴性。

一、铜绿假单胞菌

铜绿假单胞菌（*P. aeruginosa*）是假单胞菌属的代表菌种，广泛分布于自然环境及正常人体皮肤、呼吸道与肠道黏膜中，为条件致病菌。该菌对抗菌药物有自然抵抗力，因此是医院感染的主要病原菌之一，可引起 ICU、血液及神经内科等重症病房患者感染，并可经血液传播，导致菌血症和败血症。

（一）生物学性状

1. 形态与染色　铜绿假单胞菌为革兰阴性杆菌，菌体细长，且长短不一，有时呈球杆状或线状，成对或呈短链状排列，菌体一端有单鞭毛或少于 3 根鞭毛，无芽胞。

2. 培养特性　该菌专性需氧，部分菌株为兼性厌氧，最适生长温度为 35 ℃，42 ℃可生长是该菌的鉴别特点；营养要求不高，普通琼脂平板和 SS、麦康凯平板上均可生长，血平板上可形成 β 溶血；在液体培养基中呈混浊生长，表面可形成菌膜。

3. 生化反应　该菌氧化酶试验阳性；氧化分解葡萄糖、木糖产酸不产气，不分解乳糖、麦芽糖、甘露醇和蔗糖；精氨酸双水解酶、枸橼酸盐利用和硝酸盐还原试验均阳性，吲哚试验、赖氨酸和鸟氨酸脱羧酶试验阴性。

（二）临床意义

铜绿假单胞菌能产生多种致病物质，主要有内毒素、外毒素、菌毛、荚膜多糖、胞外酶和溶血物质等。内毒素可致发热、休克、DIC 等；外毒素 A 和胞外酶 S 可抑制多种脏器易感细胞的蛋白质合成；荚膜多糖有抗吞噬作用;菌毛对宿主细胞有黏附作用;溶血物质可溶解红细胞,对肺泡有毒性作用。

铜绿假单胞菌为条件致病菌,当手术、放化疗、激素治疗等各种原因使人体抵抗力下降时容易引起感染,可引起烧伤创面感染、肺部感染、泌尿道感染、中耳炎、脑膜炎、败血症、皮肤感染等。

(三)微生物学检验

1. 检验程序 铜绿假单胞菌检验程序见图6-1。

2. 标本采集 根据感染部位采集临床标本,如血液、痰液、尿液,胸、腹水,分泌物及粪便等。

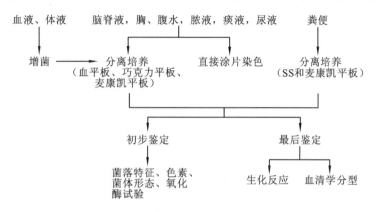

图 6-1 铜绿假单胞菌的检验程序

3. 检验方法

(1)标本直接检查:新鲜标本如痰液、脑脊液、胸水、腹水、脓液等直接涂片染色镜检。

(2)分离培养与鉴定:

①分离培养:血液等标本先增菌,再转种血平板、巧克力平板和麦康凯平板进行分离培养,其他标本可直接接种在培养基上分离培养。铜绿假单胞菌的菌落特征:血平板上菌落为灰绿色、扁平湿润、边缘不规则、有金属光泽、有生姜味、多有透明溶血环;普通琼脂平板上可产生青脓素和荧光素使琼脂被染成绿色或蓝绿色;在麦康凯平板上形成细小无光泽半透明菌落;在SS平板上可形成乳糖不发酵型菌落。

②鉴定:取待检菌进行生化鉴定,若氧化酶试验阳性、O/F试验为氧化型、能液化明胶、能还原硝酸盐并产生 N_2,精氨酸双水解酶试验阳性、4 ℃不生长而42 ℃可生长,再结合菌落特征及形态染色特征,可初步鉴定为铜绿假单胞菌。通过全面生化反应进行最终鉴定并与其他假单胞菌鉴别(表6-2)。

二、其他假单胞菌

1. 荧光假单胞菌 不产生绿脓菌素,但可产生水溶性的荧光素,氧化酶试验阳性,氧化分解葡萄糖、木糖产酸不产气,液化明胶,精氨酸双水解酶试验阳性,一端具有3根以上鞭毛。存在于外环境中,可从痰液、血液、尿液及脓液标本中分离出来。荧光假单胞菌可在普通冰箱储存的血液里生长繁殖,污染血液,且自溶后释放内毒素,导致输血后不可逆性休克。

2. 恶臭假单胞菌 菌落与铜绿假单胞菌相似,但不产生绿脓菌素,只产生荧光素,不产生卵磷脂酶,不液化明胶。可从各类临床标本中分离出,但分离率较低,可引起尿路感染、皮肤感染等,分泌物有腥臭味。

3. 斯氏假单胞菌 该菌有单极端鞭毛,在生长中需要钠离子,可在含6.5%氯化钠培养基中生长。新分离的菌株菌落干燥、皱起、坚韧,可稍凹陷或黏附于琼脂平板上,要把菌落从琼脂上刮下来常感困难;也可形成光滑型或介于两者之间的各种菌落。该菌存在于土壤、水、粪便及人体上呼吸道中,能引起抵抗力低下患者呼吸道、泌尿道和伤口感染及心内膜炎、中耳炎和菌血症等。

4. 产碱假单胞菌和假产碱假单胞菌 其形态均为直杆形,但少数菌株有明显弯曲,均有单极单毛。多数菌株在42 ℃能生长,在麦康凯平板上可生长,在未封闭的O/F培养基表面产碱。二者的区别是后者能氧化分解果糖。

第二节　不动杆菌属

不动杆菌属(*Acinetobacter*)为一群氧化酶试验阴性、不发酵糖类、无动力的革兰阴性杆菌。其广泛存在于自然界,是引起医院感染的重要病原非发酵菌之一,在医院感染中的分离率仅次于铜绿假单胞菌,居非发酵菌的第二位。已命名的有七个种,临床标本中分离到的不动杆菌绝大多数为鲍曼不动杆菌,其他菌种引起的感染比较少见。

一、生物学性状

1. 形态与染色　不动杆菌属为革兰阴性球杆菌,生长稳定期形态多为球形,镜下可见球形或球杆形,成双排列;革兰染色常不易脱色,直接涂片染色易染成革兰阳性。多数菌株有荚膜,无芽胞,无鞭毛。

2. 培养特性　该菌属细菌专性需氧,最适生长温度为35 ℃,鲍曼不动杆菌可在42 ℃生长。多数菌种生长不需特殊营养,在普通琼脂及麦康凯培养基上生长良好。其在血平板上形成灰白色光滑型菌落,部分菌落呈黏液状;溶血不动杆菌可产生清晰的β溶血环。其在麦康凯培养基上形成无色或淡粉红色菌落。

3. 生化反应　该菌属细菌氧化酶试验阴性,触酶试验阳性;枸橼酸盐利用试验、丙二酸盐利用试验均为阳性,动力、吲哚、甲基红、VP试验和硝酸盐还原试验均阴性,不产生 H_2S;42 ℃ 时生长。鲍曼不动杆菌和醋酸钙不动杆菌可氧化分解葡萄糖和乳糖,洛菲不动杆菌不分解任何糖类,枸橼酸盐和丙二酸盐利用试验均阴性。

二、临床意义

本属细菌为条件致病菌,也是医院感染的主要病原菌之一。在非发酵菌引起的感染中其分离率仅次于铜绿假单胞菌。不动杆菌属存在于正常人体的皮肤、口腔、呼吸道、胃肠道和泌尿道,在自然界和医院环境中分布广泛,是引起医院获得性肺炎,尤其是呼吸机相关性肺炎、尿路感染、切口感染、导管相关感染、皮肤组织感染、脑部感染和血流感染等的重要病原菌。

在不动杆菌属中感染率最高的是鲍曼不动杆菌,可引起腹膜炎、脑膜炎、骨髓炎和关节炎菌血症和肺炎等。近年鲍曼不动杆菌多重耐药菌株明显增多,出现泛耐药菌株,碳青霉烯类耐药不动杆菌在我国已达50%左右,所以根据药敏试验选用药物治疗格外重要。

三、微生物学检验

1. 标本采集　可根据需要采集各种临床标本,如血液、脑脊液、痰液、尿液、脓液等。

2. 检验方法

(1) 标本直接检查:脑脊液、尿液离心取沉淀物涂片,脓液和痰液直接涂片染色镜检,可见革兰阴性球杆菌成双排列,细胞内外均可见,黏液型菌株有荚膜。

(2) 分离培养与鉴定:脑脊液、血液标本增菌后接种到血平板或麦康凯平板,其他标本可直接接种,经18~24 h培养后挑取可疑菌落做涂片染色及生化鉴定。若菌落特征、菌体形态符合不动杆菌属特点,氧化酶试验阴性、不发酵葡萄糖、硝酸盐还原试验阴性、无动力,可初步判定为不动杆菌属细菌。属内常见菌种的鉴定和鉴别见表6-3。

表 6-3　不动杆菌属内常见菌种的主要生物学特性

菌名	41 ℃ 生长试验	44 ℃ 生长试验	明胶 液化试验	葡萄糖 产酸试验	绵羊血 溶血试验	β-丙氨酸 利用试验	L-精氨酸 利用试验	枸橼酸盐 利用试验	丙二酸盐 利用试验
醋酸钙不动杆菌	−	−	−	+	−	+	+	+	+
鲍曼不动杆菌	+	+	−	+	−	+	+	+	+

续表

菌名	41 ℃ 生长试验	44 ℃ 生长试验	明胶 液化试验	葡萄糖 产酸试验	绵羊血 溶血试验	β-丙氨酸 利用试验	L-精氨酸 利用试验	枸橼酸盐 利用试验	丙二酸盐 利用试验
溶血不动杆菌	−	−	+	+/−	+	−	+	+	−
琼氏不动杆菌	+	−	−	−	−	−	+	+	−
约翰逊不动杆菌	−	−	−	−	−	−	+/−	+	+/−
洛菲不动杆菌	−	−	−	−	−	−	−	−	−
耐放射线不动杆菌	−	−	−	+/−	−	−	+	−	+

注：＋代表90％以上菌株阳性；−代表90％以上菌株阴性；＋/−代表11％～89％菌株阳性。

第三节 产碱杆菌属

产碱杆菌属（Alcaligenes）是一群有动力，氧化酶试验阳性，专性需氧，不分解糖类的革兰阴性杆菌。常见的菌种主要有粪产碱杆菌、皮氏产碱杆菌、脱硝产碱杆菌、木糖氧化产碱杆菌等。皮氏产碱杆菌、脱硝产碱杆菌和木糖氧化产碱杆菌现被划归为无色杆菌属，目前与临床有关的仅有粪产碱杆菌一个种。

一、生物学性状

1. 形态与染色　产碱杆菌属细菌为革兰染色阴性，杆状或球杆状，常单个存在。其具有周鞭毛，无芽胞，多数菌株无荚膜。

2. 培养特性　产碱杆菌属细菌专性需氧，最适生长温度为20～37 ℃，营养要求不高，在普通琼脂上生长良好。粪产碱杆菌在血培养基上可形成灰白色、扁平、较大、边缘稍薄的湿润菌落，某些菌株产生特殊的水果香味；粪产碱杆菌可在麦康凯平板和SS琼脂平板上生长。其在含蛋白胨的肉汤中可产氨，使培养基pH值升高至8.6，此为本菌的特点。

3. 生化特性　本属细菌氧化酶和触酶试验均为阳性；不产生吲哚，不水解DNA、明胶和七叶苷，脲酶试验阴性；能利用枸橼酸盐，部分菌株能还原硝酸盐；不分解糖类，在O/F培养基上呈碱性反应。

二、临床意义

粪产碱杆菌广泛分布于自然界、水和土壤中，是脊椎动物肠道中常见的寄生菌。其偶尔可引起多种机会感染，包括心内膜炎、外伤感染和败血症等。粪产碱杆菌与假单胞菌属有相似的栖息地，可在医院外水和泥土中分离到，在院内潮湿的器械（如呼吸器、血液透析器等）中也可分离到。粪产碱杆菌亦可为部分人群皮肤正常菌群，并可从患者血液、痰液、尿液等临床标本分离到，与污染的透析液和静脉注射液有关。

三、微生物学检验

1. 标本采集　根据不同疾病采集相应标本，创伤感染可采集分泌物和脓液，尿路感染可采集尿液；菌血症或败血症患者可采集血液。

2. 检验方法

（1）标本直接检查：脑脊液、尿液离心取沉淀物涂片，脓液和痰液直接涂片染色镜检。

（2）分离培养与鉴定：血液增菌培养，脓液、分泌物、尿液等可直接接种血平板及麦康凯平板进行培养。经18～24 h后挑取可疑菌落做涂片染色及生化鉴定。

菌落特征、菌体形态、肉汤中生长现象符合本菌特征，氧化酶和触酶试验均为阳性、不分解糖类、O/F培养基上呈碱性反应、脲酶试验阴性，则可初步鉴定为产碱杆菌属。

粪产碱杆菌与部分无色杆菌的鉴别见表6-4。

表 6-4 粪产碱杆菌与部分无色杆菌的鉴别

	硝酸盐还原试验	亚硝酸盐还原试验	葡萄糖产酸	木糖产酸试验
粪产碱杆菌	−	+	−	−
皮氏无色杆菌	+	−	−	−
木糖氧化无色杆菌 脱硝亚种	+	+/−	−	−
木糖氧化无色杆菌 木糖氧化亚种	+	+	+	+

 第四节 其他非发酵革兰阴性杆菌

一、窄食单胞菌属

窄食单胞菌属(Stenotrophomonas)内有 8 个种,目前已知与临床相关的只有一个菌种,即嗜麦芽窄食单胞菌。嗜麦芽窄食单胞菌为革兰阴性直或弯曲杆菌,有动力,无芽胞;最适生长温度 35 ℃,在 4 ℃或 41 ℃不生长。该菌在血平板和麦康凯平板上生长迅速,血平板上菌落圆形、光滑、湿润,经孵育 48 h 后菌落增大,可呈黄色、绿色或灰白色;孵育时间 48 h 以上,菌落可变为暗棕色,菌落周围血琼脂变为绿色,不溶血,有氨气味;在麦康凯平板上形成淡黄色菌落。培养 48 h 以上的菌落中心有变透明的趋势,称为"猫眼"现象。该菌在自然环境中分布广泛,也寄居于人呼吸道和肠道内,为条件致病菌,可引起呼吸道、尿路、伤口等感染,也可引起脑膜炎和心内膜炎等。嗜麦芽窄食单胞菌耐药性较强,对亚胺培南天然耐药,临床治疗首选磺胺类 TMP/SMZ、左氧氟沙星或替卡西林/棒酸。但其致病性较弱,临床分离株多为定植株,应结合临床表现进行鉴别。

二、伯克霍尔德菌属

伯克霍尔德菌属(Burkholderia)目前属内有 60 多个种,大部分菌种分离自土壤、水、植物和动物中,只有少数几个种与人和动物感染相关,其中临床最多见的为洋葱伯克霍尔德菌。伯克霍尔德菌属为革兰染色阴性直或微弯曲的杆菌,为需氧菌,在血平板上 35 ℃孵育 18～24 h,形成中等大小菌落,不透明、湿润、凸起。某些菌种可产生特别的色素和特异的气味。洋葱伯克霍尔德菌存在于土壤及水中,在医院环境中常污染自来水、体温表、喷雾器、导尿管等,因而引起多种医院感染,包括败血症、心内膜炎、肺炎、伤口感染、脓肿等;洋葱伯克霍尔德菌也是引起囊性纤维化及慢性肉芽肿患者感染的最重要的条件致病菌。

三、莫拉菌属

莫拉菌属(Moraxella)有 20 多个种,与临床有关的有 7 个菌种:卡他莫拉菌、腔隙莫拉菌、非液化莫拉菌、奥斯陆莫拉菌、犬莫拉菌、亚特兰大莫拉菌和林肯莫拉菌。本菌为革兰阴性球杆菌,不易脱色,菌体为球形或杆状,易误认为革兰阳性菌。镜下多数成双或短链状排列,幼龄培养物为细杆状,老龄培养物多为球形,可与奈瑟菌相鉴别(也可通过是否分解葡萄糖而进行鉴别)。莫拉菌营养要求较高,在血平板上生长良好,菌落为光滑型或粗糙型,部分菌株可在麦康凯平板上生长,最适生长温度为 33～35 ℃,氧化酶和触酶试验均阳性,不分解糖类,吲哚试验阴性。莫拉菌属是人和动物黏膜上的正常菌群,但可引起社区和医院感染。本菌是呼吸道感染的主要致病菌,可引起外伤感染、肺炎、败血症和其他感染。近年来由本属细菌引起的婴幼儿脑膜炎和败血症日益增多,已为人们关注。本菌属细菌多数对青霉素类敏感,对头孢菌素、四环素、喹诺酮类和氨基糖苷类药物均敏感。

四、黄杆菌属

黄杆菌属（*Flavobacterium*）细菌是一群氧化酶试验阳性、产黄色素、无动力、无芽胞的非发酵革兰阴性菌。黄杆菌属有 87 个种，包括水生黄杆菌、酸味黄杆菌、脱硝黄杆菌等；原来的产吲哚黄杆菌、吲哚黄杆菌、大比目鱼黄杆菌、黏黄杆菌和大菱鲆黄杆菌已分为金黄杆菌属；脑膜败血黄杆菌先转为金黄杆菌属，现转为伊丽莎白菌属。本属细菌严格需氧，最适生长温度 20～30 ℃，少数菌种可在 42 ℃生长，在血培养基上形成半透明、圆形、光滑隆起、有光泽的淡黄色、黄色或棕黄色菌落，在营养琼脂培养基上形成亮黄色菌落。本属细菌广泛存在于水、土壤、植物中，是引起医院感染的常见病原菌之一，可引起术后感染、败血症及新生儿化脓性脑膜炎。经验用药可选磺胺及大环内酯类的红霉素等，最好依据药敏试验结果选择用药。

以上菌属的生物学特性见表 6-5。

表 6-5 其他非发酵菌属的生物学特性

菌属	氧化酶试验	O/F 试验	动力试验	触酶试验	甘露醇发酵试验	七叶苷水解试验	硝酸盐还原试验	明胶液化试验
窄食单胞菌属	−/+	O(缓慢)	+	+	−	+	−	+
伯克霍尔德菌属	+/−	O	+	+	+	−	+	−
莫拉菌属	+	−	−	+			+/−	−
黄杆菌属	+	O	−	+	+	+/−	−	+

注：+代表 90%以上阳性；−代表 90%以上阴性；+/−代表多数菌株阳性；−/+代表多数菌株阴性。

（胡志军）

小 结

非发酵菌主要是指一大群需氧或兼性厌氧、不发酵糖类（氧化分解葡萄糖或对糖不利用）、氧化酶试验阳性或阴性、无芽胞的革兰阴性杆菌。它广泛存在于自然界的水、土壤和空气中，有的是人体皮肤黏膜表面的正常菌群，一般是条件致病菌。从临床标本中分离非发酵菌一般并不困难，但非发酵菌的鉴定常比肠杆菌科复杂。因此，常规鉴定时必须对其先进行初步分群，即先行科、属间的鉴别，然后再进行种间鉴别。

非发酵菌包括假单胞菌属、不动杆菌属、产碱杆菌属、窄食单胞菌属、伯克霍尔德菌属、莫拉菌属和黄杆菌属等，这些细菌多数为条件致病菌。近年来，非发酵菌引起的感染或院内感染日益增加，总体来说临床检出以铜绿假单胞菌和鲍曼不动杆菌为主，其次是嗜麦芽窄食单胞菌，其他细菌较少见。非发酵菌的耐药性较强，多重耐药菌较多，且出现泛耐药细菌，给临床治疗带来困难。各地区抗生素应用习惯不同，临床分离细菌的耐药率也有差异，所以各地区加强此类细菌的耐药性监测显得格外重要。

能力检测

1. 简述临床标本检验铜绿假单胞菌的程序、内容和结果判断。
2. 简述鲍曼不动杆菌的鉴别要点。

第七章 弧菌科检验

学习目标

掌握：霍乱弧菌和副溶血性弧菌微生物学检验方法。

熟悉：霍乱弧菌、副溶血性弧菌的致病性。

了解：气单胞菌属、邻单胞菌属细菌的生物学性状及微生物学检验。

弧菌科（*Vibrionaceae*）细菌包括一群菌体直或微弯、具有端极鞭毛、动力试验阳性、氧化酶试验阳性、能发酵葡萄糖的革兰阴性菌。其在自然界中分布广泛，以水中尤为多见，包含弧菌属、气单胞菌属、邻单胞菌属与发光杆菌属四个菌属。发光杆菌属对人类无致病性，本章主要阐述弧菌属、气单胞菌属与邻单胞菌属（表 7-1）。

表 7-1　弧菌科致病性菌属特征表

特性	弧菌属	气单胞菌属	邻单胞菌属
氧化酶试验	+	+	+
葡萄糖发酵试验	+	+	+
甘露醇发酵试验	+/-	+	-
鸟氨酸脱羧酶试验	+/-	-	+
精氨酸双水解酶试验	+/-	+	+
O/129 抑菌试验	S	R	S
TCBS 生长试验	+	-	-
嗜盐性试验	+/-	-	-

注：S 代表敏感；R 代表耐药；+/- 代表 90% 阳性。

第一节　弧　菌　属

弧菌属（*Vibrio*）细菌广泛分布于淡水及海水中。根据该属细菌的抗原性、生化特性、DNA 同源性、致病性及耐盐性等特性，将弧菌属细菌分为四类：O1 群霍乱弧菌、不典型 O1 群霍乱弧菌、非 O1 群霍乱弧菌、其他弧菌。本属细菌目前有 36 个种，其中多数为非致病菌，对人类致病的以霍乱弧菌 O1 群和 O139 群、副溶血性弧菌最为重要，分别引起霍乱和食物中毒。

一、霍乱弧菌

霍乱弧菌（*V. cholerae*）是引起人类霍乱的病原菌。霍乱是一种古老且流行广泛的烈性肠道传染病。该病发病急，传染性强，死亡率高，属于国际检疫传染病。

霍乱弧菌包括两个生物型：古典生物型和 El-Tor 生物型，两者的个别生物学性状稍有不同，临床病理及流行病学特征没有本质的差别。自 1817 年以来，在人类历史上已发生过 7 次世界性霍乱大流行，均由霍乱弧菌 O1 群引起,其中前 6 次由古典生物型霍乱弧菌引起,第 7 次由 El-Tor 生物型霍乱弧菌引起。1992 年在分离到一株新的血清群 O139,它引起的霍乱在临床表现及传播方式上与古典型霍乱完全相同,但不能被 O1 群霍乱弧菌诊断血清所凝集。抗 O1 群的抗血清对 O139 群菌株无保护性免疫,且在水中的存活时间较 O1 群霍乱弧菌长。

（一）生物学性状

1. 形态与染色　霍乱弧菌呈革兰阴性弧形弯曲菌,从患者标本中新分离的菌体形态典型,但经人工培养后,细菌常呈杆状而不易与肠道杆菌区别。该菌有单端单鞭毛,运动非常活泼,对患者米泔水样粪便进行悬滴观察可见穿梭状或流星状运动,菌液涂片染色可见细菌首尾相接,平行排列呈鱼群状。

2. 培养特性　霍乱弧菌兼性厌氧,营养要求不高,在普通培养基上生长良好;在 pH 8.4～9.2 的碱性蛋白胨水或碱性琼脂平板上生长良好,因其他细菌在此 pH 值中不易生长,故初次分离霍乱弧菌常用碱性(pH 8.4)蛋白胨水做增菌培养,经 35 ℃培养 6～9 h,可形成菌膜;在碱性琼脂平板上形成较大圆形、扁平、无色透明或半透明似水滴状的菌落;无盐环境下可以生长的特性可鉴别于其他致病性弧菌;在选择培养基 TCBS 琼脂(硫代硫酸盐-枸橼酸盐-胆盐-蔗糖琼脂)平板上,霍乱弧菌因发酵蔗糖产酸而形成较大的黄色菌落;在血平板上,多数 El-Tor 生物型霍乱弧菌的菌落周围出现 β 溶血环,而古典生物型霍乱弧菌不出现 β 溶血环。

3. 生化反应　霍乱弧菌氧化酶试验阳性,能分解葡萄糖、蔗糖、麦芽糖、甘露醇,产酸不产气,缓慢发酵乳糖;吲哚试验阳性、亚硝基靛基质试验(霍乱红反应)阳性;赖氨酸、鸟氨酸脱羧酶试验阳性,精氨酸双水解酶试验阴性。

4. 抗原结构与血清学分型　霍乱弧菌有鞭毛抗原(H 抗原)和菌体抗原(O 抗原)。H 抗原为弧菌属细菌的共同抗原,特异性低;O 抗原具有群特异性和型特异性,是霍乱弧菌分群和分型的基础。根据 O 抗原的不同,可将霍乱弧菌分为 155 个血清群,其中 O1 群和 O139 群能引发霍乱。凡能与 O1 群抗血清发生凝集的弧菌,称为 O1 群霍乱弧菌。霍乱弧菌古典生物型和 El-Tor 生物型均属于 O1 群霍乱弧菌。此外,虽能与 O1 群抗血清发生凝集,但不致病的弧菌,称为不典型 O1 群霍乱弧菌。O2 群～O138 群可引起人类胃肠炎,不引起霍乱,因这些血清群均不与 O1 群抗血清凝集,故又称非 O1 群霍乱弧菌或不凝集弧菌。

O1 群霍乱弧菌的 O 抗原由 A、B、C 三种抗原因子组成,根据所含抗原因子的不同,又将 O1 群霍乱弧菌分为三个血清型:小川型(AB)、稻叶型(AC)和彦岛型(ABC)。我国以小川型和稻叶型最为常见。

5. 抵抗力　霍乱弧菌 El-Tor 生物型在自然界的生存力较古典生物型强,在水中可存活 1～3 周,古典生物型只能存活 2 天。该菌对热、干燥、紫外线、酸及消毒剂敏感,100 ℃ 1～2 min 即死亡,在正常胃酸中仅存活 4 min;用 0.5×10^{-6} 的氯处理饮水,15 min 可杀灭霍乱弧菌;用 1∶4 漂白粉处理患者排泄物或呕吐物,经 1 h 后可达消毒目的。霍乱弧菌对链霉素、四环素和氯霉素敏感,对庆大霉素耐药。多黏菌素 B(50 U/mL)能抑制古典生物型但不能抑制 El-Tor 生物型,可作为分型依据。

（二）临床意义

霍乱弧菌可引起霍乱,该病是一种烈性肠道传染病,被列为我国法定甲类传染病。在自然情况下,人类是霍乱弧菌的唯一易感者。传染源为患者及带菌者,细菌主要通过被污染的水源或食物经口感染。在正常胃酸条件下,需要进入大量的细菌(10^8 个)方能引起感染,但当胃酸降低时,感染菌量可减少到 $10^3 \sim 10^5$ 个细菌。病菌到达小肠后,黏附于肠黏膜表面迅速繁殖,并产生霍乱肠毒素(cholera enterotoxin,CE)使肠黏膜细胞分泌功能亢进,使大量体液和电解质进入肠腔而发生剧烈吐泻,排出如米泔水样腹泻物。由于大量水分和电解质丧失而引起失水、代谢性酸中毒、电解质紊乱(如低碱血症),继而导致休克和肾衰竭。若未经及时治疗,患者死亡率可高达 60%。O139 群霍乱弧菌感染比 O1 群严重,表现为严重脱水和高死亡率,且成人患病率高。

感染霍乱弧菌后,机体可获得牢固免疫力,再感染者少见。患者发病数月后,血液和肠腔中可出现保护性的抗霍乱肠毒素抗体(抗毒素)、抗菌抗体及 SIgA,可阻断肠毒素的侵袭和霍乱弧菌的黏附。但感染 O1 群后获得的免疫对 O139 群感染无交叉保护作用。

（三）微生物学检验

1. 标本采集 以粪便为主,采集标本尽量在发病早期未用药前。取米泔水样粪便、呕吐物或采取肛拭子,立刻接种在碱性蛋白胨水中增菌。如不能及时接种,可将标本保存在卡-布运送培养基中或文腊二氏保存液中,室温下专人运输。

2. 检验程序 霍乱弧菌的检验程序见图7-1。

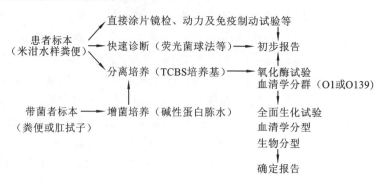

图7-1 霍乱弧菌的检验程序

3. 检验方法

（1）标本直接检查:

①直接涂片镜检:取米泔水样粪便标本或增菌液制成涂片2张,干燥后用乙醇固定,分别用革兰染色及1:10稀释的石炭酸复红染色后油镜检查,观察有无革兰阴性、呈鱼群状排列的弧菌。

②动力及免疫制动试验:取患者米泔水样粪便标本或增菌液做悬滴法或压滴法,霍乱弧菌呈现极其活泼的穿梭状或流星状运动。若动力和菌体形态均典型,可做制动试验。将米泔水样粪便标本或增菌液分别与O1群霍乱多价诊断血清或O139群霍乱诊断血清(效价1:64)均匀混合后做悬滴法检验,若细菌于3～5 min内停止运动并凝集成块,则为阳性反应。

（2）分离培养与鉴定:经过碱性蛋白胨水增菌后,转种到TCBS琼脂平板或庆大霉素琼脂平板进行分离培养,TCBS琼脂平板上黄色菌落、庆大霉素琼脂平板上灰褐色中心菌落为可疑菌落。

①分离培养:取米泔水样粪便标本接种至TCBS平板或庆大霉素琼脂平板,带菌者标本(粪便或肛拭子)因含菌量较少,先接种至碱性蛋白胨水增菌6～8 h后再做分离培养。

取可疑菌落进行染色镜检、氧化酶试验,符合霍乱弧菌特征,则用O1群多价抗血清和O139群抗血清做玻片凝集试验。若玻片凝集试验阳性,结合菌体形态及动力特征,可做出初步报告。再根据全面生化反应、血清学分群及分型和生物分型做出最后鉴定。

②鉴定:常用于霍乱弧菌鉴定的生化试验有氧化酶试验、吲哚试验、霍乱红试验及黏丝试验,霍乱弧菌均为阳性。

③血清学分型:霍乱弧菌的血清学鉴定一般按以下步骤进行。a.确定血清群:分别与O1群、O139群多价抗血清做凝集试验,确定属于O1群、O139群还是非O1群霍乱弧菌。b.确定血清型:对O1群霍乱弧菌需进一步做血清学分型,即待检菌分别与O1群单价分型血清A、B、C做凝集试验,确定其血清型别(表7-2)。

表7-2 霍乱弧菌血清凝集试验

诊断血清						血清型
O1＋O139	O1	O139	A	B	C	
＋	＋	－	＋	＋	－	小川型
＋	＋	－	＋	－	＋	稻叶型
＋	＋	－	＋	＋	＋	彦岛型
＋	－	＋	－	－	－	O139群

④生物分型:根据霍乱弧菌在生物学上的差异,分为古典生物型和El-Tor生物型,两种的鉴别见

表7-3。

表 7-3 霍乱弧菌两种生物型的鉴别

生物学特性	古典生物型	El-Tor 生物型
VP 试验	—	+
羊红细胞溶血试验	—	+
鸡红细胞凝集试验	—	+
多黏菌素 B 敏感试验	S	R
Ⅳ组噬菌体裂解试验	+	—
Ⅴ组噬菌体裂解试验	—	+

注:S 代表敏感;R 代表耐药。

二、副溶血性弧菌

副溶血性弧菌为嗜盐性弧菌,广泛存在于海水、海底沉淀物、鱼虾蟹贝等海产品中,是我国沿海引起食物中毒最为常见的病原菌。

(一)生物学性状

1. 形态与染色 该菌为革兰阴性菌,菌体两极浓染,不同培养基中菌体形态差异大,常呈弧状、杆状、丝状等。该菌有单端单鞭毛,无芽胞和荚膜。

2. 培养特性 该菌需氧或兼性厌氧,营养要求不高,普通琼脂培养基上生长良好;最适酸碱度为 pH 7.5~8.0,但 pH 值为 9.5 时仍能生长;有嗜盐性,最适 NaCl 浓度为 3.5%,在 3.5% NaCl 琼脂平板上呈蔓延生长,形成光滑湿润、边缘不整、不透明的菌落;在无盐培养基中不能生长;在 TCBS 琼脂平板上,该菌因不发酵蔗糖而形成蓝绿色菌落;在 SS 琼脂平板上不生长或长出 1~2 mm 透明扁平的无色菌落,不易挑起,挑起时可呈拉丝状,并具有辛辣味;在 MAC 平板上不生长或长出扁平、半透明的菌落;在血平板上,某些菌株可出现 β 溶血环。

3. 生化反应 鉴定该菌的所有生化反应培养基中均应加入 35 g/L NaCl,以保证细菌的良好生长。副溶血性弧菌与其他致病性弧菌最具有鉴别意义的生化反应是蔗糖发酵试验及嗜盐试验(表 7-4)。此外,致病菌株能使人或兔红细胞发生溶血,对马红细胞不溶血,称神奈川现象(Kanagawa phenomenon, KP),从患者体内分离到的菌株中 96.5% 为 KP 试验阳性。

表 7-4 副溶血性弧菌的生化特性

生化试验	结果	生化试验	结果
氧化酶	+	葡萄糖	+
吲哚	+	乳糖	—
甲基红	+	麦芽糖	+
VP	—	蔗糖	—
枸橼酸盐利用	—	甘露醇	+
尿素酶	+/-	阿拉伯糖	+/-
硫化氢生成	—	0% NaCl 中生长	—
精氨酸双水解酶	—	1% NaCl 中生长	+
鸟氨酸脱羧酶	+	7% NaCl 中生长	+
赖氨酸脱羧酶	+	10% NaCl 中生长	—

注:+代表 90% 以上阳性;—代表 90% 以上阴性;+/-代表多数菌株阳性。

4. 抵抗力 副溶血性弧菌抵抗力弱,在淡水中生存不超过 2 天,但在海水中能生存近 50 天;不耐热,65 ℃加热 30 min 或 90 ℃加热 1 min 细菌即被杀死;不耐酸,1% 食醋中 5 min 即死亡。

（二）临床意义

副溶血性弧菌的致病因子有两种,耐热直接溶血素和耐热相关溶血素,具有溶血毒、细胞毒、心脏毒和肠毒素等作用。人可因食入烹饪不当的海产品或被本菌污染的盐腌渍而导致食物中毒,多发生于夏秋季节。主要症状为腹痛、腹泻、呕吐、发热、水样便或糊状便。恢复较快,但免疫力不强。

（三）微生物学检验

1. 标本采集　以粪便为主,也可以采集肛拭子或可疑食物。标本要及时送检,如果不能及时送检,可将标本保存在卡-布运送培养基中或 3.5% NaCl 蛋白胨水中送检。

2. 检验程序　副溶血性弧菌的检验程序见图 7-2。

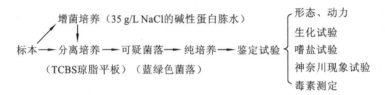

图 7-2　副溶血性弧菌的检验程序

3. 检验方法

（1）标本直接检查:革兰阴性菌,多形态,运动活泼。

（2）分离培养与鉴定:

①分离培养:粪便直接接种于 TCBS 琼脂平板上,35 ℃培养 18～24 h;肛拭子和可疑食物标本接种于含 35 g/L NaCl 的碱性蛋白胨水中,35 ℃培养 6～9 h,挑取表面生长物或菌膜做进一步分离培养。副溶血性弧菌菌落呈圆形,直径为 1～2 mm,是中心凸起、不透明的蓝绿色菌落。

②鉴定:取可疑菌落镜检,若为革兰阴性菌、多形态、运动活泼,则进行生化试验、嗜盐试验等来鉴定。必要时可做神奈川现象试验。

（3）其他检验法:毒素测定可通过溶血试验、免疫学方法等检测 TDH 和 TRH。最近已发展了用基因探针杂交及 PCR 等分子生物学技术,直接从原始食物标本或腹泻标本中检测毒素基因。

第二节　气单胞菌属和邻单胞菌属

气单胞菌属(*Aeromonas*)与邻单胞菌属(*Plesiomonas*)是一类氧化酶试验阳性及葡萄糖利用为发酵型、具有端极鞭毛、动力试验阳性的革兰阴性直杆菌。原分类上均归属于弧菌科。近年来,利用核酸分析技术,根据种系发生关系,气单胞菌属现归属于新建立的气单胞菌科,有 10 个种,其中有 7 个种与人类致病性有关;邻单胞菌属目前仍归属于弧菌科,只有 1 个种。

一、气单胞菌属

气单胞菌属细菌广泛分布于自然界,在淡水、海水、土壤和脊椎动物肠道中均可存在,当机体抵抗力下降时,可致人类腹泻等多种感染。

（一）生物学性状

气单胞菌属细菌为革兰阴性直杆菌,有时呈球杆状或丝状等多形态,长 1.0～4.4 μm,宽 0.4～1.0 μm,具有端极鞭毛,运动极为活泼。

该菌属细菌为需氧或兼性厌氧菌;生长温度范围较宽,嗜中温菌最适生长温度为 30 ℃,但 0～45 ℃也可生长,嗜低温菌最适生长温度为 10～15 ℃,35 ℃不生长。该菌属细菌营养要求不高,在普通琼脂培养基上形成淡白色半透明菌落,在血平板上多数菌株有 β 溶血环;在肠道鉴别培养基上可生长,形成不发酵乳糖的无色透明菌落(豚鼠气单胞菌除外);在 TCBS 琼脂平板上不生长。该菌属细菌氧化酶和触酶试验均阳性,发酵葡萄糖产酸或产气,在含 65 g/L NaCl 的培养基中不生长,对 O/129 耐药。

（二）临床意义

人类感染气单胞菌属细菌后可引起肠道内感染和肠道外感染。肠道内感染主要表现为腹泻，其腹泻症状可表现为较轻的腹泻，亦可表现为类似细菌性痢疾或霍乱样的较严重的腹泻。肠道外感染主要为皮肤及软组织感染，可引起骨髓炎、胸膜炎、腹膜炎、关节炎、血栓性静脉炎和胆囊炎等。

（三）微生物学检验

1. 标本采集　应根据不同疾病分别采取粪便或肛拭子、血液、伤口分泌物、尿液及痰液等标本。

2. 检验方法

（1）分离培养：可同时选用选择培养基和非选择培养基进行分离培养。选择培养基常用麦康凯（MAC）琼脂平板，非选择培养基常用加入 10 μg/mL 氨苄西林的血平板。对细菌含量较少的标本可用碱性蛋白胨水，置 4 ℃冷增菌后再移种平板分离。

（2）鉴定：根据革兰染色、细菌形态、运动活泼、TCBS 琼脂平板上不生长、生化反应特性等可做出初步鉴定。最后鉴定必须与相关细菌做进一步的鉴别：①与肠杆菌科及非发酵菌鉴别：根据本菌属氧化酶试验阳性及发酵葡萄糖产酸或产气可与肠杆菌科及非发酵菌鉴别。②与弧菌科其他细菌的鉴别：可根据嗜盐试验、O/129 抑菌试验和甘露醇发酵试验等进行鉴别（表 7-1）。

二、邻单胞菌属

邻单胞菌属只有 1 个菌种，即类志贺邻单胞菌（*P. shigelloides*），可致人类肠道内感染和肠道外感染。

（一）生物学性状

类志贺邻单胞菌为革兰阴性直杆菌，可成双或短链状排列；具有 2～5 根端极鞭毛，运动活泼。该菌为兼性厌氧菌，最适生长温度为 35 ℃，但在 8～45 ℃也能生长；在血平板上可形成不溶血的灰白色的菌落；在 MAC 琼脂平板上形成无色透明菌落。该菌氧化酶和触酶试验均阳性，发酵葡萄糖产酸不产气，吲哚试验阳性，还原硝酸盐，赖氨酸和鸟氨酸脱羧酶试验阳性，水解精氨酸，在 60 g/L NaCl 的培养基中不生长，对 O/129 敏感。该菌具有 O 抗原和 H 抗原，某些菌株与宋氏志贺菌具有共同抗原，故可与宋氏志贺菌的诊断血清发生交叉凝集反应。

（二）临床意义

类志贺邻单胞菌能引起人类水样腹泻和食物中毒等肠道感染，好发于温暖季节，多为散发型。当机体抵抗力下降时，可致菌血症、脑膜炎、骨髓炎、蜂窝织炎等疾病。

（三）微生物学检验

检验程序及标本采集方法同气单胞菌属细菌。初步鉴定可根据革兰染色、细菌形态、运动活泼、菌落特征及生化反应特性，最后鉴定必须与相关细菌做进一步的鉴别。因类志贺邻单胞菌的某些菌株与宋氏志贺菌具有共同抗原，能与宋氏志贺菌的诊断血清发生交叉凝集反应，故必须进行鉴别，二者的鉴别见表7-5。与弧菌科其他细菌的鉴别，可根据嗜盐试验、O/129 抑菌试验和甘露醇发酵试验等进行鉴别，详见表7-1。

表 7-5　类志贺邻单胞菌与宋氏志贺菌的鉴别

试　　验	志贺邻单胞菌	宋氏志贺菌
氧化酶	+	—
动力	+	—
吲哚	+	—
赖氨酸脱羧酶	+	—
精氨酸双水解酶	+	—
苯丙氨酸脱氨酶	d	—

续表

试　　验	志贺邻单胞菌	宋氏志贺菌
甘露醇发酵	−	+
肌醇	+	−

注：＋代表阳性；－代表阴性；d代表有不同生化型。

（池　明）

小　结

弧菌科细菌是一群菌体直或微弯、具有端极鞭毛、氧化酶试验阳性、发酵葡萄糖产酸不产气的革兰阴性菌。其包括四个菌属，其中弧菌属、气单胞菌属和邻单胞菌属的细菌可感染人类致病。

弧菌属细菌广泛分布于淡水及海水中，对人类致病的以霍乱弧菌、副溶血性弧菌最为重要，分别引起霍乱和食物中毒。

霍乱是一种烈性肠道传染病，被列为我国法定甲类传染病，通过被污染的水源或食物经口感染，主要致病物质是霍乱肠毒素。具有致病性的霍乱弧菌血清群主要是 O1 群和 O139 群，其中 O1 群又包括古典生物型和 El-Tor 生物型，二者之间无交叉免疫性。霍乱弧菌的检验标本取患者米泔水样粪便，首先进行直接涂片镜检、动力及免疫制动试验等快速诊断，再将标本接种到 TCBS 培养基进行分离培养，细菌学鉴定先根据氧化酶试验和玻片凝集试验结果做出初步鉴定，再根据全面生化试验、血清学分群及分型和生物分型做出最后鉴定。

副溶血性弧菌为嗜盐性弧菌，在含有 35 g/L NaCl 的培养基中生长最佳，感染后可致食物中毒。从患者体内分离到的菌株中 96.5％为神奈川现象（KP）阳性。

气单胞菌属与邻单胞菌属是一类氧化酶试验阳性及葡萄糖利用为发酵型、具有端极鞭毛、动力试验阳性的革兰阴性直杆菌。气单胞菌属可引起肠道内感染和肠道外感染。邻单胞菌属只有 1 个菌种，即类志贺邻单胞菌，也可致人类肠道内感染和肠道外感染。

能力检测

1. 弧菌科细菌有哪些基本特征？如何鉴别弧菌科与肠杆菌科、非发酵菌？
2. 霍乱弧菌的生物学性状有哪些特征？如何进行霍乱弧菌的微生物学检验？

第八章　其他革兰阴性苛养菌检验

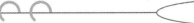

学习目标

掌握:常见革兰阴性苛养菌的主要生物学性状。
熟悉:常见革兰阴性苛养菌的微生物学检验方法。
了解:常见革兰阴性苛养菌的临床意义。

苛养菌(fastidious microorganism)是一类生长需要特殊营养物质的细菌,通常在常规培养基上生长困难或根本不生长,嗜二氧化碳或微需氧,而且可能需要长时间的培养才能生长的一类革兰阴性杆菌。其包括嗜血杆菌属、鲍特菌属、布鲁菌属、军团菌属、弯曲菌属、螺杆菌属等。不同实验室对这一类细菌的分离率差异很大,由这些菌引起的感染发病率一直难以估计,因此,这类细菌也越来越受到临床和实验室的重视。

第一节　嗜血杆菌属

嗜血杆菌属(*Haemophilus*)是一群革兰阴性小杆菌,无鞭毛、无芽胞、可产生荚膜;生长需求较高,在人工培养时需新鲜血液才能生长,故称嗜血杆菌。新鲜血液中含有 X 和 V 两种生长因子,是该属细菌生长的必须物质。其中 X 因子(氯化高铁血红素)是血红蛋白中的一种血红素及其衍生物,对热稳定,是细菌合成过氧化氢酶、过氧化物酶、细胞色素氧化酶的辅基,这些酶类在细菌进行生物氧化时传递电子。V因子是 B 族维生素物质,对热不稳定,是脱氢酶的辅酶,在细菌的呼吸中起递氢作用。

嗜血杆菌属隶属于巴斯德菌科,包括 21 个种,其中与临床有关的有 9 种:流感嗜血杆菌、副流感嗜血杆菌、溶血嗜血杆菌、副溶血嗜血杆菌、杜克雷嗜血杆菌、埃及嗜血杆菌、嗜沫嗜血杆菌、副嗜沫嗜血杆菌、迟缓嗜血杆菌。本节主要介绍流感嗜血杆菌(*H. influenzae*)。

一、生物学性状

1. 形态与染色　流感嗜血杆菌为革兰阴性短杆菌,新分离的菌株多呈球杆状、双球状或短链状,陈旧培养物中呈多形性。该菌无芽胞,无鞭毛,不能运动。黏液型菌株有荚膜且毒力较强。

2. 培养特性　流感嗜血杆菌需氧或兼性厌氧,最适生长温度 35 ℃,pH 7.6~7.8 为最佳生长酸碱环境;初分离时需要 5%~10% CO_2;对营养有特殊要求,生长需要 X 因子和 V 因子。血液中含有 X 因子、V 因子,但 V 因子处于抑制状态,经 80~90 ℃ 加热 5~15 min 破坏细胞膜上的抑制物,V 因子即可释放,因此培养常用巧克力琼脂培养基。流感嗜血杆菌经培养可形成无色至灰白色、圆形、光滑、透明或半透明似露滴状菌落,有荚膜者呈轻度黏液状。嗜血杆菌的纯培养物散发出类似"鼠穴"的气味,是由于色氨酸代谢产生吲哚所致。金黄色葡萄球菌也可合成 V 因子,当流感嗜血杆菌与金黄色葡萄球菌在血琼脂平板上共同培养时,可见到金黄色葡萄球菌菌落周围的流感嗜血杆菌菌落较大,离葡萄球菌菌落越远的菌落越小,此现象称为"卫星现象"。

流感嗜血杆菌抵抗力较弱,在人工培养基上易死亡,应每隔 4~5 天转种一次,室温保存比在 4 ℃ 或

37 ℃下存活时间更长。

3. 生化反应　流感嗜血杆菌分解葡萄糖产酸不产气,可还原硝酸盐为亚硝酸盐。根据生化反应(吲哚试验、脲酶试验及鸟氨酸脱羧酶试验)的不同,将可流感嗜血杆菌分为 8 个生物型。

4. 抗原成分　流感嗜血杆菌含有不耐热的型特异性抗原S、耐热的种特异性菌体抗原R。黏液型菌株含有M、S和R三种抗原,S型菌株含有 S 和 R 抗原,而 R 型菌株只有 R 抗原。流感嗜血杆菌根据荚膜多糖抗原的不同分为 a、b、c、d、e、f 6 个血清型,其中 b 型的致病性最强,f 型次之。

二、临床意义

嗜血杆菌属细菌在人体内主要寄生在咽喉及口腔黏膜,少见于消化道和生殖道。流感嗜血杆菌主要致病物质是荚膜、菌毛和内毒素等。特异性荚膜多糖抗原能中和机体在感染过程中形成的抗体,并抵抗白细胞吞噬;菌毛有黏附的作用。

嗜血杆菌属在正常人上呼吸道的定植率可达80%。其中有荚膜的 b 型定植较少,在健康儿童中定植率为3%～5%。该菌属可引起原发化脓性感染及继发感染,如脑膜炎、鼻咽炎、关节炎、中耳炎、败血症等。

分离到的嗜血杆菌属细菌药敏试验可采用 K-B 法,但应选用专用的培养基 HTM(Haemophilus test medium)。治疗因流感嗜血杆菌引起的感染性疾病,若 β-内酰胺酶阴性,则首选氨苄西林、阿莫西林,次选磺胺及增效剂(TMP-SMZ),第二、三代头孢菌素,红霉素及氨曲南等。而阿莫西林(或阿莫西林克拉维酸)、阿奇霉素、克拉霉素、头孢克洛、头孢曲松都是口服药物,可用于嗜血杆菌属引起的呼吸道感染的治疗。

三、微生物学检验

(一)标本采集

可采取血液、脑脊液、鼻咽分泌物、痰液、脓液等标本,采集标本时应注意:①在疾病早期采取标本,采集后立即送检;②在取鼻咽拭子标本时拭子以肉汤湿润,取样后立即送检,防止干燥;③痰液标本应用灭菌生理盐水洗涤,浓痰可用菠萝蛋白酶或胰蛋白酶消化后再接种。

(二)检验方法

取标本(血液、脑脊液需先增菌)接种于巧克力琼脂培养基,于 5%～10% CO₂ 环境中经 35 ℃ 培养18～24 h 观察菌落。由于临床标本中往往含有大量杂菌,所以可在巧克力琼脂中加入抗菌药物(如万古霉素、杆菌肽、克林霉素等)抑制杂菌,以提高本菌的检出率。根据菌体形态、染色性、对 X 和 V 因子的需要、菌落性状、卫星现象,并结合生化特性,即可做出鉴定(表 8-1)。流行病学调查时,需用生化试验、血清学试验(荚膜肿胀试验)鉴定到型。

流感嗜血杆菌与同属其他菌种的鉴别要点见表 8-1。此外,利用酶联免疫的方法检测流感嗜血杆菌抗原成分,用 DNA 杂交及单克隆标记法检查流感嗜血杆菌的外膜蛋白,均对该菌的检验有重要意义。

表 8-1　嗜血杆菌属种间鉴别

| | 因子 | | β溶血 | 发酵试验 | | | | | 触酶试验 | CO₂促进生长试验 | ONPG试验 | H₂S生成试验 |
	X	V		葡萄糖	蔗糖	乳糖	甘露醇	木糖				
流感嗜血杆菌	+	+	－	+	－	－	－	+	+	－	－	－
溶血嗜血杆菌	+	+	+	+	－	－	－	+	+	－	－	+
杜克雷嗜血杆菌	+	－	－	－	－	－	－	－	－	－	－	－
副流感嗜血杆菌	－	+	－	+	+	－	+	－	v	－	v	+
嗜沫嗜血杆菌	－	+	－	+	+	+	+	－	－	+	+	+

注:v代表不同结果。

第二节 鲍 特 菌 属

鲍特菌属(*Bordetella*)隶属于产碱杆菌科,是一类革兰阴性小杆菌,包括百日咳鲍特菌、副百日咳鲍特菌、支气管败血鲍特菌、鸟鲍特菌、欣氏鲍特菌、霍氏鲍特菌、创口鲍特菌等。其中前三种 DNA 的同源性高达 72%～94%,是临床常见的致病菌,可引起急性呼吸道感染。本节主要介绍百日咳鲍特菌(*B. pertussis*)。

一、生物学性状

1. 形态与染色　百日咳鲍特菌为革兰阴性球杆菌,菌体大小(0.2～0.5) μm ×(0.5～2.0) μm ,无芽胞,光滑型菌株有荚膜,无鞭毛。

2. 培养特性　该菌专性需氧,最适生长温度为 35～37 ℃,最适 pH 6.8～7.0;初次分离对营养要求较高,常用含甘油、血液、马铃薯等营养成分的鲍金培养基,在 CHB 琼脂(添加 10% 去纤维马血的木炭琼脂基质)平板上生长更好;经 2～4 天培养可形成细小、光滑、带珠光(水银滴状)菌落,有狭窄 β 溶血环。

3. 生化反应　该菌氧化酶试验阳性,多数菌株触酶试验阳性;生化反应极不活泼,不发酵糖类,不形成吲哚,不产生硫化氢,不还原硝酸盐,不分解脲酶,不利用枸橼酸盐。

4. 抗原成分　新分离的百日咳鲍特菌有荚膜,毒力强,菌落光滑,称 I 相菌,具有耐热的菌体抗原(O 抗原)和不耐热的荚膜表面抗原(K 抗原)。O 抗原为本菌属的共同抗原,K 抗原由多种凝集因子组成,具有种特异性。

二、临床意义

百日咳鲍特菌主要通过飞沫经呼吸道传播,引起百日咳,冬春季发病较多。患者是唯一的传染源,以儿童多见。隐性感染、病后及预防接种后可产生较持久的免疫力。近年百日咳发病率的降低归功于疫苗的使用。

百日咳鲍特菌在首次感染人体后黏附在气管和支气管上皮并迅速繁殖,干扰上皮细胞纤毛运动,释放的毒素有五种:①百日咳毒素(PT):与阵发性咳嗽、支气管痉挛有关。②丝状血细胞凝集素(FHA):能促进病原菌黏附在纤毛上皮细胞上。③腺嘌呤环酶毒素:可使吞噬细胞活性受抑制,导致呼吸道的免疫力降低。④气管细胞毒素:对气管纤毛上皮细胞有特殊亲和力,可抑制纤毛摆动或导致细胞坏死脱落。⑤皮肤坏死毒素:能引起外周血管收缩,白细胞渗出或出血,致局部组织缺血、坏死等。

三、微生物学检验

(一)标本采集

应在感染的早期采集标本。标本采集方法有:①咳碟法。将鲍金培养基平板打开对准患者的口部,嘱患者连续咳嗽数次,直接收集患者咳出的飞沫进行培养。②鼻咽拭子法。将灭菌拭子通过鼻孔进入鼻咽部采集分泌物。

(二)检验方法

1. 标本直接检查　直接检查方法有:①取患者鼻咽分泌物与咳痰标本直接涂片革兰染色镜检。此法阳性率低;②荧光检查法、ELISA 法等,可检测标本中百日咳鲍特菌的抗原成分;③采用 PCR 检测百日咳鲍特菌的 DNA,具有高度特异性和敏感性。

2. 分离培养与鉴定　以咳碟法或鼻咽拭子法采集标本后,接种于鲍金培养基上,35 ℃培养 2～4 天。培养过程中注意保持湿度。根据菌落特征、形态染色,结合生化反应、玻片凝集试验等进行鉴定和鉴别(表 8-2)。

表 8-2 主要鲍特菌的生物学特征

试验 菌种	触酶试验	氧化酶 试验	硝酸盐还原 试验	脲酶试验	动力试验	血琼脂生长 试验	麦康凯生长 试验
百日咳鲍特菌	+	+	－	－	－	+	－
副百日咳鲍特菌	+	－	－	+	－	+	v
支气管败血鲍特菌	+	+	+	+	+	+	+

注:v 代表不同结果。

第三节 布鲁菌属

布鲁菌属(*Brucella*)隶属于布鲁菌科,是人兽共患感染性疾病的病原菌,包括羊布鲁菌(又称马耳他布鲁菌)、牛布鲁菌(又称流产布鲁菌)、猪布鲁菌、绵羊布鲁菌、狗布鲁菌、森林鼠布鲁菌六种。但经 DNA-DNA 杂交研究证明本属只有一个种,其他均为生物变种。我国流行的主要有羊、牛、猪三种布鲁菌,尤以羊布鲁菌最常见且毒力最强。

一、生物学性状

布鲁菌为革兰阴性短小球杆菌,两端钝圆,偶见两极浓染;常单个存在,很少成对或呈短链排列;无动力、无芽胞、无荚膜。本菌为需氧菌,营养要求较高,初次分离培养时需 5%~10%的 CO_2 及培养基中宜含有维生素 B_1、烟酸、生物素等物质。最适生长温度 35~37 ℃,pH 6.6~7.4。该菌生长缓慢,血琼脂平板培养 4~5 天可见细小、无色、凸起、边缘整齐的光滑型菌落。初代分离更为迟缓,强毒株比弱毒株生长慢;触酶试验阳性,多数布鲁菌氧化酶试验阳性、氧化分解葡萄糖产酸、能还原硝酸盐、脲酶试验阳性、产生 H_2S。

布鲁菌属抗原结构复杂,目前临床用于诊断的主要有 A 抗原和 M 抗原,两种抗原在各种布鲁菌种含量不同:羊布鲁菌以 M 抗原为主(A∶M 约为 1∶20);牛布鲁菌以 A 抗原为主(A∶M 约为 20∶1);猪布鲁菌介于二者之间(A∶M 约为 2∶1)。另外布鲁菌还含有 Vi、L、Y、C、G 抗原等,与沙门菌、大肠埃希菌 O157、霍乱弧菌、耶尔森菌、铜绿假单胞菌等有共同抗原成分,可出现交叉反应。

二、临床意义

布鲁菌为人兽共患疾病的病原菌,可通过皮肤、呼吸道、消化道进入人体引起感染。布鲁菌不产生外毒素,但有较强的内毒素,可以引起发热反应。布鲁菌的侵袭力较强,可以通过完整的皮肤和黏膜进入宿主体内,并在体内有很强的扩散和繁殖能力,这与它能产生透明质酸酶和过氧化氢酶有关。该菌常导致实验室获得性感染,被认为是潜在的生物恐怖病原菌。因此,相关的实验室要提高生物安全防护级别,所有标本处理应在生物安全 2 级以上水平的实验室中处理,并在生物安全柜内进行。

布鲁菌所致感染过去多见于牧区,近年来散发于城市,以长期发热、多汗、关节痛及全身乏力为主要特征。发病年龄以青壮年为主,从事兽医、皮毛加工业、屠宰的工人发病率较高,发病季节以夏秋季节较多,传染源为病兽,常见的为羊、牛、猪,而在人之间直接传播的机会极少。病原菌存在于病兽的组织、尿、乳液、产后阴道分泌物、胎儿及羊水内,引起动物的死胎及流产,饮用未消毒的病兽乳品可感染。

进入人体的病菌侵入血液,主要在淋巴结、脾脏、骨髓等处繁殖,并多次进入血液引起菌血症及网状内皮系统上皮样增生,形成肉芽肿。病变可波及心血管、呼吸、神经、运动及生殖系统。

三、微生物学检验

(一)标本采集

可采集患者血液、骨髓、羊水、尿液,流产胎儿的淋巴、肝、脾、肺组织,流产病畜的子宫分泌物等标本进行检验。

（二）检验方法

1. 分离培养与鉴定　血液和体液可接种于双相培养基（液相为肝浸液、固相为肝浸液琼脂），分泌物、脏器等标本可接种于加有抗生素的马铃薯琼脂。于 35～37 ℃、5%～10% CO_2 环境中培养 5～7 天，观察可疑菌落（如未生长，应延长培养时间超过 30 天才能报告）。根据菌落特点、形态染色、生化反应、凝集试验等进行鉴定（表 8-3）。

表 8-3　布鲁菌属主要菌种的生化特性

试验 菌种	触酶 试验	氧化酶 试验	葡萄糖 发酵试验	半乳糖 发酵试验	阿拉伯糖 发酵试验	精氨酸脱 羧酶试验	硝酸盐 还原试验	脲酶 试验	H_2S 生成 试验	硫堇耐受 试验	复红耐受 试验
羊布鲁菌	+	+	+	-	-	-	+	V	-	+	+
牛布鲁菌	+	+	+	+	+	-	+	+	+	-	+
猪布鲁菌	+	+	+	+	+	+	+	+	(-)	+	+
森林鼠布鲁菌	+	-	+	+	+	+	+	+	+	+	+
绵羊布鲁菌	+	+	-	-	-	-	-	-	-	+	(-)
狗布鲁菌	+	+	+	-	+	+	-	+	-	+	+

注：V 代表不定；（-）代表大部分菌株阴性。

2. 血清学诊断　机体受感染后 2 周血中开始出现抗体，因为是不完全抗体，需要用抗人球蛋白检查，且在病程进展中不断地升高。发病 3 周后出现 IgG 抗体，此时可用补体结合试验检查抗布鲁菌 IgG 抗体，其特异性较高，也可用荧光免疫技术及 ELISA 检查抗体。由于本菌营养要求苛刻且培养时间长，故临床上诊断布鲁菌病最常用的方法是血清学检查。布鲁菌抗体的检查，对疾病早期和复发诊断都有重要意义。

第四节　军团菌属

军团菌属（Legionella）隶属于军团菌科，是引起军团菌病的病原体，因其在 1976 年美国费城召开的一次退伍军人集会上，导致一起重症肺炎的暴发流行，造成多人死亡而得名。军团菌属有 50 多个菌种，约一半与人类疾病有关，但绝大多数病例由嗜肺军团菌引起。

一、生物学性状

本菌属细菌为革兰阴性杆菌，菌体大小（2.0～3.0）μm×（0.3～0.9）μm，有时呈丝状，有多形性；无芽胞、无荚膜、有端鞭毛或侧鞭毛。该菌属细菌菌体内含大量脂肪酸，革兰染色不易着色，故多用 Dieterle 镀银法染色或 Giemsa 法染色，分别染成黑褐色和红色；营养要求苛刻，营养琼脂和血琼脂上不生长，须在含 L-半胱氨酸、铁离子和 α-酮戊二酸的活性炭酵母琼脂培养基（BCYE 琼脂）上生长，生长缓慢，培养 3～5 天可形成 1～2 mm 灰白色、凸起、有光泽、湿润、半透明、有特殊臭味的圆形菌落。该菌属细菌在 F-G（Feeley-Garman）琼脂培养基上，3～5 天可见针尖大小的菌落，颜色多变，在紫外线照射下可产生荧光；最适生长温度为 35 ℃，最适 pH 6.4～7.2；专性需氧，氧气含量低会影响生长速度；2.5%～5% CO_2 可促进本菌生长。

本菌属细菌触酶试验阳性，氧化酶试验阳性，可液化明胶，不分解糖类，脲酶试验阴性，不还原硝酸盐。大多数军团菌产生明胶酶和 β-乳酸酶，嗜肺军团菌可分解马尿酸盐。

二、临床意义

军团菌属细菌的致病物质包括毒素和细胞产生的多种酶。

该菌属细菌存在于土壤和水中,可经空气传播,常经供水系统、溶洞和雾化吸入引起肺炎型和非肺炎型感染。肺炎型(重症)主要由嗜肺军团菌引起,发病急,出现以肺部感染为主的多器官损害,临床表现为畏寒、发热、头痛,伴消化道及神经系统症状及体征,致死率高。

军团菌亦是医院感染的病原菌之一。近年来,由于空调冷却水污染军团菌而导致医院感染多有报道。

由于军团菌是胞内感染菌,能在巨噬细胞内繁殖,所以其免疫主要是细胞免疫。在动物中抗体具有保护作用,而在人体内则认为有不完善保护作用。

三、微生物学检验

(一)标本采集

临床标本主要有痰液、胸水、血液、气管分泌物等。若标本混有正常菌群,可使用加抗生素的选择培养基,并及时处理,以避免正常菌群对军团菌产生杀菌作用;病理组织标本如尸体或活检及实验动物的肝、脾等标本必须制成悬液,再进行涂片和分离培养;水标本应先浓缩再接种;土壤标本加入无菌水振荡30 min取水样后参照水标本处理。

(二)检验方法

血液标本先增菌,其他标本采集或处理后立即接种于BCYE琼脂平板(或F-G琼脂平板)及血琼脂平板、巧克力琼脂平板上,置35 ℃ 2.5%～5% CO_2环境中培养。24 h内生长或染色为革兰阳性菌,可排除军团菌;在BCYE琼脂平板48 h后生长,而在血琼脂平板、巧克力琼脂平板上不生长,染色为革兰阴性菌,可能为军团菌,应做进一步鉴定。

根据形态染色、菌落特点、荧光色素产生,以及其他生物学特征进行鉴定(表8-4)。

表8-4 常见军团菌的主要生物学特征

试验 \ 菌种	嗜肺军团菌	麦氏军团菌	长滩军团菌	沃氏军团菌	约旦军团菌	博氏军团菌	杜氏军团菌	戈氏军团菌
氧化酶	+	+	+	－	+	+/－	－	－
触酶	+	+	+	+	+	+	+	+
明胶液化	+	－	+	+	+	+	+	+
血琼脂生长	－	－	－	－	－	－	－	－
BCYE生长	+	+	+	+	+	+	+	+
马尿酸盐水解	+	－	－	－	－	－	－	－
β-内酰胺酶	+	－	+/－	+	－	+/－	+	+
自发荧光	－	－	－	－	－	+	+	+

此外,军团菌抗体检测也是检测军团菌感染的临床常用手段,检测患者血清中抗军团菌IgM及IgG抗体可做出特异性诊断。临床上常用的有间接免疫荧光法、ELISA法等;经典的间接免疫荧光法其敏感性约为75%,特异性接近100%,但仍有交叉反应的出现导致假阳性结果,不利于早期诊断,可以作为流行病学调查方法。

 # 第五节 弯曲菌属

弯曲菌属(*Campylobacter*)隶属于弯曲菌科,是一类菌体弯曲呈逗点状或S形的革兰阴性杆菌,包含29个种,其中与人类疾病有关的主要有空肠弯曲菌、大肠弯曲菌、直肠弯曲菌、唾液弯曲菌唾液亚种、简明弯曲菌、曲形弯曲菌,可引起人类和动物的腹泻、胃肠炎及肠外感染。其中空肠弯曲菌是腹泻的常见病原菌。

一、生物学性状

弯曲菌属细菌革兰染色阴性,菌体细长,呈弧形、螺旋形、S 形或海鸥展翅状,陈旧培养物可呈球形或长丝状;大小为(0.5~8.0)μm×(0.2~0.5)μm;无芽胞、无荚膜,菌体一端(胎儿弯曲菌)或两端(空肠弯曲菌)具有单鞭毛,运动活泼,呈投镖样或螺旋样运动。本菌微需氧,初次分离时需在含 5% O_2、10% CO_2、85% N_2 的气体环境中生长。最适生长温度随菌种而异。空肠弯曲菌、大肠弯曲菌在 42 ℃生长,25 ℃不生长;胎儿弯曲菌在 25 ℃生长,而 42 ℃不生长;但各种弯曲菌在 37 ℃均可生长。生长温度差异可用于菌种鉴别。该菌对营养要求高,在普通琼脂培养基上不生长,需加入血液或血清才能生长。常用的选择培养基有改良弯曲菌培养基(Campy-BAP),经 48 h 培养可形成两种菌落:一种为扁平、边缘不整齐、常沿接种线扩散生长的菌落;另一种为圆形、凸起、单个细小菌落。两种菌落均不溶血。在布氏肉汤内呈均匀混浊生长。

本属细菌氧化酶和触酶试验均为阳性,生化反应不活泼,既不氧化也不发酵糖类,不液化明胶,VP 试验、甲基红试验、吲哚和脲酶试验均阴性。

二、临床意义

弯曲菌可引起人类肠道内感染和肠道外感染,包括菌血症、活动性关节炎、滑膜炎、泌尿系统感染、脑膜炎、心内膜炎、腹膜炎、流产和婴儿败血症。空肠弯曲菌可通过污染水和食物,经口摄入而引起急性肠炎和食物中毒,是散发性细菌性肠炎最常见的菌种之一,春秋两季可引起腹泻的暴发流行,也是从腹泻患者体内分离的最常见的肠道病原菌之一。胎儿弯曲菌主要引起肠道外感染和菌血症,可引起深部组织感染性疾病,如败血症、脑膜炎、心内膜炎和静脉炎等。其中胎儿弯曲菌胎儿亚种是牛流产的重要致病菌。

三、微生物学检验

(一)标本采集

取腹泻患者新鲜粪便或肛拭子立即送检。血液或脑脊液标本应立即接种布氏肉汤增菌。由于本属细菌为微需氧菌,且对理化因子抵抗力不强,故标本采集后应即时送检,否则应接种于卡-布运送培养基置冰箱保存。

(二)检验方法

1. 标本直接镜检 粪便和肛拭子可直接涂片革兰染色,菌体细长,是呈弧形、螺旋形、S 形或纺锤形的革兰阴性小杆菌。或用暗视野或相差显微镜观察,见有投镖样或螺旋状运动的细菌,可做出初步诊断。

2. 分离培养与鉴定 粪便或肛拭子等标本可直接接种改良 Campy-BAP 平板进行分离;血液或脑脊液接种布氏肉汤,增菌后再转种平板。将平板置 37 ℃,在微需氧环境下培养 24~72 h 观察菌落特征。若平板上出现两种不同的典型菌落,应做悬滴动力试验、革兰染色、氧化酶和葡萄糖分解试验,若初步符合弯曲菌属的基本特性,则取纯培养物做种和亚种的鉴定(表 8-5)。

表 8-5 常见弯曲菌的主要生物学特征

试验 菌种或亚种	触酶试验	还原硝酸盐	生长需要氢气	脲酶试验	硫化氢生成试验	马尿酸盐水解试验	醋酸吲哚酚水解试验	25 ℃生长试验	42 ℃生长试验	3.5%氯化钠生长试验	1%甘氨酸生长试验	0.1%盐酸三甲胺生长试验	萘啶酸敏感试验(30 μg)	头孢噻吩敏感试验(30 μg)
胎儿弯曲菌胎儿亚种	+	+	-	-	-	-	-	+	-	-	+	-	R	S
胎儿弯曲菌性病亚种	+	+	-	-	-	-	-	+	-	-	-	-	R	S
空肠弯曲菌空肠亚种	+	+	-	-	+	+	+	-	+	-	+	-	S	R
大肠弯曲菌	+	+	+	-	+	-	+	-	+	-	+	-	S	R

注:S 代表敏感;R 代表耐药。

第六节 螺杆菌属

螺杆菌属(*Helicobacter*)隶属于螺杆菌科,有 31 个种,与人类相关的主要有幽门螺杆菌、毕氏螺杆菌、犬螺杆菌、加拿大螺杆菌、同性恋螺杆菌、猫螺杆菌和扎氏螺杆菌等,其中的幽门螺杆菌(*H. pylori*,HP)与萎缩性胃炎,胃、十二指肠溃疡和胃癌等疾病有密切关系,本节重点介绍该菌种。

一、生物学性状

幽门螺杆菌为革兰阴性菌(着色浅,常需延长染色时间),菌体细长呈弧形、S 形和螺旋状,陈旧培养物可呈球形。在胃黏膜层中常呈鱼群样排列,在固体培养基上可呈杆状或圆球状。菌体一端或两端有 2~6 根鞭毛,运动活泼,无芽胞。

HP 为微需氧菌,宜在含 5%~10% O_2 气体环境中培养,10%的 CO_2 和 5%~10%的 H_2 可刺激生长,在大气环境或绝对无氧条件下不能生长。生长时还需一定的湿度,以保持 95%的相对湿度为宜。营养要求较高,培养基中须加入血液、血清等物质,才能促其生长。常用的培养基有哥伦比亚血琼脂、心脑浸液琼脂、布氏琼脂、M-H 琼脂等。该菌最适生长温度为 37 ℃,25 ℃和 42 ℃均生长不良或不生长;最适 pH 4.5~7.0。该菌生长缓慢,培养 3~4 天,可形成针尖状、无色或灰白色、圆形、光滑、透明或半透明、边缘整齐、凸起的菌落,有轻度 β 溶血。

幽门螺杆菌生化反应不活跃,不能利用糖类,氧化酶和触酶试验阳性。本菌的典型生化特征是可产生大量高活力的脲酶(相当于普通变形杆菌的 20~70 倍),因而其脲酶试验呈强阳性。该特点对 HP 的鉴定有重要意义。

二、临床意义

人群中 HP 感染非常普遍,是引起消化性溃疡的主要病因。感染本菌两周后可能发生急性胃炎,绝大多数感染者通常引发慢性活动性胃窦炎,长期感染者可发展为萎缩性胃炎、溃疡。流行病学资料还表明胃癌发病率在 HP 感染人群中较高。

HP 感染的致病机制可能与以下原因有关:①该菌利用其特征性的菌体和鞭毛结构穿透黏膜层,并利用菌体表面菌毛样网状结构稳固地定居于胃黏膜上皮细胞表面;②大量的脲酶分解尿素产氨,可中和胃酸。产生的氨还可覆盖于菌体表面,保护其不被胃酸杀灭,同时氨对组织细胞有毒性作用,加重了胃黏膜上皮细胞的损伤;③细菌内毒素和其他毒素损伤黏膜细胞,引起炎症和溃疡。

三、微生物学检验

(一)标本采集

通过胃镜采集胃黏膜组织活检标本,于近幽门部、胃窦部或病变邻近等处多部位采集。立即接种或置于 20%葡萄糖运送液内,4 ℃冰箱中保存,不超过 5 h。

(二)检验方法

1. 标本直接检查 标本直接进行下述检查,有助于幽门螺杆菌的快速诊断:①标本直接镜检。胃黏膜活检标本用悬滴法观察动力及涂片革兰染色镜检,发现运动活泼、形态染色似幽门螺杆菌,即可做出初步报告。②快速脲酶试验。将活检标本种入尿素培养基,HP 能产生高活性的脲酶将尿素分解,使培养基由黄变红。③PCR 检测。该法敏感性和特异性均高,可检测出不能分离培养的 HP。

2. 分离培养与鉴定 选择新鲜心脑浸液琼脂(含 7%脱纤维马血)或哥伦比亚血琼脂、布氏琼脂等,取活检标本的黏膜面在平板上反复涂擦,或将标本研碎后取匀浆接种于平板,于 37 ℃、微氧且湿度为 98%以上的环境中培养 3~5 天,观察可疑菌落。从形态染色、培养特性及生化反应等方面加以鉴定。幽门螺杆菌的主要生物学特性见表 8-6。

表 8-6 幽门螺杆菌的主要生物学特性

生物学特性	幽门螺杆菌	生物学特性	幽门螺杆菌
脲酶(快速)试验	+	马尿酸盐水解试验	—
氧化酶试验	+	碱性磷酸酶试验	+
触酶试验	+	含 1% 甘油生长试验	
H_2S 生成试验	—	含 1.5% NaCl 生长试验	
形态		42 ℃生长试验	—
硝酸盐还原试验	—	37 ℃生长试验	+
动力试验	+	25 ℃生长试验	—

3. 其他检查法 ①抗体检测:用 ELISA 等免疫学方法检测患者血清中 HP 抗体可帮助诊断或流行病学调查。②^{13}C(或^{14}C)标记尿素呼气试验:患者禁食一夜后,食入用^{13}C 标记的尿素,HP 可分解尿素产生$^{13}CO_2$。测定患者呼气中$^{13}CO_2$的含量,可提示胃部有 HP 存在。

(胡志军)

小 结

流感嗜血杆菌是嗜血杆菌属的模式菌株,对营养的要求特殊,生长需要 X、V 因子;与金黄色葡萄球菌共同培养,可出现"卫星现象",对该菌有鉴定价值,但其培养鉴定需要较高的营养及特殊因子,其分离率的高低体现实验室的水平。流感嗜血杆菌是引起细菌性脑膜炎、肺炎的主要病原菌,尤以幼儿感染最常见。

百日咳鲍特菌是百日咳的病原菌,专性需氧,营养要求高,需要在含有特殊营养物质的培养基上才能生长,且生长缓慢,因此临床常用免疫学方法鉴定,如直接荧光检查法、ELISA 法检测抗原等。

布鲁菌属是一类人兽共患感染性疾病的病原菌,可致怀孕家畜流产。其中牛、羊、猪布鲁菌对人有较强致病作用,可侵入血液引起菌血症,亦可引起生殖系统炎症。该菌营养要求较高,初次分离培养需 5%~10% 的 CO_2;抗原结构复杂,其中 A 抗原和 M 抗原在不同菌种含量不同,可用于临床诊断。

军团菌广泛分布于自然界,特别是水中。空调设备、冷凝水、医院淋浴喷头、供水系统、污水中均能检出该菌。军团菌专性需氧,为细胞内寄生菌。生长繁殖对营养有特殊要求,需培养基中含 L-半胱氨酸和铁离子。实验室可根据形态染色、菌落特性、荧光产生、生化反应等性状对军团菌加以鉴定。

弯曲菌形态多呈弧形、螺旋形、S 形或海鸥展翅状,有鞭毛,常呈投镖样或螺旋样运动。该菌属为微需氧菌,对营养要求较高,在改良弯曲菌培养基(Campy-BAP)培养 48 h 可形成两种不同性状的菌落。最适生长温度随菌种而异,生长温度的差异对弯曲菌的鉴别有帮助。弯曲菌能引起动物与人类的腹泻、胃肠炎和肠道外感染等疾病。对人致病的有空肠弯曲菌、大肠弯曲菌、胎儿弯曲菌等。

幽门螺杆菌属菌体呈弧形、螺旋状,菌体一端有多根带鞘鞭毛,运动活泼。营养要求高,微需氧,在大气环境和绝对无氧条件下不生长。脲酶试验呈强阳性。临床上可通过组织活检标本培养、直接镜检、快速脲酶法、标记尿素呼气试验及分子生物学方法进行幽门螺杆菌鉴定。

能力检测

1. 简述常见革兰阴性苛养菌的主要生物学性状。
2. 流感嗜血杆菌有哪些培养特征?主要的鉴别点是什么?

第九章 需氧或兼性厌氧革兰阳性杆菌检验

学习目标

掌握：白喉棒状杆菌异染颗粒的鉴定及染色方法；炭疽芽胞杆菌与蜡样芽胞杆菌的鉴别。

熟悉：白喉棒状杆菌与炭疽芽胞杆菌的生物学性状和临床意义。

了解：产单核李斯特菌与红斑丹毒丝菌的主要生物学特点。

需氧或兼性厌氧革兰阳性杆菌种类繁多，大多是正常菌群，也有部分致病性细菌。

本章主要介绍临床上常见的棒状杆菌属的白喉棒状杆菌、需氧芽胞杆菌属的炭疽芽胞杆菌、李斯特菌属的产单核李斯特菌与丹毒丝菌属的红斑丹毒丝菌。

第一节 棒状杆菌属

棒状杆菌属是一群菌体一端或两端呈棒状膨大的革兰阳性杆菌，多数为条件致病菌，白喉棒状杆菌是主要致病菌。

一、白喉棒状杆菌

白喉棒状杆菌以其外毒素致病，使患者咽喉部形成灰白色假膜，引起急性呼吸道传染病——白喉。

（一）生物学性状

1. **形态与染色性** 革兰阳性杆菌，菌体一端或两端呈棒状膨大，常呈不规则的栅栏状或 Y、V、L 等字形排列。无鞭毛和荚膜，不形成芽胞。某些染色方法可使菌体着色不均，出现与菌体颜色不同的深染颗粒，称之为异染颗粒（图 9-1）。如 Neisser 染色菌体呈黄褐色、异染颗粒呈紫黑色；Albert 染色菌体呈蓝绿色、异染颗粒呈蓝黑色。异染颗粒的主要成分为多磷酸盐和核糖核酸，对鉴定细菌有重要作用。在菌龄老化时异染颗粒会变得不明显。

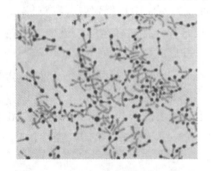

图 9-1 白喉棒状杆菌形态及异染颗粒

2. **培养特性** 本菌为需氧或兼性厌氧菌，最适温度 34～36℃，pH 7.2～7.8。营养要求高，需一种或多种维生素、氨基酸、嘌呤及嘧啶，加有血清或其他体液的培养基有助于生长。在吕氏血清斜面上生长迅速，培养 12～18 h 可形成细小、圆形、灰白色、光滑、湿润的菌落，涂片染色可见典型形态与异染颗粒。在含 0.03%～0.04%的亚碲酸钾血琼脂平板上，因菌体吸收碲盐并将其还原为碲而使菌落呈现黑色。其中的亚碲酸钾还可抑制杂菌，故该培养基可作为白喉棒状杆菌的选择培养基。

3. **生化反应** 能发酵葡萄糖和麦芽糖，产酸不产气。硝酸盐还原试验和触酶试验阳性，氧化酶、脲酶和吲哚试验均为阴性。

4. 抵抗力　对常用消毒剂敏感,对湿热抵抗力弱,煮沸 1 min 可杀死细菌。对寒冷、干燥、紫外线等的抵抗力强于其他无芽胞菌。白喉棒状杆菌对青霉素敏感,对磺胺类药物耐药。

（二）临床意义

本菌的致病物质主要是白喉外毒素。白喉棒状杆菌的唯一宿主是人,白喉患者和带菌者都是传染源。人对白喉棒状杆菌普遍易感,尤以 2～4 岁儿童发病率最高。病原菌以呼吸道飞沫传播为主,也可经食物、玩具等物品间接传播。感染后,白喉棒状杆菌在鼻咽部黏膜繁殖并产生毒素,使上皮细胞产生炎症、渗出和坏死反应;渗出液中的纤维蛋白将炎症细胞、黏膜坏死组织及菌体凝结在一起,形成灰白色膜状物,称为假膜。若假膜延伸至喉部或脱落于气管内可引起窒息致死。

白喉棒状杆菌以隐性感染为主,患病愈后、隐性感染或预防接种均可使机体获得持久的免疫力。我国目前对儿童进行人工自动免疫的百白破三联菌苗期中就含有预防白喉的白喉类毒素,接种可获得特异性免疫力。

临床上可用锡克试验（Schick test）来调查受检人对白喉棒状杆菌是否具有免疫力。其原理:白喉抗毒素能与白喉外毒素特异性结合,并中和白喉外毒素的毒性作用。测试时,受试者皮内注射少量白喉毒素,1～2 天后观察局部皮肤反应,无红肿反应为阴性,说明机体对白喉毒素有免疫力;出现红肿反应则为阳性,说明体内无抗毒素,受试者无免疫力。

（三）微生物学检验

1. 标本采集　有假膜患者可用无菌棉拭子取假膜边缘分泌物,无假膜患者取扁桃体黏膜或鼻咽部分泌物。如做培养需在用药前采集双份标本。采集的标本需立即送检,否则应保存在生理盐水或 15% 甘油盐水中。

2. 检验方法

（1）标本涂片染色:分别进行革兰染色和异染颗粒染色。镜下检出有异染颗粒的革兰阳性杆菌可作为初步报告。

（2）分离培养与鉴定:分别接种吕氏血清培养基和亚碲酸钾血琼脂平板。吕氏血清斜面 37 ℃培养 4～12 h 后,取培养物涂片染色,根据镜下细菌形态、排列、异染颗粒、染色性可做出快速诊断。亚碲酸钾血平板 37 ℃培养 48 h,观察并挑取可疑菌落进行鉴定。

白喉棒状杆菌的主要鉴定要点:①革兰阳性细长略弯菌体,一端或两端膨大呈棒状,常呈 X、V 等排列状,有异染颗粒。②吕氏培养基上呈细小、灰白色、隆起湿润的菌落,亚碲酸盐培养基上出现黑色典型菌落。③触酶和硝酸盐还原试验阳性,脲酶试验阴性,分解葡萄糖、麦芽糖产酸不产气。

（3）毒力试验:带有 β 棒状杆菌噬菌体的菌株能够产生毒素。白喉棒状杆菌的毒力试验包括 SPA 协同凝集试验、Elek 琼脂扩散试验、对流免疫电泳试验、豚鼠皮内毒力试验等。锡克试验常用于疫苗接种的效果观察和流行病学调查。

二、类白喉棒状杆菌

在人或动物的皮肤、鼻咽腔、外耳道及泌尿生殖道等处,可见一些形态类似白喉棒状杆菌的细菌,统称为类白喉棒状杆菌。此类细菌一般无致病性,但从机体无菌部位分离检出时,可能是条件致病菌,应做鉴别（表 9-1）。

表 9-1　主要棒状杆菌鉴别要点

菌种	O/F 试验	溶血试验	硝酸盐还原试验	液化明胶试验	脲酶试验	碳水化合物利用试验		
						葡萄糖	麦芽糖	蔗糖
白喉棒状杆菌	F	−/+	+	−	−	+	+	−
干燥棒状杆菌	F	−	+	−	−	+	+	+
溃疡棒状杆菌	F	+	−	+	+	+	+	+
假结核棒状杆菌	F	+	v	−	+	+	+	v

续表

菌种	O/F试验	溶血试验	硝酸盐还原试验	液化明胶试验	脲酶试验	碳水化合物利用试验		
						葡萄糖	麦芽糖	蔗糖
杰克棒状杆菌	O	−	−	−	−	+	v	−
假白喉棒状杆菌	O	−	+	−	+	−	−	−
解脲棒状杆菌	O	−	−	−	+	−	−	−

注:F代表发酵;O代表氧化;v代表不定。

第二节　需氧芽胞杆菌属

芽胞杆菌属为一群革兰阳性有芽胞的大杆菌,具有致病性的芽胞杆菌属细菌5种,主要致病菌为炭疽芽胞杆菌和蜡样芽胞杆菌。

一、炭疽芽胞杆菌

(一)生物学性状

1. 形态与染色性　炭疽芽胞杆菌是致病性细菌中最大的革兰阳性杆菌,菌体两端截平,有荚膜,无鞭毛,在适宜的环境下能形成椭圆形、位于菌体中央的芽胞,折光性强。在动物或人体标本中,菌体呈单个或短链状排列,经人工培养后呈长链如竹节状排列。

2. 培养特性　本菌为需氧或兼性厌氧菌,最适生长温度为30～35 ℃。对营养要求不高,普通琼脂平板培养基上可形成灰白色、干燥、大而扁平的粗糙型菌落,低倍镜下观察可见菌落边缘呈卷发样;血平板上不溶血或微弱溶血;肉汤培养基中形成絮状沉淀,液体澄清无菌膜。在$NaHCO_3$血平板上,置5%～10% CO_2环境、37 ℃培养48 h,有毒株形成荚膜,菌落呈黏液型;无毒株不形成荚膜,菌落呈粗糙型。

3. 生化反应　能发酵葡萄糖等多种糖类,产酸不产气。触酶试验阳性,能还原硝酸盐,不生成靛基质和硫化氢。枸橼酸盐利用试验阴性。

4. 抵抗力　繁殖体抵抗力不强,对一般消毒剂都敏感,60 ℃ 30 min即可杀死繁殖体。芽胞抵抗力强,在自然条件下能存活数十年,对一般消毒剂都耐受,对氧化剂和碘敏感。炭疽芽胞杆菌对青霉素、红霉素、氯霉素、链霉素、庆大霉素和环丙沙星等敏感,对头孢霉素耐药。

(二)临床意义

本菌的致病物质主要是由质粒编码的荚膜和炭疽毒素,当质粒丢失后可成为减毒株或无毒株。传染源主要是患有炭疽的牛和羊。人类可通过皮肤接触或摄食病畜及畜产品而感染患病。因侵入途径不同而产生不同类型的炭疽病:①皮肤炭疽:主要发生在牧民,由其与患病牲畜及其皮毛接触引起,由颜面、四肢等小伤口侵入,局部出现小疖,周围形成水疱、暗红色血疱,周围软组织红肿显著,病灶中心坏死呈黑色焦痂。重症者可发展成败血症而死亡。②肠炭疽:由于进食未煮熟的带菌肉类、奶类等引起的以急性肠道感染为特征的疾病。患者会出现连续性呕吐、血便、肠麻痹,2～3天死于毒血症。③肺炭疽:因吸入含有病菌芽胞的尘埃而感染,多发于制革工人。本病死亡率高,发病急,初期表现为上呼吸道感染,数天后咳嗽胸痛、呼吸困难和咯血,可因呼吸、循环衰竭而死亡。

炭疽是一种死亡率很高的传染病,预防重点应放在家畜感染的防治和牧场的卫生防护上。做好动物检疫,发现病畜立即隔离治疗;严禁食用病畜,病畜尸体应焚烧或深埋于2 m以下;对兽医、放牧、屠宰等有关接触人员,应接种炭疽减毒活疫苗,患过炭疽病的人,可获得持久的免疫力。该菌对青霉素、红霉素、庆大霉素、氯霉素、链霉素、环丙沙星、多西环素敏感,但对头孢菌素耐药。

(三)微生物学检验

1. 采集标本　尽量用药前采集标本。皮肤炭疽取病灶深部标本或深部分泌物,肠炭疽可取粪便或呕吐物,肺炭疽取痰液或血液。对死于菌血症的动物,严禁宰杀、解剖,可在消毒皮肤后割取耳、舌尖,或采取少量血液;局限性病灶可取病变组织或附近淋巴结。采集标本要注意生物安全,采集方式应为穿刺而非解剖。也可采集土壤、毛皮、污水等标本。

新鲜渗出液、血液等标本可直接接种于增菌肉汤或固体平板,进行分离培养;污染的固体标本加 10 倍量生理盐水充分浸泡,振荡 10~15 min,静置 10 min 后取上层悬液,65 ℃水浴 30 min,以杀死非芽胞菌,然后再做分离培养。

2. 检验方法

(1)涂片染色镜检:标本经处理后做革兰染色、芽胞染色和荚膜染色镜检。感染者新鲜标本中若查见竹节状排列的革兰阳性大杆菌,有荚膜,菌体的中央有椭圆形芽胞,可做初步检验报告。

(2)分离培养与鉴定:同时用炭疽芽胞杆菌选择培养基(戊烷脒多黏菌素 B 培养基)和血平板分别进行分离培养。炭疽杆菌在血平板上形成较大、灰白色、边缘不整齐的粗糙型菌落,有轻微溶血;在戊烷脒多黏菌素 B 平板上形成较小菌落。取此菌落,并做进一步鉴定。

取上述菌落做革兰染色、荚膜染色和芽胞染色检查,当涂片染色和菌落特点均疑似炭疽芽胞杆菌时,可应用炭疽芽胞杆菌噬菌体抑菌试验和青霉素抑菌试验,若试验呈阳性(形成明显抑菌环),即可判定为炭疽芽胞杆菌。

此外还可用串珠试验对炭疽芽胞杆菌与其他芽胞杆菌进行鉴别。在 0.05~0.5 U/mL 青霉素的培养基中,炭疽芽胞杆菌在 37 ℃培养 6 h 后发生形态变异,镜下可见大而均匀的圆球状细菌首尾相连呈串珠样排列,而类炭疽杆菌及其他厌氧芽胞菌则无此现象。

二、蜡样芽胞杆菌

蜡样芽胞杆菌(B.cereus)为需氧芽胞杆菌,因在琼脂平板上菌落表面粗糙似白蜡状而得名。本菌广泛分布于水、土壤、尘埃、淀粉制品、乳制品中,主要引起人类食物中毒,甚至菌血症。

(一)生物学性状

1. 形态与染色性 革兰阳性大杆菌,菌体两端钝圆,多数呈链状排列。有鞭毛,无荚膜,椭圆形芽胞位于菌体中央或次极端。

2. 培养特性 需氧或兼性厌氧,最适 pH 7.0~7.4,最适生长温度为 35 ℃。在营养琼脂培养基上形成乳白色、不透明的粗糙大菌落,菌落常沿画线蔓延扩展成片如同白蜡。在血平板上形成浅灰色、毛玻璃样的菌落,伴草绿色溶血或透明溶血环。在液体培养基中均匀混浊生长,有菌膜。在卵黄培养基上培养 3 h 能看到卵磷脂分解形成的白色浑浊环,称为乳光反应。

3. 生化反应 分解葡萄糖、麦芽糖、蔗糖、果糖,能胨化牛乳,液化明胶。VP 试验阳性,吲哚试验阴性,H_2S 生成试验阴性,可利用枸橼酸盐。多次传代后生化特性常改变。

4. 抵抗力 耐热,致食物中毒菌株的芽胞能耐受 100 ℃ 30 min,干热 120 ℃经 60 min 方能杀死芽胞。该菌对青霉素、氨苄西林、头孢菌素和甲氧苄啶耐药,对克林霉素、万古霉素、氯霉素、庆大霉素、磺胺类药物敏感。

(二)临床意义

蜡样芽胞杆菌在自然界分布广泛,存在于土壤、灰尘、污水和许多生熟食品中,主要引起食物中毒,也有引起败血症、创伤和肺部等感染的报道。本菌引起的食物中毒以夏秋季多见,按其症状分两种类型:①腹泻型中毒:由不耐热肠毒素引起,进食含蜡样芽胞杆菌的食物 6~15 h 后发病。临床表现为腹痛、腹泻、里急后重,偶有呕吐、发热。②呕吐型中毒:由不耐热肠毒素引起,进食含蜡样芽胞杆菌的食物 0.5~6 h 后发病。临床表现为恶心、呕吐,部分伴有腹泻。

蜡样芽胞杆菌对青霉素、氨苄西林、头孢菌素、甲氧苄啶等耐药,对克林霉素、环丙沙星、万古霉素、氯霉素、磺胺类与氨基糖苷类抗菌药物敏感。口服环丙沙星对蜡样芽胞杆菌引起的伤口感染有效,早期克林霉素联合庆大霉素对眼部感染效果最佳。

（三）微生物学检验

1. 标本采集　采取可疑食物、呕吐物或腹泻粪便进行检验。

2. 检验方法

（1）标本直接检查：将标本用无菌生理盐水制成菌悬液，直接涂片革兰染色镜检。若见革兰阳性大杆菌、两端钝圆、链状排列，有鞭毛、无荚膜，有一定鉴定价值。培养 6 h 后可在菌体中央形成圆形芽胞。

（2）分离培养与鉴定：

①分离培养：可疑食物标本用无菌生理盐水制成乳悬液，接种于普通琼脂平板和血平板（呕吐物标本直接接种），35 ℃孵育 24 h 观察结果。取蜡样菌落做进一步鉴定。

②活菌计数：暴露于空气中食物通常会受本菌的污染，必须做活菌计数，一般认为当标本中蜡样芽胞杆菌数>10^5/mL(g)时才有诊断价值。计数方法有：a. 涂布法：将可疑食物标本用无菌生理盐水做适当稀释，取稀释液 0.1 mL 接种于卵黄琼脂平板上，用 L 涂布棒均匀涂布，35 ℃孵育 12 h。b. 倾注平板法：取上述稀释液 0.1 mL 注入空的无菌平皿，再倾注适量 45～50 ℃营养琼脂培养基，冷凝后 35 ℃培养 1～2 天。计数平板上的蜡样菌落数量，乘以稀释倍数，即为每毫升样品中所含活菌数。

③鉴定要点：根据白蜡样菌落特征、镜下观察革兰阳性大杆菌、芽胞位于菌体中央或次极端、VP 试验阳性等特点，可做出初步判断。

第三节　产单核李斯特菌与红斑丹毒丝菌

产单核李斯特菌属于李斯特菌属，红斑丹毒丝菌属于丹毒丝菌属。这两种菌都是需氧或兼性厌氧革兰阳性杆菌。

一、产单核细胞李斯特菌

李斯特菌属共包括 6 种菌，只有产单核李斯特菌对人类有致病性。

产单核李斯特菌是革兰阳性球杆菌，多数菌体一端膨大似棒状。无芽胞，有 1～5 根鞭毛。需氧或兼性厌氧，最适生长温度为 37 ℃，4 ℃仍可以生长，可利用此特点可对本菌进行冷增菌。在血平板上形成光滑、灰白色、有较窄 β 溶血环的小菌落。在液体培养基中均匀混浊生长。在半固体培养基中 20～25 ℃培养时，细菌沿穿刺线呈倒伞状蔓延生长。

本菌氧化酶试验、硝酸盐还原试验阴性，触酶试验阳性；甲基红试验、VP 试验均阳性；可发酵葡萄糖等多种糖类产酸不产气；能水解七叶苷、精氨酸；不分解尿素、不产生吲哚。

本菌广泛分布于自然界以及人、动物粪便中，常伴随 EB 病毒引起传染性单核细胞增多症，也可引起局部脓肿、尿道炎、脑膜炎、心内膜炎、败血症等。健康带菌者为主要传染源；可经污染的食物引起肠道感染，也可经产道传播使新生儿感染。接触病畜可导致眼和皮肤发生感染。此外，本菌因能在 4 ℃生长，故可使冷藏食品被污染，而引起食物中毒。

微生物学检验时常取血液、脑脊液、病变组织等标本。脑脊液标本取离心沉淀物接种血平板，血液标本增菌后接种血平板，组织、粪便等标本可于肉汤培养基 4 ℃冷增菌后转种血平板，于 35 ℃、5%～10% CO_2 环境培养 24 h 后，进行鉴定。

本菌的主要鉴定特征：革兰染色阳性杆菌；湿片中细菌呈"翻跟头"运动。触酶试验阳性，发酵葡萄糖、鼠李糖，胆汁七叶苷水解试验阳性，甲基红和 VP 试验阳性。

二、红斑丹毒丝菌

红斑丹毒丝菌为革兰阳性杆菌，无芽胞、无鞭毛。需氧或兼性厌氧，最适生长温度为 30～35 ℃。在含有葡萄糖或血清的培养基上生长旺盛，血平板上可形成 S 型（毒力强）和 R 型（毒力弱）两种菌落。S 型菌落较小，菌体呈杆形或球杆形；R 型菌落较大，表面呈颗粒状，菌体呈长丝状。无动力，耐 85 g/L NaCl。

本菌触酶、氧化酶试验阴性;发酵乳糖、葡萄糖产酸不产气,不分解木糖、甘露醇及蔗糖;不水解七叶苷和尿素;液化明胶,22 ℃穿刺孵育出现"试管刷状"生长;在三糖铁琼脂培养基(TSI)中可产生 H_2S。

红斑丹毒丝菌为丹毒丝菌感染的病原体。丹毒丝菌感染是一种急性传染病,主要发生在鱼类、家畜、家禽和兔类中,人类可因接触患病动物经损伤的皮肤而引起感染。以局部感染为主,全身感染少见。感染局部皮肤发红、肿胀、疼痛或有痒感,体温可高达 39 ℃以上,继而可发展为淋巴管炎,1～2 周后可逐渐消退,未愈者可转成局部关节炎,也可引发急性败血症或心内膜炎。近年在发达国家常因污染奶制品而引起食物中毒。

红斑丹毒丝菌的鉴定特征:革兰阳性,但易脱色呈阴性,阳性菌体呈颗粒结节状、串珠样。光滑型菌落菌细胞呈杆形或球杆状,有时呈短链状,粗糙菌落的菌体呈长细纤丝形,超过 60 μm。触酶试验阴性,分解葡萄糖、乳糖、阿拉伯糖,精氨酸双水解酶试验阳性,明胶、七叶苷水解、脲酶、硝酸盐还原试验均阴性,在 TSI 中产生 H_2S。与芽胞菌种的鉴别主要从菌体形态、芽胞形成和触酶试验来区分。

(池 明)

小 结

白喉棒状杆菌是棒状杆菌属的代表菌种,是白喉的病原菌。该菌为革兰阳性菌,菌体细长,一端或两端膨大呈棒状,菌体内有明显异染颗粒,具有诊断价值。微生物学检验程序中,毒力检测对检出菌株是否为致病菌有重要意义。

炭疽芽胞杆菌是致病菌中最大的革兰阳性杆菌,可引起人与动物炭疽病。菌体经人工培养后常呈长链如竹节状排列,可形成芽胞、荚膜;在普通琼脂平板培养基上形成较大而干燥菌落。炭疽芽胞杆菌致病性强,微生物学检验时须严格按生物安全要求进行。

蜡样芽胞杆菌因在培养基上形成较大、灰白色、表面粗糙似白蜡状菌落而得名。其广泛分布于自然界中,当污染食物达到一定量时,可引起食物中毒,微生物学检验时常通过活菌计数方法进行判定。

产单核细胞李斯特菌可致人类单核细胞增多症等疾病,红斑丹毒丝菌常由动物传染给人引起局部丹毒丝菌感染。其主要通过生化试验进行鉴定。

能力检测

1. 白喉棒状杆菌有哪些鉴定要点?
2. 炭疽芽胞杆菌标本采集的注意事项有哪些?

第十章 厌氧菌检验

第一节 概 述

厌氧菌(anaerobic bacteria)是一类只能在低氧分压或无氧条件下生长的细菌。

一、种类与分布

(一)厌氧菌的种类

目前根据厌氧菌能否形成芽胞,分为有芽胞厌氧菌和无芽胞厌氧菌两大类。其中有芽胞厌氧菌只有1个菌属,即梭菌属,有130个菌种;无芽胞厌氧菌共有40多个菌属,300多个菌种和亚种,根据革兰染色性及形态分为革兰阳性及革兰阴性杆菌与球菌。

(二)厌氧菌的分布

厌氧菌广泛分布于自然界及正常人体内。其中梭状芽胞杆菌能以芽胞形式存在于自然界,其他绝大多数无芽胞厌氧菌主要存在于人体皮肤、口腔、上呼吸道、肠道和泌尿生殖道等部位,与这些部位的需氧菌和兼性厌氧菌共同构成机体的正常菌群并保持其微生态平衡。

二、临床意义

厌氧菌由于其生长繁殖需无氧环境,因此在局部组织血液供给障碍(如肿瘤压迫、组织水肿等)、破坏皮肤黏膜屏障(如刺伤、烧伤等)、机体免疫力低下、菌群失调等条件下厌氧菌生长繁殖,从而引起人体的感染。据临床资料统计,约60%的临床感染与厌氧菌有关。厌氧菌的感染可遍及临床各科室,人体的各个部位及组织和器官均可感染厌氧菌,如败血症、中枢神经系统感染(最常见的为脑脓肿)、口腔与牙周感染(可达80%以上)、呼吸道感染、腹腔内感染(可达90%以上)及女性生殖系统及盆腔感染等。因此,厌氧菌感染的实验室诊断日益受到重视。近十几年来,由于厌氧培养技术的不断发展与改进,使厌氧菌的检出率逐渐提高。

三、微生物学检验

(一)厌氧菌的标本采集与送检

采集标本时必须避免正常菌群的污染和接触氧气。标本采集后要立即送检,送检过程中也必须避免接触氧气。标本送到实验室后,应在20~30 min内处理完毕,最迟不超过2 h,以免其中的兼性厌氧菌过度生长而抑制厌氧菌的生长。若不能及时接种,可将标本置室温下保存,切不可冷藏,因在低温时氧气的溶解度较高,不利于厌氧菌的生长。

(二)厌氧菌的检验程序

临床标本厌氧菌的检验程序见图 10-1。

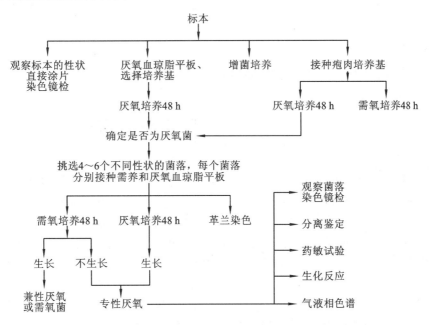

图 10-1　临床标本厌氧菌的检验程序

(三)厌氧菌的检验方法

1. **标本直接镜检**　接收标本后应观察标本的性状,如是否为脓性、血性,有无黑色坏死组织或黑色分泌物,有无硫黄样颗粒,是否有恶臭等。除血液标本外,各种临床标本在接种前均须直接涂片,做革兰染色后镜检,以观察细菌的染色性、形态特征以及标本中的菌量,以供分离培养、判断结果时参考。

2. **分离培养**

(1) 初代培养:临床标本中厌氧菌的初代培养较困难,需选择适宜的培养基,并提供无氧环境,才利于厌氧菌的生长。厌氧菌分离培养常用的非选择培养基有强化血琼脂平板(几乎能培养出所有的厌氧菌),选择培养基有卡那万古冻溶血琼脂平板(适于分离类杆菌属、普雷沃菌属和卟啉单胞菌属)、七叶苷胆汁平板(适于分离脆弱类杆菌)、卵黄平板和兔血平板(适于分离产气荚膜梭菌)及 CCFA(环丝氨酸-甲氧头孢菌素-果糖琼脂)培养基(适于分离艰难梭菌)等。

上述培养基在接种标本前应注意:①应新鲜配制并放置充以 CO_2 的容器内 4 ℃冰箱保存,并在 1~2 天内用完;②使用前 24 h 必须置于无氧环境,使用预还原或使用预还原灭菌法制作培养基;③若为液体培养基,在使用前必须煮沸 10 min 以驱除溶解氧,并迅速冷却后立即接种。

接种好的培养基应立即放入无氧环境进行培养。常用的培养方法有厌氧气袋法、厌氧罐法及厌氧手套箱法等。由于大多数厌氧菌的初代培养生长较慢,故 37 ℃培养至少需 48 h。若仍无菌生长,但直接镜检阳性,应继续培养 5~7 天。

(2) 次代培养及厌氧菌的确定:标本经 48 h 培养后,用放大镜观察并记录平板上各种菌落的性状,每个平板挑选 4~6 个不同性状的菌落,每个菌落接种 1~2 个平板。将其分别放入有氧和无氧环境培养 48 h 进行耐氧试验,只能在无氧环境中生长的为专性厌氧菌。

3. **鉴定试验**

(1) 形态与染色:可通过革兰染色观察厌氧菌的染色性、形态及某些特殊结构,但由于培养基种类及培养时间不同,某些菌种的染色结果易由革兰阳性变为阴性,此时可用拉丝试验(用于判断厌氧性革兰阳性菌和革兰阴性菌,方法是加 1 滴 30 g/L 氢氧化钾于载玻片上,取一接种环的细菌与之混合,经 1 min 后用接种环轻轻挑起,能拉起丝状者为革兰阴性菌,不能拉起丝状者为革兰阳性菌)协助判断。

（2）菌落性状：根据细菌的基本性状及是否产生色素或荧光、是否溶血等特点可帮助细菌的鉴定。

（3）快速鉴定：常采用厌氧菌快速发酵试验，其原理是根据细菌在代谢过程中产生的胞外酶试验及少量的生化基质迅速反应来进行鉴定，能在 4 h 内观察结果。目前国外有专供厌氧菌鉴定的快速鉴定系统，如自动微生物鉴定系统 VITEK-ANI、MicroScan-ANI 等。

另外厌氧菌的鉴定可通过气液相色谱技术、PCR 和基因探针等方法，这些方法具有特异性强、敏感性高及快速简便等优点。

（四）检验结果分析与报告

根据革兰染色镜检、菌落性状、鉴定结果及药敏试验结果做最终报告。

第二节　梭状芽胞杆菌属

梭状芽胞杆菌属（*Clostridium*）为厌氧芽胞杆菌的唯一菌属，因其为革兰阳性大杆菌，有芽胞，且芽胞直径比菌体粗，使菌体膨大呈梭状，故得名。除产气荚膜梭菌等极少数例外，均有周鞭毛，无荚膜。本菌属细菌在自然界中广泛分布，多数为腐物寄生菌，少数为致病菌。临床上有致病性的主要有破伤风梭菌、产气荚膜梭菌、肉毒梭菌与艰难梭菌等，在适宜条件下，芽胞进入机体后发芽形成繁殖体，能分泌外毒素和侵袭性酶类，分别引起人类破伤风、气性坏疽、食物中毒及假膜性肠炎等疾病。

一、破伤风梭菌

破伤风梭菌（*C. tetani*）是梭状芽胞杆菌属中常见的一种芽胞杆菌，因能引起破伤风而得名。

（一）生物学性状

1. 形态与染色　该菌体呈细长杆状，初期培养物为革兰阳性，培养 48 h 后，尤其当形成芽胞时易转变为革兰阴性。其有周鞭毛、无荚膜，芽胞呈圆形且直径大于菌体，位于菌体顶端，使细菌呈"鼓槌状"（图 10-2），为本菌的典型特征。

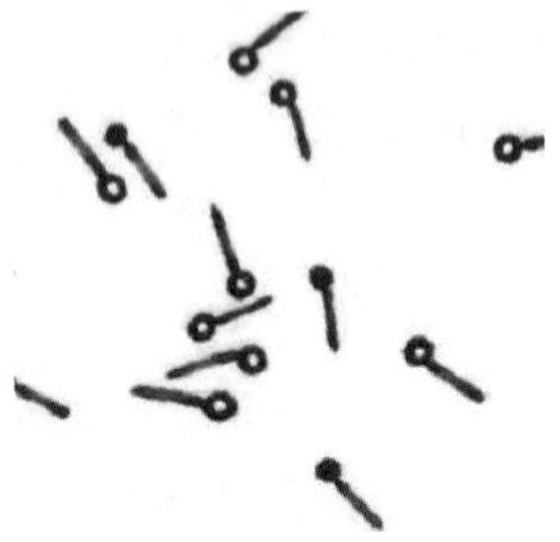

2. 培养特性　该菌专性厌氧，在厌氧血琼脂平板上 37 ℃培养 48 h 后，菌落扁平、半透明、灰白色、边缘疏松呈羽毛状并伴有 β 溶血；在疱肉培养基中，肉汤轻度混浊，肉渣部分消化呈微黑色，并产生少量气体；因生成甲基硫醇及 H_2S，使培养物有腐败恶臭味。

3. 生化反应　本菌大多生化反应阴性；一般不发酵糖类，能液化明胶，产生 H_2S，多数菌株吲哚试验阳性，不还原硝酸盐，对蛋白质有微弱的消化作用。

图 10-2　破伤风梭菌

4. 抵抗力　本菌芽胞的抵抗力非常强，能耐高温 100 ℃ 1 h，在干燥的土壤和尘埃中可存活数年。用 121 ℃高压蒸汽灭菌 15～30 min 或干热 160～170 ℃ 1～2 h 可将其杀灭。其繁殖体对青霉素敏感。

（二）临床意义

破伤风梭菌由伤口侵入人体引起破伤风，但在一般浅表伤口该菌不能生长繁殖，其感染的重要条件是伤口需形成厌氧微环境，如窄而深的伤口（如刺伤）；伴有泥土或异物污染；大面积创伤、烧伤，坏死组织多，局部组织缺血；同时有需氧菌或兼性厌氧菌混合感染的伤口。以上情况均易造成厌氧微环境，有利于破伤风梭菌繁殖。此外，新生儿接生时使用不洁用具、手术器械灭菌不严等可引起新生儿破伤风（俗称脐带风），在发展中国家，新生儿破伤风死亡率可高达 90％。

破伤风梭菌的致病物质主要是外毒素，又称破伤风痉挛毒素（tetanospasmin）。此毒素进入血液引起严重的毒血症，能与脑干神经和脊髓前角运动神经细胞表面的神经节苷脂结合，封闭了脊髓抑制性突触，阻止抑制性突触末端释放抑制性冲动的传递介质，破坏了正常的抑制性调节功能，导致肌肉痉挛性收缩。患者最后可因窒息而死亡。

机体对破伤风的免疫主要是抗毒素免疫,注射破伤风类毒素可有效预防。紧急预防或感染早期治疗可使用破伤风抗毒素。

（三）微生物学检验

根据破伤风患者典型的临床症状和病史即可做出诊断,一般不进行细菌学检查。特殊情况下,可从感染伤口采集脓液、组织液或坏死组织等标本进行检验。本菌鉴定要点:①直接涂片为革兰阳性细长杆菌、菌体呈典型鼓槌状;②疱肉培养基中肉渣部分消化呈微黑色,厌氧血琼脂平板上呈扩散生长,扩散生长可被特异性抗毒素所抑制;③不发酵糖类,不分解蛋白质;④培养滤液做动物毒力试验和保护性试验呈阳性。

二、产气荚膜梭菌

产气荚膜梭菌(*C.perfringens*)是临床上引起气性坏疽的病原菌中最多见的一种梭状芽胞杆菌,因能在体内形成荚膜而得名。

（一）生物学性状

1. 形态与染色 产气荚膜梭菌为革兰阳性粗大杆菌,两端钝圆。芽胞位于菌体中央或次极端,呈椭圆形,直径小于菌体的宽度,无鞭毛,在人体内可形成明显的荚膜(图10-3)。

2. 培养特性 非严格厌氧菌,在少量氧的环境生长迅速。对营养要求不高,在厌氧血琼脂平板上培养24 h后,形成直径2～4 mm的表面光滑、圆形、半透明、边缘整齐的菌落,多数菌株有双层溶血环:内环是由θ毒素引起的狭窄完全溶血环,外环是由α毒素引起的较宽的不完全溶血环。在疱肉培养基中产生大量气体,肉渣呈粉红色不被消化。在牛乳培养基中能分解乳糖产酸,使其中的酪蛋白凝固,同时产生大量气体,将凝固的酪蛋白冲成蜂窝状,将液面封固的凡士林层上推,甚至冲开试管口的棉塞,气势凶猛,称"汹涌发酵"(stormy fermentation)现

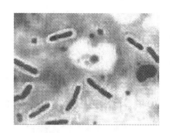

图10-3 产气荚膜梭菌

象,为本菌特征之一。在卵黄琼脂平板上,由于细菌可产生卵磷脂酶(α毒素),分解卵黄中的卵磷脂,故菌落周围出现乳白色混浊圈,若在培养基中加入α毒素的抗血清,则不出现混浊,此现象称Nagler反应。

3. 生化反应 所有型菌株均能发酵葡萄糖、麦芽糖、乳糖和蔗糖,不发酵甘露醇或水杨苷,液化明胶,产生H_2S,吲哚试验阴性。

（二）临床意义

产气荚膜梭菌是气性坏疽的主要病原体,该菌主要致病物质是外毒素及侵袭性酶。外毒素有α、β、γ等12种,其中以α毒素(卵磷脂酶)最为重要。该毒素能分解人和动物细胞膜上的磷脂和蛋白质的复合物,破坏细胞膜,引起溶血、组织坏死和血管内皮损伤,使血管通透性增加;还能促使血小板发生凝集、血栓形成、局部组织缺氧,在气性坏疽的形成中起主要作用。

气性坏疽是一种严重的创伤感染性疾病,常继发于骨折、肌肉撕裂伤或组织严重坏死。主要是因大面积创伤、局部供血不足,组织缺氧坏死等芽胞发芽繁殖,产生毒素和侵袭性酶引起感染导致。此外,某些型别的菌株还能产生不耐热肠毒素,引起食物中毒和坏死性肠炎。

（三）微生物学检验

气性坏疽患者一般采集创伤深部分泌物、穿刺物、坏死组织块(研磨制成悬液)等标本。菌血症患者取血液标本,食物中毒可取可疑食物进行微生物学检验。本菌的鉴定要点:①直接涂片镜检为革兰阳性大杆菌,有荚膜(不常见,在流产后感染的宫颈涂片上易见);②厌氧血琼脂平板上出现双层溶血环,牛乳培养基中出现"汹涌发酵"现象;③Nagler试验阳性;④动物毒力试验和保护性试验阳性。

三、肉毒梭菌

肉毒梭菌(*C.botulinum*)因能产生毒性极强的外毒素(肉毒毒素),经污染的食品引起人和动物严重

的神经中毒症状,死亡率极高,故名为肉毒梭菌。

（一）生物学性状

1. 形态与染色　肉毒梭菌为革兰阳性较粗大杆菌,两端钝圆,单独或成双排列,有时可呈链状。有周鞭毛,无荚膜。芽胞呈椭圆形,直径大于菌体,位于菌体次极端,使细菌呈汤匙状或网球拍状。

2. 培养特性　严格厌氧,可在普通琼脂平板上生长,在厌氧血琼脂平板上培养24 h,形成2～4 mm白色粗糙如毛玻璃样菌落,有β溶血环。在疱肉培养基中生长,可消化肉渣使之变黑,有腐败恶臭味。

3. 生化反应　本菌的生化反应随毒素型不同而有所差异。除G型外,各型均能发酵葡萄糖和麦芽糖,不发酵乳糖。各型别均可液化明胶,产生H_2S,不产生吲哚。

（二）临床意义

肉毒梭菌的主要致病物质是其产生的肉毒毒素,肉毒毒素是目前已知内毒毒素中毒性最强者,其毒性比氰化钾强1万倍,肉毒毒素对人的致死量为0.1～1.0 μg。肉毒毒素具有嗜神经性,可作用于外周胆碱能神经,抑制神经肌肉接头处神经介质乙酰胆碱的释放,从而导致肌肉弛缓性麻痹。肉毒梭菌多因污染肉类和罐头等食品引起食物中毒,临床表现与其他食物中毒不同,胃肠道症状极少见,主要表现为神经末梢麻痹症状。患者最后可因膈肌麻痹、呼吸困难,导致呼吸停止而死亡。此外,肉毒梭菌还可致婴儿肉毒症,其症状与肉毒毒素食物中毒类似,严重者也可出现呼吸衰弱。

（三）微生物学检验

因肉毒梭菌广泛存在于自然界,故检出本菌并无诊断意义,从患者血清中检出毒素是最直接的有效方法。

食物中毒患者可取剩余食物、早期患者的粪便或呕吐物等标本进行检验。常先增菌培养,以促进肉毒梭菌的生长及毒素的产生,再经动物毒力试验和保护性试验证实毒素的性质。若标本中有毒素存在,可接种血琼脂平板与卵黄琼脂平板进行次代培养,取可疑菌落做生化鉴定及毒素检测。在卵黄琼脂平板上,除G型外,其他型别均产生局限性不透明区和珠光区,这有助于菌落的选择。

本菌的鉴定要点:①涂片镜检为革兰阳性大杆菌,次极端芽胞,菌体呈汤匙状或网球拍状;②疱肉培养基中消化肉渣使之变黑,有腐败恶臭;③肉毒毒素检测试验阳性。

四、艰难梭菌

艰难梭菌(*C. difficile*)是人和动物肠道中的正常菌群,因本菌对氧气极为敏感,很难分离培养,故得名。近年来发现本菌与临床长期使用某些抗生素有关,可引起假膜性肠炎。目前已成为医院感染的重要病原菌之一,因而日益被重视。

（一）生物学性状

1. 形态与染色　艰难梭菌为革兰阳性粗长杆菌,有周鞭毛,芽胞为卵圆形,位于菌体的次极端。

2. 培养特性　在厌氧血琼脂平板上培养48 h后,形成直径3～5 mm、白色、粗糙、不溶血的菌落。用其专用的CCFA培养基培养48 h的菌落,在紫外线的照射下,可见黄绿色的荧光。

3. 生化反应　该菌发酵葡萄糖、果糖和甘露醇产酸,不发酵乳糖、蔗糖和麦芽糖,水解七叶苷,不分解蛋白质,不凝固牛奶,不产生吲哚和H_2S,不产生卵磷脂酶和酯酶。

（二）临床意义

该菌为人类肠道中的正常菌群,肠道中的乳酸杆菌、双歧杆菌、大肠埃希菌等对其有拮抗作用。长期或大量使用抗生素后易引起菌群失调,使艰难梭菌被药物选择后大量繁殖而导致抗生素相关性肠炎(假膜性肠炎)。艰难梭菌的主要致病物质是肠毒素和细胞毒素,可导致患者出现腹泻、腹痛,伴有发热、白细胞增多等全身中毒表现,严重者可危及生命。此外,艰难梭菌还可引起气性坏疽、脑膜炎、肾盂肾炎、腹腔感染、阴道感染和菌血症等。

（三）微生物学检验

取患者粪便标本进行微生物学检验,本菌的鉴定要点:①革兰阳性大杆菌,芽胞为卵圆形,位于菌体的次极端;②在 CCFA 选择培养基上菌落呈黄色、粗糙型;③卵磷脂酶试验阴性、酯酶试验阴性;不凝固牛奶、不分解蛋白质,发酵果糖、不发酵乳糖、不产生吲哚;④细胞毒素试验阳性。

细胞毒素检测方法:将粪便标本经 3000 r/min 离心 30 min 后,取上清液过滤除菌或疱肉培养基 37℃条件下培养 4 天的培养液,离心沉淀后取上清液过滤除菌,进行细胞毒性试验、动物实验等。另外还可采用对流免疫电泳、ELISA 等免疫技术直接测定毒素。

第三节　无芽胞厌氧杆菌

一、革兰阴性无芽胞厌氧杆菌

革兰阴性无芽胞厌氧杆菌是临床厌氧菌感染中最常见的病原菌,主要菌属有类杆菌属、梭杆菌属、普雷沃菌属和卟啉单胞菌属。其中脆弱类杆菌最常见,该菌为类杆菌属的代表菌种,菌体着色不均,在陈旧培养物或含糖的液体培养基中呈明显多形性,无鞭毛、无芽胞、多数有荚膜。专性需养,在厌氧血琼脂上经 24～48 h 培养后形成圆形凸起、表面光滑、边缘整齐、半透明、灰白色菌落,在胆汁七叶苷培养基中能分解胆汁七叶苷使培养基呈黑色。该菌是人体口腔、肠道及女性生殖道中的正常菌群,常引起内源性感染,如腹膜炎、败血症、女性生殖系统及盆腔感染等。

二、革兰阳性无芽胞厌氧杆菌

革兰阳性无芽胞厌氧杆菌有 6 个菌属,几十个菌种,在临床厌氧菌分离中约占 15%。常见的是丙酸杆菌属、优杆菌属及双歧杆菌属。丙酸杆菌属因发酵葡萄糖产生丙酸而得名,主要寄居于人和动物的皮肤、皮脂腺以及乳制品中,可致皮肤痤疮、酒渣鼻等。在进行血液、脑脊液穿刺液及骨髓穿刺液培养时,丙酸杆菌属是常见的污染菌。优杆菌属细菌常与人体口腔和肠道的其他厌氧菌或兼性厌氧菌混合感染,可引起心内膜炎、各种脓肿(如脑脓肿、直肠脓肿和盆腔脓肿等)、伤口感染及败血症等。双歧杆菌属是人和动物肠道内的重要生理菌群,在体内能起到调节和维持人体微生态平衡的重要作用,能合成人体所必需的多种维生素等营养物质,拮抗多种肠道病原微生物,有抗感染、增强机体免疫力、抗肿瘤、调节肠道菌群关系等作用。

第四节　其他厌氧菌

一、厌氧球菌

厌氧球菌(anaerobic coccus)是临床上厌氧感染的重要病原菌,约占临床厌氧菌分离菌株的 25%。厌氧球菌主要包括革兰阳性的消化球菌属、消化链球菌属以及革兰阴性的韦荣球菌属:①黑色消化球菌是消化球菌属唯一的菌种,为革兰阳性球菌,无芽胞、无荚膜、专性厌氧、生长缓慢,在厌氧血琼脂上需厌氧培养 48 h 后才可见细小不溶血菌落。该菌通常寄居在女性阴道处,常与需氧菌混合引起腹腔感染,肝脓肿,外阴、阴道及盆腔感染等。标本呈黑色并有臭味是该细菌感染的重要特点,临床上可根据菌落形态、革兰染色镜检结果、生化反应、气液相色谱分析代谢及药敏试验做出最终报告。②消化链球菌属是由厌氧消化链球菌、不解糖消化链球菌等 9 个菌种组成,代表菌为厌氧消化链球菌。该菌为革兰阳性球菌,无芽胞、无荚膜、专性厌氧、营养要求较高,需羊血和血清培养基才能生长。其在厌氧血琼脂上需厌氧培养 48 h 后形成灰白、不透明、边缘整齐的菌落,一般不溶血。该菌是人和动物口腔、上呼吸道、肠道,女性生殖道等部位的正常菌群,可作为条件致病菌引起人体各种组织和器官的感染,在临床厌氧菌分离株中占 20%～30%,居第 2 位,仅次于脆弱类杆菌。③韦荣球菌属为革兰阴性厌氧球菌,本属有 9 个种,其中以小韦荣球菌和产碱韦荣球菌最常见。该菌属多排列成对、近似奈瑟菌,无芽胞,无荚膜,专性厌氧,在厌氧血琼脂上可形成圆形、凸起、灰白色或黄色混浊菌落,不溶血。该菌是口腔、咽部、胃肠道及女性生殖道的正常菌群,为条件致病菌,小韦荣球菌可引起上呼吸道感染,而产碱韦荣球菌多见于肠道感染。

二、放线菌属

放线菌属目前有衣氏放线菌、黏放线菌、内氏放线菌、龋齿放线菌及丙酸蛛网菌五种可引起人的放线菌病,其中以衣氏放线菌最为常见。本菌属为革兰阳性杆菌,无芽胞、荚膜和鞭毛。菌体常呈细长形或有分枝状的菌丝体,该菌丝体可断裂形成不等长的杆菌或球杆状,菌丝体也可缠绕成团,形成硫黄样颗粒。多数菌种在厌氧环境中生长良好,初次分离加 5% CO_2 能促进其生长,在厌氧血琼脂平板上生长缓慢,经 $3\sim4$ 天培养后,形成灰白色或淡黄色不溶血的粗糙型或光滑型菌落。放线菌大多数为人体口腔、上呼吸道、胃肠道等的正常菌群,在机体抵抗力减弱、拔牙或外伤时导致软组织的化脓性炎症,常伴有多发性瘘管形成,排出的脓液中含有硫黄样颗粒,将此颗粒置于载玻片上,盖上盖玻片轻轻压平后显微镜检查,可见颗粒呈菊花状,中央部为革兰阳性丝状体,末端膨大为革兰阴性棒状体,呈放线状排列,具有诊断价值。

（陈　娇）

小　结

厌氧菌是一大群在有氧条件下不生长、必须在无氧环境中才能生长的细菌,包括有芽胞厌氧菌(梭状芽胞杆菌属)和无芽胞厌氧菌两大类。梭状芽胞杆菌属的代表菌种是破伤风梭菌、产气荚膜梭菌、肉毒梭菌及艰难梭菌,主要分布于土壤、人和动物的肠道,在特定条件下,芽胞进入机体后发芽形成繁殖体,产生强烈的外毒素和侵袭性酶类,引起人类破伤风、气性坏疽和食物中毒及抗生素相关性肠炎。无芽胞厌氧菌是人体内占有绝对优势的正常菌群,在正常情况下通常对人体无害,但在某些特定条件下,可引起人体的内源性感染。

采集与送检厌氧菌标本时,必须避免正常厌氧菌群的污染和接触氧气。检验时,经分离培养确定为厌氧菌后,再通过镜下形态特征、培养特征、生化试验、毒素检测等进行鉴定。

能力检测

1. 简述厌氧菌的检验程序。
2. 破伤风梭菌感染应具备哪些条件?
3. 产气荚膜梭菌的鉴定依据有哪些?

第十一章 分枝杆菌检验

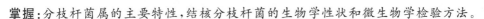

分枝杆菌属(*Mycobacterium*)是一类细长弯曲、有分枝状生长趋势的杆菌。本属细菌一般不易着色,但加温或延长染色时间能着色,着色后能抵抗盐酸乙醇的脱色,故又称抗酸杆菌(acid-fast bacillus)。本属细菌种类较多,其中结核分枝杆菌、麻风分枝杆菌和非典型分枝杆菌等对人有致病性。

第一节 结核分枝杆菌

结核分枝杆菌(*M. tuberculosis*)简称结核杆菌,是引起人和动物结核病的病原菌,分为人型结核分枝杆菌、牛分枝杆菌、非洲分枝杆菌和田鼠分枝杆菌等,前三种对人具有致病性,其中以人型结核分枝杆菌感染的发病率最高,可侵犯全身各器官,以肺结核最多见。据 WHO 统计,全球约有 1/3 的人口感染过结核分枝杆菌,有 2000 万活动性结核病患者,每年新增病例 900 万人,每 1 s 就有 1 人感染结核分枝杆菌,每年死亡 300 万人。我国每年因结核病死亡的人数达 10 余万人,我国结核病防治仍面临严峻的挑战。

一、生物学性状

(一)形态与染色

菌体为细长略弯的杆菌,有时可见分枝状,无芽胞、无鞭毛。其在痰或组织中常单个、成束或分枝状排列。由于结核分枝杆菌细胞壁中含有大量的脂质,不易着色,一旦被碱性染料着色后能够抵抗盐酸乙醇的脱色,为典型的抗酸杆菌。姜-尼染色(Ziehl-Neelsen technique)是常用的抗酸染色法,染色后结核分枝杆菌呈红色,背景和其他非抗酸菌一样呈蓝色。电镜下可见结核分枝杆菌有荚膜,对细菌有一定的保护作用。

(二)培养特性

结核分枝杆菌为专性需氧菌,最适生长温度为 37 ℃,最适 pH 值为 6.5~6.8。由于细胞壁中脂质含量较高,不利于营养的吸收,故生长缓慢且营养要求高,繁殖一代时间约为 18 h,培养 2~4 周才可见菌落生长。

本菌营养要求高,常用含有卵黄、马铃薯、甘油及无机盐等成分的罗氏培养基培养。菌落为粗糙型,表面干燥呈颗粒状,乳白色或米黄色,不透明,如结节或花菜状。在液体培养基中呈粗糙皱纹状菌膜,培养基中加入吐温-80 可使细菌分散呈均匀生长。有毒株在液体培养基中可呈索状生长。

(三)生化反应

不发酵糖类,能产生触酶,而耐热触酶试验大多阴性;非典型分枝杆菌则大多数耐热,触酶试验阳性。

人型结核分枝杆菌烟酸试验、硝酸盐还原和烟酰胺酶试验均为阳性,借此可与牛分枝杆菌鉴别。

(四)变异性

结核分枝杆菌的形态、菌落、毒力及耐药性等均易发生变异。用于结核病预防的卡介苗(BCG)就是将有毒力的牛分枝杆菌在含甘油、胆汁、马铃薯的培养基中培养,经13年230次传代,使其毒力减低甚至消失,成为对人无致病性,而仍保持良好免疫性的减毒活疫苗。

近年来,该菌的多重耐药菌株呈增多趋势,甚至暴发流行。2006年WHO发出警示,广泛耐药结核分枝杆菌已出现,它不仅对抗结核一线药物异烟肼、利福平具有耐药性,而且对抗结核二线药物也具有耐药性。如何控制耐药结核分枝杆菌的不断扩散,已经成为新的重要课题。

(五)抵抗力

结核分枝杆菌对某些理化因素有较强的抵抗力。其耐干燥,在干燥痰中可存活6~8个月,含有结核分枝杆菌痰液的尘埃经8~10天仍有传染性;耐化学消毒剂,在3% HCl或6% H_2SO_4中30 min仍有活力;耐染料,对1:13000孔雀绿或1:75000结晶紫有抵抗力,加入培养基中可抑制杂菌生长。但其对乙醇敏感,70%~75%乙醇作用数分钟即可将其杀死;对湿热敏感,62~63 ℃ 15 min或煮沸可将细菌杀死;对紫外线较敏感,直接日光照射2~7 h可将细菌杀死;对抗结核药物如链霉素、异烟肼、利福平、环丝氨酸、乙胺丁醇、卡那霉素、氨基水杨酸(PAS)等抗结核药物敏感,但长期用药易出现耐药性。

二、临床意义

(一)致病物质

结核分枝杆菌不产生内、外毒素和侵袭性酶类。其致病性可能与细菌在组织细胞内大量繁殖引起的炎症、代谢产物的毒性以及菌体成分导致的免疫损伤有关,致病物质主要有脂质、蛋白质和荚膜。

1. 脂质 脂质成分与本菌的毒力密切相关。①索状因子:是一种糖脂,能破坏细胞线粒体膜和影响细胞有氧氧化,抑制粒细胞游走和引起慢性肉芽肿,因能使细菌在液体培养基中呈蜿蜒索状生长而得名。②磷脂:能促使单核细胞增生,并使炎症灶中的巨噬细胞转变为类上皮细胞,从而形成结核结节。同时其能抑制蛋白酶对组织的分解作用,使病灶组织溶解不完全,形成干酪样坏死。③蜡质D:具有佐剂作用,可激发机体产生迟发型超敏反应。④硫酸脑苷脂:可抑制吞噬体与溶酶体的结合,使结核分枝杆菌能在吞噬细胞中长期存活。

2. 蛋白质 结核分枝杆菌含有多种蛋白质且具有抗原性,与蜡质D结合后能使机体产生较强的超敏反应,引起组织坏死和全身中毒症状,并在形成结核结节中发挥一定作用。

3. 荚膜 主要成分为多糖,部分为脂质和蛋白质。其有利于结核分枝杆菌黏附于入侵宿主细胞,而且能防止宿主细胞有害物质侵入结核分枝杆菌内,使结核分枝杆菌获得较强的抵抗力和耐药性。

(二)所致疾病

结核分枝杆菌可经呼吸道、消化道、破损的皮肤黏膜等多种途径进入机体,侵犯多种组织器官,引起相应部位的结核病,其中以通过呼吸道引起的肺结核最常见。传染源主要是排菌的肺结核患者,尤其是痰涂片阳性、未经治疗的患者。

由于感染菌的毒力、数量、侵入次数和机体的免疫状态不同,肺结核分为原发感染和原发后感染两大类。部分患者结核分枝杆菌可经血液、淋巴液扩散到肺外组织,引起肺外感染,如脑、肾结核;痰菌被咽入消化道引起肠结核、结核性腹膜炎;通过破损皮肤感染结核分枝杆菌导致皮肤结核。免疫力极度低下者如艾滋病患者,结核分枝杆菌可全身播散。

(三)免疫性与超敏反应

1. 免疫性 结核分枝杆菌对人的感染率高,但发病率低,这表明人体对结核分枝杆菌有很强的免疫力。结核分枝杆菌是胞内寄生菌,机体的抗结核免疫属于传染性免疫,也称有菌免疫,即只有当结核分枝杆菌或其组分存在体内时才有免疫力,一旦体内的结核分枝杆菌或其组分全部消失,免疫也随之消失。

2. 超敏反应 机体对结核分枝杆菌产生免疫的同时,也有迟发型超敏反应的产生。通常认为,原发感染时由于机体尚未形成特异性免疫和超敏反应,故结核分枝杆菌易扩散,超敏反应性病变发生缓慢。原发后感染时由于机体已有特异性免疫和超敏反应产生,所以细菌不易扩散,且局部反应迅速而强烈,病变易愈合,提示在发生免疫的同时有超敏反应的参与。

目前,卡介苗是唯一可预防结核病的疫苗,目前多使用冻干卡介苗(减毒活疫苗),我国规定新生儿出生后即接种卡介苗,7 岁时复种,农村儿童 12 岁时再复种 1 次,接种后获得的免疫力可维持 6～10 年。结核治疗应遵循早期发现、早期治疗、联合用药、彻底治愈的原则。利福平、链霉素、异烟肼、乙胺丁醇为首选药物;利福平与异烟肼联合使用可增强疗效、减少耐药性的产生;对严重感染者,可将吡嗪酰胺与利福平及异烟肼联合使用。

三、微生物学检验

(一)标本采集

根据感染部位不同,采取不同的标本,如痰、尿、胃液、脑脊液、脓液、胸水、腹水等。结核患者的标本多混有其他细菌,应采取合理并能抑制污染的方法。①痰标本。取清晨第一口痰最佳,置清洁干燥的无菌瓶内送检。痰应来自肺部,可嘱患者进行深呼吸,使肺充满空气,然后用力从肺深处咳出,取材时应挑取脓样干酪样颗粒或带褐色血丝部分的痰。②尿液标本。应取一次全部晨尿或 24 h 尿沉淀 10～15 mL,必要时无菌导尿送检。③胃液标本。空腹抽取胃液或洗胃液置无菌瓶中送检。④脑脊液标本。脑脊液标本静置后,可取表面细薄凝块做涂片或分离培养。⑤脓液标本。直接从溃疡处取脓液或分泌物,深部脓肿用注射器抽取后置无菌管送检。⑥其他标本。无菌抽取胸水、腹水及关节液等置无菌管送检。

(二)检验方法

1. 直接镜检　取患者标本直接染色镜检。

(1)直接涂片法:厚涂片经干燥和火焰固定后,进行抗酸染色镜检,若找到抗酸阳性菌,结合临床症状即可初步诊断。为提高阳性检出率,也可用金胺"O"染色,结核分枝杆菌在荧光显微镜下呈橘黄色。本法不用油镜,视野覆盖面积大,节约人力,能够提高工作效率和阳性率,但也有漏检者,必要时还可用抗酸染色法复染核查。染色镜检的结果报告方式见表 11-1。

表 11-1　涂片染色镜检的报告标准

镜检结果		报告方式
萋-尼抗酸染色镜检结果(1000×)	荧光染色结果(400×)	
300 个视野未发现抗酸杆菌	50 个视野未发现抗酸杆菌	—
300 个视野内发现 1～8 条抗酸菌	50 个视野内发现 1～9 条抗酸菌	报告菌数
100 个视野内发现 1～9 条抗酸菌	50 个视野内发现 10～49 条抗酸菌	+
10 个视野内发现 1～9 条抗酸菌	每个视野内发现 1～9 条抗酸菌	2+
每个视野内发现 1～9 条抗酸菌	每个视野内发现 10～99 条抗酸菌	3+
每个视野内发现 10 条以上抗酸菌	每个视野内发现 100 条以上抗酸菌	4+

(2)集菌涂片法:①沉淀集菌法:标本加适量无菌蒸馏水高压蒸汽灭菌后,3000 r/min 离心 30 min,取沉渣涂片。②漂浮集菌法:标本加适量无菌蒸馏水高压蒸汽灭菌后,再加入二甲苯 0.3 mL,充分振荡后静置 15 min,将载玻片盖于瓶口,15 min 后取下,干燥后进行抗酸染色镜检,报告方法同直接涂片法。

(3)快速诊断法:采用聚合酶链反应(PCR)法对结核分枝杆菌 DNA 进行检测。也可采用 ELISA 方法检测血清中结核分枝杆菌抗原或检测患者血清中的抗结核抗体。

2. 分离培养

(1)标本的前处理:痰等含有杂菌的标本须做适当的处理,以去除杂菌和液化标本。目前多用 N-乙酰-L-半胱氨酸-NaOH 消化液进行标本处理。

(2)固体培养基培养法:将上述经处理的标本接种于改良罗琴培养基等固体培养基上,35 ℃、5%～10% CO_2 中培养。若 7 天以后出现可疑菌落且镜检为抗酸杆菌,则报告"分枝杆菌培养阳性";培养 8 周未见菌落生长,报告"分枝杆菌培养阴性"。培养阳性者应同时报告生长的丰盛程度(表11-2)。

表 11-2 培养结果报告方式

报告方式	培养结果
—	斜面上无菌落生长
+	菌落生长占斜面面积1/4
2+	菌落生长占斜面面积1/2
3+	菌落生长占斜面面积3/4
4+	菌落生长布满整个斜面

(3)液体培养基培养法:标本接种于培养瓶中,置全自动结核分枝杆菌快速培养系统中。若培养液变色或变混浊,或仪器自动检测系统报告有菌生长,则涂片染色,镜检见抗酸杆菌,可报告"结核分枝杆菌培养阳性"。

3. 结核菌素试验 用结核菌素进行皮试,来测定受试者对结核分枝杆菌是否能引起细胞免疫功能和超敏反应的一种试验。

(1)原理:结核菌素试剂有旧结核菌素(old tuberculin,OT)和纯蛋白衍生物(purified protein derivative,PPD)两种。将结核菌素注入受试者皮内,如受试者感染过结核分枝杆菌,则在局部形成迟发型超敏反应性炎症,若受试者未感染过结核分枝杆菌则无反应。

(2)试验方法:取 5 U PPD 注入受试者前臂掌侧皮内,48~72 h 后观察注射部位的反应情况,应注意局部有无硬结,不能单独以红晕为标准。

(3)结果分析:①阳性:注射部位红肿、硬结直径为 5~15 mm,表明机体感染过结核分枝杆菌或卡介苗接种成功,有免疫力。②强阳性:注射部位红肿、硬结直径≥15 mm,可能有活动性结核病,应进一步检查。③阴性:注射部位稍红肿或仅有针眼大红点,硬结直径<5 mm,说明未感染结核分枝杆菌,但应考虑以下情况,即受试者处于原发感染早期,正患有其他的疾病如荨麻疹、霍奇金病、艾滋病等,或正在使用免疫抑制剂。

(4)应用:①筛选卡介苗接种对象及测定接种效果,结核菌素试验阴性者应接种卡介苗;②作为婴幼儿结核病诊断的参考;③在未接种过卡介苗的人群中做结核分枝杆菌的流行病学调查;④测定肿瘤患者的细胞免疫功能。

4. 其他诊断技术 用 ELISA 法、PCR 法、生物芯片技术等可快速诊断结核分枝杆菌感染。

第二节 麻风分枝杆菌

麻风分枝杆菌(*M. leprae*)首先由挪威学者 Hansen 从麻风患者组织中发现,是慢性传染病麻风的病原菌。麻风病流行广泛,1997 年 WHO 统计全球约有 115 万麻风患者。现有病例主要集中在偏僻山区、草原牧区及其他贫困落后地区。

一、生物学性状

本菌形态、染色与结核分枝杆菌相似,但较结核分枝杆菌短而粗,抗酸染色阳性且着色均匀,呈束状或成团排列。麻风分枝杆菌为典型的胞内寄生菌,有麻风分枝杆菌存在的细胞呈泡沫状,称为麻风细胞,这对与结核分枝杆菌的区别有重要意义。用药后菌体可断裂为颗粒状、链杆状等,着色不均匀,称为不完整菌。革兰染色阳性,无鞭毛、无荚膜、无芽胞。

麻风分枝杆菌体外人工培养尚未成功,目前可用动物接种。犰狳对本菌高度易感,皮内、皮下或静脉接种后,有 40% 于 15 个月发生进行性播散病变,且其组织含菌量较人组织内高 100 倍,为本菌的良好动物模型。

二、临床意义

麻风是一种慢性传染病,主要表现为皮肤、黏膜和神经末梢损害,晚期可侵犯深部组织和器官,形成肉芽肿。细菌可通过直接接触或飞沫传播,但多为隐性感染。发病慢,病程长,潜伏期一般为 6 个月至 5 年,有时可达数 10 年。

人类麻风分枝杆菌为细胞内寄生菌,故其发病更多与细胞免疫有关。麻风患者有不同程度的免疫功能缺陷,尤其是细胞免疫功能。经治疗后细胞免疫功能有所恢复。

麻风病目前尚无特异性预防方法。该病的防治主要依靠普查和对密切接触者定期检查。应早发现、早期隔离治疗。治疗药物主要有砜类、利福平、氯苯吩嗪及丙硫异烟胺等。

三、微生物学检验

微生物学检验主要是标本涂片染色后显微镜检查。通常从眶上、颧下、下颌、耳廓及鼻腔黏膜等处采集标本。消毒后切开表皮,深达真皮,用刀刮取组织液涂片,抗酸染色镜检。麻风分枝杆菌呈红色,菌体粗直,两端尖细,多呈束状或聚集成团。欲提高检查的阳性率,也可以用金胺染色后以荧光显微镜检查。

第三节 非典型分枝杆菌

非典型分枝杆菌也称为非结核分枝杆菌(nontuberculous mycobacteria,NTM),是指结核分枝杆菌和麻风分枝杆菌以外的分枝杆菌。根据细菌菌落形态、颜色、光照对其的影响、培养温度及生长速度而将非典型分枝杆菌分为四组(表 11-3)。

表 11-3 分枝杆菌的分类

分类		生长	色素产生	代表菌种	致病性
结核分枝杆菌复合群		生长缓慢		人型结核分枝杆菌、牛分枝杆菌	结核病
非典型分枝杆菌	Runyon I 组(光产色菌)	生长缓慢	无光照时为淡黄色或无色,光照后为黄色或橙色	堪萨斯分枝杆菌、海分枝杆菌	肺结核样病变;皮肤丘疹、结节与溃疡
	Runyon II 组(暗产色菌)	生长缓慢	在暗处培养时可形成橘红色素	瘰疬分枝杆菌	儿童淋巴结炎
	Runyon III 组(不产色菌)	生长缓慢	通常不产生色素	鸟分枝杆菌、胞内分枝杆菌	结核样病变,多见于肺与肾
	Runyon IV 组(迅速生长菌)	生长快速。培养 5~7 天即可见到菌落	一般不产生色素	偶发分枝杆菌	极少致病
麻风分枝杆菌		人工培养基上不生长		麻风分枝杆菌	麻风病

非典型分枝杆菌广泛分布于外界环境和正常人及动物机体中,迄今为止已发现有 150 余种,其中 17 种以上非典型分枝杆菌能引起人类疾病。非典型分枝杆菌引起的肺部感染临床表现与结核病相似,以全身中毒症状和局部损害为主要表现,经常被误诊为结核病,因此鉴别非典型分枝杆菌具有重要的意义,见表 11-4。

表 11-4 结核分枝杆菌与非典型分枝杆菌的区别

特征	结核分枝杆菌	非典型分枝杆菌
菌落形态	粗糙、颗粒或菜花状	光滑或粗糙
菌落颜色	奶酪色	黄色或橘红色

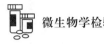

续表

特 征	结核分枝杆菌	非典型分枝杆菌
中性红试验	＋	±
耐热触酶试验	－	＋
索状因子	＋	±

（曾凡胜）

小 结

分枝杆菌属是一类细长弯曲、有分枝状生长趋势的杆菌。本属细菌一般不易着色,但加温或延长染色时间能着色,着色后能抵抗盐酸乙醇的脱色,故又称抗酸杆菌。分枝杆菌属细菌种类较多,其中结核分枝杆菌、麻风分枝杆菌和非典型分枝杆菌等对人有致病性。

结核分枝杆菌可引起人和动物结核病,以肺结核最多见。结核分枝杆菌菌体细长,抗酸染色阳性。培养时常用罗氏培养基培养,最适 pH 6.5～6.8,生长缓慢(繁殖一代时间约为 18 h)。形成的菌落表面干燥呈颗粒状、乳白色或米黄色、不透明,如结节或菜花状。

麻风分枝杆菌是引起麻风病的病原菌。其形态、染色与结核分枝杆菌相似,是一种典型的胞内寄生菌,可使感染的细胞呈泡沫状,称麻风细胞。麻风分枝杆菌的体外人工培养至今仍未成功。

非典型分枝杆菌是指结核分枝杆菌和麻风分枝杆菌以外的分枝杆菌,广泛分布于外界环境和正常人及动物机体中,有 17 种以上非典型分枝杆菌能引起人类疾病。非典型分枝杆菌引起的肺部感染临床表现与结核病相似,以全身中毒症状和局部损害为主要表现,经常被误诊为结核病。

能力检测

1. 简述结核分枝杆菌的形态染色与培养特性。
2. 试述结核菌素试验原理、结果判定及意义。
3. 简述结核分枝杆菌的直接镜检法及报告。

第二篇

病毒及检验

第十二章　病毒学基础

病毒(virus)是一类个体微小、结构简单、只含一种核酸(RNA 或 DNA)、只能在活的易感细胞内以复制方式增殖的非细胞型微生物。

病毒在自然界广泛分布,人、动物、植物、真菌及细菌体内均可有病毒寄生。临床上由微生物引起的传染病中,病毒性疾病约占 75%。有的病毒还与肿瘤、先天畸形及自身免疫性疾病有密切关系。近些年陆续出现的新发病毒与再现病毒所致的感染和生物安全已引起广泛关注。

第一节　病毒形态、结构与化学组成

一、病毒的大小与形态

病毒的大小是指病毒体的大小。病毒体是指完整、成熟、具有感染性的病毒颗粒,是病毒在细胞外的存在形式,具有典型的形态结构。研究病毒的大小和形态的方法有很多,如电子显微镜观察法、超速离心法、超滤膜法、X 线晶体衍射技术等。

病毒体极微小,用于测量其大小的单位为纳米(nm)。各种病毒的大小悬殊,最大的约 300 nm,最小的仅 20 nm,大多数病毒体小于 150 nm,大型病毒(如牛痘苗病毒等)为 200~300 nm,中型病毒(如流感病毒等)约 100 nm,小型病毒(如脊髓灰质炎病毒等)仅 20~30 nm。除最大的病毒体经适当染色在光学显微镜下勉强可见以外,其他须经电子显微镜放大数千至数万倍才能看见。电镜下观察到的病毒形态主要有如下几种(图 12-1)。

1. **球形**　大多数人类和动物病毒为球形,如脊髓灰质炎病毒、疱疹病毒及腺病毒等。

2. **丝形**　多见于植物病毒,如烟草花叶病病毒等。人类某些病毒(如流感病毒等)有时也可形成丝形。

3. **弹形**　形似子弹头,如狂犬病病毒等,其他多为植物病毒。

4. **砖形**　如痘病毒(天花病毒、牛痘苗病毒等)等。其大多数呈卵圆形或"菠萝形"。

5. **蝌蚪形**　由一卵圆形的头及一条细长的尾组成,如噬菌体等。

二、病毒的结构与化学组成

病毒体的基本结构是核心(core)和衣壳(capsid),二者构成核衣壳(nucleocapsid),有些病毒的核衣壳外部还有包膜(envelope)(图 12-2)。有包膜的病毒体称为包膜病毒(enveloped virus),无包膜的病毒体称

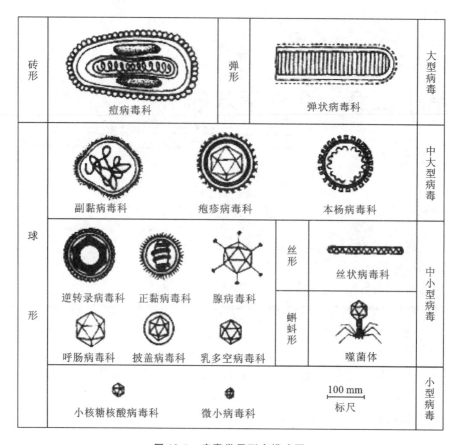

砖形	痘病毒科	弹形	弹状病毒科	大型病毒
	副黏病毒科　疱疹病毒科　本杨病毒科			中大型病毒
球形	逆转录病毒科　正黏病毒科　腺病毒科　呼肠病毒科　披盖病毒科　乳多空病毒科	丝形	丝状病毒科	中小型病毒
		蝌蚪形	噬菌体	
	小核糖核酸病毒科　微小病毒科		100 mm 标尺	小型病毒

图 12-1　病毒常见形态模式图

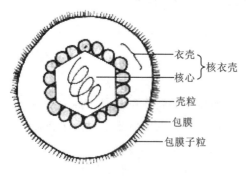

图 12-2　病毒结构模式图

衣壳
核心 } 核衣壳
壳粒
包膜
包膜子粒

裸露病毒（naked virus）。

（一）核心

核心是病毒的中心结构，由一种核酸（即 RNA 或 DNA）及少量蛋白质组成。核酸构成病毒的基因组，为病毒的感染、增殖、遗传和变异等功能提供遗传信息。有些裸露的病毒核酸可进入易感细胞内增殖，具有感染性，故称其为感染性核酸。裸露核酸易被核酸酶降解，且不易吸附细胞，因而其感染力比完整病毒体弱；但因其不受相应病毒受体的限制，故感染宿主的范围比病毒体广泛。核心中的蛋白质主要是功能性蛋白，如核酸多聚酶、转录酶等，在病毒增殖过程中有重要作用。

（二）衣壳

衣壳是包围在病毒核心外的一层蛋白质，由一定数量的壳粒组成。电镜下可见壳粒之间呈对称排列，有下列形式：①螺旋对称形：壳粒沿着盘旋的病毒核酸链呈螺旋形对称排列，如流感病毒等。②20面体立体对称形：病毒核酸浓集在一起，形成球形或近似球形，外周衣壳为对称排列的 20 个三角形面，每一个面分别由一定数量的壳粒组成，如脊髓灰质炎病毒、流行性乙型脑炎病毒等。③复合对称形：指既有立体对称又有螺旋对称的病毒，如痘病毒和噬菌体等。

衣壳围绕着核酸，可保护病毒核酸免受环境中核酸酶或其他影响因素的破坏；可与宿主细胞表面的受体结合，有利于病毒感染宿主细胞。衣壳蛋白还具有免疫原性，可诱发机体产生免疫应答。免疫应答不但有免疫防御作用，也可导致免疫病理损伤。免疫应答的产物（如抗体等）还可作为免疫学诊断的指标。

（三）包膜

有些病毒在核衣壳外面有包膜结构。包膜是病毒以出芽方式向细胞外释放时，穿过宿主细胞的核膜、细胞膜而获得的。包膜的主要成分有脂类、糖类、蛋白质等。包膜表面常有不同形状的突起，称为包膜子粒（peplomer）或刺突（spike），有辅助病毒吸附细胞的作用。包膜可维护病毒体结构的完整性；包膜成分绝大多数来自宿主细胞膜，具有与宿主细胞膜亲和及融合的性能，与病毒的感染性有密切关系；包膜还构成病毒体的表面抗原，可刺激机体产生免疫应答。包膜中的脂类对脂溶剂敏感，脂溶剂可破坏包膜，使病毒失去感染性。

第二节　病毒的增殖与遗传变异

一、病毒的复制

病毒是非细胞型微生物，缺乏独立代谢的酶系统，故只能在活的宿主细胞内借助宿主细胞提供原料、能量和必需的酶，才能进行增殖。宿主细胞内的病毒在核酸控制下，合成新的病毒核酸和蛋白质并装配成子代病毒，然后以一定方式释放到细胞外，这种增殖方式称为复制。从病毒体侵入细胞到子代病毒体的释放，称为一个复制周期，包括吸附、穿入、脱壳、生物合成和装配释放 5 个阶段（图 12-3）。

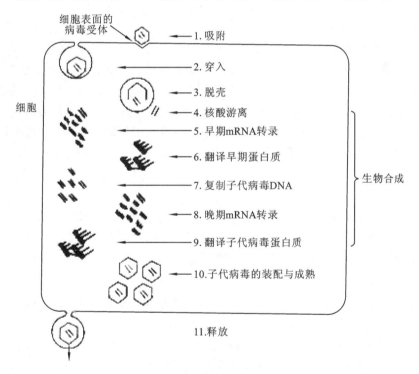

图 12-3　病毒增殖过程示意图

（一）吸附

吸附是指病毒体依靠其表面结构成分与易感细胞上特定的病毒受体结合。病毒的吸附是特异的、不可逆的，这种特异性决定了病毒的组织亲嗜性，即病毒只能感染具有相应受体的组织细胞。如人类免疫缺陷病毒的受体是人 T 细胞表面的 CD4 分子，该病毒只能感染有 CD4 分子的 T 细胞。无受体的宿主细胞不能被病毒吸附，故不发生感染。因此可利用消除受体或阻断病毒与受体结合的机制，来开发研制抗病毒药物。

病毒体吸附细胞的过程在数分钟到数十分钟内完成，此过程需要一定的温度条件，一般在 37 ℃时最佳。

（二）穿入

吸附在易感细胞上的病毒体,可通过不同方式进入细胞内,称为穿入。穿入的方式主要有三种:①吞饮:细胞膜将吸附的病毒包裹并内陷,形成类似吞噬泡的结构,使病毒体原封不动地进入胞质内。无包膜病毒体一般以此方式穿入。②融合:有包膜病毒多以这种方式穿入到宿主细胞中,病毒体的包膜与细胞膜发生融合,而使病毒核衣壳进入胞质内。③转位:少数无包膜病毒吸附于宿主细胞时,其衣壳蛋白的多肽成分和结构发生改变,从而使病毒可直接穿过细胞膜进入胞质内。这种方式较少见。

（三）脱壳

病毒体脱去蛋白质衣壳,使基因组核酸裸露的过程称为脱壳。脱去衣壳后,病毒核酸才能在宿主细胞中发挥作用。多数病毒体在穿入细胞时受酶的作用已发生脱壳并释放出病毒基因组。

（四）生物合成

生物合成是以病毒核酸为模板,利用宿主细胞提供的原料复制子代核酸、合成子代蛋白质的过程。这一阶段无完整病毒可见,也不能用血清学方法检测出病毒的抗原,因此又被称为隐蔽期。

以 DNA 病毒为例,其生物合成的过程:首先以病毒 DNA 为模板,在宿主细胞提供的依赖 DNA 的RNA 聚合酶作用下,转录出 mRNA;然后在细胞核糖体上转译早期蛋白质,即病毒编码的依赖 DNA 的DNA 聚合酶等;在此酶作用下,以亲代病毒 DNA 为模板,复制大量子代病毒的核酸;再以子代病毒核酸为模板转录出晚期 mRNA,并转译大量晚期蛋白质,即子代病毒衣壳蛋白质和包膜表面的结构蛋白。

（五）装配与释放

装配是指将合成的蛋白质和病毒核酸组装成病毒核衣壳的过程。无包膜病毒装配的核衣壳即为成熟子代病毒体;包膜病毒于细胞内装配成核衣壳,在释放出细胞的过程中获得包膜而成为成熟子代病毒体。装配好的成熟病毒体从宿主细胞游离出来的过程称为释放。释放的方式有三种:①破胞释放:无包膜病毒装配完成后,宿主细胞破裂而把病毒全部释放到周围环境中。②出芽释放:有包膜的病毒在装配完成后,以出芽方式释放到细胞外。通常细胞不死亡,仍能继续分裂增殖。③其他方式:有些病毒如巨细胞病毒等,很少释放到细胞外,而是通过细胞间桥或细胞融合在细胞之间传播;另有些致癌病毒,其基因组以整合方式随细胞的分裂而出现在子代细胞中。

二、病毒的异常增殖

病毒进入宿主细胞后,可因病毒本身基因组不完整或发生了变化,以致不能在细胞内完成增殖的全过程和复制出有感染性的病毒体;另一方面,如宿主细胞缺乏病毒复制所需的酶、能量等条件,病毒也不能复制和装配释放成熟病毒体,从而出现异常增殖现象。

（一）缺陷病毒

若病毒基因组不完整或基因位点改变,致使病毒在宿主细胞内复制不完整、无感染性的病毒颗粒,这种病毒称为缺陷病毒。缺陷病毒不能复制出完整的子代病毒,但却能干扰同种成熟病毒体进入易感细胞,故又称为缺陷干扰颗粒。当缺陷病毒与能为其提供缺乏物质的另一种病毒共同培养时,则能使缺陷病毒完成正常的增殖。这种具有辅助作用的病毒称为辅助病毒。如丁型肝炎病毒是一种缺陷病毒,必须在乙型肝炎病毒或其他嗜肝 DNA 病毒的辅助下才能增殖,此时乙型肝炎病毒或其他嗜肝 DNA 病毒是丁型肝炎病毒的辅助病毒。

（二）顿挫感染

病毒进入宿主细胞后,若细胞不能为病毒复制提供所需的酶、能量及必要的成分,致使病毒在其中不能合成自身成分,或者虽能合成病毒成分,但不能完成装配和释放,此现象称为顿挫感染。

三、病毒的干扰现象

当两种病毒同时或短时间内先后感染同一机体或细胞时,可发生一种病毒抑制另一种病毒增殖的现象,称为干扰现象。干扰现象可发生在异种、同种、同型病毒之间,也可发生在灭活病毒和活病毒之间。

干扰现象发生的原因包括：①宿主细胞产生的干扰素，抑制了病毒的复制；②第一种病毒破坏或改变了宿主细胞的表面受体，使另一种病毒无法吸附细胞；③第一种病毒改变了宿主细胞的代谢途径，影响另一种病毒的复制过程；④缺陷病毒所引起的干扰。在使用活疫苗预防病毒性疾病时，应注意合理使用，以避免不同疫苗中的病毒之间发生干扰现象而影响疫苗的效果。

四、病毒的变异现象

病毒同其他生物一样，具有变异性。由于病毒缺乏独立的酶系统，必须寄生在特定的组织细胞内，所以容易受到宿主细胞内环境的影响，加之病毒增殖迅速，短期内可产生大量的子代病毒，这些都决定了病毒遗传的较大变异性。病毒的变异现象主要有毒力变异、抗原变异、空斑变异等。在自然条件下，某些病毒如脊髓灰质炎病毒、流感病毒等均存在有不同毒力的毒株。用人工方法也可诱导毒力变异，如狂犬病毒在兔脑内连续传代后对狗及人的毒力显著降低，可用来制备预防狂犬病的疫苗制剂。流感病毒易发生抗原变异而形成新的变异株，使人群丧失原有的抵抗力从而引起大流行。

第三节　理化因素对病毒的影响

受某些外界因素的影响，病毒可发生变异，也可被灭活。灭活是指病毒失去了感染性。灭活的病毒仍可保留其抗原性、红细胞吸附、细胞融合等特性。灭活病毒的机制主要有病毒包膜被破坏、病毒蛋白质变性、病毒核酸结构改变等。

一、物理因素

1. 温度　大多数病毒耐冷而不耐热。病毒一旦离开机体，经 $56\sim60$ ℃加热 30 min 或 100 ℃加热数秒，即被灭活。病毒对低温的抵抗力较强，通常在 $4\sim7$ ℃下可存活数小时至数日，在 -70 ℃以下可保存数月至数年，因此常用低温冷冻法保存病毒。但病毒对反复冻融很敏感，在标本中加入适当的保护剂，如甘油或二甲基亚砜等，可防止病毒灭活。

2. 酸碱度　不同病毒对酸碱的敏感性不同，如肠道病毒在 pH $3.0\sim5.0$ 时稳定，而鼻病毒在此酸碱环境中迅速被灭活。利用不同病毒对 pH 值的稳定性的差异，可帮助鉴别病毒。

3. 射线　紫外线、X 线和 γ 射线都能灭活病毒，这是因为光量子可击毁病毒核酸的分子结构。但有些病毒（如脊髓灰质炎病毒）经紫外线灭活后，再用可见光照射可使其复活，此现象称为光复活，故不宜用紫外线灭活法来制备灭活病毒疫苗。

二、化学因素

1. 脂溶剂　病毒包膜中含有脂类，因而有包膜病毒可迅速被脂溶剂（如乙醚、氯仿、去氧胆酸钠等）灭活，这类病毒通常不能在含有胆汁的肠道中引起感染。但脂溶剂对无包膜病毒（如肠道病毒等）几乎无影响。故常用乙醚灭活试验鉴别病毒是否有包膜。

2. 甘油　大多数病毒在 50％甘油盐水中能存活较久，因病毒体中含游离水，不受甘油脱水作用的影响，故可用于保存病毒感染的组织。

3. 化学消毒剂　一般病毒对高锰酸钾、次氯酸盐等氧化剂都很敏感，升汞、乙醇、强酸及强碱均能迅速灭活病毒，但 $0.5％\sim1％$ 碳酸仅对少数病毒有效。醛类消毒剂能使病毒灭活且保持免疫原性，故常用甲醛做灭活剂制备灭活病毒疫苗。

4. 抗生素与中草药　一般认为，抗生素对病毒无抑制作用，病毒分离时可在待检标本中加入抗生素以抑制细菌的生长便于分离病毒。近年来的研究及临床实践表明，多种中草药如穿心莲、板蓝根、大青叶、黄芪、大黄等对某些病毒有一定的抑制或灭活作用。

第四节　病毒的感染和免疫

一、病毒的感染

（一）病毒的传播途径和方式

病毒的传播途径是指病毒接触并侵入宿主机体的途径。不同病毒通过不同途径侵入机体,在相对适宜的靶器官或组织寄居、定植、生长和繁殖,并引起感染。通常每种病毒有相对固定的传播途径,这主要取决于病毒的生物学特性和侵入部位;有些病毒可以通过多种途径感染机体。

1. 水平传播　水平传播是病毒在人群个体之间的横向传播,亦称水平感染,常见途径有:①呼吸道感染:如流行性感冒病毒、麻疹病毒等。②消化道感染:如脊髓灰质炎病毒、轮状病毒等。③接触感染:如人类免疫缺陷病毒、疱疹病毒等。④昆虫叮咬或动物咬伤感染:如流行性乙型脑炎病毒、狂犬病病毒等。⑤血液及血液制品感染:如乙型肝炎病毒、人类免疫缺陷病毒等。

2. 垂直传播　垂直传播是病毒由母体通过胎盘或产道直接传给胎儿或新生儿的一种感染途径,是病毒感染的特点之一。如孕妇在妊娠早期若感染某些病毒,如风疹病毒、乙型肝炎病毒、人类免疫缺陷病毒等,则容易经胎盘传给胎儿,导致胎儿感染。

（二）病毒在体内播散的方式

1. 局部播散　病毒仅在侵入部位增殖并向附近组织播散,可以通过细胞或细胞-分泌液-细胞进行播散,如流感病毒等。

2. 血液播散　病毒先在侵入部位增殖,而后入血,随血液播散到其他部位,引起病毒血症,其播散方式为细胞-体液-细胞,如麻疹病毒等。

3. 神经播散　某些病毒侵入机体后,可进一步沿神经播散,可从末梢向中枢神经系统播散,也可从中枢神经系统向各脏器组织播散,如疱疹病毒、狂犬病毒等。

（三）病毒的感染类型

病毒侵入机体后,由于病毒颗粒的数量、毒力以及机体抵抗力的强弱不同,可表现出不同的临床感染类型,根据是否出现临床症状,可分为隐性感染和显性感染。

1. 隐性感染　指病毒侵入机体后不能大量增殖,因而机体未表现出临床症状。隐性感染的发生可能与病毒的毒力较弱、数量较少和机体抵抗力较强有关。隐性感染者本身虽无症状,但可向体外排出病毒,成为重要的传染源。隐性感染后机体可获得特异性免疫力。

2. 显性感染　指病毒侵入机体后在宿主细胞内大量增殖,引起细胞损伤,致使机体出现明显临床症状。依据病情缓急、病程长短等又可分为急性病毒感染与持续性病毒感染两大类。

（1）急性病毒感染:一般发病急、病程短（数日或数周）、病愈后病毒可在体内消失,如流感、麻疹等。

（2）持续性病毒感染:一般病程较长,病毒可在机体内持续较长时间甚至终身,包括三种不同类型:①潜伏感染:原发感染后,病毒未被清除可长期潜伏在组织内,与机体保持相对平衡状态,不表现症状,也不易查到病毒。经过一段时间后,由于机体抵抗力降低,潜伏的病毒又活跃起来再次急性发作,此时临床症状出现,并可检测出病毒的存在,如单纯疱疹病毒Ⅰ型引起的口唇炎和水痘-带状疱疹病毒感染等。②慢性感染:急性感染后病毒长期存在宿主体内,并可经常地或间歇地排出病毒,病毒容易检出,如慢性乙型肝炎等。③慢发病毒感染:潜伏期长,可达数年以上,一旦症状出现多表现为亚急性进行性过程直至死亡,如HIV引起的艾滋病等。

（四）病毒的致病机制

1. 病毒感染对宿主细胞的直接作用

（1）杀细胞效应:病毒在细胞内增殖引起细胞溶解死亡的作用,称为杀细胞效应。病毒在细胞内复制成熟,并于很短时间内大量增殖,引起细胞裂解,释放出病毒,在普通显微镜下可见到明显的细胞病变效应(cytopathic effect,CPE),如细胞变圆、肿胀、坏死、脱落等。这种细胞的病变,可作为病毒在细胞内增殖的指标。杀细胞效应在体内引起靶器官的细胞破坏和死亡,到一定范围和程度,机体就会出现严重的病理变化。若病毒侵犯重要器官,则会危及生命或造成严重的后遗症。

(2)细胞膜的变化:某些病毒感染细胞后,不阻碍细胞的代谢,不使细胞溶解死亡,但可引起:①细胞融合:病毒在感染细胞内增殖,由于病毒的酶或宿主细胞溶酶体酶的作用,使细胞膜互相融合,形成多核巨细胞。感染细胞与未感染细胞互相融合,可以使病毒核酸从感染细胞进入相邻的正常细胞,有利于病毒的扩散。多核巨细胞的形成可以辅助病毒的鉴定。②出现新抗原:病毒在细胞内复制的过程中,由病毒基因编码的抗原可以出现在细胞膜表面。

(3)形成包涵体:某些病毒在感染细胞内增殖后,用普通光学显微镜可看到细胞内有与正常细胞结构和着色不同的圆形或椭圆形斑块,称为包涵体(inclusion body)。包涵体由病毒颗粒和未装配的病毒成分组成,可能是病毒增殖留下的痕迹,可作为诊断依据。如从可疑狂犬病的脑组织切片或涂片中发现细胞内有嗜酸性包涵体(即内基小体),可作为狂犬病的辅助诊断。

(4)细胞转化:某些病毒感染细胞后将其核酸插入到细胞的染色体中,可引起细胞某些遗传性状的改变,称为细胞转化(transformation)。细胞转化与肿瘤的形成密切相关,已知与人类恶性肿瘤有关的病毒有人乳头瘤病毒、HBV、EB病毒等。

2. 免疫应答导致的病理损伤 宿主细胞受病毒感染后,细胞膜表面成分发生改变而出现自身抗原。机体免疫系统受自身抗原诱导发生体液免疫应答或细胞免疫应答,可造成组织细胞损伤。

二、抗病毒免疫

1. 固有免疫 固有免疫是针对病毒感染的第一道防线。干扰素(interferon,IFN)、细胞因子、单核巨噬细胞系统和NK细胞等因素,均针对病毒的入侵而迅速发生反应。其中干扰素和NK细胞起主要作用。

干扰素是由病毒或其他干扰素诱生剂刺激单核巨噬细胞、巨噬细胞、淋巴细胞以及体细胞等多种细胞所产生的一种糖蛋白,是后天获得的非特异性免疫成分。根据产生细胞不同,可将其分为α、β和γ干扰素。α干扰素和β干扰素又称为Ⅰ型干扰素,可防治病毒感染;γ干扰素称Ⅱ型干扰素,又称免疫干扰素,具有免疫调节作用和抗肿瘤作用。干扰素作用于机体细胞可表现出抗病毒、抗肿瘤及免疫调节等生物活性。

2. 适应性免疫 体液免疫和细胞免疫的抗病毒作用都很重要。一般来说,体液免疫主要是通过SIgA及中和抗体(IgM、IgG)清除血流中病毒并有效防止再次感染;而细胞免疫主要是CTL对靶细胞的杀伤作用,是促进机体从初次感染中恢复的主要因素。

(陈锦龙)

小 结

病毒是一类非细胞型微生物,具有体积微小、结构简单、核酸类型单一(DNA或RNA)、严格细胞内寄生、以复制的方式增殖等特点。

病毒体的基本结构是核心与衣壳。核心的主要组成是核酸,决定病毒的遗传变异、复制、感染等生物学特性;衣壳的主要成分是蛋白质,具有保护病毒核酸、参与病毒感染、刺激机体免疫应答等特点。某些病毒体外还有包膜。

不同病毒可通过一定途径感染机体,引起不同类型的感染。当两种病毒同时或先后感染同一机体或细胞时,会产生干扰现象。

病毒耐冷不耐热,对甘油抵抗力较强,故可采用低温保存菌种,用50%甘油盐水保存送检的病毒标本。抗生素对病毒无抑制作用,干扰素对某些病毒有抑制作用。

能力检测

1. 简述病毒的结构、组成及其功能。
2. 病毒的干扰现象有何实际意义？

第十三章　病毒感染的检验方法

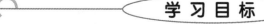

学习目标

掌握：病毒标本采集和送检的要求；病毒培养与鉴定常用的技术。

熟悉：病毒血清学诊断常用的方法。

了解：病毒感染的实验室快速诊断方法。

病毒性感染的检查是用实验室检验方法对临床和流行病学现场送检的标本（如人或宿主动物的血液、组织、尿、粪便和组织液等）进行病毒学的定性和定量检测分析，为病毒性疾病的预防和治疗提供科学依据。检验程序主要包括病毒标本的采集、分离培养鉴定、快速诊断。

 ## 第一节　标本的采集与运送

标本的正确采集、处理与运送等环节与病毒感染检查结果关系重大，实验室病毒检测的效果受制于所接收标本的质量，应引起足够的重视。病毒类病原体的检测有 3 点至关重要：①在合适的时间采集标本；②在合适的部位采集标本；③有效及时地处理标本。

一、标本的采集与处理

（一）采集时间

作为病毒分离或病毒抗原检查的标本，应在发病初期或急性期采集，因为此时病毒在体内大量增殖，检出率高。病毒分离标本最好在发病 1～2 天内采取。对于很多急性病毒感染，症状出现前病毒已经开始释放，症状初期病毒量迅速达到峰值，之后平缓下降到疾病痊愈，但 SARS 冠状病毒是在出现症状 2 周后才达到峰值。病毒感染后期机体产生抗体或伴随细菌性继发感染可影响病毒的分离和检测。血清学检查的标本应采取双份血清送检，即在发病初期和病后 2～3 周分别采取双份血清标本，当恢复期抗体滴度有 4 倍以上增高才具有诊断意义。

（二）采集部位

根据临床症状和所怀疑感染的病毒种类来决定采取何种标本。做病毒的分离培养，可根据临床症状、病毒感染的部位选择取材（表 13-1）。用于血清学诊断或抗体检测，则可采集血液、尿液等标本。如果从环境中采集标本时则应根据目的，参考病原体可能存在的环境和传播途径采集标本。

表 13-1　做病毒的分离培养时的标本选择与标本处理

感染部位	标本选择	标本处理
呼吸道	鼻咽含漱液、鼻咽拭子、痰液	含漱液：让患者用 5～10 mL 加入了含蛋白稳定剂 0.5%明胶或牛血清白蛋白及抗生素的生理盐水含漱几次取得 鼻咽拭子：置于 2 mL 加入了抗生素和 0.5%明胶或小牛血清的 Hanks 液的试管中

续表

感染部位	标本选择	标本处理
肠道	直肠拭子、粪便	直肠拭子:置于 2 mL 加入了抗生素和 0.5%明胶或小牛血清的 Hanks 液的试管中 粪便:取 5～10 g 粪便标本
脑内	脑脊液	取 5～10 mL 脑脊液置于无菌试管中
皮肤黏膜(发疹性疾病)	棉拭子皮肤擦拭取疱疹内积液	置于 2 mL 加入了抗生素和 0.5%明胶或小牛血清的 Hanks 液的试管中
血液(病毒血症)	血液	通常抽取双份静脉血液,入院时采取第一份血标本,入院 2～3 周后或出院前采取第二份血标本。若做抗体测定,则需不抗凝血分离血清

采集时应按照无菌操作技术进行,对于本身就带有杂菌的标本,如粪便、咽漱液、痰液等,进行病毒分离培养时,应加入高浓度青霉素、链霉素、庆大霉素处理,以抑制细菌或真菌的生长繁殖。

二、标本的运送与保存

(一)标本的运送

标本采集后应做好标记,将受检对象的姓名、年龄、性别、临床症状、采集部位等填写完整。

因为多数病毒在外界的抵抗力较弱,室温条件下很容易失活,所以用于分离培养的病毒标本最好在标本采取后 1～2 h 内送到实验室,立即进行检查或分离培养。大多数病毒对甘油有抵抗力,送检的组织、粪便标本等可置于含抗生素的 50%甘油缓冲盐水中,低温下送检。

(二)标本的保存

不能及时送达实验室的标本应置于可靠的密闭容器中低温保存。需保存的病毒标本,如保存时间短,可于 4 ℃冷藏,时间较长,则应置于-70 ℃冻存。冻融后易失去感染性的病毒可适当加入保护剂如甘油或二甲基亚砜等。对于高致病性病毒标本,应加金属套罐,做好详细标记,由专人运送,以防泄漏。

第二节 病毒的分离与鉴定

病毒的分离与鉴定在病毒性疾病的诊断、预防和控制中具有重要意义,如病毒株的分离、天然弱毒株的获得、疫苗的培育、新病毒病的发现等。由于病毒只能在活细胞内复制增殖,故应根据病毒的种类选用相应的组织细胞、鸡胚或敏感动物进行培养。对细胞、鸡胚不敏感,又没有合适的动物模型的病毒,可采用基因克隆的方法。

一、病毒的分离培养

(一)组织细胞培养

组织细胞培养技术是目前应用最为广泛的病毒培养方法,是指将离体的活组织块或分散的活细胞进行体外人工培养,为大多数实验室培养鉴定病毒的最常用方法。选择何种细胞培养往往根据细胞对病毒的敏感性不同而定,研究人的病毒性疾病常用人胚肾、人胚肺和人羊膜细胞,也可用地鼠肾细胞等动物细胞。实验室常用的细胞类型有原代细胞、二倍体细胞及传代细胞。

1. 原代细胞(primary culture cell) 用胰蛋白酶或机械方法处理,将人胚(或动物)组织分散成单细胞,制成细胞悬液,加合适培养液于细胞培养皿中 37 ℃孵育逐渐使细胞贴壁生长成单层细胞,即为原代细胞,如人胚肾细胞、猴肾细胞、兔肾细胞等。原代细胞均为二倍体细胞,对病毒培养较为敏感,但来源困难,制备较为复杂。

2. 二倍体细胞(diploid cell) 原代细胞难以持续传代培养,大多传 2～3 代就会退化。但少数原代细胞可在体外多次传代后仍能保持其二倍体特性(23 对染色体),称为二倍体细胞,如人胚肺成纤维细胞传代株 WI-38 细胞系等。二倍体细胞生长迅速,可在体外传 50 代左右,目前广泛应用于病毒的实验室诊断及病毒疫苗的制备,如鸡成纤维细胞用于麻疹疫苗生产、兔肾细胞用于风疹疫苗生产、猴肾细胞用于脊髓灰质炎疫苗生产等。

3. 传代细胞(continuous or infinite cell) 来源于肿瘤细胞或二倍体细胞株传代过程中的变异细胞,在体外可迅速生长、无限分裂并持续传代。常用的传代细胞株有人宫颈癌细胞(Hela)、人喉上皮癌细胞(hep-2)、非洲绿猴肾细胞(Vero)等。此类细胞对很多病毒敏感性高且稳定,易于传代、便于保存(液氮中能长期保存),因此被广泛应用于病毒的分离培养和鉴定,但由于来源于肿瘤或变异细胞,故不能用于疫苗的制备。

(二)鸡胚培养

培养病毒用受精孵化的活鸡胚比用动物更加经济简便。鸡胚培养的优点:①来源充足,操作简便;②组织分化程度低,可选择不同的日龄和接种途径,易于病毒繁殖;③已有组织器官的形成及神经血管的分布;④接种病毒后不会产生抗体;⑤一般是无菌的。因而鸡胚培养仍是某些病毒分离培养常用的方法,如流感病毒虽可用犬传代细胞进行分离培养,但目前仍以鸡胚接种培养最为常用。但在选择鸡胚时应注意:胚内可能存在污染细菌(如沙门菌等)、母鸡饲料中加入的抗生素、母体抗体及母体感染的病毒(如鸡麻疹病毒、白血病病毒、黄热病病毒等)都有可能在不同程度上影响病毒的分离培养。

通常应选用 9～12 日龄的鸡胚,根据病毒的种类和特性的不同,可分别接种在卵黄囊、尿囊腔、脑内、羊膜腔、绒毛尿囊膜(表 13-2)。病毒在鸡胚中增殖,除部分病毒引起充血、出血、坏死灶和死亡等异样变化外,多数病毒特异性的感染指征缺乏,需用病毒抗原的检测或以血清学反应确定病毒的存在。

表 13-2 鸡胚接种方法及比较

接种部位	胚龄/日	接种方法	收集培养物	应用
卵黄囊	5～8	无菌针头沿鸡胚纵轴深约 3 cm 刺入卵黄囊,注入 0.2～0.5 mL 接种物,注射后用溶化石蜡封口	取卵黄囊膜	常用于嗜神经病毒的分离
尿囊腔	9～11	注入 0.1～0.2 mL 接种物至尿囊腔,注射后用溶化石蜡封口	取尿囊液	常用于流感病毒、腮腺炎病毒的传代,以及疫苗和大量病毒抗原的制备
脑内	8～13	在绒毛尿囊膜上无大血管处开一小口,以 0.25 mL 注射器刺入鸡胚头部,注入 0.01～0.02 mL 接种物,以消毒胶布封口	取鸡胚,将鸡胚组织做无菌培养	用于狂犬病毒的分离培养
羊膜腔	10～12	注入 0.1～0.2 mL 接种物至羊膜腔,注射后以消毒胶布封口	取羊水	常用于流感病毒的初次分离
绒毛尿囊膜	10～13	无菌操作将卵壳打一小孔(勿损卵膜),制造人工气室,再将 0.05～0.1 mL 接种物滴在绒毛尿囊膜口,置 35～36 ℃孵育	观察绒毛尿囊膜上有无斑点病变	常用于天花病毒和单纯疱疹病毒的分离培养

(三)动物接种

这是最早的病毒培养方法。不同临床标本通过适当的接种途径感染实验动物,观察动物发病特征和特异性症状,同时可从动物体内获得增殖病毒。由于动物对病毒的敏感性不同,选择合适的接种对象十分重要,需考虑到动物对病毒的易感性、健康状况、品系、性别、年龄和体重。常用的动物有小鼠、大鼠、豚鼠、兔和猴等。接种途径有鼻内、皮内、皮下、脑内、腹腔、静脉等。根据病毒种类不同,选择敏感动物及适宜接种部位,例如嗜神经性病毒(狂犬病病毒)可接种于小鼠脑内、柯萨奇病毒可接种于乳鼠(1 天龄)腹腔或脑内、痘苗病毒可接种于家兔角膜或皮内等。接种后,每日观察动物发病情况,如动物死亡,则取病变组织制成悬液,继续接种动物进行传代,以使病毒更大量增殖,随后进行病毒鉴定。如动物不发病,也应盲目传代 2～3 次,若仍不发病才能判为分离培养阴性。

实验动物可用于分离、鉴定病毒;培养病毒,进行抗原和疫苗制备;测定各毒株之间的抗原关系;进行免疫血清和单克隆抗体制备;进行病毒感染的实验研究,包括病毒病动物模型的建立和病毒毒力测定等。

二、病毒的鉴定

病毒经培养后是否在细胞内存活、进一步增殖以及数量多少,可根据以下指标进行判断。存活的病毒可进一步结合形态、免疫学和分子生物学等方法鉴定到种类。

(一)病毒在细胞内增殖的鉴定指标

1. 细胞形态的改变　①细胞病变效应(cytopathic effect,CPE):多数病毒在细胞内增殖,可引起细胞形态学改变,称为细胞病变效应。常见病变有细胞变圆、坏死、溶解、脱落。而且 CPE 出现的时间也是鉴定病毒的指标之一,如脊髓灰质炎病毒、单纯疱疹病毒一般在感染 1～2 天内出现 CPE,呼吸道合胞病毒在感染后 4～7 天内出现 CPE。但是有包膜病毒(如流感病毒等)以出芽方式释放子代病毒,不出现 CPE 或所致病变轻微不易察觉,可用其他方法进行鉴定。②多核巨细胞:多见于有包膜的病毒,表现为细胞融合,形成多核巨细胞,如麻疹病毒等。③包涵体:某些病毒感染宿主细胞后,可在细胞内出现圆形、卵圆形或不定型的、具有嗜酸性或嗜碱性特征性的、光学显微镜下可见的结构,通常是由完整的病毒颗粒或尚未装配的病毒亚基聚集而成,称为包涵体。例如腺病毒可在细胞核内形成嗜碱性包涵体,狂犬病毒可在神经细胞质内形成嗜酸性包涵体。

2. 红细胞吸附试验　又称血凝试验。带有血凝素刺突的病毒(如正黏病毒、副黏病毒等)感染细胞后,细胞膜表面可出现血凝素,能吸附脊椎动物(如豚鼠、鸡、猴等)的红细胞,称为红细胞吸附,通常用作病毒增殖的指标。当加入相应的血凝素抗体后,红细胞吸附现象被抑制,称为红细胞吸附抑制试验。该现象可作为这类病毒增殖的指征,还可根据这一现象做出初步鉴定。

3. 细胞培养液 pH 值改变　病毒感染细胞后可导致细胞代谢发生改变,从而导致培养液的 pH 值改变,也可作为判断病毒增殖的参考。

4. 干扰现象　两种或两种以上病毒同时感染同一细胞时,可发生一种病毒抑制另一种病毒增殖的现象,称为干扰现象。如不产生 CPE 的风疹病毒能干扰后进入宿主细胞的埃可病毒的增殖,使后者在宿主细胞内特有的 CPE 受阻抑。干扰现象可被相应的病毒特异性抗体抑制,称干扰抑制现象。对不出现 CPE、无红细胞吸附现象的病毒,可通过干扰现象和干扰抑制现象进行鉴定。

(二)病毒感染性及病毒数量测定

1. 血凝试验　某些病毒(如流感病毒等)表面的血凝素(hemagglutinin,HA)能引起人或某些哺乳动物的红细胞发生凝集,将这类病毒培养液与脊椎动物红细胞混合后可出现红细胞凝集。如要对病毒含量进行半定量检测,可将病毒悬液做梯度稀释,以出现红细胞凝集现象的最高稀释度作为血凝效价。

2. 中和试验(neutralization test,NT)　在活体或活细胞内测定病毒被特异性抗体中和而失去致病力的试验,是一种特异性和敏感性均很高的血清学实验。在体外孵育病毒与特异性抗体的混合物,使病毒与抗体相互反应,再将混合物接种于敏感细胞,经培养后观察 CPE 或红细胞吸附现象是否消失,即特异性抗体是否中和相应病毒的致病力。此法敏感性和特异性高,可用于病毒分型鉴定,但需使用活的宿主系统而且反应时间较慢。

3. 空斑形成试验(plaque formation test)　这是一种测定病毒感染性及标本中病毒数量的方法。将适当稀释的病毒悬液接种到敏感的单层细胞中,当培养一定时间,病毒吸附于细胞上后,再在其上覆盖一层溶化的半固体营养琼脂,凝固后继续孵育培养。当病毒在细胞内复制增殖后,感染性病毒颗粒可使感染细胞溶解脱落,若用中性红等活性染料着色,在红色的背景中清楚可见没有着色的"空斑"。每个空斑由单个病毒颗粒增殖形成,因此病毒悬液的滴度可用每毫升空斑形成单位来表示,即 PFU/mL。

4. 半数致死量(LD50)和组织培养半数感染量(TCID50)　病毒感染鸡胚、易感动物或敏感细胞后,引起 50% 发生死亡或病变的最小病毒量,即为半数致死量(LD50)或组织培养半数感染量(TCID50)。方法是将病毒悬液做 10 倍连续稀释,接种于易感动物、鸡胚或敏感细胞中,一定时间后,观察细胞或鸡胚病变,或易感动物发病死亡等,经统计学方法计算出半数致死量或组织培养半数感染量,可用于判断病毒感染性和毒力。

5. 感染复数(multiplicity of infection, MOI) MOI 概念起源于噬菌体感染细菌的研究。噬菌体的数量单位为空斑形成单位(PFU)。MOI 的含义是指感染时噬菌体与细菌数量的比值,也就是平均每个细菌感染噬菌体的数量。后来 MOI 被普遍应用于病毒感染细胞的研究中,含义是感染时病毒与细胞数量的比值。

第三节 病毒感染的快速诊断方法

病毒感染的快速诊断方法主要是指通过非分离培养鉴定技术,快速对病毒性疾病做出诊断的方法,包括形态学检查法、血清学诊断法及分子生物学检查法。

一、形态学检查法

(一)光学显微镜检查

病毒感染宿主细胞后在细胞质或细胞核内出现的包涵体,可通过光学显微镜观察。根据包涵体的形态、存在的位置和染色性等特点可对感染的病毒做出辅助诊断。如狂犬病毒感染后可在中枢神经细胞(主要是大脑海马回的椎体细胞)胞质内形成嗜酸性包涵体;腺病毒可在细胞核内形成嗜碱性包涵体;巨细胞病毒可在细胞核内形成周围有轮晕,与核膜分离的大型"猫头鹰眼"状的嗜酸性包涵体;麻疹病毒感染呼吸道黏膜上皮细胞后,在细胞质和细胞核内都会出现嗜酸性包涵体。包涵体的观察需要进行细胞染色,常用 Giemsa 染色法和苏木精-伊红染色法。

(二)电子显微镜检查

电子显微镜检查能观察病毒的形态学特征且可测量病毒的大小并计数。电子显微镜技术用于病毒性疾病的快速诊断,是目前的重要方法之一。电子显微镜分为扫描电子显微镜和透射电子显微镜,前者用于观察病毒和细菌表面结构和附属结构等,后者主要用于观察病毒的形态、大小与结构及细胞内的超微结构等。

1. 电子显微镜直接检查 用磷钨酸盐负染经粗提浓缩后的标本,直接电镜下观察以发现病毒颗粒。此法在病毒量较大时才易得到阳性结果。

2. 免疫电子显微镜检查 常用于观察病毒含量较少的标本,通过抗血清与病毒颗粒特异性结合形成抗原-抗体复合物,使标本中的病毒颗粒凝集成团,再用电子显微镜观察,可提高病毒的检测率。此法比电子显微镜直接检查更敏感和特异。

二、血清学诊断方法

血清学诊断方法对于那些难以培养或培养时间较长的病毒有重要价值,如甲型肝炎病毒、乙型肝炎病毒、丙型肝炎病毒、人类免疫缺陷病毒等;即使易于培养的病毒,血清学诊断也有辅助诊断的作用。血清学诊断是根据抗原-抗体特异性结合的原理,来检测标本中的病毒抗原或抗体,以辅助诊断病毒性疾病。常用的病毒免疫学诊断方法有中和试验(NT)、补体结合试验、血凝抑制试验、免疫荧光技术(IFA)、放射免疫测定(RIA)、酶联免疫吸附试验(ELISA)、免疫印迹法(Western blotting, WB)、凝胶扩散试验、化学发光免疫分析等方法,其中以 ELISA 较为常用。

1. 病毒抗原的检测 采用免疫学标记技术直接检测标本中的病毒抗原,诊断可在数小时到 1 天内完成。用病毒特异性抗体可区别病毒抗原与宿主细胞抗原,对是否是完整的病毒体没有特殊要求。目前免疫荧光技术、ELISA、免疫胶体金技术等,由于敏感性高、操作简便,临床上广泛用于检测标本中的病毒抗原,如 ELISA 法测定乙肝病毒表面抗原。

2. 病毒抗体的检测 用已知病毒抗原检测患者血清标本中抗体的类型,对确定患者所处感染阶段具有指导意义。如检出 IgM 升高,说明患者有近期病毒感染;检出 IgG 升高,则说明患者处于病毒感染恢复期或曾感染过此病毒。IgG 含量的检测还具有地区性流行病学意义。通常取患者急性期和恢复期双份血清,若抗体含量升高 4 倍以上表明感染病毒,具有一定的诊断意义。

三、分子生物学检查法

以分子生物学技术分析病毒核酸组成、基因结构,进行序列同源性比较对病毒加以鉴定,是近年发展的新技术,主要有核酸分子杂交技术、聚合酶链反应、基因芯片技术和基因测序等。借助分子生物学技术可以直接从病变标本中检出微量病毒核酸,具有特异、敏感、快速等优点,已成为快速诊断病毒性疾病的重要方法。

(一)核酸分子杂交技术

核酸分子杂交技术目前已广泛应用于病毒学研究和病毒性疾病的诊断中。常用于病毒检测的核酸杂交技术有斑点杂交、原位杂交、DNA 印迹杂交和 RNA 印迹杂交。

1. 斑点杂交(dot blot hybridization) 将待测的 DNA 或 RNA 直接点样到硝酸纤维素膜上,或将待检的病毒核酸滴到硝酸纤维素膜上后再进行变性,加入标记的病毒特异核酸探针进行杂交,经放射自显影后直接观察。该方法已适用于检测乙型肝炎病毒、巨细胞病毒、疱疹病毒等。

2. 原位杂交(in situ hybridization) 将病毒感染细胞固定后,在不破坏细胞结构的情况下,在细胞原位释放暴露出病毒的核酸,加入标记的核酸探针,使用非放射检测系统或放射自显影系统,在组织切片、细胞涂片及染色体制片上对病毒 DNA 进行定性、定位和相对定量研究的一种分子生物学方法。此法具有灵敏、特异、直观等优点。

3. DNA 印迹法(Southern blotting) 用于检测病毒 DNA。Southern 印迹杂交技术包括两个主要过程:①将待测定病毒 DNA 分子通过一定的方法转移并结合到硝酸纤维素膜或其他固相支持物上,即印迹。②固定于膜上的核酸与同位素标记的探针在一定的温度和离子强度下退火,即分子杂交过程。采用 DNA 印迹法可进行克隆基因的酶切、图谱分析、基因组中某一基因的定性及定量分析、基因突变分析及限制性片断长度多态性(RFLP)分析等。

4. RNA 印迹法(Northern blotting) 一种将 RNA 从琼脂糖凝胶中转印到硝酸纤维素膜上的方法。先将 RNA 进行琼脂糖凝胶电泳分离,再转移到固相支持物上,用放射性核素或其他标志物标记的 RNA 探针与固定的 RNA 进行杂交。此方法主要用于病毒基因表达的研究。

(二)聚合酶链反应

聚合酶链反应(polymerase chain reaction,PCR)技术是 20 世纪 80 年代中期发展起来的体外核酸扩增技术。选择病毒的特异、保守片段作为靶基因,用设计的特异性引物在 Taq 酶作用下扩增病毒特异序列,具有特异、敏感、产率高、快速、简便、重复性好及易自动化等突出优点,特别适宜难分离培养病毒的诊断。目前已发展有 10 余种 PCR 技术类型,在病毒学检测领域常用的有实时 PCR(real-time PCR)、逆转录 PCR(reverse PCR,RT-PCR)、巢式 PCR(nested PCR)、竞争性定量 PCR(competitive quantitative PCR)、原位 PCR、多重 PCR 等,已用于各种肠道病毒、呼吸道病毒、肝炎病毒等的检测。

(三)基因芯片技术

基因芯片又称 DNA 芯片(DNA chip)、DNA 微阵列(DNA microarray),是生物芯片的一种,它利用病毒基因测序所获得的生物学信息,将大量特定的寡核苷酸(cDNA)片段或基因片段作为探针,有规律地排列固定于支持物上,然后与待测的标记样品分子按碱基配对原理进行杂交,产生荧光谱信号,通过计算机自动综合分析系统检测探针分子的杂交信号强度,获取样品分子的表达数量和序列信息,这样一次就可以检测出多种病毒并能鉴定出病毒的亚型。基因芯片技术可一次性完成大规模、高通量样品的检测,灵敏、准确、避免了繁琐费时的分离培养,而且不用等到抗体出现。目前在呼吸道的许多病毒(如 H1N1 甲型流感病毒、SARS 冠状病毒)、人类乳头瘤病毒、虫媒病毒等的检测方面应用广泛。但基因芯片制备复杂、分析检测设备成本高、商品化的基因芯片种类少、价格高,限制了该技术的推广。

(四)基因测序

基因测序包括病毒全基因测序和特征性基因片段测序。目前对已发现的病毒的全基因测序已基本完成,因此可以运用测序技术将所检测的病毒进行特征性基因片段测序,并与基因库对比分析即可得到病毒标本的变异情况,可以对易发生变异的病毒进行实时监测。病毒耐药基因型的检测有助于预测某些药物的治疗效果。与基因芯片检测对比,基因测序法使诊断更为快速、准确,避免了 DNA 杂交可能发生的污染、假阴性、假阳性等问题。随着病毒基因结构的阐明和测序技术的不断改进,基因测序将在病毒性疾病诊疗上发挥更大的作用。

(牛莉娜)

小 结

病毒检验在病毒感染的诊断以及病毒的流行病学监测方面具有重大意义。随着技术的不断进步,病毒感染的检验方法除了经典的病毒的分离培养与鉴定技术外,还发展起来许多新的快速诊断技术。

能否从临床标本中成功分离出病毒,很大程度上取决于标本的正确采集处理及运送保存。应尽可能地在感染早期或急性期采集标本;应根据临床初步诊断及选择的检验方法决定采取何种标本;标本的采集一定要注意无菌操作;标本采集后应做好标记;用于分离培养的病毒标本应及时快速地送达实验室,马上处理并接种;不能及时送达实验室的标本应置于可靠的密闭容器中低温保存运送等。

病毒的分离与鉴定是诊断病毒感染的金标准,常用培养方法有细胞培养、鸡胚培养、动物接种,但由于其操作复杂、要求严格的实验条件且需时较长、实验成本高等因素,临床较少使用。目前主要是通过非分离培养鉴定技术,如血清学诊断方法、分子生物学检查法等进行病毒感染的快速诊断。

能力检测

1. 病毒标本的采集需要注意哪几点？常用的病毒培养方法有哪些？
2. 病毒在细胞内增殖的鉴定指标有哪些？
3. 病毒标本的检验与细菌标本的检验有哪些区别？

第十四章 常见病毒及其检验

学习目标

掌握:流行性感冒病毒、甲型肝炎病毒、乙型肝炎病毒、人类免疫缺陷病毒的生物学性状、传播途径、检测手段;流行性感冒病毒的变异与流行的关系;乙肝病毒抗原、抗体组成及其检测意义。

熟悉:脊髓灰质炎病毒、SARS冠状病毒、麻疹病毒的主要生物学性状及临床意义。

了解:其他常见病毒、朊粒的主要生物学性状和临床意义。

第一节 呼吸道病毒

呼吸道感染病毒是指一大类以呼吸道为侵入门户,在呼吸道黏膜上皮细胞中增殖引起呼吸道局部感染或呼吸道以外的组织器官病变的病毒。

此类病毒具有传染性强、传播速度快、发病急、发病率高、病后免疫力不持久等特点。据统计,急性呼吸道感染中90%以上都由病毒引起,常见的呼吸道病毒有流行性感冒病毒、腮腺炎病毒、麻疹病毒、风疹病毒、冠状病毒等。

一、流行性感冒病毒

流行性感冒病毒(influenza virus),简称流感病毒,属于正黏病毒科,是引起人或动物流行性感冒的病原体。流感病毒分为甲(A)、乙(B)、丙(C)三型,其中甲型流感病毒抗原性易发生变异,多次引起世界性大流行,例如1918—1919年的流感病毒大流行中,全世界至少有2000万人死于流感;乙型流感病毒对人类致病性较低,一般引起局部或小范围流行;丙型流感病毒抗原性稳定,多为散发感染,很少造成流行,多累及婴幼儿和青年。

(一)生物学性状

1. 形态与结构 流感病毒属于有包膜的RNA病毒,多呈球形,新分离的毒株可呈丝状。其结构分为三部分,自内而外分别为核心、基质蛋白以及包膜(图14-1)。

(1)核心:病毒的核心是由核蛋白包裹核酸构成,又称为核衣壳,呈螺旋对称型,包含了存储病毒信息的核酸、核蛋白以及RNA多聚酶。流感病毒的核酸为分节段的单股负链RNA,每个节段能编码一种结构蛋白或功能蛋白。甲型与乙型流感病毒的基因组分8个节段,丙型流感病毒则分7个节段。流感病毒基因组的这一结构特点使病毒在复制中易发生基因重组,导致新病毒株的出现。

核蛋白(NP)是病毒的主要结构蛋白,其是一种可溶性抗原,构成病毒衣壳。其免疫原性稳定,很少发生变异,具有型特异性,是流感病毒分型的依据。

(2)基质蛋白:基质蛋白(M蛋白)位于包膜与核心之间,与病毒最外层的包膜紧密结合,起到保护病毒核心和维系病毒空间结构的作用。其免疫原性稳定,具有型的特异性。

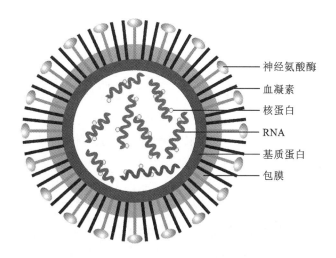

图 14-1 流感病毒结构模型图

（3）包膜：包膜是包裹在基质蛋白之外的一层磷脂双分子层膜，是成熟的流感病毒以出芽的方式从宿主细胞释放时，将宿主的细胞膜顶走包裹在自己身上而形成。

包膜上还有两种非常重要的糖蛋白：血凝素（HA）和神经氨酸酶（NA）。这两类蛋白突出于病毒包膜表面，构成病毒的刺突，具有免疫原性，但极易发生变异，是区分流感病毒亚型的主要依据。

HA 呈柱状，能与人、鸟、豚鼠等动物红细胞表面的受体相结合引起凝血，故被称作血凝素。HA 与病毒吸附、穿入宿主细胞有关，具有型和株特异性，可刺激机体产生中和抗体，中和病毒的感染性，为保护性抗体。

NA 呈蘑菇状，具有水解宿主细胞表面神经氨酸酶的作用，有利于成熟的病毒从感染细胞中释放和促进病毒的扩散。可诱导机体产生相应抗体，抑制病毒的释放。

2. 分型与变异　根据核蛋白和 M 蛋白的不同将流感病毒分为甲、乙、丙三型。其中甲型流感病毒又根据 HA 和 NA 抗原的不同，分为若干个亚型。乙型和丙型流感病毒抗原性稳定，至今未发现亚型。

流感病毒的 HA、NA 抗原性可持续不断地发生变异，两者的变异可同时出现，也可单独出现，且 HA 变异更频繁。甲型流感病毒的抗原性变异与流感流行有密切关系，变异幅度的大小也影响流行的规模。

流感病毒 HA、NA 的变异有两种不同的形式：①抗原性漂移（antigenic drift）：一般认为是由病毒基因点突变和人群免疫力选择所造成，变异幅度小，属于量变，即亚型内变异。常引起中、小规模的流行。②抗原性转变（antigenic shift）：基因组发生重排所造成，变异幅度大，属于质变，可形成新亚型（如 H1N1→H2N2、H2N2→H3N2 等）。由于人群缺乏对变异病毒株的免疫力，从而变异病毒株容易引起流感大流行甚至世界性的大流行（表 14-1）。如果两种不同病毒同时感染同一细胞，则可发生基因重组形成新亚型。如 1977 年至 1978 年前苏联流行的甲型流感病毒 H1N1 与香港甲型流感病毒 H3N2 同时感染人后，分离出 H3N1 新亚型。2009 年墨西哥暴发"人感染猪流感"疫情，并迅速在全球范围内蔓延。此次流感为一种新型呼吸道传染病，其病原为新甲型 H1N1 流感病毒株，病毒基因中包含有猪流感、禽流感和人流感3 种流感病毒的基因片段。

表 14-1　甲型流感病毒亚型类别与流行年代

病毒亚型	原甲型（A₀）	亚甲型（A₁）	亚洲甲型（A₂）	香港亚型（A₃）	新 A₁ 与 A₃ 交替型		禽流感亚型	
亚型类别	H0N1	H1N1	H2N2	H3N2	H3N2	H1N1	H5N9	H7N9
流行年代	1918—1946	1946—1957	1957—1968	1968—1977	1977—		2009—	

禽流感病毒也属于甲型流感病毒。感染人的禽流感病毒亚型主要为 H5N1、H9N2、H7N7、H7N9，其中 H5N1、H7N9 感染的患者病情重，病死率高。原本为低致病性的禽流感病毒株（H5N2、H7N7、H9N2），可经 6～9 个月禽类间的流行而迅速变异成为高致病性毒株（H5N1、H7N9）。一般来说，禽流感病毒与人流感病毒存在受体特异性差异，禽流感病毒是不容易感染给人的，个别造成人感染发病的禽流感病毒可能是发生了变异的病毒。变异的可能性一是两种以上的病毒进入同一细胞进行重组；二是病毒

基因位点受到某种因素的影响。如自 2013 年发现流行的 H7N9 是一新型重组体,目前认为其是由三个病毒重组后产生的(H9N2,H11N9 和 H7 家族),同时该病毒自身也已经开始变异。

3. 培养特性 流感病毒能在鸡胚羊膜腔和尿囊腔中增殖,初次分离常接种于鸡胚羊膜腔,传代适应后可移植于尿囊腔。流感病毒虽可在组织培养细胞(人羊膜、猴肾、狗肾、鸡胚等细胞)中增殖,但不引起明显的细胞病变,可用红细胞吸附试验或免疫学方法判定有无病毒增殖。易感动物为雪貂、小鼠等。

4. 抵抗力 流感病毒抵抗力较弱,不耐热,56 ℃ 30 min 即可被灭活。室温下其传染性很快丧失,但在 0～4 ℃能存活数周,−70 ℃以下或冻干后能长期存活。病毒对干燥、日光、紫外线以及乙醚、甲醛、乳酸等化学药物也很敏感。禽流感病毒对热也比较敏感,65 ℃ 30 min 或 100 ℃煮沸 2 min 以上可灭活,但在粪便中可存活 1 周,在水中可存活 1 个月。

(二)临床意义

流感的传染源主要是患者,其次为隐性感染者以及被感染的动物。主要传播途径为飞沫传播,也可经共用手帕、毛巾等间接接触而感染。

患者、隐性感染者通过说话、咳嗽、打喷嚏向外喷出带有流感病毒的飞沫,经呼吸道进入易感人体,在呼吸道黏膜上皮细胞内增殖,引起上皮细胞的破坏、变性和脱落,黏膜充血、水肿。潜伏期一般为 1～4 天,患者出现流鼻涕、打喷嚏、咳嗽、咽痛等上呼吸道感染症状。流感病毒多在上呼吸道局部增殖,很少进入血液形成病毒血症,但病毒可产生毒素样物质入血,引起发烧、头痛、肌肉酸痛、乏力等症状,无并发症 1 周左右即可恢复。流感的特点是发病率高,病死率低,死亡通常由并发细菌性感染所致,多见于婴幼儿、老人和慢性病(心血管疾病、慢性气管炎和糖尿病等)患者。

近几年流行的禽流感,尤其是甲型 H7N9,可经呼吸道传播,也可通过密切接触感染的禽类及其分泌物和排泄物、受病毒污染的水等,以及直接接触病毒株被感染。目前还没有发现人感染的隐性带毒者,尚无人与人之间传播的确切证据。发热、气促、咳嗽是三大主要症状,咽痛、腹泻、呕吐、肌肉酸痛、意识障碍为次要症状。严重时其可引发肺出血、多器官功能衰竭、休克等而造成死亡。高致病性禽流感病毒毒力较强,引发的传染性变态反应(Ⅳ型变态反应)是导致进行性肺炎、急性呼吸窘迫综合征(ARDS)和多器官功能障碍综合征(MODS)等严重并发症的根本原因。

(三)微生物学检验

1. 标本采集 采集发病后 3 天内鼻咽拭子或含漱液;疑似流感死亡病例取肺、气管黏膜和血。采集的标本应立即放入冰壶中送检;如 48 h 内不能进行接种,标本应放低温(最好−70 ℃)保存。

2. 分离培养 流感病毒的分离培养方法如下:①鸡胚培养:将处理好的标本接种至适当日龄的鸡胚羊膜腔或尿囊腔,置 35 ℃孵育 48～72 h。孵育后收集羊水或尿囊液进行血凝试验并测其滴度,血凝阳性者,用特异性抗体做血凝抑制试验以鉴定病毒型和亚型。如血凝阴性,则需继续在鸡胚中盲传两次。②细胞培养:将标本接种于原代人胚肾、猴肾或传代狗肾细胞中,35 ℃孵育 10～14 天,每天观察有无CPE。出现 CPE 则用红细胞吸附试验核查;无 CPE 则每隔 2～3 天进行核查。如果 10～14 天后检测仍无病毒生长,则可盲传一代。③动物分离培养:以雪貂最易感,但成本高,较少用,一般多选择前两种方法。

3. 血清学诊断 可取患者急性期(发病后 5 天内)和恢复期(发病 2～4 周)双份血清,用 ELISA 等方法检测特异性抗体效价,如恢复期抗体效价比急性期升高 4 倍或 4 倍以上即有诊断意义。

4. 快速诊断 采用免疫荧光法、ELISA 检测呼吸道分泌物、呼吸道脱落上皮细胞中的病毒抗原,数小时内即可出结果。另外用 PCR、核酸杂交、序列分析等方法检测病毒核酸可用于快速诊断。

二、其他呼吸道病毒

(一)麻疹病毒

麻疹病毒(measles virus)是麻疹的病原体,分类上属于副黏病毒科麻疹病毒属。麻疹是儿童常见的急性呼吸道传染性疾病,以皮丘疹、发热及呼吸道症状为特征,如无并发症,则预后良好。

1. 生物学性状 麻疹病毒为球形或丝形,直径为 120～250 nm,核心为单股负链 RNA,不分节段,不易发生基因重组和变异,故麻疹病毒抗原性较稳定,只有一个血清型。核衣壳呈螺旋对称,外有包膜,表面有两种刺突,即血凝素(HA)和融合因子。

麻疹病毒可在许多原代或传代细胞(如人胚肾、人羊膜、Vero、Hela 等细胞)中增殖,并使细胞融合形成多核巨细胞。在胞质及细胞核内均可见嗜酸性包涵体。

该病毒抵抗力较弱,加热 56 ℃ 30 min 和一般消毒剂都能使其灭活,对日光、紫外线、干燥以及脂溶剂敏感。

2. 临床意义　人是麻疹病毒的唯一自然储存宿主。传染源是急性期患者,自潜伏期至出疹期均有传染性。病毒主要通过飞沫传播,也可经共用文具、玩具或密切接触传播。麻疹传染性极强,易感者接触后90%以上发病,冬春季发病率最高。病毒经呼吸道进入机体,在呼吸道上皮细胞中增殖,然后入血形成第一次病毒血症。继而病毒随血液侵入全身淋巴组织,在淋巴组织细胞增殖后再次入血,形成第二次病毒血症,此时患者传染性最强。临床表现为发热、流涕、流泪、眼结膜充血、咳嗽等症状,约95%的患者在发热 2 天后口腔黏膜出现中心灰白、周围红色的柯氏斑,此后 1～2 天皮肤相继出现特征性红色斑丘疹。出疹后若无并发症,可自愈。但免疫力低下者,可因合并肺炎或脑膜炎等而使死亡率高达 20% 以上。(0.6～2.2)/10 万麻疹患者在痊愈 2～17 年后可出现亚急性硬化性全脑炎而死亡。麻疹病毒感染后人体可获得牢固免疫力。对易感儿童接种麻疹减毒活疫苗,可特异性预防麻疹。

3. 微生物学检验　典型麻疹病例根据临床症状即可诊断,对轻症和不典型病例则需做微生物学检验以求确诊。①病毒分离:取患者早期咽漱液、咽拭子,经常规处理后接种于人胚肾、猴肾或羊膜细胞中进行分离培养,培养后可见核内、浆内嗜酸性包涵体及融合的巨细胞。也可取呼吸道、尿沉淀物用荧光或酶免疫法检查病毒抗原,观察多核巨细胞及包涵体。②血清学检查:可用血凝抑制试验、ELISA、免疫荧光法等检测标本中特异性抗体或抗原。③核酸检测:可进行核酸分子杂交和 RT-PCR 检测病毒核酸。

（二）腮腺炎病毒

腮腺炎病毒(mumps virus)属副黏病毒科,是流行性腮腺炎的病原体。

1. 生物学性状　腮腺炎病毒呈球形,核酸为单股负链 RNA,衣壳呈螺旋对称;有包膜,包膜表面有神经氨酸酶(N)和融合蛋白(F)两种糖蛋白刺突。该病毒可在猴肾细胞、Vero 细胞、Hela 细胞中增殖,形成多核巨细胞,但细胞病变不明显。病毒仅有一个血清型。

腮腺炎病毒抵抗力弱,对乙醚、氯仿、去氧胆酸钠等脂溶剂敏感,紫外线和加热 56 ℃ 30 min 均可灭活。

2. 临床意义　人是腮腺炎病毒的唯一宿主,易感者主要为学龄前儿童,好发于冬春季。病毒通过飞沫侵入呼吸道上皮细胞和面部淋巴结内增殖,经 2～3 周潜伏期,出现第一次病毒血症;病毒经血液侵入腮腺及其他器官进一步复制,引起第二次病毒血症。主要临床表现为无力、食欲减退、一侧或双侧腮腺肿大,伴有疼痛、发热。若无合并感染,大多可自愈,病程一般为 1～2 周。青春期感染者,男性易并发睾丸炎,女性易并发卵巢炎。少数患者可引起无菌性脑膜炎及获得性耳聋等。腮腺炎是导致男性不育症和儿童期获得性耳聋的常见原因。病后一般可获得终身免疫。

3. 微生物学检查　典型病例无需实验室检查即可做出诊断。实验室检查可取患者唾液、尿液或脑脊液经处理后接种鸡胚或传代细胞进行培养和鉴定,或取患者血清进行补体结合试验进行诊断,或直接检测病毒核酸。

（三）风疹病毒

1. 生物学性状　风疹病毒(rubella virus)为单股正链 RNA 病毒,核衣壳呈二十面体立体对称,电镜下多呈球形,有包膜。风疹病毒的抗原结构稳定,只有一个血清型。

病毒抵抗力弱,对紫外线、乙醚、氯化铯、去氧胆酸等均敏感。56 ℃ 30 min 或 37 ℃ 1.5 h 均可将其杀死。

2. 临床意义　风疹病毒是风疹的病原体。病毒主要通过空气传播,以春季发病为主,好发于 5 岁以下的婴幼儿。主要症状为发热、轻微的麻疹样出疹、耳后及枕下淋巴结肿大。风疹全身症状轻,并发症少见。风疹病毒感染最严重的问题是孕妇感染后经垂直传播导致胎儿先天性感染,引起胎儿畸形、早产或死胎。而且孕妇感染风疹病毒的时间越早,致畸的可能性越大。

风疹病毒自然感染后可获得持久免疫。接种风疹减毒活疫苗是预防风疹的有效措施。

3. 微生物学检查　为避免与轻型麻疹和肠道病毒性的出疹性疾病混淆,需用特异性的生物学、分子生物学和血清学方法诊断风疹病毒感染。目前先天性风疹感染常用血清学方法结合分子生物学方法进行诊断。

（四）冠状病毒

冠状病毒（coronaviridae）是一类单股正链 RNA 病毒,分类上属冠状病毒科冠状病毒属。病毒核衣壳呈螺旋对称,有包膜。包膜上有排列间隔较宽的形似日冕的棘突,使病毒颗粒形如花冠,故称冠状病毒。感染人类的冠状病毒主要有人呼吸道冠状病毒和人肠道冠状病毒。

SARS 冠状病毒（SARS-Cov）是严重急性呼吸综合征（severe acute respiratory syndrome,SARS）的病原体。

1. 生物学性状　冠状病毒的核酸为正链单股 RNA;形态多呈不规则圆形或卵圆形,直径 60～220 nm,具有多形性;有包膜,包膜表面有三种糖蛋白:刺突糖蛋白、小包膜糖蛋白、膜糖蛋白。

SARS-Cov 对外界的抵抗力比其他人类冠状病毒强。病毒在人体排泄物（痰、粪便、尿液）和血液中能长时间保持活力。紫外线照射 30 min 或 60 ℃加热 60 min,以及常用化学消毒剂（如过氧化氢、过氧乙酸、次氯酸钠、乙醇等）可使病毒灭活。

2. 临床意义　传染源为 SARS 患者。传播途径:①飞沫传播。②接触传播:接触患者的呼吸道分泌物、消化道排泄物、其他体液,或接触患者分泌液污染的物品,均可导致感染。操作与防护措施不当也可引发实验室人员感染。SARS 的临床表现为干咳、胸闷、气短等呼吸道症状和发热、乏力、肌肉酸痛等全身感染症状。患者可出现急性呼吸窘迫综合征、休克、多器官功能障碍综合征等,死亡率很高。目前认为,免疫病理损伤是 SARS-Cov 致病的主要机制。疾病暴发流行期要严格控制传染源,隔离患者及疑似病例。

3. 微生物学检验　凡涉及 SARS-Cov 活病毒的操作均须在 BSL-3 生物安全级别的实验室内进行。可选用 Vero-E6 细胞系进行分离培养 SARS-Cov,或用中和试验、ELISA、IFA 等方法测定血清中特异性抗体,也可通过核酸杂交、RT-PCR 等快速检测出待检标本中少量的病毒核酸。

（五）腺病毒

腺病毒（adenovirus）为双链 DNA 无包膜病毒,核衣壳呈二十面体立体对称。腺病毒只能在人源的组织、细胞中增殖,引起细胞肿胀、变圆、聚集成葡萄串状的典型细胞病变,在受染细胞核中形成圆形的嗜碱性包涵体。腺病毒对酸和乙醚不敏感,但 56 ℃ 30 min 可被灭活。

腺病毒的传播方式有多种,但主要通过呼吸道传播和接触该病毒污染物而传染,消毒不充分的游泳池也能引起感染。腺病毒感染多见于婴儿和学龄儿童,大多无症状。腺病毒感染后,机体可获得对同型病毒的持久免疫力,故很少发生同型病毒的再感染。

可取急性期患者咽拭子、眼结膜分泌物,接种于原代人胚胎肾细胞后传代 Hela 细胞等上皮样细胞,根据细胞肿胀、变圆、聚集成葡萄串状等典型病变再进行鉴定。人类腺病毒 49 个血清型对各种动物的红细胞凝集敏感性是不同的,并能为型特异免疫血清所抑制而应用于型别的鉴定。此外,亦可采用血清学试验、其他免疫学方法或分子生物学试验进行诊断。

（六）鼻病毒

鼻病毒（rhinovirus）是小 RNA 病毒科成员之一,为单正股 RNA 病毒;球形,核衣壳呈二十面体立体对称,无包膜;能在人二倍体成纤维细胞中生长,最适温度为 33 ℃;对酸敏感,pH 值为 3.0 时迅速失活。

鼻病毒是普通感冒最重要的病原体,具有自限性。对于婴幼儿和有慢性呼吸道疾病患者,鼻病毒常导致支气管炎和支气管肺炎。手是最主要的传播媒介,其次为飞沫传播。病毒经鼻、口、眼进入人体内,主要在鼻咽腔中复制。早秋和晚春为发病季节。由于病毒型别多和存在抗原漂移现象,鼻病毒感染患者后人体产生的免疫力非常短暂,再感染极为常见。干扰素有一定防治作用。

（七）呼吸道合胞病毒

呼吸道合胞病毒（respiratory syncytial virus，RSV）是在婴幼儿中引起严重呼吸道感染的最重要的病原因子。

病毒为单股负链 RNA 病毒，呈球形；有包膜，包膜上有两种刺突，可辅助病毒感染易感细胞和在细胞间传播。病毒抵抗力较弱，不耐酸，pH 值 3.0 时被灭活；对热敏感，55 ℃ 5 min 即被灭活。

RSV 感染好发于冬季或春初，传染性强，主要经飞沫传播，易可通过手、污染物品传播。病毒感染局限于呼吸道，不产生病毒血症。支气管和细支气管坏死物与黏液、纤维等结集在一起，很易阻塞婴幼儿狭窄的气道，导致严重的细支气管炎和肺炎，造成死亡。呼吸道合胞病毒也是医院内感染的重要病原体。

呼吸道合胞病毒检查可取标本进行分离培养和抗体检查。快速诊断常用免疫荧光试验直接检查RSV 抗原，以及 RT-PCR 方法检测病毒的 RNA。

（鲁晓娟）

 # 第二节　肠道病毒

肠道病毒（enterovirus）属于小 RNA 病毒科，是一类生物学性状相似、形态最小的单正链 RNA 病毒。人类肠道病毒包括脊髓灰质炎病毒、柯萨奇病毒、埃可（ECHO）病毒等。其共同特点有：①病毒呈球形，基因组为单股正链 RNA，无包膜；②耐乙醚，耐酸（pH3～5），对热、紫外线、干燥较敏感；③经粪-口途径传播，隐性感染者多见，临床表现多样化。

一、脊髓灰质炎病毒

脊髓灰质炎病毒（poliovirus）是引起脊髓灰质炎的病原体。脊髓灰质炎是一种急性传染病，因病毒常侵犯中枢神经系统，损害脊髓前角运动神经细胞，导致肢体松弛性麻痹，以四肢多见，下肢尤重，多见于儿童，故又名小儿麻痹症。

（一）生物学性状

脊髓灰质炎病毒在电镜下呈球形，直径为 20～30 nm，核心为单股正链 RNA，衣壳为 20 面体立体对称，无包膜。衣壳含 4 种蛋白质（VP1～VP4），根据其抗原性不同，用中和试验将其分为 I、II、III 型，3 型间无交叉免疫反应。我国流行以 I 型为主。

本病毒仅能在灵长类细胞中增殖。病毒分离培养以人胚肾、猴肾细胞最佳，也可用人传代二倍体细胞。病毒增殖后能迅速引起 CPE，细胞变圆、收缩、坏死、脱落。

脊髓灰质炎病毒对理化因素抵抗力较强，常温下在粪便、污染食物和污水中可生存数月以上。在胃肠道能耐受胃酸、蛋白酶和胆汁的作用。对热、干燥、紫外线、化学消毒剂敏感。

（二）临床意义

人类是脊髓灰质炎病毒的唯一天然宿主，传染源是患者或无症状带毒者，病毒主要经粪-口途径传播。

脊髓灰质炎病毒自口、咽或肠道黏膜侵入人体后，一天内即可到达局部淋巴组织，在其中繁殖，并向局部排出病毒。90% 以上感染者由于机体免疫力强，可将病毒控制在局部，形成隐性感染。对于少数感染者，病毒将侵入血流（第一次病毒血症），引起发热、头痛、恶心等全身中毒症状；然后病毒随血流播散到全身淋巴组织或易感的神经外组织，增殖后再度侵入血流形成第二次病毒血症；此时少数感染者因免疫力低下，病毒可侵入脊髓前角运动神经细胞内增殖，使细胞遭受破坏，轻者引起暂时性肢体麻痹，重者造成肢体永久迟缓性麻痹；个别可发展为延髓麻痹，导致呼吸衰竭而死亡。

病毒感染后感染者可获得牢固免疫力，以体液特异性中和抗体 sIgA 和 IgG 为主。sIgA 可阻止病毒侵入血液，阻断病毒经粪便扩散到体外。IgG 可阻止病毒侵入中枢神经系统并清除体内病毒，其可经胎盘由母亲传给胎儿，故 6 个月以内的胎儿较少发病。

防治原则除隔离患者、消毒排泄物、加强饮食卫生、保护水源等外,主要是对婴幼儿和儿童实行人工主动免疫。我国自 1986 年开始实行卫生部颁布的脊髓灰质炎预防接种计划,即 2 月龄儿童开始连续 3 次口服脊髓灰质炎减毒活疫苗(即三价混合糖丸疫苗),每次间隔 1 个月,4 岁时加强一次,可获得牢固免疫力。

(三)微生物学检验

1. 标本采集　发病 1 周内采集咽拭子或咽漱液,1 周后可采集粪便标本。

2. 分离培养　标本经抗生素处理后接种至人胚肾、人羊膜、猴肾等易感细胞中,增殖后观察 CPE,并用标准血清和分型血清做中和试验,或采用免疫荧光、ELISA 等技术进行鉴定。

3. 免疫学检测　取发病早期和恢复期双份血清,若血清抗体滴度有 4 倍以上增长可进行诊断。

4. 核酸检测　用核酸杂交、RT-PCR 等技术检测病毒核酸可进行快速诊断。

二、柯萨奇病毒与 ECHO 病毒

(一)柯萨奇病毒

柯萨奇病毒(Coxsackie virus)是 1948 年 Dalldorf 和 Sickles 从美国纽约柯萨奇镇两名临床诊断为脊髓灰质炎的患儿粪便中分离出来的一组病毒。柯萨奇病毒具有典型的肠道病毒特征,呈球形、无包膜,为单股正链 RNA 病毒。核衣壳为二十面体立体对称,直径为 23～30 nm。

柯萨奇病毒分为 A、B 两组。A 组病毒有 24 个血清型,即 A1～A24,其中 A23 型与 ECHO9 型病毒相同;B 组病毒有 6 个血清型 B1～B6。柯萨奇病毒对外环境、消毒剂等有较强的抵抗力。

柯萨奇病毒主要经粪-口途径传播,也可通过呼吸道或眼部黏膜感染。因其可侵犯胃肠道、呼吸道、皮肤、肌肉、心脏、中枢神经系统等不同器官,故临床表现多样化,以无菌性脑膜炎、疱疹性咽峡炎、心肌炎、心包炎、婴幼儿腹泻、手足口病等多见。不同血清型引起的临床表现见表 14-2。

分离柯萨奇 A 组病毒以乳鼠最为合适,而分离柯萨奇 B 组病毒则以细胞培养的方法最为合适。细胞培养常用人胚肾或猴肾细胞。柯萨奇病毒对人“O”型红细胞有凝集作用。

(二)ECHO 病毒

ECHO 病毒即人类肠道细胞病变孤儿病毒(enteric cytopathogenic human orphan virus),也称埃可病毒。其生物学特性与脊髓灰质炎病毒、柯萨奇病毒类似。ECHO 病毒有 31 个血清型,主要经粪-口途径传播,也可通过咽喉分泌物排出后经呼吸道传播,绝大多数是隐性感染,多发于夏、秋季。病毒进入人体在咽部黏膜细胞增殖后,侵入血流,形成病毒血症。常见的症状为上呼吸道感染、发热、非化脓性脑膜炎和皮疹。皮疹为斑丘疹或麻疹样皮疹,持续 1～3 天自然消退(表 14-2)。可从大便、咽分泌物和脑脊液中分离出病毒。

表 14-2　柯萨奇病毒与 ECHO 病毒的常见临床表现

疾病	柯萨奇病毒 A 组	柯萨奇病毒 B 组	ECHO 病毒
无菌性脑膜炎	2,4～7,9,10,12,16	1～6	4,6,9,30
麻痹疾病	4,7,9	3～5	2,4,6,9,11,30
疱疹性咽峡炎	1～6,8～10,16,21,22	—	—
普通感冒	2,10,21,24	2～5	4,9,11,19,22
流行性肌痛	4,6,8,10	1～5	1,6,9
手足口病	16(4,5,9,10 较少)	—	报道不一
心包炎	—	1～5	1,6,9,19
新生儿心肌炎	—	2～5	1,6,9,19
不明原因发热	—	1～6	
皮疹	4～6,9,10,16		2～6,9,11,16,18,25
婴幼儿腹泻	—		6,7,11,14,18

三、其他肠道病毒

(一) 人类轮状病毒

人类轮状病毒(human rotavirus,HRV)是秋、冬季婴幼儿腹泻的主要病原体,其特点是发病率高、流行广、死亡率高。

病毒颗粒为球形,直径为 60～80 nm,有双层衣壳,内衣壳的壳微粒从内向外呈放射状排列,形同车轮的辐条,故称为轮状病毒。核心为双股 RNA,由 11 个基因节段组成。根据内衣壳的免疫原性不同,可将其分为 7 个组(A～G)。

人类轮状病毒的抵抗力较强,耐酸、耐碱,在粪便中可存活数天或数周,在室温中其传染性能保持 7 个月,耐酸(pH 值为 3),故能抵抗胃内的酸性环境。人类轮状病毒生长要求严格,需用恒河猴肾细胞、非洲绿猴肾传代细胞培养,常不出现明显细胞病变,因此分离成功率较低。为提高细胞培养的阳性率,病毒标本处理以及细胞维持液中均加入胰蛋白酶,以增强其感染性。

人类轮状病毒感染的传染源是患者和无症状带毒者,粪-口是主要的传播途径,病毒侵入人体后在小肠黏膜绒毛细胞内增殖,造成细胞溶解、死亡及微绒毛萎缩、变短、脱落至肠腔释放大量病毒,随粪便排出。腺窝细胞增生、分泌增多,导致电解质平衡失调,大量水分进入肠腔,引起严重水样腹泻。起病突然并伴有发热、呕吐、腹痛等症状。腹泻严重者,可出现脱水、酸中毒而导致死亡。轻者病程 3～5 天,可完全恢复。

人类轮状病毒感染后机体可产生 IgM、IgA 和 IgG 抗体,但主要发挥保护作用的抗体是肠道局部 SIgA。由于抗体只对同型病毒有中和作用,且 6 个月～2 岁婴幼儿 SIgA 含量较低,故病愈后还可重复感染。

微生物检验常取粪便直接电子显微镜或免疫电子显微镜检查人类轮状病毒颗粒,或采用直接、间接 ELISA 法检测粪便上清液中的人类轮状病毒抗原,或者从粪便中提取病毒 RNA,通过电泳法或 RT-PCR 法检测病毒核酸。

(二) 肠道腺病毒

肠道腺病毒(enteric adenovirus,EAd)40、41、42 三型已证实是引起婴儿病毒性腹泻的第 2 位病原体。根据 DNA 同源性和血凝格局,它们归属于人类腺病毒 F 组,其形态结构、基因组成、复制特点、致病和免疫与其他腺病毒基本一致,但不易在通常用于分离腺病毒的细胞中增殖,后用腺病毒 5 型 DNA 转染的人胚肾细胞,能持续表达 E1A 和 E1B 的 Graham 细胞才分离成功。我国学者应用 A549 细胞分离 40 型亦获得成功。

世界各地均有小儿腺病毒胃肠炎报告,主要经粪-口传播,四季均可发病,以夏季多见。其主要侵犯 5 岁以下小儿,引起腹泻,很少有发热或呼吸道症状。通过检查病毒抗原、核酸及血清抗体可以进行微生物学诊断。

(三) 杯状病毒

能引起人类胃肠炎的杯状病毒(calicivirus)称为人杯状病毒(HuCVs),包括小圆形结构化病毒(SRSV)和"典型"杯状病毒("classic" calicivirus)。

SRSV 是世界上引起非细菌性胃肠炎暴发流行最重要的病原体,流行季节为冬季,可累及任何年龄组,学校、家庭、医院、度假村等集体机构均可发生流行。患者、隐性感染者、健康带毒者为传染源。粪-口为主要传播途径,其次为呼吸道。其传染性强,污染的水源和食物,尤其是海产品是引起流行的重要原因。

SRSV 感染引起小肠绒毛轻度萎缩和黏膜上皮细胞的破坏。潜伏期约 24 h,突然发病,有恶心、呕吐、腹痛和轻度腹泻,呈自限性,无死亡发生,感染后可产生相应抗体。HuCVs 主要引起 5 岁以下小儿腹泻,但发病率很低。据英国报告资料,其引起的腹泻只占病毒性胃肠炎的 0.8%～0.9%。其临床症状类似轻型人类轮状病毒感染。

发病急性期采集标本,免疫电子显微镜检查可从粪便中浓缩和鉴定病毒。另外通过 ELISA 检测抗原或 RT-PCR 检测病毒核酸亦可诊断。

（鲁晓娟）

第三节　肝炎病毒

肝炎病毒(hepatitis virus)是一类以肝细胞为主要感染靶细胞，并能引起病毒性肝炎的病原体。人类肝炎病毒主要有：甲型肝炎病毒（HAV）、乙型肝炎病毒（HBV）、丙型肝炎病毒（HCV）、丁型肝炎病毒（HDV）、戊型肝炎病毒（HEV）、庚型肝炎病毒（HGV）、TT 型肝炎病毒（TTV）。它们分别属于不同的病毒科，生物学特性也有差别。此外，还有一些病毒如巨细胞病毒、EB 病毒、黄热病病毒、单纯疱疹病毒、风疹病毒等也可引起肝炎，但肝炎只是其全身器官损害中的肝脏表现，而非以肝脏为主的特异性的损害，故不列入肝炎病毒范畴。各型肝炎病毒的主要特征见表 14-3。

表 14-3　各型肝炎病毒一览表

型别	病毒特征	传播	潜伏期	预后
HAV	RNA 无包膜	粪-口	15～50 天	急性、佳
HBV	DNA 包膜＋核心	血液	42～180 天	慢性
HCV	RNA 包膜＋核心	血液	2～26 周	大部分慢性
HDV	RNA 缺陷	血液	与 HBV 相似	慢性
HEV	RNA	粪-口	平均 40 天	急性
HGV	RNA 包膜	血液		慢性
TTV	DNA	血液		

一、甲型肝炎病毒

1973 年 Feinstone 首先用免疫电子显微镜技术在急性期患者的粪便中发现甲型肝炎病毒（hapatitis A virus，HAV）。HAV 属微小 RNA 病毒科，嗜肝 RNA 病毒属，新型肠道病毒 72 型。

（一）生物学性状

1. 形态与结构　HAV 形态、大小与肠道病毒相似，为直径约 27 nm 的球形颗粒，衣壳呈二十面体立体对称，无包膜，为单股正链 RNA 病毒。HAV 仅有一个血清型，各病毒株在基因结构上虽略有差别，但无显著不同，目前仅检测到一种抗原-抗体系统。

2. 培养特性　HAV 的易感动物有黑猩猩、狨猴、猕猴，我国猕猴属中的红面猴也对 HAV 易感。经口或静脉注射可使上述动物发生肝炎。在潜伏期和急性期的早期，HAV 可随粪便排出，恢复期血清中能检出 HAV 的相应抗体。动物模型主要用于研究发病、免疫机制及对减毒活疫苗的毒力和免疫效果考核。HAV 可在包括原代猴肝细胞、传代恒河猴胚肾细胞、非洲绿猴胚肾细胞、人胚肺二倍体细胞及肝癌细胞株等多种细胞中增殖。在培养细胞中，病毒增殖非常缓慢，自细胞释放亦十分缓慢，不引起细胞裂解。因此，自标本中分离 HAV 常需数周甚至数月，并很难获得大量病毒。应用免疫荧光染色法，可检出细胞培养中的 HAV；亦可将培养细胞裂解后，用放射免疫法检测 HAV。经反复传代及选择，目前已有个别毒株能在 3～5 天内即可较大量地增殖，其基因组与野生型毒株基因组间有 40 余处的核苷酸变异，但变异的毒株仍不能裂解细胞。

3. 抵抗力　HAV 对外界抵抗力较强，比肠道病毒更耐热，60 ℃ 1 h 不被灭活，对乙醚、酸处理（pH 值为 3）均有抵抗力。在淡水、海水、污水、泥沙、毛蚶等水产品中存活数天至数月。但加热 100 ℃ 5 min 或用甲醛溶液、氯等处理或紫外线照射可使之灭活。

（二）临床意义

HAV 的传染源多为患者和亚临床感染者，主要通过粪-口途径传播，引起急性病毒性肝炎。HAV 随患者粪便排出体外,通过污染水源、食物、海产品(毛蚶等)、食具等传播而造成散发性流行或大流行。由于 HAV 比肠道病毒更耐热、耐氯化物的消毒作用,故可在污染的废水、海水及食品中存活数月或更久。1988 年上海曾发生因生食 HAV 污染的毛蚶而暴发甲型肝炎,患者多达 30 余万人,死亡 47 例,危害十分严重。甲型肝炎的潜伏期为 15~50 天(平均 30 天),病毒常在患者转氨酶升高前 5~6 天就存在于患者的血液和粪便中。发病后 2 周开始,随着肠道中抗-HAV IgA 及血清中抗-HAV IgM/IgG 的产生,粪便中不再排出病毒。HAV 感染为急性感染,未发现持续感染的病例(图 14-2)。

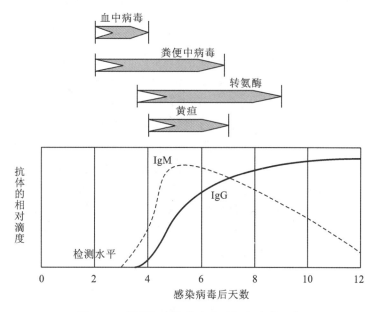

图 14-2 甲型肝炎的临床表现与血清学反应

HAV 经口侵入人体,在口咽部或唾液腺中增殖,然后在肠黏膜与局部淋巴结中大量增殖,并侵入血流形成病毒血症,最终侵犯靶器官肝脏。由于病毒在细胞培养中增殖缓慢并不直接造成明显的细胞损害,故其致病机制除病毒的直接作用外,机体的免疫应答在引起肝组织损害中起一定作用。在甲型肝炎的显性感染或隐性感染中,机体都可产生抗-HAV 的 IgM 和 IgG 抗体。前者在急性期和恢复早期出现;后者在恢复后期出现,并可维持多年,对病毒的再感染有免疫力。甲型肝炎的预后较好。

HAV 主要通过粪便污染饮食和水源经口传播。加强卫生宣教工作和饮食业卫生管理,管理好粪便,保护水源,是预防甲肝的主要环节。患者排泄物、食具、物品和床单衣物等,要认真消毒处理。丙种球蛋白注射对甲型肝炎有被动免疫预防作用。在潜伏期,肌内注射丙种球蛋白(0.02~0.12 mL/kg 体重),能预防或减轻临床症状。

(三)微生物学检验

1. 标本采集 免疫学检查用血清或血浆,HAV 抗原检测或病毒颗粒的观察用粪便或肝组织。标本采集方法依据标准操作规程(SOP)文件执行。血清或血浆勿使用染菌、脂血或溶血样品。血清或血浆样品在 4 ℃可保存 4 周,核酸检测用血清,如用血浆不能使用肝素抗凝。HAV 传染性较强,标本的处理严格按照生物安全 SOP 文件执行。

2. 检验方法 甲型肝炎患者一般不进行病原学分离检查,微生物检验以测定病毒抗原或抗体为主。感染早期可检测患者血清中抗-HAV IgM(RIA 或 ELISA 法),它出现早,消失快,是 HAV 新近感染的重要指标。了解既往感染史或进行流行病学调查、检测群体中抗-HAV 阳性率、分析人群的免疫力,则需检测抗-HAV IgG。对于接种甲型肝炎疫苗者,在注射前后及随访过程中需检测中和型抗-HAV。测定方法是用可在猴胚肾细胞引起病变的 HAV 株(HM175/18f)进行接种,用抗体抑制病变的出现来测定中和抗体效价。也可通过检测 HAV 抗原,或用核酸杂交法、PCR 法检测 HAV 的 RNA,进行感染的诊断。

二、乙型肝炎病毒

乙型肝炎病毒(hepatitis B virus,HBV)简称乙肝病毒,属肝 DNA 病毒科、正嗜肝 DNA 病毒属,是乙

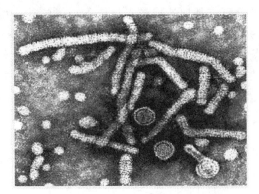

图 14-3　乙肝病毒电子显微镜照片

型肝炎的病原体。HBV 呈全球性流行,据世界卫生组织报道,全球约 20 亿人曾感染过 HBV,其中 3.5 亿人为慢性感染者,我国属高流行区,一般人群 HBsAg 阳性率约为 9.09%。

（一）生物学性状

1. 形态与结构　电子显微镜下观察,在 HBV 感染者的血清中,有三种形态的病毒相关颗粒(图 14-3)。

（1）小球形颗粒:直径约 22 nm,由空心病毒包膜组成,是 HBV 多余的衣壳蛋白,没有病毒核酸。其无感染性,但刺激机体产生相应的抗体,具有中和病毒的作用。

（2）管状颗粒:由小球型颗粒连接而成,直径约 22 nm,长度 100～1000 nm。成分与小球形颗粒相同,不含核酸,无传染性。

（3）大球形颗粒:由 Dane(1970 年)首先在乙肝感染的血清中发现该颗粒,故又称为 Dane 颗粒,是完整、有感染性的 HBV 颗粒。其直径约 42 nm,具有双层衣壳,其外衣壳相当于一般病毒的包膜,由脂质双层与蛋白质组成,HBV 的表面抗原(HBsAg)及少量的中蛋白(Pre S2＋HBsAg)和大蛋白(Pre S1＋Pre S2＋HBsAg)镶嵌于此脂质双层中。用去垢剂去除病毒的外衣壳,可暴露一电子密度较大的核心结构,其表面为病毒的内衣壳,是 HBV 核心抗原(HBcAg),用酶或去垢剂降解 HBcAg 可暴露出具有不同抗原性的 HBeAg,可溶性的 HBeAg 可于血清中检测到。核心内部为病毒的 DNA 和 DNA 聚合酶。

2. 抗原组成

（1）表面抗原(HBsAg):由 S 基因编码产生的蛋白。HBsAg 大量存在于感染者血中,是 HBV 感染的重要标志。HBsAg 具有抗原性,可引起机体产生特异保护性的抗-HBs,也是制备疫苗的最主要成分。抗-HBs 一般出现在 HBsAg 从血清消失后。抗-HBs 的出现是 HBsAg 疫苗免疫成功的标志。HBsAg 存在不同的血清亚型,各亚型均含有一共同抗原表位(称为 a 抗原),此外,还有两组互相排斥的亚型抗原表位(d/y 和 w/r)。按不同的组合形式,构成 HBsAg 四个基本亚型,即 adr、adw、ayr、ayw。HBsAg 血清型分布有明显的地区差异,并与种族有关。我国汉族以 adr 和 adw 多见,少数民族多为 ayw。因有共同的 a 抗原,故制备疫苗时各亚型间有交叉保护作用。中蛋白和大蛋白中的 Pre S2 及 Pre S1 序列也具有抗原性,抗-Pre S2 及抗-Pre S1 具有抗病毒作用。

（2）核心抗原(HBcAg):Dane 颗粒中核心结构的组成成分,其外被 HBsAg 所覆盖,故不易在血液循环中检出。HBcAg 的抗原性强,能刺激机体产生强而持久的抗-HBc。抗-HBc IgG 在血中持续时间较长,为非保护性抗体;抗-HBc IgM 的存在提示近期发生过 HBV 的活跃复制。HBcAg 可在感染的肝细胞表面存在,能被杀伤性 T 细胞识别,在清除 HBV 感染细胞中有重要作用。

（3）e 抗原(HBeAg):从 C 基因的第 1 个起始子开始翻译产生包含 Pre C 及 C 序列的蛋白,该蛋白经细胞内蛋白酶切除其 N 端 19 个氨基酸及 C 端 34 个氨基酸后成为可分泌的 e 抗原。HBeAg 为可溶性蛋白质,产生后分泌入血,通常在病毒大量复制时产生。HBeAg 可刺激机体产生抗-HBe,抗-HBe 能与受感染肝细胞表面的 HBeAg 结合,通过补体介导破坏受感的肝细胞,对清除 HBV 感染有一定的作用。抗-HBe 的出现有利于机体对病毒活跃复制的抑制。近年发现在一部分感染者中,HBV 在 Pre C 区出现终止密码子的突变,而不能合成 HBeAg,从而有利于病毒逃避被抗-HBe 及相应的细胞免疫所识别而清除,出现抗-HBe 阳性而病毒大量增殖的情况。因此,对抗-HBe 阳性的患者也应注意检测其血中的病毒 DNA,以全面了解病情判断预后。

3. 培养特性　黑猩猩是对 HBV 最敏感的动物,故常用来进行 HBV 的致病机制研究和疫苗效价及安全性评价。1980 年以来,在鸭、土拨鼠及地松鼠中分别发现了与 HBV 基因结构相似的鸭乙肝病毒、土拨鼠肝炎病毒等,已被共同列入嗜肝 DNA 病毒科。鸭乙肝病毒感染的动物模型,在我国已被用于过筛抗病毒药物及研究消除免疫耐受机制。HBV 尚不能在细胞培养中分离及培养。目前采用的细胞培养系统是病毒 DNA 转染系统。

4. 抵抗力 乙肝病毒在外界环境中具有很强的抵抗力,对热、低温、干燥、紫外线、乙醇、来苏能够耐受,一般煮沸 10 min 或高压蒸汽 121 ℃消毒 10 min 或加热 65 ℃ 10 h,才能将其杀灭。乙肝病毒对多种常用的消毒方法敏感,常用的含氯制剂如 0.5％的次氯酸钠,1 min 即使乙肝病毒脱氧核糖核酸聚合酶灭活;而过氧乙酸、环氯乙烷、碘制剂及戊二醛等,可灭活乙肝病毒;物理消毒法 r 射线、X 线和电子辐射也可灭活乙肝病毒。

（二）临床意义

乙肝病毒是引起中国及东南亚一带病毒性肝炎的主要病原之一,全世界共有约 3.5 亿人为 HBsAg 慢性携带者,其中 3/4 在亚洲。有半数以上 HBV 感染的患者将会发展为慢性乙型肝炎、肝硬化,甚至肝细胞癌。

乙肝病毒主要是侵犯人类和其他灵长类动物,侵入人体后主要在肝细胞内繁殖复制,对肝细胞无明显的直接损伤作用,但可使肝细胞的某些结构发生变化,激发机体对自身肝细胞产生免疫反应,导致细胞损伤。

1. 传染源和传播途径 乙肝病毒可通过血液、体液传播,传播途径有:①血液、血制品等传播:人对 HBV 非常易感,故只需极少量污染血进入人体即可导致感染。输血、注射、外科或牙科手术、针刺、共用剃刀或牙刷、皮肤黏膜的微小损伤均可传播。唾液中曾被检出过 HBV DNA,被认为来自血液,通过牙龈浆液而进入口腔,其含量仅为血清的万分之一至百分之一。医院内污染的器械(如牙科、妇产科等器械)亦可致医院内传播。②母-婴传播:主要是围产期感染,即分娩经产道时,通过婴儿的微小伤口受母体的病毒感染或通过哺乳传播。该类型的传播在我国发生率较高。极少数的婴儿在母体子宫内已被感染,表现为出生时已呈 HBsAg 阳性。婴儿出生时立即注射疫苗能很好地阻断大部分的母婴传播。③接触传播:与有 HBV 传染性患者共用剃须刀、牙刷、漱口杯等均可引起 HBV 感染。在精液和阴道分泌物中也可存在有 HBV,因此性接触也可导致 HBV 的传播。

2. 临床表现 乙型肝炎的临床表现呈多样性,可由无症状携带至急性肝炎、慢性肝炎、重症肝炎等。一般认为,病毒在细胞内增殖对肝细胞的直接破坏作用不大,不是引起肝脏器官组织损害和功能异常的主要原因,机体对肝脏的免疫病理损害才是引起肝炎发生的主要原因。HBV 在肝细胞内增殖可使细胞膜表面存 HBsAg、HBeAg 或 HBcAg,病毒抗原致敏的 T 细胞对带有病毒抗原的靶细胞可起杀伤效应以清除病毒。这种由 CTL 介导的效应有双重性,既清除病毒,也造成肝细胞的损伤。

如果病例首次出现 HBsAg 阳性,或肝脏生化检验异常,可诊断疑似急性乙型肝炎病例。慢性乙型肝炎比较多见,严重者可出现慢性肝病的体征(如肝病面容、肝掌、蜘蛛痣和肝脾肿大等)。HBV 是致肝细胞癌的重要因子,80％～90％的肝细胞癌都有 HBV 感染背景,HBsAg 和 HBeAg 均阳性者肝细胞癌发生率显著高于单纯 HBsAg 阳性者。

（三）微生物学检验

1. 标本采集 免疫学检查用血清或血浆,采集方法依据标准操作规程(SOP)文件执行。勿使用染菌、脂血或溶血样品。室温保存样品不要超过 8 h,若实验在 8 h 以后进行,需将样品保存在 2～8 ℃,如保存超过 5 天则保存在－20 ℃以下冰箱。核酸检测多用血清,如采用血浆,则使用枸橼酸盐或 EDTA 作为抗凝剂。HBV 传染性较强,标本的处理严格按照生物安全 SOP 文件执行。

2. 检验方法 目前主要用血清学方法检测 HBsAg、抗-HBs、HBeAg、抗-HBe、抗-HBc(俗称"两对半")以及 Pre-S1Ag。HBcAg 仅存在于肝细胞内,血液中难以检出,不用于常规检查。HBsAg 的检测最为重要,可发现无症状携带者,是献血员筛选的必检指标。近年来,PCR 已用于乙肝血清 HBV DNA 检测。血清学方法以 RIA 和 ELISA 最为敏感,而 PCR 中以 PCR-ELISA 和 PCR 荧光法最常用。

3. HBV 抗原、抗体检测结果的临床意义 HBV 抗原、抗体的血清学标志与临床关系较为复杂,必须对几项指标同时分析,方能有助于临床判断(表 14-4)。

（1）HBsAg:HBV 感染的重要指标。阳性见于急性乙型肝炎、慢性乙型肝炎或无症状携带者。急性乙型肝炎恢复后,一般在 1～4 个月内 HBsAg 消失,若持续 6 个月以上则认为已向慢性乙型肝炎转化。无症状 HBsAg 携带者是指肝功能正常者,携带者的肝穿刺病理组织切片常可发现已有病变,但无临床症状。携带者可长期为 HBsAg 阳性,也可伴有 HBeAg 阳性及病毒血症,具有很强的传染性,少部分可发展为肝硬化或肝细胞癌。HBsAg 是病毒感染后产生最多的病毒抗原,对其检测能很敏感地发现病毒的感染,该指标是献血筛查必检指标,对其检测能很有效地阻断 HBV 的输血传播。由于目前的一些检测试剂会对 S 基因变异株产生的 HBsAg 漏检,因此,对高度疑似的该类患者应进行 HBV DNA 的检测。PreS1和 PreS2 抗原也可用免疫学方法检测,其阳性表明 HBV 的活跃复制,与 HBV DNA 的阳性有很好的相关性。

(2) 抗-HBs(HBsAb):检测阳性表示患者已恢复或痊愈或者是疫苗接种成功者,抗-HBs 效价高者预后更好。在 S 基因变异株感染的病例中,可出现 HBsAg 和抗-HBs 同时阳性的情况。抗-PreS1 和抗-PreS2 也可检测,其意义与抗-HBs 相同。

(3) HBeAg:阳性表示 HBV 在体内活跃复制,提示病情严重及传染性强。如转为阴性,表示病毒复制受到抑制。该指标与 HBV DNA 的阳性有很好的相关性。在 C 基因中 Pre C 变异的病例中,HBeAg 的检测为阴性,HBV DNA 的定量检测对病情的判断有很大的帮助。

(4) 抗-HBe(HBeAb):阳性表示机体已获得一定的免疫力,病毒的活跃复制受到抑制,但并不表示病毒一定会被清除。在部分慢性感染者中,该指标会与 HBeAg 交替出现阳性。

(5) 抗-HBc(HBcAb):HBV 感染,机体会产生强而持久的抗-HBc IgG,因此,该指标阳性表示被 HBV 感染过。抗-HBc IgM 则提示近期病毒有活跃复制。

表 14-4　HBV 抗原、抗体检测结果的临床分析

HBsAg	HBeAg	抗-HBs	抗-HBe	抗-HBc	结 果 分 析
+	−	−	−	−	无症状携带者
+	+	−	−	−	急性乙型肝炎,或无症状携带者
+	+	−	−	+	急性或慢性乙型肝炎(传染性强,"大三阳")
+	−	−	+	+	急性感染趋向恢复或慢性肝炎缓解中("小三阳")
−	−	+	+	+	既往感染恢复期
−	−	−	+	+	既往感染恢复期
−	−	−	−	+	既往感染或"窗口期"
−	−	+	−	−	既往感染或接种过疫苗

(6) Pre-S1Ag:HBV 前 S1 蛋白在病毒侵入肝细胞过程中起重要作用。人体感染乙型肝炎病毒后,Pre-S1Ag 出现在 HBV 感染的最早期,因而可以起到早期诊断的作用。Pre-S1Ag 与 HBV-DNA 检出率两者符合,是反映 HBV 复制和传染性的指标。并且 Pre-S1Ag 随 HBeAg 消失而消失,Pre-S1Ag 可作为病毒清除与病毒转阴的指标。

(7) HBV DNA:应用核酸杂交法、实时荧光定量 PCR 技术可直接检测血清中 HBV DNA。检测血清中 HBV DNA 是病毒存在和复制的最可靠的指标,PCR 技术还可以进行乙型肝炎病毒的分型、乙型肝炎病毒耐药基因的检测,已被广泛应用于临床诊断和药物效果评价。

乙型肝炎不同标志物在病程中的动态变化见图 14-4。

三、丙型肝炎病毒

丙型肝炎病毒(hepatitis C virus,HCV)在 20 世纪 70 年代被描绘为非甲非乙型肝炎,1989 年由美国科学家 Michael Houghton 领导的研究组首次克隆鉴定丙型肝炎病毒基因序列并命名。丙型肝炎病毒是含外膜蛋白的单股正链 RNA 病毒,属黄病毒科(*Flaviviridae*)的肝病毒属。

(一) 生物学性状

HCV 病毒体呈球形,直径在肝细胞中为 36～40 nm,在血液中为 36～62 nm,为单股正链 RNA 病毒。目前可分为 6 个不同的基因型及亚型,如 1a、2b、3c 等。基因 1 型占所有 HCV 感染的 60% 以上。我国大陆地区以基因 1b 和 2a 型感染为多。

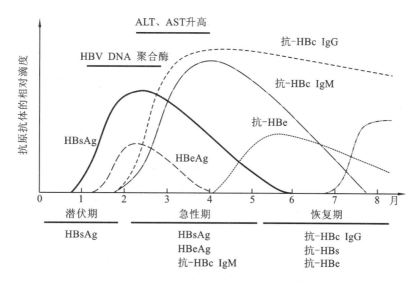

图 14-4 乙型肝炎病毒标志物动态变化图

HCV 对一般化学消毒剂敏感,100 ℃ 5 min 或 60 ℃ 10 h 高压蒸汽和甲醛熏蒸等均可灭活病毒。HCV 能感染黑猩猩并可在其体内连续传代,引起慢性肝炎。

（二）临床意义

丙型肝炎的传染源主要为急性临床型和无症状的亚临床患者、慢性患者和病毒携带者。一般患者发病前 12 天,其血液即有感染性。传播途径似 HBV,但由于体液中 HCV 含量较少,且为 RNA 病毒,对外界抵抗力较低,其传播方式较乙型肝炎局限,传染力也较乙肝病毒弱。其主要通过输血和注射途径传播,性接触和母婴途径也可传播。高危人群为经常使用血制品者、长期接受血液透析治疗的患者和静脉药瘾者。

病毒感染经过一段时间的潜伏期后,便出现肝炎的常见症状,有疲乏、身体无力、食欲减退等,部分可出现黄疸等症状。潜伏期后急性发病,临床表现为全身无力、胃纳差、肝区不适,1/3 患者有黄疸、血清谷丙转氨酶(ALT)升高。临床丙型肝炎患者 50％可发展为慢性肝炎,部分患者甚至会发展成肝硬化或肝细胞癌。其余约半数患者为自限性,可自动康复。HCV 感染患者体内先后出现 IgM 和 IgG 型抗体,产生低度免疫力,对同一毒株攻击有一定的免疫力,但由于 HCV 基因组易变异而导致抗原性改变,故此保护作用不强。特异性淋巴细胞增殖实验显示,部分恢复期 HCV 感染者呈阳性反应。在免疫力低下人群中,可能同时感染 HBV 及 HCV,此双重感染常导致疾病的加重。

目前无有效的疫苗,切断传播途径尤其是控制输血传播仍是目前最主要的预防措施。我国已规定,抗-HCV 检测是过筛献血员的必须步骤,对血制品亦需进行检测以防污染。

（三）微生物学检验

1. 标本采集 依据标准操作规程(SOP)采集血清或血浆,勿使用染菌、脂血或溶血样品。室温保存样品不要超过 8 h,否则应冷藏或冷冻保存。解冻后的标本应持续保持在低温状态,避免反复冻融。

2. 检验方法 ①检测病毒抗体:用 ELISA 法检测抗-HCV,可过筛献血员、诊断或鉴别诊断丙型肝炎及评价疗效。目前已有第三代 HCV 抗体检测试剂盒,检出率可达 99％。抗-HCV IgG 或 IgM 阳性者表示已被 HCV 感染,不可献血。HCV 感染的确诊可采用免疫印迹法检测相应抗体。②检测病毒 RNA:因 HCV 在血液中含量很少,不宜以核酸(斑点)杂交法检测。临床上常用敏感的 RT-PCR 法。近年建立的支链 DNA(bDNA)法、PCR-ELISA 法和 PCR 荧光法,不但可快速定性,亦可进行定量检测。

四、丁型肝炎病毒

1977 年 Rizzetto 用免疫荧光法在慢性乙型肝炎患者的肝细胞核内发现一种新的病毒抗原,并称为 δ 因子。此后通过黑猩猩等实验证实这是一种不能独立复制的缺陷病毒,1984 年被正式命名为丁型肝炎病毒(hepatitis D virus,HDV)。

（一）生物学性状

HDV 体形细小，完整的 HDV 是一种圆球形颗粒，直径为 35～37 nm。病毒颗粒内为 RNA 基因组和丁肝抗原（HDV-Ag）。基因组长 1.7 kb，是已知动物病毒基因组中最小者，这决定了 HDV 的缺陷性。HDV-Ag 是 HDV 编码的唯一蛋白质，仅一个血清型。HDV 颗粒的包膜由 HBV 包膜（HBsAg）构成，HBsAg 构成的衣壳可防止 HDV RNA 的水解，在 HDV 致病中起重要作用，但它并非为 HDV 的基因产物，而是由同时感染的 HBV 所提供。

（二）临床意义

HDV 病毒是一种不能单独复制的缺陷病毒，必须依赖 HBV 或其他嗜肝 DNA 病毒的辅助，为其提供外壳、组装等帮助，才能复制和感染人体。因此丁型肝炎病毒必然是与乙型肝炎病毒联合感染或先后重叠感染。HDV 感染常可导致乙肝病毒感染者的症状加重与恶化，故在发生重症肝炎时，应注意有无 HBV 伴 HDV 的共同感染。

丁型肝炎的传染源为患者，传播途径与 HBV 相同，主要经输血或血液制品、密切接触和母婴传播，因此，预防乙型肝炎的措施同样适用于丁型肝炎，如接种 HBV 疫苗也可预防 HDV 感染。

（三）微生物学检验

HDV 感染 2 周后产生抗-HDV IgM，一个月达到高峰，随之迅速下降。抗-HDV IgG 产生较迟，在恢复期出现。丁型肝炎抗体不能清除病毒，如持续高效价，可作为慢性丁型肝炎的指标。一般可用免疫荧光法、RIA 或 ELISA 检测肝组织或血清中的 HDV-Ag，但患者标本应先经去垢剂处理，以除去表面的 HBsAg，暴露出 HDV-Ag。也可用血清斑点杂交法或 PCR 检测 HDV 基因组进行诊断。

五、戊型肝炎病毒

戊型肝炎原称肠道传播的非甲非乙型肝炎，1989 年正式命名为戊型肝炎，其病原体戊型肝炎病毒（hepatitis E virus，HEV），属于戊型肝炎病毒科戊型肝炎病毒属。

（一）生物学性状

HEV 为圆球形颗粒，内含单正链 RNA；表面有锯齿状缺口和突起，无包膜。直径为 27～38 nm，为单股正链 RNA 病毒。该病毒对高盐、氯化铯、氯仿敏感。

（二）临床意义

HEV 主要经粪-口途径传播，潜伏期为 10～60 天，平均为 40 天。HEV 经胃肠道进入血液，在肝内复制，经肝细胞释放到血液和胆汁中，然后经粪便排出体外。人感染后可表现为临床型和亚临床型（成人中多见临床型），病毒随粪便排出，污染水源、食物和周围环境而发生传播。潜伏期末和急性期初的患者粪便排毒量最大，传染性最强，是本病的主要传染源。HEV 通过对肝细胞的直接损伤和免疫病理作用，引起肝细胞的炎症或坏死。临床上表现为急性戊型肝炎（包括急性黄疸型和无黄疸型）、重症肝炎以及胆汁淤滞性肝炎。多数患者于发病后 6 周即好转并痊愈，不发展为慢性肝炎。青壮年是 HEV 最喜欢攻击的人群。孕妇感染 HEV 后病情常较重，尤以怀孕 6～9 个月最为严重，常发生流产或死胎，病死率达 10%～20%。

（三）微生物学检验

采集粪便、胆汁或肝组织，免疫学检查尽早采集急性期血清标本。对 HEV 的感染最好做病原学诊断，否则很难与甲型肝炎相区别。可用免疫电子显微镜技术检测 HEV 抗原；或 ELISA 检测血清中抗-HEV IgM 或抗-HEV IgG，如抗-HEV IgM 阳性，则可确诊患者受 HEV 感染；如血清中存在抗-HEV IgG，则不能排除是既往感染，因为抗-HEV IgG 在血中持续存在的时间可达数月至数年；应用 RT-PCR 检测患者血清、胆汁、粪便中的 HEV-RNA，是诊断急性戊型肝炎的特异性方法和可靠指标，急性期 HEV-RNA 检出率达 70% 以上。

六、其他肝炎病毒

20 世纪九十年代先后发现了与肝炎相关的庚型肝炎病毒（HGV）和 TT 型肝炎病毒（TTV）。

（一）庚型肝炎病毒

HGV 是 1995 年发现的一种新的病毒，为一种单股正链的 RNA 病毒，有包膜。

HGV 通过血液、血制品、性接触及母婴垂直传播。HGV 单独感染时，肝细胞损伤较轻，临床表现缺乏明显特异性，有一般病毒性肝炎的症状和体征，如纳差、恶心、右上腹部不适、疼痛、黄疸、肝肿大、肝区压痛等。感染后病毒血症持续时间长，存在慢性携带者，发展成慢性肝炎者较少见。

微生物学检查主要是 ELISA、RT-PCR、原位杂交法及免疫组化法等检查肝细胞内 HGV 抗原和其基因。

（二）TT 型肝炎病毒

TTV 是由 Nishizawa 等于 1997 年发现的一类新型病毒，病毒体呈球形，直径为 30～50 nm，为单负链环状 DNA，无包膜。其主要通过输血或血制品传播，致病机制尚不明确。TTV 可与 HCV 混合感染，伴 ALT 暂时或持续性升高，且 TTV DNA 消长与 ALT 水平正相关。除经血传播外，还可能存在消化道传播，因在有些患者粪便中检测到 TTV DNA。TTV 感染的实验室诊断主要是采用 PCR 法检测患者血中 TTV DNA，也可采用原位杂交法以地高辛标记的 TTV DNA 做探针，对疑为 TTV 感染的非甲-庚型肝炎患者肝组织进行检测。

（郭瑞林）

第四节　逆转录病毒

逆转录病毒归类于逆转录病毒科，包括一大类含有逆转录酶的 RNA 病毒，分为肿瘤病毒亚科、泡沫病毒亚科和慢病毒亚科。对人致病的主要有人类免疫缺陷病毒（human immunodeficiency virus，HIV）和人类嗜 T 细胞病毒（human T-cell lymphotropic virus，HTLV）。

逆转录病毒具有以下共同特征：①病毒呈球形，有包膜，表面有刺突，直径为 80～120 nm；②基因组为两条相同的单正链 RNA 并携带有逆转录酶和整合酶；③复制时经过一个独特的逆转录过程，先逆转录为双链 DNA，然后再整合到宿主细胞染色体 DNA 中；④病毒有 *gag*、*pol*、*env* 3 个结构基因和多个调节基因；⑤宿主细胞受体决定病毒的组织嗜性，成熟病毒以出芽方式释放。

一、人类免疫缺陷病毒

人类免疫缺陷病毒（HIV）是引起获得性免疫缺陷综合征（AIDS）即艾滋病的病原体，该病毒于 1983 年首先从一例淋巴腺病综合征患者体内分离到。HIV 分 HIV-Ⅰ 型和 HIV-Ⅱ 型，前者引起全球 AIDS 流行，后者主要分离自西部非洲的艾滋病患者。

（一）生物学性状

1. 形态与结构　HIV 成熟的病毒直径为 100～120 nm，结构为 20 面体立体对称球形，电镜下可见一致密圆锥状核心，内有两条相同的单正链 RNA 分子及逆转录酶、整合酶和蛋白酶等。HIV 的最外层为脂蛋白包膜，膜上有表面蛋白（gp120）和镶嵌蛋白（gp41）两种糖蛋白，前者构成包膜表面刺突，与细胞 CD4 分子及中和抗体结合，后者为跨膜蛋白，介导病毒与宿主细胞融合而有利于 HIV 的侵入。病毒内层衣壳主要由结构蛋白 p24 组成，是确定 HIV 感染的指标（图 14-5）。

2. HIV 复制与培养特性　HIV 首先借助其包膜糖蛋白刺突 gp120，与易感细胞表面的 CD4 结合并进一步介导包膜与宿主细胞膜的融合，核衣壳进入细胞并脱去衣壳，释放基因组 RNA。病毒 RNA 在逆转录酶作用下，生成负链 DNA，再由负链 DNA 产生正链 DNA，从而组成双链 DNA。在整合酶的作用下，双链 DNA 与细胞染色体整合，成为细胞染色体的一部分（即前病毒）并长期潜伏。前病毒 DNA 可被激活而转录形成 RNA，其中一部分作为子代 RNA，另一部分成为 mRNA 翻译成病毒蛋白。最终装配成成熟的病毒颗粒，以出芽方式释放到细胞外。

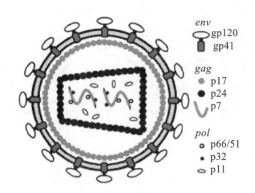

图 14-5　HIV 的结构模式图

　　HIV 仅感染具有表面分子 CD4 的 T 细胞、巨噬细胞,因此实验室常用新鲜正常人或患者自身 T 细胞培养病毒,H9、CEM 等 T 细胞株也可用于 HIV 的培养。病毒感染细胞后可形成不同程度的细胞病变。

　　3. 抵抗力　HIV 对热敏感,加热至 56 ℃约 30 min 即能灭活;对化学消毒剂敏感,如 0.5％次氯酸钠、0.3％过氧化氢、70％乙醇等作用 5 min 均可灭活病毒;但对紫外线、γ 射线不敏感,在室温下可存活 7 天。WHO 规定,HIV 消毒与灭活必须煮沸(100 ℃)20 min,或经高压蒸汽(103 kPa,121.3 ℃)灭菌处理 20 min。

　　(二) 临床意义

　　AIDS 首次报道于 1981 年,1984 年证实其病原为 HIV。因病毒最初分离于淋巴腺综合征的同性恋患者血清,曾称之为淋巴腺病相关病毒,此后分别又有人类嗜 T 细胞病毒Ⅲ型、AIDS 相关病毒之称。1986 年经国际病毒分类委员会将其统一命名为人类免疫缺陷病毒,俗称艾滋病病毒。HIV 是一种高度变异的病毒,病毒包膜糖蛋白的变异导致病毒对宿主细胞的亲嗜性和抗原性的改变。抗原性变异可逃避宿主免疫系统的清除作用,是形成慢性和持续性感染的主要原因,也是疫苗研制的主要障碍。

　　1. 传染源与传播途径　AIDS 传染源为 HIV 无症状携带者和 AIDS 患者,特别是前者。感染者的血液、精液、阴道分泌液、唾液、乳汁、脑脊液等均含有病毒。其主要传播途径包括:①性传播:主要传播方式,包括同性恋及异性恋间的性接触传播,生殖器患有性病(如梅毒、淋病)或溃疡时,会增加感染病毒的危险。②血液传播:通过输血或血液制品、器官或组织移植,HIV 污染的注射器及针头、口腔科器械、接生器械、外科手术器械,含 HIV 的精液进行人工授精、共用注射器静脉吸毒等,均可引起 HIV 的感染。③母婴传播:已受 HIV 感染的孕妇可通过胎盘,或分娩时通过产道,也可通过哺乳,将病毒传染给婴儿,其中哺乳传播的危险性高于胎盘传播。

　　2. 所致疾病　HIV 是获得性免疫缺陷综合征(AIDS)的病原体。HIV 选择性地侵犯 CD4$^+$细胞(主要为 Th 细胞),导致严重细胞免疫缺陷,还可出现体液免疫功能障碍和迟发型超敏反应减弱或消失等。HIV 破坏 CD4$^+$T 细胞的机制尚未完全阐明,可能机制包括:HIV 感染引起细胞融合,形成多核巨细胞,导致细胞溶解死亡;大量未整合的病毒 DNA,干扰细胞正常的生物合成;特异性 CTL(细胞毒 T 细胞)的直接杀伤作用或 ADCC 作用破坏靶细胞;病毒的某些抗原成分诱导自身免疫;病毒感染诱导 CD4$^+$T 细胞凋亡等。患者由于免疫功能特别是细胞免疫功能受损,抗感染能力明显降低,常发生机会感染及肿瘤。

　　3. 免疫性　人体感染 HIV 后,机体可产生多种高滴度的抗 HIV 抗体。这些抗体具有一定保护作用,在急性感染期可降低血清中病毒抗原量但不能清除体内病毒。HIV 感染也可刺激机体产生细胞免疫应答。特异性细胞免疫应答对杀伤 HIV 感染细胞和阻止病毒经细胞接触扩散有重要作用,但不能清除体内潜伏感染的细胞。因 HIV 的抗原性经常发生变异,从而逃避免疫应答对它的清除作用。

　　AIDS 是一种全球性疾病。由于 AIDS 具有惊人的蔓延速度和高致死性,故 WHO 和许多国家都已采取预防 HIV 感染的综合措施,主要包括:①广泛开展预防艾滋病的宣传教育,认识其严重危害性。取缔娼妓、抵制和打击吸毒行为。②建立 HIV 感染的监测网络,及时了解流行状况,控制疾病流行蔓延。③加强国境检疫,严防传入。④对献血员、器官捐献者和献精液者等必须进行 HIV 抗体的检测,确保其安全性。迄今为止,尚无理想的疫苗。AIDS 的治疗无特效药物,叠氮胸苷(AZT)、拉米夫定(3TC)等可在一定程度延缓疾病进程和延长生存时间。

（三）微生物学检验

HIV 的实验室检测方法包括 HIV 抗体、P24 抗原、HIV 病毒载量、$CD4^+$ T 细胞计数检测等。其中，HIV 抗体检测是 HIV 感染诊断的金标准，P24 抗原检测、HIV 病毒载量测定和 $CD4^+$ T 细胞计数是判断疾病进展、临床用药、疗效和预后的重要指标，病毒核酸检测可作为小于 18 月龄的婴儿 HIV 感染的辅助诊断。

1. 标本采集　可采集患者全血、血清、血浆、细胞、唾液、尿液等标本。一周内进行检测，可存放于 4 ℃，一周以上应存放于 −20 ℃，3 个月以上存放于 −70 ℃。筛查实验室检测的阳性样品应及时送确证实验室，阴性样品建议至少保存 1 个月；确证实验室收到的筛查阳性样品，无论确证结果如何，均应将剩余样品保存至少 10 年。

2. 检验方法

（1）抗体检测：HIV 抗体检测可用于诊断、血液筛查、监测等，按方法程序分为筛查试验（包括初筛和复检）和确证试验。

①筛查试验：主要方法有 ELISA、化学发光或免疫荧光试验，以及快速检测方法等。a. 初筛试验：ELISA 是最常用的 HIV 抗体的筛选办法，敏感性可达 99%；明胶颗粒凝集试验、免疫渗滤试验、免疫层析试验等，因简便快速，适用于应急检测、门诊急诊检测。初筛检测若呈阴性，则可报告 HIV 抗体阴性；若初筛呈阳性，则需进一步复检。b. 复检试验：对初筛阳性的样品，应使用原有试剂和另外一种不同原理（或厂家）的试剂进行复检，两种试剂复检均为阴性，则报告 HIV 阴性；若均阳性或一阴一阳，则送确证实验室进行确证检测。

②确证试验：主要方法有免疫印迹试验（WB）、放射免疫沉淀试验（RIPA）等，以免疫印迹试验最为常用。WB 是用聚丙烯酰胺凝胶电泳（PAGE）将 HIV 蛋白进行分离，再经电泳将不同蛋白条带转移到硝酸纤维素膜上，加入患者血清孵育后，用抗人球蛋白酶标抗体染色，就能测出针对不同结构蛋白的抗体，如抗 gp120、gp41、p24 抗体。本法敏感性和特异性均非常高，可同时测得各类 HIV 抗体。

（2）抗原检测：一般是指检测 HIV-Ⅰ P24 抗原，常用 ELISA 双抗体夹心法进行检测。P24 抗原通常出现于抗体产生之前，并在 HIV 感染的后期再度上升。P24 抗原检测可用于 HIV-Ⅰ 感染窗口期、HIV 抗体不确定或 HIV-Ⅰ 阳性母亲所生婴儿的鉴别诊断，还常用于细胞培养中 HIV 的测定、抗 HIV 药物疗效的检测及 HIV 感染者发展为艾滋病的动态观察。

（3）核酸检测：包括定性检测和定量检测，临床常用 HIV 病毒载量检测即测定感染者体内游离病毒的 RNA 含量。方法有 RT-PCR 技术、核酸序列扩增试验等。检测 HIV 基因，具有快速、高效、敏感和特异等优点，有助于预测疾病进程、评估治疗效果、指导治疗方案，也可作为 HIV 感染早期诊断的参考指标。

（4）病毒分离培养：从患者体内直接分离出 HIV 是感染的最直接证据。但病毒分离时间较长，对试验技术和条件要求较高，难以成为可行的常规检测手段，目前多用于 HIV 相关的科学研究。基本方法：将患者的淋巴细胞（或单核细胞、骨髓细胞等）与等量的非感染的淋巴细胞（预先用 PHA 刺激 3 天）混合后培养。大多数 HIV 感染者在培养的前 2 周可在上清液中检测到逆转录酶活性或可测到 P24，到 4 周时90% 以上的培养细胞出现 CPE。可用生化方法检测培养液中的逆转录酶活性，用免疫荧光法或 ELISA 法检测培养细胞中的 HIV 抗原。

（5）$CD4^+$ T 细胞计数检测：机体受 HIV 感染后，出现 $CD4^+$ T 细胞进行性减少、$CD4^+/CD8^+$ T 细胞值倒置现象，细胞免疫功能受损。运用流式细胞仪测定 $CD4^+$ T 细胞绝对值，可了解机体的免疫状态和病程进展、确定疾病分期和治疗时机、判断治疗效果和 HIV 感染者的临床并发症。

二、人类嗜 T 细胞病毒

人类嗜 T 细胞病毒（human T-cell lymphotropic virus，HTLV）是 20 世纪 80 年代初从人类 T 细胞白血病细胞中分离到的一种 RNA 病毒，属逆转录病毒科的 RNA 肿瘤病毒亚科，可在体外连续传代，并证实与人类 T 细胞白血病有病因学上的联系，遂命名为人类嗜 T 细胞病毒。

（一）生物学性状

电镜下两型 HTLV 呈球形,直径约 100 nm,病毒的核心是 RNA 和逆转录酶,最外层系病毒的包膜,其表面嵌有 gp120 等病毒糖蛋白,能与 CD4 结合而介导病毒的感染、入侵。内层有病毒结构蛋白层,内有两个 RNA 分子以共价键相连。HTLV 为单股 RNA 病毒,根据基因组及血清学反应可分为 HTLV-Ⅰ型和 HTLV-Ⅱ型,二者有 60%～70%的核苷酸序列同源。

（二）临床意义

两型 HTLV 均可通过其表面包膜糖蛋白与易感细胞的 CD4 分子结合而感染,受染细胞可发生转化而恶变,其机制尚不十分清楚。

HTLV-Ⅰ型可经输血、注射或性接触等传播,也可通过胎盘、产道或哺乳等途径垂直传播。HTLV-Ⅰ导致的成人 T 细胞白血病,在加勒比海地区、南美东北部、日本西南部以及非洲的某些地区呈地方性流行。我国也在部分沿海地区发现少数病例。HTLV-Ⅰ感染通常是无症状的,但受染者发展为成人 T 细胞白血病的概率约为 5%。CD4$^+$ T 细胞的恶性增生可呈急性或慢性,出现淋巴细胞数异常升高、淋巴结病、肝脾大的临床表现,也可见斑点、丘疹样小结和剥脱性皮炎等皮肤损伤。HTLV-Ⅰ也可引起热带痉挛性截瘫或 HTLV 相关性脊髓病,由慢性进行性神经系统紊乱引起,表现为两侧下肢无力、麻木、背痛,也可出现膀胱刺激症状。

在某些人群,HTLV-Ⅱ型的感染率较高,如注射药物使用者等,与 T-多毛细胞或巨粒细胞白血病等疾病相关。

成人 T 细胞白血病主要采取化疗,但对 HTLV-Ⅰ的抵抗效果不佳;AZT 和其他逆转录酶抑制剂能够有效地对抗细胞培养中的 HTLV-Ⅰ。预防 HTLV 感染的措施主要有:加强卫生知识的宣传,避免与患者的体液尤其是血液或精液等接触,对供血者可行 HTLV 抗体检测、保证血源的安全性等。在美国,1988 年起已开始对血库的血源做 HTLV-Ⅰ和 HTLV-Ⅱ的测定;强化对 HTLV 感染的监测,及时了解流行状况,采取应对措施;严格国境检疫,防止传入。目前尚无有效的疫苗可供预防。

（三）微生物学检验

病毒分离采用 PHA 处理的患者淋巴细胞,加入含 IL-2 的营养液培养 3～6 周,电镜观察病毒颗粒,并检测上清液逆转录酶活性,最后用免疫血清或单克隆抗体鉴定。抗体检测可用 ELISA 法、间接 IFA 和胶乳凝集法,也可用免疫印迹法和 PCR 法等检测抗原或病原体。血液中 HTLV-Ⅰ抗体的存在即可诊断为该病毒感染;而血液中异常淋巴细胞数量的大量增生,同时证实这些淋巴细胞中有 HTLV-Ⅰ DNA,则可支持成人 T 细胞白血病的诊断。

（郑丽平）

第五节　疱疹病毒

疱疹病毒(herpesvirus)是一类中等大小、结构相似、有包膜的 DNA 病毒。与人类有关的疱疹病毒称为人类疱疹病毒(human herpes virus,HHV),现已发现 114 种,根据其理化性质分为 α、β、γ 三个亚科,包括单纯疱疹病毒 1 型、单纯疱疹病毒 2 型、水痘-带状疱疹病毒、巨细胞病毒、EB 病毒等。其中与人感染有关的人疱疹病毒已发现有 8 种(表 14-5)。

表 14-5　常见人类疱疹病毒及所致疾病

亚科	常用名	正式命名	所致疾病
	单纯疱疹病毒 1 型	人类疱疹病毒 1 型	齿龈炎、唇疱疹、角膜炎、脑炎、脑膜炎
α 疱疹病毒	单纯疱疹病毒 2 型	人类疱疹病毒 2 型	新生儿疱疹、生殖器疱疹
	水痘-带状疱疹病毒	人类疱疹病毒 3 型	水痘、带状疱疹

续表

亚科	常用名	正式命名	所致疾病
β疱疹病毒	巨细胞病毒	人类疱疹病毒 5 型	巨细胞病毒感染、单核细胞增多症、间质性肺炎
	人类疱疹病毒 6 型	人类疱疹病毒 6 型	急性玫瑰疹、幼儿急疹、幼儿急性发热病
	人类疱疹病毒 7 型	人类疱疹病毒 7 型	急性玫瑰疹
γ疱疹病毒	EB 病毒	人类疱疹病毒 4 型	传染性单核细胞增多症、非洲儿童急性淋巴瘤、鼻咽癌
	人类疱疹病毒 8 型	人类疱疹病毒 8 型	卡波济(Kaposi)肉瘤

疱疹病毒的共同特征:①病毒为有包膜的球形颗粒,核心为双股线形 DNA 组成,蛋白衣壳为 20 面体立体对称,核心与衣壳构成核衣壳;②除 EB 病毒外,均能在人体二倍体细胞核内复制,并形成核内嗜酸性包涵体、多核巨细胞等细胞病变;③疱疹病毒可通过呼吸道、消化道、泌尿生殖道、胎盘等多种途径引起人体感染。

疱疹病毒可引起机体出现多种形式的感染:①增殖感染:病毒大量增殖,并破坏宿主细胞。②潜伏感染:病毒或病毒基因潜伏于宿主细胞,不增殖,一旦被激活,可转为增殖感染。③整合感染:病毒基因组一部分整合至宿主细胞的 DNA 中,导致细胞转化。④先天性感染:病毒经胎盘感染胎儿,可引起先天畸形。

一、单纯疱疹病毒

单纯疱疹病毒(herpes simplex virus,HSV)是疱疹病毒的典型代表,属于 α 疱疹病毒亚科,由于在感染急性期发生水疱性皮疹即所谓单纯疱疹(herpes simplex)而得名。

(一)生物学性状

1. 形态与结构 球形,直径 120~150 nm,核心为双股 DNA,病毒衣壳呈 20 面体立体对称,具有典型的疱疹病毒科病毒的形态特征。病毒外层是厚薄不均的被膜,最外层为典型的脂质双层包膜,包膜上有多种病毒特异性的糖蛋白刺突,其结构与病毒入侵有关。

2. 培养特性 HSV 对动物和组织细胞具有广泛的敏感性,可在多种细胞中增殖,常用原代新生兔肾、人胚肺、人胚肾、人羊膜等细胞培养。病毒感染细胞后,CPE 发展迅速,表现为细胞肿胀、变圆和产生嗜酸性核内包涵体。HSV 对动物的感染范围较广,常用的实验动物有家兔、豚鼠、小鼠等。由于接种途径不同,感染类型也不一样。如脑内接种引起疱疹性脑炎;角膜接种引起疱疹性角膜炎。HSV 的增殖周期短,需 8~16 h。其抵抗力较弱,易被脂溶剂灭活。

(二)临床意义

人是 HSV 唯一的自然宿主。传染源是患者和健康带毒者,主要通过直接密切接触和性接触传播。病毒可经口腔、呼吸道、生殖道黏膜和破损皮肤等多种途径侵入机体,孕妇生殖道疱疹可在分娩时传染新生儿。初次感染后,病毒多以一种非复制状态潜伏在宿主背侧根神经节的神经元细胞中,形成 HSV 潜伏感染。当机体抵抗力降低时,潜伏的 HSV 被激活而发病。HSV 有两个血清型,即 HSV-1 和 HSV-2。两种不同血清型 HSV 的感染部位及临床表现各不相同,HSV-1 初次感染的典型症状是疱疹龈口炎,口腔黏膜出现水泡样损伤,伴随发热和颌下淋巴结炎,并剧烈疼痛。当口腔黏膜再次感染该病毒时,会有溃疡出现。HSV-1 感染的其他症状有角膜炎、结膜炎、疱疹性甲沟炎等。HSV-2 侵及躯体腰以下部位,主要是生殖器,导致生殖器疱疹。有资料表明 HSV-2 与宫颈癌的关系密切。HSV 还可通过胎盘感染,引起胎儿流产、畸形、智力低下等先天性疾病。

(三)微生物学检查

1. 标本采集 可采集水疱液、唾液、脑脊液、眼角膜刮取物、阴道棉拭子等标本。

2. 检验方法

(1)分离培养:标本接种人胚肾、人羊膜或兔肾等易感细胞,HSV 引起的 CPE 常在 2~3 天后出现,特点是细胞肿胀、变圆、折光性增强和形成融合细胞等。对出现 CPE 的病毒用免疫组化染色等方法做进一步鉴定和分型。

（2）其他检验方法：将宫颈黏膜、皮肤、口腔、角膜等组织细胞涂片后，用特异性抗体做间接免疫荧光或免疫组化染色来检测病毒抗原；Wright-Giemsa 染色镜检，如发现核内包涵体及多核巨细胞，可考虑 HSV 感染。此外，原位核酸杂交和 PCR 法可检测 HSV DNA；DNA 酶切图谱也可做 HSV 鉴定和型别分析。

HSV 抗体测定对临床诊断意义不大，仅用于流行病学调查，常用方法为 ELISA。

二、水痘-带状疱疹病毒

水痘-带状疱疹病毒（varicella-zoster virus，VZV）是水痘或带状疱疹的病原体，在儿童初次感染时引起水痘，恢复后病毒潜伏在体内，少数人在青春期或成年后复发则表现为带状疱疹，故称为水痘-带状疱疹病毒。

（一）生物学性状

VZV 的形态结构与 HSV 相似，具有典型的疱疹病毒科形态与结构和独特的核心与包膜糖蛋白。病毒包膜糖蛋白有助于病毒对易感细胞的吸附与穿入，也是刺激机体产生特异性抗病毒免疫应答的物质基础。该病毒只有一个血清型，与 HSV 的糖蛋白抗原有交叉反应。

人原代细胞和人二倍体细胞是分离培养 VZV 最敏感的细胞。病毒在细胞中增殖后可形成典型的核内包涵体。与 HSV 相比，VZV 产生的 CPE 较局限，且扩散缓慢，释放于培养液中的病毒少，因此用感染细胞比细胞培养液更适合病毒的传代培养。

实验动物及鸡胚对本病毒均不敏感，只在人或猴成纤维细胞中增殖，缓慢地引起局灶性 CPE。受感染的细胞可产生嗜酸性核内包涵体和形成多核巨细胞。

（二）临床意义

人是 VZV 的唯一自然宿主，靶组织主要为皮肤。VZV 引起的水痘和带状疱疹多发于冬春季节，潜伏期为 11～21 天，传染源主要是患者，主要传播途径是呼吸道，也可通过与水痘、疱疹等皮肤损伤部位的接触而传播。入侵病毒先在局部淋巴结增殖后，进入血流到达网状内皮系统组织大量增殖，病毒再次入血形成第 2 次病毒血症，随血流散布到全身。

1. 水痘　一种常见的儿童传染病，属于 VZV 的原发性感染，病毒经呼吸道、口腔黏膜、结膜、皮肤等处侵入机体后，在局部黏膜组织短暂复制，经血液和淋巴液播散至肝、脾等组织，并随血液向全身扩散，尤其是皮肤、黏膜，导致水痘。临床表现为全身皮肤出现丘疹、水痘及脓疱疹，并在发疹初期伴有轻度发热、乏力、头痛等全身性的前驱症状。皮疹分布呈向心性，躯干比面部和四肢多。水痘消退后，不留瘢痕，病情一般较轻，但偶可并发间质性肺炎和感染后脑炎。免疫功能缺陷、白血病、肾脏病及使用皮质激素、抗代谢药物的水痘患儿，易发展成为严重的涉及多器官的致死性感染。

成人水痘症状较重，且常伴发有弥散性结节性肺炎，病死率高达 10%～40%。

2. 带状疱疹　仅发生于曾患过水痘的成年人和老年人，儿童期患水痘康复后，体内存在的病毒不能全部被清除，少量病毒可潜伏于脊髓后根神经节或颅神经的感觉神经节部位。当机体免疫力下降或受到某些刺激，如药物、发热、受冷、机械压迫、X 光照射时，可诱发潜伏的 VZV 的复活，活化的病毒沿感觉神经纤维轴索到达所支配的皮肤细胞内增殖，发生疱疹，排列呈带状，故称带状疱疹。疱液内含大量感染性病毒颗粒，伴随的疼痛十分严重，可达数周以上。本病多见于成年人，特别是 40 岁以上的成年人。一年四季皆可发生，散发，不引起流行。

儿童患水痘后，机体可产生持久的特异性细胞免疫和体液免疫，极少再患水痘。细胞免疫在带状疱疹的发生发展中起重要作用，特异性的循环抗体能防止病毒的再感染，但对潜伏在神经节内的病毒无效。VZV 减毒活疫苗免疫接种可以有效地预防或限制水痘感染和流行。

（三）微生物学检查法

依据临床症状和皮疹特点，即可对水痘和带状疱疹做出诊断，一般不需做实验室诊断。症状不典型或者特殊病例可辅以实验手段。刮取疱疹病损基部细胞涂片可观察到细胞内包涵体和多核巨大细胞等

VZV 感染的特征性病变;荧光抗体染色检测皮损细胞内的病毒抗原被视为最佳快速诊断方法;原位杂交或 PCR 也可用于组织或体液中 VZV 或其成分的检测。

（郑丽平）

第六节　其他病毒及朊粒

一、流行性乙型脑炎病毒

流行性乙型脑炎病毒(epidemic encephalitis type B virus)简称乙脑病毒,是流行性乙型脑炎(简称乙脑)的病原体。1935 年日本学者首先从因脑炎死亡患者的脑组织中分离到该病毒,故国际上又称日本脑炎病毒(JEV)。该病毒经蚊媒传播,流行呈明显的季节性,主要在夏秋季流行,乙脑属于自然疫源性疾病。

（一）生物学性状

乙脑病毒为球形,直径 35～50 nm,病毒基因组为单股正链 RNA,衣壳呈 20 面体立体对称。有包膜,表面有糖基化蛋白 E(即病毒血凝素)和非糖基化蛋白 M。E 蛋白能介导病毒的吸附,还具有抗原性,可产生中和性抗体。

乳鼠对乙脑病毒敏感,经脑内接种 3～5 天后,表现为神经系统兴奋性增高、肢体痉挛,最后因麻痹而死亡,脑组织中含有大量病毒。病毒也可在地鼠肾、幼猪肾等原代细胞中培养;病毒在 C6/36 蚊传代细胞中增殖,产生明显的 CPE。

乙脑病毒对乙醚、氯仿等脂溶剂敏感,不耐热,56 ℃ 30 min 或 100 ℃ 2 min 即可被灭活。对低温、干燥抵抗力强,感染病毒的脑组织于 50% 甘油缓冲盐水中储存在 4 ℃,其病毒活力可维持数月,冷冻干燥后在 4 ℃ 冰箱中可保存数年。

（二）临床意义

我国除西部地区外大部分地区均有乙脑流行,病毒经三带喙库蚊传播,猪是主要的中间宿主。蚊虫叮咬猪、牛、羊等牲畜使病毒在蚊和动物间循环,当带病毒的蚊虫叮咬人时可引起人感染致病。人对乙脑病毒普遍易感,病毒侵入机体后大多数人表现为顿挫感染,极少数患者(主要是儿童)由于血脑屏障发育不完善,病毒可侵入脑组织生长引起脑实质和脑膜炎症,常表现高热、剧烈头痛、呕吐、惊厥抽搐等症状,病死率高达 10%～40%,幸存者 5%～20% 可留有痴呆、失语、瘫痪等不同程度的后遗症。隐形感染者或者病后可获得持久免疫力。

防蚊、灭蚊和易感人群的预防接种是预防本病的关键。通常在病毒感染开始流行前 1 个月进行疫苗接种,重点接种对象是 10 岁以下儿童和来自非流行区的易感人群。

（三）微生物学检验

1. 标本采集　血液、脑脊液、尸检脑组织等。

2. 检验方法

（1）分离培养与鉴定:培养乙脑病毒可用 C6/36、BHK-21 等细胞,以 C6/36 最常用。常用鹅血红细胞吸附试验、乙脑病毒单克隆抗体免疫荧光试验等方法检测培养结果。病毒分离培养还可以采用乳鼠脑内接种的方法,但敏感性低于细胞分离法。

（2）血清学检查:用免疫荧光技术和 ELISA 检测发病初期患者血液及脑脊液中乙脑抗原,阳性结果有早期诊断意义。人感染乙脑病毒后 5～7 天即出现特异性 IgM 抗体,用 ELISA、免疫荧光技术等检测血清中特异性抗体,有诊断价值。

（3）分子生物学技术检测:采用 RT-PCR 检测病毒核酸片段,有较高的特异性和敏感性,特别适用于抗体尚未阳转患者的早期快速诊断。

二、登革热病毒

登革热病毒(dengue virus)是登革热、登革出血热的病原体,登革热是以伊蚊为主要传播媒介的急性传染病,流行呈明显的季节性,在热带、亚热带地区,以及我国广东、广西、海南等地均有发生。

(一)生物学性状

形态结构与乙脑病毒相似,但体积较小,17～25 nm。有 4 个血清型,各型病毒间有交叉抗原。病毒可在白纹伊蚊的传代细胞 C6/36 或地鼠肾细胞中培养。乳鼠脑内接种可表现以迟缓性麻痹为主的脑炎,最终导致死亡。对氯仿、乙醚、胆盐等敏感,50 ℃ 30 min 或 54 ℃ 10 min 可被灭活,紫外线、超声波均可灭活病毒。病毒在 pH 7～9 最稳定,4 ℃条件下传染性可保持数周。

(二)临床意义

自然情况下,登革热病毒储存于人和猴体内,以伊蚊为传播媒介。病毒进入机体后可在毛细血管和单核巨噬细胞内增殖,然后经血流播散,引起发热、头痛、肌痛和关节酸痛、淋巴结肿大及皮肤出血、休克等。临床上可出现登革热和登革出血热或登革休克综合征。人感染病毒后,机体可产生相应抗体。

(三)微生物学检测

1. 标本采集　可取患者血清、血浆、白细胞,死亡患者的肝、脾等标本,低温下保存,快速送检。

2. 检验方法

(1)病毒分离培养:采集患者发病初期血清接种于白纹伊蚊 C6/36 株细胞培养 5～7 天,直接检查病毒;白纹伊蚊胸腔接种,28～30 ℃培养 8～10 天后,取蚊脑及涎腺涂片或直接用蚊头压碎涂片,用免疫荧光技术检测;或采用 1～3 天龄乳鼠脑内和腹腔接种,饲养观察 21 天,如出现行动迟缓、共济失调、抽搐等表现,说明可能有病毒增殖。

(2)抗原检测:用 ELISA 法、免疫荧光法、放射免疫法等检测标本中病毒抗原。

(3)抗体检测:应用 ELISA、补体结合试验、免疫荧光法等检测病毒抗体,双份血清抗体效价增高 4 倍以上有诊断意义;检测血清中特异性 IgM 抗体,可早期诊断登革热。

(4)核酸检测:用核酸杂交、RT-PCR 等检测方法,进行病毒核酸和型别鉴定。

三、狂犬病病毒

狂犬病病毒(rabies virus,RV)属于弹状病毒科狂犬病毒属,是引起狂犬病的病原体。

(一)生物学性状

狂犬病病毒是有包膜的单股负链 RNA 病毒,外形呈弹状,一端钝圆,一端平凹,大小为(60～85) nm ×(100～300) nm。衣壳呈螺旋对称,包膜表面有糖蛋白刺突,刺突与病毒感染性和毒力有关。

狂犬病毒的动物宿主范围较为广泛,包括犬、猫和狼等多种动物。该病毒对神经组织具有较强的亲嗜性。在易感动物或人的中枢神经细胞中增殖时,可在胞浆内形成圆形或椭圆形的嗜酸性包涵体,称内基小体(Negri body),具有诊断价值。

该病毒抵抗力不强,对热、紫外线、干燥敏感,易被乙醇、乙醚、碘酒以及氧化剂和表面活性剂等灭活。肥皂水对病毒亦有灭活作用。于 4 ℃可保存一周,如置 50％甘油中于室温下可保持活性 1 周。

(二)临床意义

狂犬病毒主要在家畜(如犬、猫等)及野生动物(如狼、狐狸等)中传播。患病动物和带毒动物的唾液中含有病毒,人被其咬伤易感染,潜伏期一般为 1～3 个月。病毒可经伤口侵入人体并在伤口局部增殖,增殖的病毒进入周围神经并沿传入神经轴索和其外间隙上行,经背根节和脊髓至中枢神经系统,病毒在神经细胞内大量增殖损伤脑干和小脑等中枢神经系统。此后,病毒又经传出神经播散至唾液腺及其他组织。因迷走神经核、舌咽神经核、舌下神经核损伤,可出现呼吸肌、舌咽肌痉挛而表现出呼吸困难和吞咽困难等症状,甚至闻水声即引起痉挛发作,故有恐水症之称;脊髓等处损伤则导致各种瘫痪;交感神经可因病毒感染的刺激而使唾液腺和汗腺分泌增加。上述兴奋性表现经 3～5 天后转入麻痹状态,最后出现昏迷,因呼吸及循环系统衰竭而死亡。

患者病后或预防接种狂犬病疫苗可获得特异性免疫力。

（三）微生物学检验

1. 标本采集 患者唾液、脑脊液或死后脑组织。

2. 检验方法

（1）直接镜检:取脑组织切片镜下查内基小体。

（2）分离培养:标本接种敏感动物或鼠神经母细胞瘤细胞,以分离病毒。但需时长、阳性率低。

（3）抗原检查:应用免疫荧光方法和免疫酶技术检测患者唾液或某些组织标本中的病毒抗原。

（4）核酸检查:通过 RT-PCR 法扩增病毒的 RNA,此法敏感、快速,特异性高。

四、人乳头瘤病毒

人乳头瘤病毒(human papilloma virus,HPV),归类于乳多空病毒科的乳头瘤病毒属,是引起皮肤、黏膜的寻常疣、扁平疣和尖锐湿疣(生殖器疣/性病疣)的病原体,并与宫颈癌的发生有密切关系。

（一）生物学性状

HPV 系无包膜球形病毒,球形,直径 52～55 nm,双链环状 DNA 病毒,无包膜,衣壳呈二十面体对称。根据分子杂交法分析 HPV 有 100 多个型别。HPV 对皮肤及黏膜上皮细胞具有亲嗜性,可在核内增殖形成包涵体。目前 HPV 尚不能在组织细胞中培养。

（二）临床意义

人是 HPV 的唯一自然宿主,可通过直接接触、性接触和母婴垂直传播等方式感染,病毒感染仅停留于局部皮肤和黏膜中,不产生病毒血症。不同的型别 HPV 侵犯的部位和所致疾病不同,主要引起人体皮肤黏膜的鳞状上皮增殖。主要表现为寻常疣、生殖器疣(尖锐湿疣)等症状,也与宫颈癌有关。HPV 感染后机体可产生特异性抗体,但该抗体并无保护作用。机体的细胞免疫与抗 HPV 感染相关,细胞免疫功能低下者易发此病。

（三）微生物学检验

1. 标本采集 疣体表面脱落细胞、生殖道分泌物。

2. 检验方法 典型的疣或乳头瘤易于诊断,症状不明显时必须通过组织学、电镜、免疫学及核酸检测等方法进行鉴定。

五、朊粒

朊粒(prion)又称传染性蛋白粒子,是人和动物传染性海绵状脑病的病原体。其本质为正常基因编码的一种构象异常的蛋白质,亦称朊粒蛋白(prion protein,PrP)。

（一）生物学性状

朊粒无病毒体结构,以朊粒蛋白(PrP)的形式存在于病变组织中。可滤过 5 nm 或更小的滤膜。从感染动物脑组织提纯的朊粒,是具有抵抗蛋白酶消化作用的、分子质量为 27～30 kD 的疏水性糖蛋白,称之 PrPSC。正常人和动物神经细胞也能够表达一种与 PrPSC 类似的 PrP 前体分子,命名为 PrPC,分子质量为 33～35 kD。PrPC 分布于正常细胞表面,对蛋白酶敏感,其功能尚不清楚。PrPSC 和 PrPC 的氨基酸一级结构相似,但空间结构(图 14-6)、对蛋白酶 K 的抗性、致病性等方面存在明显差异。

朊粒抵抗力强,能抵抗强碱、甲醛、乙醇、蛋白酶、紫外线和电离辐射等,经 202 kPa、134 ℃、2 h 高压灭菌处理才能将其彻底灭活。对酚类、漂白剂、丙酮和乙醚等敏感。

（二）临床意义

朊粒主要引起人和动物致死性中枢神经系统慢性退行性疾病,多以食物链、密切接触或医源性感染等方式传播。病毒感染后潜伏期长,一旦发病即呈慢性、进行性发展,并以死亡而告终。主要的病理学特征为脑皮质神经细胞空泡变性和缺失、角质细胞增生、脑皮质疏松呈海绵状并有淀粉样斑块形成。临床

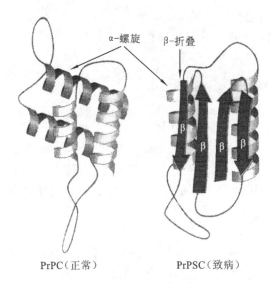

图 14-6　PrPC(左)和 PrPSC(右)

表现主要为痴呆、共济失调、眼球震颤和癫痫等。朊粒引起的人类疾病有库鲁病、克-雅病和致死性家族失眠症等;引起的动物疾病有羊瘙痒病、疯牛病等。

（三）微生物学检验

1. 标本采集　脑脊液、脑组织。

2. 检验方法

（1）神经病理学检查:标本经 HE 染色或 PAS 染色后可见海绵样病变稀疏地分布于整个大脑皮层,神经元消失,星状细胞增生,典型病变为融合性海绵状空泡,周围有大量淀粉样斑块,此为朊粒特异性标志。

（2）免疫学检查:患者脑组织经蛋白酶消化去除正常细胞的 PrPC 后,通过斑点免疫或蛋白免疫印迹检测 PrPSC。取病变神经组织细胞或外周血白细胞,荧光抗体染色也可用于朊粒的定位检查。

（3）基因分析法:测定第 20 号染色体短臂上的 PrP 基因序列,是诊断家族性朊粒病的有效方法。

（陈湘莲）

小 结

呼吸道感染病毒是指一大类通过呼吸道引起感染的病毒,可导致呼吸道局部感染或呼吸道以外的组织器官病变。常见的有流行性感冒病毒、腮腺炎病毒、麻疹病毒、风疹病毒、冠状病毒等。

流感病毒是流感的病原体,包括甲、乙、丙三型。甲型流行性感冒病毒包膜上的 HA 和 NA 两种刺突容易发生变异,是该病毒容易引起大规模流行的重要原因。禽流感病毒是流感病毒的一种,主要感染禽类,但发生变异后也可感染人类,如 H7N9。麻疹病毒是麻疹和亚急性硬化性全脑炎(SSPE)的病原体,腮腺炎病毒是流行性腮腺炎的病原体,SARS 冠状病毒是严重急性呼吸综合征的病原体。

肠道病毒主要通过粪-口途径传播,经消化道感染,在肠外发病。儿童及抵抗力低下者易感,夏秋季易发生流行。最常见的肠道病毒主要脊髓灰质炎病毒、柯萨奇病毒、埃可病毒、轮状病毒和肠道腺病毒等。此类病毒具有病毒体,呈球形,核心为单股正链 RNA,无包膜,耐乙醚,对热、紫外线较敏感,经粪-口途径传播,临床表现多样化等共同特征。

肝炎病毒是以侵害肝细胞为主的一组病原体,人类肝炎病毒常见的主要有 HAV、HBV、HCV、HDV 和 HEV。

HAV 主要通过粪-口途径传播致甲型肝炎,微生物检查以测定抗-HAV IgM 为主。HBV 有大球形颗粒、小球形颗粒和管型颗粒三种形态,其中大球形颗粒是具有感染性的完整病毒颗粒。传染源主要是无症状携带者和患者,可通过血液、性接触和母婴途径传播致乙型肝炎。接种乙肝疫苗可有效预防乙型肝炎。目前主要用血清学方法检测 HBsAg、抗-HBs、HBeAg、抗-HBe 及抗-HBc(俗称"两对半"),以辅助诊断乙型肝炎。HCV 是输血后肝炎的主要病原体,用 ELISA 法检测抗-HCV,可过筛献血员、诊断或鉴别诊断丙型肝炎及评价疗效。HDV 是一种缺陷病毒,必须在 HBV 或其他嗜肝 DNA 病毒辅助下才能复制。HEV 主要以粪-口途径传播,通过污染水源可导致暴发流行。

人类免疫缺陷病毒(HIV)是获得性免疫缺陷综合征(AIDS 或艾滋病)的病原体,主要通过性接触传播、血液传播和垂直传播等方式传播。病毒感染后,主要破坏机体的免疫功能,可导致患者罹患机会感染或恶性肿瘤等。临床主要通过 HIV 抗体检测、P24 抗原检测、HIV 病毒载量测定、CD4$^+$ T 细胞计数检测等方法进行诊断。

单纯疱疹病毒和水痘-带状疱疹病毒是常见的人类疱疹病毒,主要通过呼吸道、泌尿生殖道等多种途径侵入人体,引起唇疱疹、生殖器疱疹、水痘、带状疱疹等感染。感染的特征是初次感染后会建立潜伏感染,病毒在宿主体内长期持续存在,一旦机体免疫力减弱,病毒就可能再度复制引起复发感染。

乙型脑炎病毒主要通过蚊子传播并引起乙脑,登革热病毒主要引起登革热和登革出血热,两者都可以通过带病毒的节肢动物叮咬而引起感染。轮状病毒是引起婴幼儿急性腹泻最常见的病原体,主要通过粪-口途径感染,可通过 ELISA 双抗夹心法进行快速诊断。狂犬病毒主要侵犯中枢神经细胞,引起狂犬病,病死率高。尖锐湿疣又称生殖器疣,是由人乳头瘤病毒感染的一种性传播疾病。朊粒是一类特殊的感染性蛋白质颗粒,不含核酸,主要引起人和动物的慢性、进行性、退化性和致死性的中枢神经系统病变,即传染性海绵状脑病。免疫组化技术、免疫印迹技术是确认病毒感染、诊断朊粒病的最常用方法。

能力检测

1. 为什么流感病毒易造成世界性大流行?
2. 乙型肝炎病毒抗原成分有哪些?血清学检查的指标有哪些?都有何意义?
3. 简述 HIV 的传染源和传播途径及常用检测手段。
4. 简述呼吸道病毒、肠道病毒的主要特征。

第三篇

其他微生物及检验

第十五章　真菌及检验

真菌（fungus）是一种真核细胞型微生物。细胞结构比较完整，有细胞壁与典型细胞核，不含叶绿素，无根、茎、叶的分化。少数为单细胞，大多数为多细胞。种类繁多，有 10 万多种，多数对人类有益无害，广泛用于生产，如酿酒、制备抗生素、提供中草药药源（如灵芝、茯苓、冬虫夏草等）。对人类致病的有 300 余种，包括浅部真菌和深部真菌，前者侵犯皮肤、毛发、指甲，慢性发病，对治疗有顽固性，但影响身体较小；后者可侵犯全身内脏，严重的可引起死亡。此外有些真菌寄生于粮食、饲料、食品中，能产生毒素引起中毒性真菌病。近年来，由于 AIDS 流行、肿瘤和慢性消耗性疾病等导致人群免疫力下降，抗生素滥用引起菌群失调等原因，真菌感染明显上升。

第一节　真菌的生物学性状

一、真菌的形态与结构

真菌比细菌大几倍甚至几十倍，用普通光学显微镜的低倍或高倍镜就能看见；真菌形态呈多样性；细胞壁主要由多糖（75%）与蛋白质（25%）组成，不含肽聚糖。因缺乏肽聚糖，故真菌不受青霉素或头孢菌素的作用。

真菌按其形态、结构可分为单细胞真菌和多细胞真菌两大类。

（一）单细胞真菌

单细胞真菌呈圆形或卵圆形，常见于酵母菌或类酵母菌。对人致病的主要有新型隐球菌和白假丝酵母菌。这类真菌以出芽方式繁殖，芽生孢子成熟后脱落成独立个体。

（二）多细胞真菌

多细胞真菌又称霉菌或丝状菌，由菌丝和孢子组成。

1. **菌丝**　真菌在条件适宜时由孢子长出芽管，逐渐延长呈丝状，称菌丝（hypha）。菌丝又可长出许多分枝，交织成团称菌丝体。

菌丝按功能可分为：①营养菌丝：菌丝深入被寄生的物体或培养基中，吸收与合成营养以供生长。②气生菌丝：菌丝向空间生长。③生殖菌丝：能产生孢子的气生菌丝。

菌丝按结构可分为：①无隔菌丝：菌丝中无横隔分段，整条菌丝就是一个细胞，在一个细胞内可含有许多核。②有隔菌丝：大部分真菌的菌丝在一定间距形成横隔，称隔膜，将菌丝分成一连串的细胞。隔膜中有小孔,可允许胞质流通。

菌丝有多种形态,如螺旋体状、球拍状、结节状、鹿角状和破梳状等。不同种类的真菌有不同形态的菌丝,故菌丝形态有助于鉴别菌种(图15-1)。

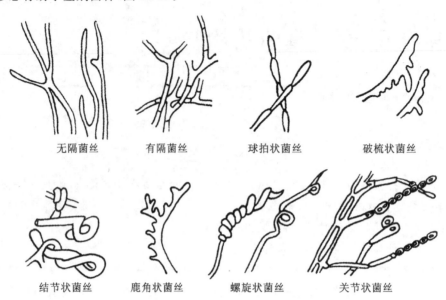

无隔菌丝　　　　有隔菌丝　　　　球拍状菌丝　　　　破梳状菌丝

结节状菌丝　　　鹿角状菌丝　　　螺旋状菌丝　　　关节状菌丝

图15-1　真菌的各种菌丝形态

2. 孢子　孢子(spore)是真菌的繁殖结构,一条菌丝上可长出多个孢子。在适宜的环境下,孢子又可发芽形成菌丝。真菌孢子的抵抗力、形态、位置及作用等均与细菌的芽胞不同,其区别见表15-1。

表15-1　真菌孢子与细菌芽胞的区别

区别要点	真菌孢子	细菌芽胞
数目	一条菌丝可以产生多个孢子	一个细菌只能产生一个芽胞
形态	形状多样性	圆形或椭圆形
位置	可在细胞内和细胞外形成	只能在细胞内形成
作用	为繁殖方式之一	不是繁殖方式
抵抗力	不强,60~70 ℃短时间即死	强,煮沸短时间不死

真菌孢子分有性孢子与无性孢子两种。有性孢子是由同一菌体或不同菌体上的2个细胞融合经减数分裂形成。无性孢子是生殖菌丝上的细胞分化或出芽生成。病原性真菌大多形成无性孢子。无性孢子根据形态可分为分生孢子、叶状孢子和孢子囊孢子(图15-2)。

(1) 分生孢子:由生殖菌丝末端的细胞分裂或收缩形成,也可在菌丝侧面出芽形成。按其形态和结构又可分两种:①大分生孢子:体积较大,由多个细胞组成,常呈梭状、棍棒状或梨状。其大小、细胞数和颜色是鉴定的重要依据。②小分生孢子:较小,1个孢子只有1个细胞。真菌都能产生小分生孢子,其诊断价值不大。

(2) 叶状孢子:由菌丝内细胞直接形成。包括:①芽生孢子:由菌丝体细胞出芽生成,常见于假丝酵母菌与隐球菌。一般芽生孢子长到一定大小即与母体脱离,若不脱离则形成假菌丝。②厚膜孢子:菌丝内胞质浓缩,胞壁增厚,在不利环境中形成,抵抗力增大。当环境有利时,厚膜孢子又可出芽繁殖。③关节孢子:在陈旧的培养物中,菌丝细胞壁变厚,形成长方形的节段,呈链状排列。

(3) 孢子囊孢子:菌丝末端膨大成孢子囊,内含许多孢子,孢子成熟则破囊而出,如毛霉、根霉等。

二、真菌的繁殖与培养

(一) 繁殖方式

真菌通过营养阶段之后,便进入繁殖阶段,经过繁殖产生许多新个体。真菌的繁殖方式通常分为有性繁殖和无性繁殖两类。致病性真菌多是无性繁殖,主要有四种形式:①芽管繁殖:有些真菌的孢子可萌

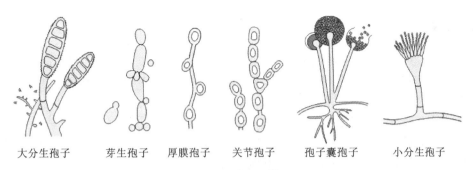

| 大分生孢子 | 芽生孢子 | 厚膜孢子 | 关节孢子 | 孢子囊孢子 | 小分生孢子 |

图 15-2 真菌的无性孢子

发芽管,芽管延长后形成菌丝。②分裂繁殖:类似细菌的繁殖方式,即营养细胞分裂产生子细胞,如裂殖酵母菌以母细胞一分为二的方式繁殖。③出芽繁殖:母细胞出"芽",每个"芽"成为一个新个体,酵母菌属的无性繁殖就是这种类型。④生隔繁殖:有些分生孢子在分生孢子梗某一阶段形成一横隔,原生质浓缩后形成一个新的孢子,该孢子又可再独立进行繁殖。还有的真菌可通过菌丝体的断裂片段产生新个体,实验室"转管"接种便是利用这一特点来繁殖菌种。

(二)培养特性

真菌的营养要求不高,常用沙保弱培养基进行培养。皮肤癣菌在此培养基上生长较慢,常需 1～4 周,分离时常在培养基中加一定量的放线菌酮和氯霉素,前者用以抑制污染真菌,后者用以抑制细菌的生长。有些病原性真菌,如白假丝酵母菌、新型隐球菌等加放线菌酮即不能生长,宜用无抗生素的血琼脂平板,见有生长后移种沙保弱培养基。

培养真菌最适宜的 pH 值是 4.0～6.0,浅部感染真菌的最适温度为 22～28 ℃。但某些深部感染真菌一般在 37 ℃中生长最好。培养真菌需较高的湿度与氧。在沙保弱培养基上,不同种类的真菌可形成三种菌落。

1. 酵母型菌落 酵母型菌落是单细胞真菌的菌落形式,菌落光滑湿润,柔软而致密,与一般细菌相似,如新型隐球菌及酵母菌多产生此种菌落。

2. 酵母样菌落 外观性状同酵母型菌落,但可见伸入培养基中的假菌丝,它是由伸长的芽生孢子形成,如白色假丝酵母菌菌落。

3. 丝状菌落 丝状菌落是多细胞真菌的菌落形式,由许多疏松菌丝体构成。菌落呈絮状、绒毛状或粉末状。菌落的正背两面可显出各种不同的颜色。丝状菌落的这些特征,可作为鉴别真菌的依据之一。真菌有从中心向四周等距离生长形成圆形菌落的倾向,所以临床上由丝状菌感染引起的体癣、股癣、叠瓦癣等皮损表现为环形或多环形。

三、真菌的变异性与抵抗力

(一)变异性

真菌是易发生变异的一类微生物,在培养基上多次人工传代或培养时间过久,其形态结构、菌落性状、色素甚至毒力都可发生改变:①形态结构的变异:如初次从患者皮损中分离的皮肤真菌可看到该真菌所特有的菌落外观、颜色及大小、小分生孢子,但经过几代培养后,上述各种特性都可以消失而难以区别;新型隐球菌也可由于几代培养后而使荚膜消失。②菌落变异:如白假丝酵母菌长时间传代培养,细胞逐渐伸长成为假丝,菌落外观变粗糙;絮状表皮癣菌多次传代培养后菌落颜色减退或消失,表面气生菌丝增多。③抗药性变异:真菌突变可引起的胞嘧啶通透酶、胞嘧啶脱氢酶、尿苷-磷酸焦磷酸化酶三者的任何一个酶变异,都能使真菌产生耐药性。

(二)抵抗力

真菌对干燥、阳光、紫外线及一般消毒剂有较强的抵抗力,但不耐热,60 ℃ 1 h 菌丝和孢子均被杀死。其对 2%石炭酸、2.5%碘酒、0.1%升汞或 10%甲醛溶液较敏感,对常用于抗细菌感染的抗生素均不敏感。灰黄霉素、制霉菌素 B、克霉素、酮康唑、伊曲康唑等对多种真菌有抑制作用。

四、真菌的致病性

至今对真菌致病性研究仅限于少数几种真菌。不同的真菌可通过下列几种形式致病。

1. 致病性真菌感染　主要为外源性真菌感染，可引起皮肤、皮下组织和全身性真菌感染，如各种癣症、皮下组织真菌感染等。

2. 条件致病性真菌感染　主要为内源性感染，如假丝酵母菌、曲霉菌、毛霉菌。这类真菌致病力不强，只有在机体免疫力降低时发生。肿瘤、糖尿病、免疫缺陷病，长期使用广谱抗生素、皮质激素、免疫抑制剂，进行放射治疗或在应用导管、手术等过程中易伴发这类感染。

3. 真菌超敏反应性疾病　过敏体质者当接触、吸入或食入某些真菌的菌丝或孢子可引起各类超敏反应，如荨麻疹、变应性皮炎、哮喘、过敏性鼻炎等。

4. 真菌性中毒症　粮食受潮霉变，人食用后摄入真菌或其产生的毒素后可引起急、慢性中毒，称为真菌性中毒症。病变多样，因毒素而异。有的引起肝、肾损害，有的引起血液系统变化，有的作用于神经系统引起抽搐、昏迷等症状。

5. 真菌毒素与肿瘤的关系　近年来不断发现有些真菌产物和肿瘤有关，其中研究最多的是黄曲霉毒素。黄曲霉毒素是一种双呋喃氧杂萘邻酮衍化物，毒性很强，小剂量即有致癌作用。在肝癌高发区的花生、玉米等粮油作物中，黄曲霉毒素污染率很高，含量可高达 1×10^{-6}。大鼠试验饲料中含 0.15×10^{-6} 即可诱发肝癌。

第二节　真菌感染的常规检验方法

真菌的临床实验室检查一般包括标本采集、直接镜检、染色镜检、分离培养、生化反应及免疫学试验等，以直接镜检和分离培养最重要。

一、标本采集

不同真菌感染应采取不同的临床标本。浅部真菌感染可以采集毛发、皮屑、指（趾）甲屑、痂等，标本在分离前常先用75%的乙醇消毒。深部真菌感染的检查可取痰、尿液、口腔或阴道分泌物、脑脊液、各种穿刺液和活检组织等。采集标本时应注意无菌操作。采集标本后应及时转运至实验室进行检查，一般不超过 2 h，以免标本变质污染。标本须在用药前采集，对已用药者则需停药一段时间后再采集标本。①毛发：取脆而无光泽、病损处毛发，多在 366 nm 灯泡照射下发荧光。②皮屑：70%乙醇消毒后用外科小刀轻轻刮取。③口腔黏膜：无菌棉拭子。④脓液及渗出物：注射器抽取。⑤痰：清晨收集。⑥血液或体液：抗凝血 5～10 mL；脑脊液 5 mL；胸腔积液不少于 20 mL。⑦阴道及宫颈分泌物：无菌棉拭子。⑧活组织或尸检标本。

二、检验程序

真菌的检验程序见图 15-3。

三、检验方法

（一）直接镜检法

直接镜检法是最简单也是很有价值的实验室诊断方法。其优点在于简便、快速，无菌部位的阳性结果可直接确定真菌感染。但是除了少数真菌外，多数不能确定其种类。由于阳性率较低，阴性结果亦不能排除诊断，有时需反复检查或做其他方法检查以进一步确定。直接镜检对于浅表和皮下真菌感染最有帮助。

1. 不染色标本检查　取皮屑、毛发、指（趾）甲屑等标本置于载玻片中央，滴加 100～200 g/L KOH 溶

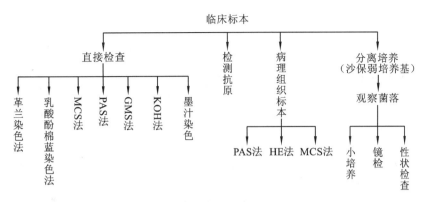

图 15-3 真菌的检验程序

液 1～2 滴,以盖玻片覆盖后在火焰上微微加温,使组织或角质溶解、透明后,先于低倍镜检查有无真菌菌丝或孢子,再以高倍镜检查其特征,可初步诊断真菌感染。

2. 染色标本检查 有些真菌如深部真菌需要染色后才能更清楚地观察,常用的染色方法如下。

(1) 革兰染色法:多用于白假丝酵母菌、孢子丝菌和新近感染的组织胞质菌等。所有真菌均为革兰阳性。

(2) 乳酸酚棉蓝染色法:取标本于载玻片上,滴加染液,加上盖玻片后于镜下观察,真菌被染成蓝色。该法适用于各种真菌的直接检查、培养物涂片检查及小培养标本保存等。

(3) 荧光染色:用 0.1% 吖啶橙对标本涂片和组织切片进行染色,在荧光显微镜下观察,白假丝酵母菌、皮炎芽生菌、球孢子菌为黄绿色,新型隐球菌、鼻孢子菌为红色,组织胞质菌为红黄色,曲霉菌为绿色。

(4) 墨汁染色:又称墨汁负染色,常用于检查有荚膜的真菌,如新型隐球菌等。将优质墨汁与待检标本于载玻片混合,加盖玻片,镜检见背景染成黑色,菌体不着色,在黑色背景下可看到透亮菌体和宽厚荚膜。

(二) 分离培养法

真菌培养是目前鉴定真菌的唯一方法。其培养方法有多种,根据需要选用最适合的方法。

1. 培养基 在不同的培养基上真菌菌落形态变化很大,一般以沙保弱培养基为基准描写菌落的形态。常用的培养基有无选择培养基(如沙保弱培养基、脑心浸液培养基和血琼脂培养基)、选择培养基(如放线菌酮-氯霉素琼脂等)和鉴别培养基(如马铃薯葡萄糖琼脂、酵母浸膏琼脂、米粉琼脂等)。

2. 培养方法

(1) 平皿培养法:培养基倾注于平皿,然后将皮屑、指(趾)甲屑、毛发标本经 70% 乙醇浸泡 2～3 min 以杀死杂菌,无菌盐水洗净后接种于沙保弱培养基上,置 25～28 ℃ 培养数天至数周,观察菌落特征;其他标本接种于血平板或沙保弱培养基上 37 ℃ 培养。此法的优点是便于分离并观察菌落特征,但水分易蒸发。

(2) 试管培养法:实验室中最常用的一种方法,一般用于菌种传代接种与保存。在大口径试管中装入培养基,制成斜面。接种方便,不易污染。

(3) 小培养:观察真菌结构特征及生长发育全过程的有效方法。小培养方法多种多样,本节介绍载玻片培养法:①取无菌"V"形玻璃棒(或浸泡乙醇,干后)放入无菌平皿内;②取无菌载玻片(或浸泡乙醇,干后)放在玻璃棒上;③制备 1 cm² 马铃薯葡萄糖琼脂(PDA)于载玻片上;④在琼脂块的每一侧用接种针接种待检菌;⑤取灼烧后的盖玻片盖在琼脂块上,平皿内放少许无菌蒸馏水,加盖,置 25～28 ℃ 孵育(白假丝酵母菌培养 24～48 h,而皮肤癣真菌培养 1～7 天);⑥培养后,弃琼脂块于消毒液中,滴加乳酸酚棉蓝染液于载玻片上,再将取下的盖玻片置于载玻片上染色镜检。

(三) 真菌的鉴定

1. 生化反应鉴定

(1) 糖(醇)类发酵试验:检验真菌最常用的生化试验。所用的糖有葡萄糖、果糖、半乳糖、麦芽糖、蔗糖、乳糖、棉子糖、淀粉等;醇类有甘油、甘露醇、山梨醇、肌醇等。

（2）同化碳源试验：检验真菌对糖类中的碳源利用能力的一种很有价值的试验，主要用于鉴定酵母菌。其原理是某些真菌在不含碳源而仅含氮源的合成固体培养基上不生长，当培养基中加入该菌能利用的碳水化合物时，则该菌生长。一般对双糖类发酵的真菌，都能同化或利用糖类或碳源。方法是含菌生理盐水与已融化的固体同化碳源培养基（45 ℃）混合，然后在培养基上分别加糖或浸糖干燥滤纸片，置 25 ℃或 37 ℃孵育 24 h 观察结果。如能同化，则在糖或含糖纸片周围有生长圈，否则无生长。

（3）同化氮源试验：与同化碳源试验相同，但需用无氮源的培养基，不要加糖类，而加入硝酸钾，观察对硝酸钾的利用情况。其多用于酵母菌的鉴定。

（4）明胶液化试验：某些真菌如着色真菌、链丝菌、放线菌、诺卡菌属等，具有明胶酶，可以分解明胶蛋白，使其失去凝胶性质而不能凝固。

（5）脲酶试验：某些真菌如石膏样癣菌、犬小孢子菌、新型隐球菌等，具有脲酶，可分解尿素。

2．免疫学检查　真菌感染的诊断，主要取决于病原学诊断。但在某些情况不能获得病原学证据，如急性组织胞质菌病、曲霉型支气管炎等，需要依靠免疫学手段进行辅助诊断。近年来有许多方法用于检测深部感染真菌的抗体，来辅助诊断荚膜组织胞质菌、念珠菌、曲霉菌感染的疾病。但系统性感染患者常因免疫功能降低不出现抗体；而且许多真菌间抗原性有交叉反应；有的产生抗体后维护时间较长，正常人群中有一定比例的阳性率，则必须结合临床情况分析结果才能做出恰当的诊断。

3．其他鉴定诊断实验

（1）芽管形成试验：将待检真菌接种于 0.2～0.5 mL 动物或人血清中，充分振荡混匀数分钟后，置 37 ℃孵育。白假丝酵母菌可由孢子长出短小芽管，其他假丝酵母菌一般不形成芽管。

（2）厚膜孢子形成试验：将待检真菌接种于吐温-80 玉米粉琼脂培养基，置 25 ℃孵育。仅白假丝酵母菌在菌丝顶端、侧缘或中间形成厚膜孢子。

（3）动物接种：动物接种有助于分离病原性真菌、确定真菌的致病性、研究药物对真菌的作用等。小白鼠对新型隐球菌、孢子丝菌、皮炎芽生菌、组织胞质菌较敏感；巴西芽生菌、球孢子菌一般接种豚鼠睾丸内；家兔对白假丝酵母菌、皮肤丝状菌比较敏感。

（4）真菌毒素检测：检测真菌毒素有许多不同的方法，如生物学方法、薄层层析法、高效液相色谱法和 ELISA 法等。生物学方法主要用于检测真菌毒素的毒性；ELISA 法操作简便且具有快速、高效等优点，适用于大批量标本中黄曲霉毒素的筛选。

（5）核酸检测：应用 PCR、Southern 印迹、脉冲场凝胶电泳（PFGE）等技术检测标本中真菌核酸，对一些疑难、特殊或高度变异的真菌鉴定及侵袭性真菌感染的早期诊断有重要价值。

四、真菌的药物敏感试验

随着高效广谱抗生素和皮质类固醇激素的广泛应用、免疫缺陷患者的不断增多，真菌感染呈现上升趋势，且病情严重。治疗真菌感染的药物有多种，但致病性真菌易出现耐药，因而抗真菌药物敏感试验显得日趋重要。真菌的药物敏感试验是测定抗真菌药物对病原真菌的抑制活性的体外试验方法，对帮助临床选择敏感的抗真菌药物和监测耐药真菌的出现和耐药性变化起重要作用。

（一）临床常用抗真菌药物

目前临床常用抗真菌药物主要有多烯类（如制霉菌素、两性霉素 B、美帕曲星、曲古霉素等）、唑类（如酮康唑、氟康唑等）和抗代谢类（如氟胞嘧啶等）等。

（二）真菌的药敏试验方法

常用方法有纸片扩散法、E-test 法、液体稀释法等。本节介绍用于酵母菌药物敏感试验的微量稀释法。

1．试验前准备

（1）培养基：无碳酸盐的 RPMI1640 加 L-谷氨酰胺和 pH 值指示剂。用丙磺酸吗啉缓冲液（MOPS）调节培养基的 pH 值至 7.0。适合 5-氟胞嘧啶（5-FC）和唑类抗假丝酵母菌和一些丝状菌的药物敏感试验。

(2) 药物原液:抗菌药物的储存液必须高于试验浓度的 10 倍(如氟康唑和 5-FC 为 1280 μg/mL)。5-FC、氟康唑和其他任何水溶性的药物应用蒸馏水配制;多烯类或其他非水溶性的药物用二甲亚砜配制。储存液应分装成小容量,在-60 ℃或以下储存。使用当天取出。

(3) 接种菌液:测试菌株接种在沙保弱培养基,35 ℃培养,至少传代两次。将培养 24 h 后的假丝酵母菌和培养 48 h 以上的新型隐球菌挑选直径 1 mm 以上的菌落 5 个,混悬在无菌的 5 mL 0.85%NaCl 中,调节浊度至 0.5 麦氏标准($1\times10^6 \sim 5\times10^6$ CFU/mL),再以 RPMI 培养基稀释成 1:2000,得 $0.5\times10^3 \sim 2.5\times10^3$ CFU/mL 菌液。

(4) 常量测试的药物稀释:对非水溶性的药物(如两性霉素 B、酮康唑、伊曲康唑等),先用 100% 非水溶性溶剂做对倍稀释,浓度范围为原液浓度至试验最终浓度的 100 倍(即两性霉素、酮康唑等为 1600~3 μg/mL),再用 RPMI 培养基做 10 倍稀释(即为 160~0.3 μg/mL);水溶性药物(如氟康唑等)从储存液中直接用 RPMI 培养基对倍稀释,浓度范围为原液至最终浓度的 10 倍(即 640~1.2 μg/mL)。

(5) 质控:根据 NCCLS 的指南,将近平滑假丝酵母菌 ATCC22019 和克柔假丝酵母菌 ATCC6258 作为质控菌株。其最小抑菌浓度(minimum inhibitory concentration,MIC)应落在预期值范围内(表 15-2)。

表 15-2 常量稀释法质控菌株 MIC 预期值范围(μg/mL)

菌 种	两性霉素 B	氟康唑	伊曲康唑	酮康唑	5-氟胞嘧啶
近平滑假丝酵母菌 ATCC22019	0.12~1.0	2.0~8.0	0.06~0.25	0.06~0.25	0.12~0.5
克柔假丝酵母菌 ATCC6258	0.5~2.0	16~64	0.12~0.5	0.12~0.5	4.0~16

2. 常用方法

(1) 常量稀释法:将上述配制的系列稀释药液每管加入 0.1 mL,再加入 0.9 mL 含菌培养液,最终药物浓度为 16~0.03 μg/mL(两性霉素 B、酮康唑)和 64~0.12 μg/mL(5-FC 和氟康唑);细菌生长对照为 0.9 mL 含菌培养液+0.1 mL 无药培养液;同时无菌、无药的培养基作为阴性对照。35 ℃培养 46~50 h(假丝酵母菌)或 70~74 h(新型隐球菌)观察结果。

(2) 微量稀释法:将 4 种制备的试验用药用 RPMI 培养基稀释成 32~0.06 μg/mL(两性霉素 B、酮康唑)和 128~0.24 μg/mL(5-FC 和氟康唑)。于 96 孔微量板中加入 0.1 mL,再加入 0.1 mL、1:1000 稀释的菌液($1\times10^3 \sim 5\times10^3$ CFU/mL),也需设置对照。35 ℃孵育,以细菌生长对照出现生长时间为判断结果时间。

观察各管(孔)生长情况。两性霉素 B 的 MIC 为完全抑制生长的完全透明的最低药物浓度。5-FC 和咪唑类的 MIC 为与生长对照比较 50% 生长被抑制的最低药物浓度。

第三节 常见病原性真菌及检验

一、浅部感染真菌

浅部感染真菌主要为皮肤丝状菌(dermatophytes),侵犯皮肤、毛发、指甲等角化组织引起癣症,又称癣菌,分为毛癣菌、小孢子癣菌和表皮癣菌 3 个属,共 37 个种。

(一) 生物学性状

主要内容见表 15-3。

表 15-3　皮肤丝状菌的特征

属名	种数	侵犯部位			形态特征		
		皮肤	指甲	毛发	大分生孢子	小分生孢子	菌丝
毛癣菌属	21	+	+	+	细长、棒形、壁薄，少见或无	梨形、棒形，较多见	螺旋状、鹿角状、结节状、球拍状、破梳状、单纯菌丝
小孢子癣菌属	15	+	−	+	纺锤形、壁较厚，较多见	棒形、卵圆形，较少见	球拍状及破梳状菌丝
表皮癣菌属	1	+	+	−	梨形、壁较薄，多见	无	单纯菌丝

（二）临床意义

皮肤癣，特别是手足癣是人类最多见的真菌病。癣病的传播方式为直接或间接接触传播，直接接触如接触癣病患者或染病动物等，间接接触如接触污染的毛巾、帽子、拖鞋、理发工具等。

这些癣菌均能产生角质蛋白酶，具有嗜角质蛋白的特性，主要侵犯皮肤、毛发、指（趾）甲等角化组织，在局部增殖，由于真菌的机械性刺激和增殖过程中产生的代谢产物对组织的作用，引起各种癣病，如头癣、体癣、甲癣、脚癣等。

表皮癣菌属对人致病的仅有絮状表皮癣菌，是人类体癣、股癣、足癣和甲癣的主要病原菌，不侵犯毛发。毛癣菌属在我国常见的有红色毛癣菌、许兰毛癣菌、紫色毛癣菌、断发毛癣菌及石膏粉状毛癣菌，可引起皮肤、毛发和指（趾）甲感染。小孢子癣菌属在我国常见的有铁锈色小孢子癣菌和犬小孢子菌等，主要侵犯毛发和皮肤，引起头癣与体癣。

（三）微生物学检验

1. 标本采集　甲癣者刮取有病的指甲或趾甲成分，头癣者取断发，体癣者取皮屑，置于载玻片上。

2. 检验方法

（1）直接镜检：直接采取病变部位的标本，用显微镜检查有无菌丝及孢子的存在，本法迅速简便，是临床真菌检查最常用的方法。

（2）分离培养与鉴定：取毛发、皮屑、甲屑等标本，用 70％乙醇消毒，接种沙保弱琼脂斜面培养基，25℃培养 7～14 天，根据菌落形态及颜色，并挑取菌落镜检菌丝及孢子的特征进行鉴定。

（3）荧光检查：本法主要用于头癣检查。病发在滤过紫外灯照射下可发出不同色泽的荧光，如黄癣菌病发呈暗绿色荧光、白癣小孢子菌属的病发呈亮绿色荧光等。

二、深部感染真菌

深部感染真菌是侵犯皮下组织和内脏，引起全身性感染的真菌。多数能引起慢性肉芽肿样炎症、溃疡及坏死等病变。深部感染真菌分两大类：①致病性真菌：此类真菌在正常人体内部不存在，一旦侵入机体，即可致病，如组织胞浆菌、球孢子菌、芽生菌等，我国少见。②条件致病性真菌：人体正常菌群的成员，当机体抵抗力下降时才致病，如新型隐球菌、白假丝酵母菌、曲霉菌和毛霉菌等。

（一）白假丝酵母菌

白假丝酵母菌（Candida albicans）又称白色念珠菌，属假丝酵母菌属。假丝酵母菌属有 150 多个种，有 11 种对人有致病性，其中白假丝酵母菌为最常见的致病菌。此外，热带假丝酵母菌、克柔假丝酵母菌和光滑假丝酵母菌也较多引起疾病。新近分离的柏林假丝酵母菌所占比例有逐年增高的趋势。其广泛存在于自然界，也存在于正常人口腔、上呼吸道、肠道及阴道，为条件致病性真菌。

1. 生物学性状　白假丝酵母菌多呈球形或椭圆形，直径 2～4 μm，革兰染色阳性；通过形成芽生孢子而繁殖。孢子嫩芽伸长成芽管，不与母细胞脱离，可形成假丝菌。

白假丝酵母菌在普通琼脂、血琼脂和沙保弱培养基上均生长良好。在沙保弱培养基于室温或 37 ℃培养 1～3 天长出类酵母型菌落，菌落呈奶油色或呈蜡状，柔软、光滑、湿润，有浓厚的酵母气味。在血琼脂培养基上菌落中等大小呈暗灰色；在玉米粉琼脂培养基上可形成假菌丝，并产生厚膜孢子（图 15-4）。

2. 临床意义　本菌为人体正常菌群之一,主要引起内源性感染,机体抵抗力减弱是本菌引起感染的主要原因。所致疾病:①皮肤黏膜念珠菌病:好发于皮肤潮湿、皱褶处,如腋窝、腹股沟、肛门周围、会阴及指(趾)间,形成湿疹样皮炎,也可引起甲沟炎及甲床炎。最常见的黏膜感染有新生儿鹅口疮、口角炎及阴道炎。②内脏念珠菌病:如念珠菌性肠炎、肺炎、肾盂肾炎及脑膜炎等。③中枢神经系统念珠菌病:主要有念珠菌性脑膜炎、脑膜脑炎、脑脓肿等,预后不良。

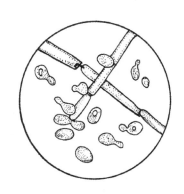

图 15-4　白假丝酵母菌形态特征

3. 微生物学检验　根据临床所致疾病的不同,可取分泌物、痰、粪、尿、血或脑脊液等标本,按以下方法进行检验及鉴定。

(1)直接镜检:通常取痰液、脓液、分泌物标本直接涂片,革兰染色镜检,难以透明的标本先用 10% KOH 消化后再镜检。镜下见革兰阳性成群的芽生孢子及假菌丝,则有诊断意义。

(2)分离培养:标本接种沙保弱培养基,25 ℃或 37 ℃培养 1~4 天,可见奶油色、典型的酵母样菌落,镜检见有假菌丝及芽生孢子。可取该菌落进一步鉴定。

(3)鉴定试验:

①芽管形成试验:取待检的假丝酵母菌接种于 0.5 mL 人或兔血清中,混匀,置 37 ℃水浴 2~3 h(不超过 4 h)。每隔 1 h 挑取 1 环含菌血清于清洁载玻片上,加盖玻片后镜检,连续检查 3 次。有芽管产生者为白假丝酵母菌。

②厚膜孢子形成试验:将玉米粉吐温-80 培养基上的菌落与培养基一同割下置于载玻片上,盖上盖玻片压平,置显微镜低倍镜或高倍镜下观察假菌丝顶端有无厚膜孢子。仅白假丝酵母菌可形成厚膜孢子及假菌丝。

③TTC 试验:将假丝酵母菌接种于含 0.005% 氯化三苯四氮唑(TTC)的沙保弱培养基中,经 22~25 ℃,24~48 h 培养,白假丝酵母菌不变色或仅呈淡红色,其他假丝酵母菌呈红色或深红色。现在临床用的商品化产色培养基如科玛嘉念珠菌显色培养基(CHRO-Magar),也可快速鉴定白假丝酵母菌和其他假丝酵母菌。

④糖同化试验:融化 20 mL 糖同化试验培养基,冷至 48 ℃,将培养 24~72 h 被鉴定念珠菌株调整成麦氏 4 号管相对应的浓度,全部菌液加入培养基中,混匀倾注成平板,凝固后,将含各种糖纸片贴在平板表面,孵育于 25~30 ℃,10~24 h,检查被检菌在纸片周围生长与否,如能围绕含糖纸片生长者,即为该糖同化阳性。根据糖发酵和糖同化试验可对常见的几种假丝酵母菌进行鉴别,例如,白假丝酵母菌对葡萄糖、麦芽糖的发酵和同化试验均为阳性,而对乳糖的发酵和同化试验均为阴性。

⑤动物实验:本菌对兔有致病力。给兔耳静脉注射本菌,经 4~5 天死亡。解剖可见肾、肝肿胀、充血,并有小脓肿,涂片及培养均可见本菌及其假菌丝存在。

⑥血清学试验:用特异性抗体血清进行玻片凝集试验以鉴定本菌或分型。

(二)新型隐球菌

新型隐球菌(*Crytococcus neofonmans*)又名溶组织酵母菌,为广泛生存于土壤、鸽类、牛乳、水果等的腐生菌,也可存在于人体的体表、口腔及肠道。本菌对人为外源性感染,多发生于免疫力低下者。

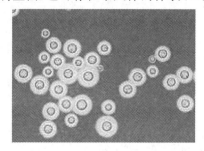

图 15-5　新型隐球菌(墨汁染色)

1. 生物学性状　菌体呈圆形或卵圆形,直径 4~6 μm;菌体外周有一层肥厚的荚膜,墨汁染色后可于黑色的背景中见到透亮菌体及荚膜(图 15-5),非致病性隐球菌则无荚膜。

本菌营养要求不高,在沙保弱及血琼脂培养基上,于 25 ℃及 37 ℃皆可生长,而非致病性隐球菌在 37 ℃不能繁殖。培养数天后可出现酵母型菌落,初为乳白色小菌落,增大后表面黏稠、混浊,渐转变为橘黄色,终为棕褐色。在麦芽汁液体培养基中 25 ℃培养 3 天后呈混浊生长,可有少量沉淀或菌膜。

2. 临床意义　新型隐球菌的荚膜多糖是其主要的致病物质,可能与它能抑制机体免疫功能及增加免疫耐受性有关。该菌主要经呼吸道侵入人体,引起肺部感染,并由肺经血液播散至全身其他部位,包括皮肤、骨、心脏等组织,最易侵犯中枢神经系统,引起隐球菌性脑膜炎,临床表现类似结核性脑膜炎,预后不良。新型隐球菌病好发于细胞免疫功能低下人群,如白血病、艾滋病、糖尿病患者等。化疗药物、免疫抑制药物的使用等原因,使新型隐球菌的发病率越来越高,在国外已成为艾滋病患者常见的并发症之一,也是导致患者死亡的重要原因。

3. 微生物学检验　根据临床所致疾病的不同,可取脑脊液、痰液、脓液、尿液及活体组织等标本。常规检验方法如下。

(1) 直接镜检:取脑脊液标本做墨汁染色,镜检见圆形或椭圆形的透明菌体,有圆形芽管、宽厚荚膜,可作为诊断依据。

(2) 分离培养:在沙保弱培养基上,室温、37 ℃培养 2～3 天可长出典型酵母型菌落。有荚膜者菌落黏稠。

(3) 生化反应:

①糖同化及发酵试验:本菌不发酵各种糖类,但能同化葡萄糖、麦芽糖、蔗糖、半乳糖,不同化乳糖。

②酚氧化酶试验:在含 L-多巴枸橼酸铁和咖啡酸的鸟食琼脂(birdseed agar)培养基中,经 2～5 天培养,新型隐球菌出现棕黑色菌落。

③脲酶试验:新型隐球菌脲酶试验为阳性,而白假丝酵母菌为阴性。

(三) 其他真菌

1. 曲霉菌(Aspergillus)　广泛分布于自然界,是条件致病性真菌,如烟曲霉菌,可引起支气管哮喘或肺部感染。在沙保弱培养基上 25 ℃或 37 ℃生长良好。菌落初为白色绒毛状、粉末状或絮状的丝状菌落,由于产生分生孢子而渐呈现黄色、褐色、灰绿、黑色等颜色。镜检菌丝较粗,有分隔,菌丝顶端有一球形或椭圆形结构,称为顶囊,顶囊上着孢子柄,孢子柄上着生成串的小分生孢子,此结构特征有助于曲霉菌种间的鉴别。

2. 毛霉菌(Mucor)　广泛分布于自然界,常使食品霉变,是实验室常见的污染菌,也是人类条件致病性真菌,如腐生毛霉菌,在机体免疫力低下时可致脑、肺、胃肠道感染。在沙保弱培养基 25 ℃培养时,生长迅速,形成棉絮状的丝状菌落,初为白色,渐变为灰黑色或黑色。镜检菌丝不分隔,分支,菌丝顶端有呈球形或椭圆形的孢子囊,孢子囊壁较薄,内充满分生孢子,可释放出大量呈圆形的分生孢子。

3. 卡氏肺孢菌(Pneumocystis carinii)　过去认为其是原虫,现根据形态学和分子遗传学分析证实属于真菌。该菌广泛分布于自然界,可引起健康人的亚临床感染。常见于免疫缺陷患者,可引起肺炎,卡氏肺孢菌病是 AIDS 最常见、最严重的机会感染性疾病。做 Giemsa 染色后镜检,可见该菌孢囊内的 8 个孢子,孢子的胞质呈浅蓝色,含 1 个呈紫红色的核;亚甲胺蓝染色后镜检,孢囊囊壁呈深褐色或黑色,囊壁可见特征性括弧样结构,囊内孢子不着色。

4. 组织胞质菌属(Histoplasma)　本属菌有两个菌种,即荚膜组织胞质菌和杜波组织胞质菌。Giemsa 染色镜检,荚膜组织胞质菌可形成 2～5 μm 大小的卵圆形、芽生、有荚膜的孢子;杜波组织胞质菌有 12～15 μm 的厚壁酵母细胞,细胞内有脂肪小滴。组织胞质菌是一种双相型真菌,在 25 ℃培养时形成白色至棕色绒毛状菌落,有典型菌丝体,在 37 ℃培养时形成酵母型菌落。

(胥振国)

小　结

真菌属于真核细胞型微生物,可分为单细胞真菌和多细胞真菌两类。本章主要介绍浅部和深部感染真菌的生物学性状、临床意义和微生物学检验,它们与原核生物在细胞结构、组成、个体形态、繁殖方式、培养方式及菌落特征等方面有明显的区别。大多数真菌对人是有益的,广泛应用于食品、发酵工业和医药生产,但真菌造成的原料、食品、药品等的霉败变质也给人类带来巨大的损失。少数真菌能引起人类及动植物疾病,有些产毒素真菌还能引起食物中毒或致癌。真菌的微生物学检验包括标本采集、检验程序和检验方法,其中检验方法主要包括直接镜检法、分离培养法、生化反应鉴定和免疫学检查等。病原性真菌包括浅部感染真菌和深部感染真菌,前者主要指皮肤丝状菌,分为毛癣菌属、小孢子癣菌属和表皮癣菌属;后者主要有白假丝酵母菌、新型隐球菌等。

能力检测

1. 简述单细胞真菌与多细胞真菌形态结构有何区别。
2. 真菌的繁殖条件、方式有哪些? 其菌落有何特点?
3. 简述白假丝酵母菌的形态、染色和诊断方法。

第十六章　支原体、衣原体、立克次体、螺旋体及检验

学习目标

掌握：支原体、衣原体、立克次体和螺旋体的概念及特点；主要种类的生物学性状。

熟悉：支原体、衣原体、立克次体和螺旋体的主要微生物学检验方法。

了解：主要的支原体、衣原体、立克次体和螺旋体的致病性。

第一节　支　原　体

支原体(mycoplasma)是一类没有细胞壁、细胞膜，含胆固醇、高度多形性、能通过滤菌器、可在人工培养基中增殖的最小原核细胞型微生物。由于其能形成有分支的长丝，故称为支原体。支原体分布广泛，大多不致病，对人致病的主要有肺炎支原体和解脲脲原体。此外，支原体还是引起细胞培养污染的一个重要因素，给实验室分离病毒等工作带来困难。

一、生物学性状

大小一般在 $0.2\sim0.3\ \mu m$，因无细胞壁，故呈高度多形性，如球状、球杆状、丝状等。革兰染色为阴性，但不易着色；常用 Giemsa 染色，呈淡紫色。

营养要求高，培养基中需添加 $10\%\sim20\%$ 的血清，最适 pH 值为 $7.8\sim8.0$，(解脲脲原体 pH 值为 $6.0\sim6.5$)，最适生长温度为 37 ℃。其多以二分裂繁殖，生长缓慢，典型的菌落中央致密厚实、边缘较薄，呈"荷包蛋"样。液体培养基中呈极浅淡的混浊。

支原体与同样缺乏细胞壁的细菌 L 型，在许多特性上有相似之处，应注意鉴别(表 16-1)。主要致病性支原体可根据是否能利用葡萄糖、水解精氨酸和尿素来进行初步鉴别(表 16-2)。

表 16-1　支原体与细菌 L 型的鉴别

生物学性状	支原体	细菌 L 型
存在条件	广泛分布于自然界	多见于实验条件下诱导产生
培养特性	在培养基中稳定，一般需加胆固醇	需高渗培养，一般不需加胆固醇
菌落性状	"荷包蛋"样，$0.1\sim0.3$ mm	"荷包蛋"样，$0.5\sim1.0$ mm
细胞膜	含高浓度胆固醇	不含胆固醇
细胞壁缺失原因	遗传	表型变异，可恢复
液体培养	混浊度很低	有一定的混浊度

表 16-2　主要致病性支原体生化反应鉴别

种类	葡萄糖	精氨酸	尿素
肺炎支原体	+	−	−
解脲脲原体	−	−	+

续表

种类	葡萄糖	精氨酸	尿素
人型支原体	−	+	−
生殖器支原体	+	−	−

二、主要种类

(一)肺炎支原体

肺炎支原体主要通过呼吸道传播,是原发性非典型肺炎的病原体。多发生在秋冬季,儿童和青年易感。肺炎支原体进入呼吸道后,借助顶端的特殊结构(黏附因子 P1 蛋白)、毒性代谢产物等致病物质,引起以细胞损害和细胞间质炎症为主要病理变化的间质性肺炎,亦可合并支气管肺炎,故称为原发性非典型肺炎。

微生物学检验可采集患者痰液、咽拭子、鼻咽洗液、支气管分泌物等标本。因肺炎支原体有黏附细胞作用,宜采用咽拭子标本。支原体对热、干燥敏感,应注意即采即种。4 ℃冰箱保存不宜超过 72 h,−70 ℃或液氮中可长期保存。

根据形态、菌落和生化反应特征可对肺炎支原体做出初步鉴定,进一步鉴定可运用溶血试验和生长抑制试验:①溶血试验:在生长疑似肺炎支原体的专用平板上,加一层含 8% 豚鼠红细胞琼脂,37 ℃孵育过夜,如在菌落周围出现溶血环者为阳性。②生长抑制试验:将含可疑肺炎支原体菌落琼脂块切下,转种于专用液体培养基中,孵育一星期后,吸取 0.3 mL 培养液,涂布于专用固体平板上,再贴上浸有肺炎支原体抗体的滤纸片,37 ℃孵育,平板上出现抑制生长环者为阳性,该试验特异性高于其他试验。

(二)解脲脲原体

解脲脲原体是人类泌尿生殖道常见的病原体之一,现已明确其通过性接触传播,引起人类非淋球菌性和非衣原体性泌尿生殖道感染,如尿道炎、睾丸附睾炎、慢性前列腺炎、阴道炎、宫颈炎等。其亦可经胎盘传播引起早产、自然流产、先天畸形、死胎和不孕症等,经产道感染可致新生儿肺炎或脑膜炎。

微生物学检验时采集患者尿道、阴道、宫颈分泌物或前列腺分泌物等标本,经分离培养后,取可疑菌落加以鉴定。解脲脲原体的主要鉴定依据:可分解尿素,不分解葡萄糖和精氨酸。还可应用代谢抑制试验和生长抑制试验帮助鉴定:①代谢抑制试验:利用解脲脲原体分解尿素使培养基中酚红变色的特性,当加入特异性抗血清后,可抑制对应血清型菌株生长,培养基中酚红指示剂则不显色。②生长抑制试验:如同肺炎支原体鉴定操作。其结果必须在低倍镜下,观察纸片周围抑菌环及宽度,该法虽特异但敏感性差。

第二节 衣 原 体

衣原体(chlamydia)是一类专性细胞内寄生、有独特发育周期、能通过滤菌器的原核细胞型微生物。其共同特征:①为球形或椭圆形,革兰染色阴性;②有独特的发育周期,以二分裂方式繁殖;③有 DNA 和 RNA 两类核酸;④缺乏能量来源,需宿主提供,故为严格的细胞内寄生;⑤对多种抗生素敏感。

衣原体广泛寄生于人类、哺乳动物及禽类,仅少数能致病。对人致病的主要有沙眼衣原体、肺炎衣原体、鹦鹉热衣原体(表 16-3),其中最常见的是沙眼衣原体。

表 16-3 三种主要致病衣原体特性

种类	原体形态	自然宿主	临床疾病
沙眼衣原体	圆形、椭圆形	人、小鼠	沙眼、沙眼衣原体肺炎、性传播疾病等
肺炎衣原体	梨形	人	急性呼吸道感染、肺炎(少儿为主)
鹦鹉热衣原体	圆形、椭圆形	禽类和低等哺乳动物	肺炎(青少年为主)、呼吸道感染

一、生物学性状

（一）发育周期与形态染色

衣原体在宿主细胞内生长繁殖，具有独特的生活周期，以两种发育类型存在：①原体：为衣原体在细胞外的存在形式，较小，卵圆形，中央有一致密的拟核，是发育成熟的衣原体。Giemsa 染色呈紫色。其有高度感染性，可与易感细胞表面的特异性受体结合而进入胞内。②始体：又称网状体。较大，圆形或不规则形，中央呈纤细的网状结构，无致密拟核。Giemsa 染色呈蓝色。始体为发育周期中的繁殖型，以二分裂方式繁殖。其存在于宿主细胞内，不能在细胞外存活，无感染性。

（二）培养特性

衣原体可在鸡胚卵黄囊中繁殖。目前多用传代细胞如 Hela-299 和 McCoy 细胞进行培养。在培养基中加入二乙氨乙基葡聚糖，或通过离心、X 射线照射的方法，促进衣原体对细胞的吸附，以提高分离成功率。

（三）抵抗力

衣原体对热和常用消毒剂敏感，在 60 ℃仅存活 5～10 min；70％乙醇 0.5 min 或 2％来苏液 5 min 均可杀死衣原体；对低温抵抗力强，−70 ℃可存活数年；对红霉素、多西环素和四环素等敏感。

二、主要种类

（一）沙眼衣原体

引起人类疾病的沙眼衣原体主要有沙眼生物变种和性病淋巴肉芽肿生物变种。沙眼衣原体沙眼生物亚种主要通过眼—眼或眼—手—眼传播，引起沙眼、包涵体结膜炎，通过性接触传播能引起泌尿生殖道感染。某些沙眼生物亚种的血清型还可引起婴儿沙眼衣原体肺炎。沙眼衣原体性病淋巴肉芽肿亚种通过性接触传播，引起性病淋巴肉芽肿。

微生物学检验根据不同疾病采取不同标本。沙眼和包涵体结膜炎的患者，可用棉拭子在眼结膜上涂擦。泌尿生殖道感染患者可取泌尿生殖道拭子或宫颈刮片。性病淋巴肉芽肿患者可采取淋巴结脓液，也可取直肠拭子送检。

采用 Giemsa、碘液或荧光抗体染色镜检，查见上皮细胞内存在包涵体有诊断价值。沙眼衣原体包涵体致密、坚实，存在于上皮细胞胞质内，嗜酸或嗜碱。也可用碘液染色，因沙眼衣原体包涵体基质含有丰富的糖原，可被碘液染成深褐色，而细胞的其他部分呈黄色，易于鉴别。还可用直接荧光抗体染色（DFA）检测上皮细胞内的典型衣原体包涵体。

（二）肺炎衣原体

肺炎衣原体是衣原体属中的一个新种，寄生于人类，是人类重要的呼吸道病原体。其通过人与人之间飞沫或呼吸道分泌物传播感染，引起急性呼吸道疾病，特别是肺炎，也可致支气管炎、咽炎等。

实验室检查通常取咽拭子标本或支气管肺泡灌洗液，可直接显微镜检查，或做培养鉴定。也可以微量免疫荧光法检测抗体，或以 PCR 技术检测核酸。

免疫学方法检测衣原体抗体和抗原，是目前检测肺炎衣原体的主要实验方法。

（三）鹦鹉热衣原体

鹦鹉热衣原体主要感染动物，一般存在于动物肠道，由粪便排出污染环境，以气溶胶传播，经呼吸道传染给人，引起非典型肺炎、关节炎、尿道炎、结膜炎综合征。

实验室检查可采取患者痰液、血液等标本，染色观察包涵体，或做衣原体抗原-抗体检测。

免疫学方法检测衣原体抗体和抗原，是目前检测鹦鹉热衣原体的主要实验方法。

第三节　立 克 次 体

立克次体(rickettsia)是一类严格细胞内寄生的原核细胞型微生物。其生物学性状与细菌类似。立克次体是引起斑疹伤寒、恙虫病、Q 热等的病原体。常见的立克次体有普氏立克次体、莫氏立克次体(斑疹伤寒立克次体)和恙虫病立克次体。

立克次体的共同特点：①大小介于细菌和病毒之间，形态以球杆状或杆状为主，革兰染色阴性；②专性细胞内寄生，以二分裂方式繁殖；③有 DNA 和 RNA 两类核酸；④与节肢动物关系密切，节肢动物可成为寄生宿主、储存宿主或同时成为传播媒介；⑤大多是人畜共患病原体；⑥对多种抗生素敏感。

一、生物学性状

立克次体大多呈球杆状，大小为(0.3～0.6) μm×(0.8～2.0) μm，革兰染色阴性，但不易着色，Giemsa 染色呈紫蓝色。在感染的宿主细胞内，立克次体排列不规则，多存在于感染细胞的细胞质或细胞核内。培养立克次体的常用方法有动物接种、鸡胚接种和细胞培养。立克次体对热敏感，加热 56 ℃ 30 min 死亡，0.5% 石炭酸和来苏 5 min 可杀灭，对低温和干燥抵抗力较强，在干虱粪中保持活性两个月左右。对四环素、氯霉素敏感，但禁用磺胺类药物。

立克次体细胞壁中的脂多糖与变形杆菌某些菌株，如 OX_{19}、OX_2、OX_K 的菌体(O)抗原有共同抗原成分。由于立克次体难以培养，变形杆菌抗原易于制备，故可用变形杆菌 OX_{19}、OX_2、OX_K 菌株代替相应的立克次体进行立克次体病的血清学诊断，此反应称为外斐反应(Weil-Felix reaction)(表 16-4)。其本质是交叉凝集试验，可用于立克次体病的辅助诊断。

表 16-4　主要立克次体与变形杆菌菌株抗原交叉现象

立克次体	变形杆菌菌株		
	OX_{19}	OX_2	OX_K
普氏立克次体	＋＋＋	＋	－
莫氏立克次体	＋＋＋	＋	－
恙虫病立克次体	－	－	＋＋＋
贝纳柯克斯体	－	－	－
五日热巴通体	－	－	－

二、主要种类

(一)普氏立克次体

普氏立克次体可引起流行性斑疹伤寒(又称虱型斑疹伤寒)，患者是唯一的传染源，通过体虱叮咬传播，人感染后，可出现高热，皮疹，伴神经系统、心血管系统或其他实质脏器损害的症状。致病物质主要是脂多糖和磷脂酶 A。人体抗感染主要是通过细胞免疫，病后可获得较牢固的免疫力，且对斑疹伤寒群内其他立克次体有交叉免疫。

流行性斑疹伤寒的微生物学检验可采取血液注射于雄性豚鼠腹腔，监测豚鼠体温并观察豚鼠阴囊有无肿大，若接种后体温高于 40 ℃ 或阴囊有红肿，说明有立克次体感染。也可通过免疫荧光法、ELISA、外斐反应等检测特异性抗体，或应用 PCR 检测立克次体。

(二)莫氏立克次体

莫氏立克次体可引起地方性斑疹伤寒(又称鼠型斑疹伤寒)，传染源主要是鼠类。鼠蚤和鼠虱是主要的传播媒介，携带病原体的鼠蚤叮吮人血后可引起人体感染。若人群中有人虱，可通过人虱在人群中传播，莫氏立克次体致病物质和普氏立克次体相同，人体感染后症状也与流行性斑疹伤寒相似，但很少累及中枢神经系统和心肌。抗感染以细胞免疫为主，体液免疫为辅，预后可获得较牢固的免疫力，且与普氏立克次体有交叉免疫力。

地方性斑疹伤寒的微生物学检验与流行性斑疹伤寒诊断检验相似，采集患者血液，感染雄性豚鼠后，在体温升高的同时，会出现明显的阴囊肿胀。取睾丸鞘膜涂片，可找到立克次体。血清学试验常用特异性间接免疫荧光试验进行地方性斑疹伤寒的诊断。此外，还可用分子生物学方法进行检验。

（三）恙虫病立克次体

恙虫病立克次体可引起恙虫病，为自然疫源性疾病。恙虫病立克次体寄居于恙螨体内，可经卵传给后代，人被带有立克次体的恙螨叮咬后，可有突发高热，叮咬处出现溃疡、周围红晕、上盖黑色痂皮等一系列恙虫病特征，还可有神经系统、循环系统的中毒症状以及其他器官损害的症状。人感染后以细胞免疫为主，预后可获得较持久的免疫力。

取急性期患者血液做微生物检验。血液接种于小鼠腹腔分离病原体，刮取小鼠腹腔黏膜细胞做涂片，形态学检查。血清学试验用间接免疫荧光法检测患者血清中特异性抗体，也可用分子生物学方法进行病原体鉴定。

第四节 螺 旋 体

螺旋体（spirochete）是一类细长、柔软、弯曲呈螺旋状、运动活泼的原核细胞型微生物。生物学地位上介于细菌和原虫之间。其基本结构和生物学性状与细菌相似，如以二分裂方式繁殖、对抗生素敏感等。

螺旋体在自然界和动物体内广泛存在，种类很多，致病性螺旋体主要有钩端螺旋体属、密螺旋体属、疏螺旋体属。

一、钩端螺旋体

钩端螺旋体（*Leptospira*）分为致病性（问号形钩端螺旋体）和非致病性（双曲钩端螺旋体）两大类，致病性钩端螺旋体引起人和动物钩端螺旋体病。

（一）生物学性状

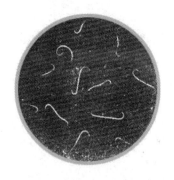

图 16-1　钩端螺旋体显微镜下形态（暗视野）

1. 形态结构　钩端螺旋体在螺旋体目中最为细密规则，一端或两端弯曲使菌体呈问号或 S、C 形，故而得名（图 16-1）。革兰染色阴性，但不易着色。常用 Fontana 镀银染色，染成棕褐色。在暗视野显微镜下可见钩端螺旋体运动活泼，沿长轴旋转运动。

2. 培养特性　营养要求较高，常用含 10% 兔血清的柯氏（Korthof）培养基，兔血清除促进钩端螺旋体生长，还有中和代谢产物毒性的作用。钩端螺旋体在人工培养基生长缓慢，最适温度为 28～30 ℃，最适 pH 7.2～7.6，最高耐受 pH 8.4，低于 pH 6.5 易死亡。液体培养基呈云雾状生长；固体培养基 2 周形成透明、不规则、直径约 2 mm 的扁平菌落。非致病菌株 13 ℃可生长，以此可与致病株鉴别。

3. 抗原构造　有属特异性抗原、群特异性抗原和型特异性抗原。应用显微镜凝集试验（MAT）和凝集素吸收试验（AAT），可将钩端螺旋体分为 25 个血清群和 273 个血清型。我国发现至少有 19 个血清群和 74 个血清型。

4. 抵抗力　钩端螺旋体对热抵抗力弱，60 ℃ 1 min 即死亡，对青霉素敏感。0.2% 来苏、1:2000 升汞 10～30 min 即可将其杀灭。夏秋季其在中性湿土或水中可存活 20 天以上，甚至数月，这在本菌的传播上有重要意义。

（二）临床意义

钩端螺旋体病是一种典型的人畜共患疾病，我国已从多种动物中检出问号形钩端螺旋体，其中黑线姬鼠等鼠类和猪是最常见的储存宿主。钩端螺旋体在感染动物肾脏中长期存在，持续不断随尿排出，污染水源和土壤，人类主要感染途径为接触受污染的疫水。

钩端螺旋体可通过一端或者两端黏附穿透完整皮肤、黏膜或从破损处侵入人体，在局部迅速繁殖，并经淋巴系统或直接进入血液循环引起钩端螺旋体血症，产生致病物质，引起钩端螺旋体病。

由于侵入钩端螺旋体血清型、毒力和数量的差异以及宿主免疫水平差异，临床表现相差很大。轻者仅出现感冒样症状及轻微的自限性发热，重者可出现黄疸、出血、休克、DIC、心肾功能不全、脑膜炎，甚至死亡。病后对同型钩端螺旋体可产生持久的免疫力。

（三）微生物学检验

1. 标本采集　标本采集包括血液、尿液、脑脊液。发病早期（1周内）血液阳性率高，1周后尿液和脑脊液等阳性率高。尸检取肝、肾、脑、肺等。

2. 检验方法

（1）直接镜检：急性期患者取血1 mL，加入2 mL枸橼酸钠溶液混匀，差速离心后取沉淀物做暗视野检查。也可Fontana镀银染色后用普通光学显微镜观察，或直接免疫荧光法检查。

（2）分离培养：接种至Korthof培养基，置28 ℃孵育。阳性标本在2周内可见培养液呈轻度混浊，然后用暗视野显微镜检查，如有钩端螺旋体存在则用已知诊断血清鉴定其血清群和血清型。对于阴性标本而言分离培养应连续观察30天，仍无生长者方可报告培养阴性。

（3）核酸检测：采用放射性核素或生物素、地高辛标记的特异DNA探针法，检出标本中钩端螺旋体的核酸，较培养法快速敏感。

（4）抗体检测：感染6～10天取血可检出抗体，在病程3或4周达最高水平。血清学诊断需在早期及恢复期分别采集血清，做双份血清试验，检测抗体滴度的动态变化。有脑膜炎刺激症状的患者可取脑脊液检测抗体。常用方法有显微镜凝集试验、胶乳凝集试验、凝集抑制试验、ELISA等。显微镜凝集试验敏感性、特异性较高，其基本方法：以标准菌株或当地常见活钩端螺旋体做抗原，分别与不同稀释度患者灭活血清混合，28～30 ℃孵育2 h后暗视野显微镜检查。若待检血清中有相应抗体存在，则钩体被凝集成团，形如蜘蛛样；若血清中抗体效价较高时，凝集的钩体被溶解。一般患者"＋＋"凝集效价≥320或恢复期血清比早期血清效价≥4倍时有诊断意义。

二、梅毒螺旋体

梅毒螺旋体（T. pallidum，TP）属于密螺旋体属苍白螺旋体的苍白亚种，是引起人类梅毒的病原体。

（一）生物学性状

梅毒螺旋体长6～15 μm，宽0.1～0.2 μm，螺旋致密而规则，两端尖直。镀银染色呈棕褐色。运动活泼，暗视野显微镜可见其呈移行、屈伸、旋转等运动方式。梅毒螺旋体至今尚不能用人工培养基培养，在家兔上皮细胞培养中能有限生长，繁殖慢。抵抗力极弱，对冷、热、干燥特别敏感，加热50 ℃ 5 min或离体后干燥1～2 h死亡。血液中4 ℃放置3天后死亡，故血库4 ℃冰箱储存3天以上的血液无传染梅毒的危险。其对常用化学消毒剂敏感，对青霉素、四环素、红霉素或砷剂敏感。

（二）临床意义

梅毒属于性病的一种，人是唯一的传染源。梅毒螺旋体具有很强的侵袭力，主要通过性接触传播，引起后天性梅毒；也可经胎盘由母体传染给胎儿，引起先天性梅毒。

后天性梅毒按病程分为下疳期、梅毒疹期及慢性肉芽肿样期（梅毒瘤）三期，具有反复潜伏和再发的特点。先天性梅毒由梅毒孕妇经胎盘传播给胎儿，引起胎儿全身性感染，导致流产、早产或死胎；出生后存活的新生儿常有锯齿形牙、间质性角膜炎、先天性耳聋等。

（三）微生物学检验

1. 标本采集　有病损者取下疳、皮疹、淋巴结穿刺液；血清学试验可采集血液，分离血清送检。

2. 检验方法

(1) 直接显微镜检:适用于Ⅰ、Ⅱ期梅毒,取下疳分泌物、梅毒疹、病灶渗出物或淋巴结穿刺液,暗视野显微镜检查,如见有运动活泼、运动方式符合梅毒螺旋体者,即有诊断意义。也可镀银染色观察,查找棕褐色密螺旋体。

(2) 血清学试验:包括非梅毒螺旋体抗原试验和梅毒螺旋体抗原试验两类,前者为非特异性试验,以正常牛心肌的心类脂作为抗原,检测患者血清中的反应素。目前常用的方法有性病研究实验室(VDRL)试验、快速血浆反应素(RPR)试验等,常用于梅毒患者的初步筛选。后者为特异性试验,以梅毒螺旋体作为抗原,检测患者血清中抗梅毒螺旋体抗体,敏感性和特异性均高,常用方法有荧光密螺旋体抗体吸收试验(FTA-ABS)和抗螺旋体抗体血凝试验(TPHA)。

三、伯氏疏螺旋体

伯氏疏螺旋体是莱姆病(Lyme)的病原体。储存宿主主要是野生和驯养的哺乳动物,如白足鼠、鹿等。主要传播媒介是硬蜱。致病物质有黏附素等侵袭力和内毒素。莱姆病是一种自然疫源性传染病。经3~30天潜伏期,在叮咬部位可出现一个或数个慢性移行性红斑。晚期主要表现为慢性关节炎、慢性神经系统或皮肤异常。

由于伯氏疏螺旋体在莱姆病的整个病程中菌血症期较短,菌数量较少,因此直接镜检和分离培养一般不做,微生物学检验主要依靠血清学试验和分子生物学技术来诊断该病。

四、回归热疏螺旋体

回归热疏螺旋体引起虱传回归热(流行性回归热),回归热是由多种疏螺旋体引起的急性传染病。其临床特点为急起急退的高热,全身肌肉酸痛,1次或多次复发,肝、脾肿大,重症可出现黄疸和出血倾向。

微生物学检验可在发热时取一滴外周血制成厚血片,用暗视野显微镜或Giemsa染色后镜检,可见形似卷曲毛发的螺旋体。

五、奋森疏螺旋体

奋森疏螺旋体与梭形梭杆菌寄居于人类口腔牙龈部。当机体免疫功能下降,则这两种微生物大量繁殖,协同引起樊尚咽峡炎、牙龈炎、口腔坏疽等。

微生物学检验可取牙垢或口腔分泌物制成涂片,镀银染色后镜检,镜下牙垢中螺旋体呈棕褐色或黑褐色,有3~10个稀疏不规则的螺旋,呈波浪状。

(周　艳)

小 结

本章主要介绍了"四体"的生物学特性、临床意义及微生物学检验。

支原体是无细胞壁、能在无生命培养基上生长繁殖的最小原核细胞型微生物,主要种类有肺炎支原体和解脲脲原体,鉴定主要靠形态、菌落、生化反应和生长试验。

衣原体是一类专性细胞内寄生、有独特发育周期、能通过滤菌器的原核细胞型微生物,能引起人类疾病的衣原体主要有沙眼衣原体、肺炎衣原体及鹦鹉热衣原体。其中最常见的是沙眼衣原体,其不同亚种分别可引起沙眼、包涵体结膜炎和性病淋巴肉芽肿。可运用直接细胞学检查、血清学检测和分子生物学检查等方法加以鉴定。

立克次体是一类严格细胞内寄生的原核细胞型微生物,其生物学性状与细菌类似,常见的立克次体有普氏立克次体、莫氏立克次体和恙虫病立克次体。其与变形杆菌的某些菌株有共同抗原成分,临床实验室可用外斐反应诊断立克次体病。

螺旋体是一类细长、柔软、弯曲呈螺旋状、运动活泼的原核细胞型微生物,对人致病的主要有钩端螺旋体、梅毒螺旋体、伯氏疏螺旋体、回归热疏螺旋体等,分别引起钩体病、梅毒和回归热。螺旋体的鉴定主要靠镜检和血清学检查。

能力检测

1. 简述支原体、衣原体、立克次体、螺旋体的主要生物学性状。
2. 列出"四体"的主要致病性种类及其临床意义。
3. 试述梅毒螺旋体的传播方式、所致疾病及常用微生物学检验方法。

第十七章　病原生物实验室生物安全

学习目标

掌握：实验室生物安全的概念；实验室生物安全的重要意义。
熟悉：常用生物安全操作技术。
了解：微生物危害度评估；实验室生物安全水平。

生物安全（biological safety）是指通过实验室建筑设计、安全防护设施和使用个体防护设备及严格遵从标准化的操作规程等保护措施（硬件）和管理措施（软件），避免各种有危害或潜在危害的生物因子对实验操作人员、环境或公众造成危害。实验室生物安全（laboratory biosafety）是指防止实验室发生病原体或毒素意外暴露和释放的原则、技术与措施。临床实验室工作经常接触一些传染性较强的标本，尤其在微生物实验室培养、鉴定细菌的过程中常常接触到大量的病原微生物，容易发生感染。例如，2004年安徽、北京先后发现新的SARS病例，经证实均因实验室感染所致。合理的实验室设计、配备适宜的安全设施、制订标准化操作规程、培训合格的工作人员以及完善的管理，可以减少危险因子的暴露，防止实验室获得性感染的发生。

第一节　微生物危害度评估

感染的发生与微生物的接种量、危险因子毒力、机体免疫力、暴露后预防和治疗措施有关，因此首先要对所涉及的危险因子的危害度进行评估。微生物危害度评估是临床实验室的核心内容，也是实行实验室分级管理的前提。

世界卫生组织（WHO）2004年颁布的《实验室生物安全手册》根据感染性微生物的相对危害程度将其危险度划分为4个等级（表17-1）。

表 17-1　感染性微生物的危险度等级分类（WHO）

危害度等级	危害程度	感染性微生物的分类
Ⅰ级	无或极低的个体和群体危害	通常不引起人或动物致病的微生物
Ⅱ级	个体危险中等，群体危险低	能够引起人或动物致病的微生物，但对实验室工作人员、社区、牲畜或环境不易构成严重危害。实验室暴露也许会引起严重感染，但对感染已设有效的预防和治疗措施，并且疾病传播的危险有限
Ⅲ级	个体危险高，群体危险低	通常能引起人或动物的严重疾病，但一般不会发生感染个体向其他个体传播的微生物，并且对感染有效的预防和治疗措施
Ⅳ级	个体和群体的危险均高	通常能引起人或动物的严重疾病，并且很容易发生个体之间的直接或间接传播的微生物，对感染一般没有有效的预防和治疗措施

我国2004年颁布的《病原微生物实验室生物安全管理条例》中，根据病原微生物的传染性、感染后对个体或者群体的危害程度，将病原微生物分为四类（表17-2）。第一类、第二类病原微生物统称为高致病

性病原微生物。

表 17-2 病原微生物分类

类别	内　容
第一类	能引起人类或者动物非常严重疾病的微生物,以及我国尚未发现或者已经宣布消灭的微生物
第二类	能引起人类或者动物严重疾病,比较容易直接或者间接在人与人、动物与人、动物与动物间传播的微生物
第三类	能引起人类或者动物疾病,但一般情况下对人、动物或者环境不构成严重危害,传播风险有限,实验室感染后很少引起严重疾病,并具备有效治疗和预防措施的微生物
第四类	通常情况下不会引起人类或者动物疾病的微生物

微生物危害度评估除考虑危害度等级外,还要考虑以下因素:微生物的致病性、感染数量;自然感染途径和实验室操作所致的感染途径(如非消化道途径、空气传播、食入等);微生物在环境中的稳定性;所操作微生物的浓度和标本量;易感宿主(人或动物);计划进行的实验室操作(如超声处理、气溶胶化、离心等);可能会扩大宿主范围或改变预防治疗措施有效性的所有基因技术;有效的预防或治疗条件;实验室工作人员的素质等。

实验室应根据危害度评估结果评价实验室的生物安全水平,选择合适的个体防护装备,采取适宜的防护措施,确保在最安全的状态下开展工作。另外,还要及时收集有关资料,定期检查和修订实验室危害度评估结果,调整相应的防护措施。

第二节　实验室生物安全水平

一、实验室生物安全水平分级

《实验室生物安全通用要求》(GB 19489—2008)根据对所操作生物因子采取的防护措施,将实验室生物安全防护水平分为一至四级,一级防护水平最低,四级防护水平最高。用 BSL-1、BSL-2、BSL-3、BSL-4 表示仅从事体外操作的实验室的相应生物安全防护水平(表 17-3)。用 ABSL-1、ABSL-2、ABSL-3、ABSL-4 表示包括从事动物活体操作的实验室的相应生物安全防护水平。

表 17-3 实验室生物安全防护水平分级

分级	适 用 对 象
BSL-1	适用于操作在通常情况下不会引起人类或者动物疾病的微生物
BSL-2	适用于操作能够引起人类或者动物疾病,但一般情况下对人、动物或者环境不构成严重危害,传播风险有限,实验室感染后很少引起严重疾病,并且具备有效治疗和预防措施的微生物
BSL-3	适用于操作能够引起人类或者动物严重疾病,比较容易直接或者间接在人与人、动物与人、动物与动物间传播的微生物
BSL-4	适用于操作能够引起人类或者动物非常严重疾病的微生物,以及我国尚未发现或者已经宣布消灭的微生物

1. 一级生物安全水平(BSL-1)实验室　属基础实验室,可以进行开放操作,常为基础教学、研究用实验室,用于处理危害度为Ⅰ级的微生物。实验室墙壁、天花板和地板光滑,易清洁,防渗漏,耐腐蚀,地板防滑、无缝隙,不能铺设地毯,且避免管线暴露在外;实验台面防水,耐酸、碱、有机溶剂,耐中等热度;每间实验室内设有洗手池,且安装在出口处;实验室内应有足够的存储空间和工作空间;室内保证照明,避免不必要的反光和闪光;实验室的窗户应安装防媒介昆虫的纱窗。

2. 二级生物安全水平(BSL-2)实验室　亦属基础实验室,常为诊断、研究用实验室,用于处理危害度为Ⅱ级的微生物,如沙门菌属、HBV 等。这些病原微生物可能通过不慎摄入以及皮肤、黏膜破损而发生感染。当具备一级屏障设施,如穿戴面罩、隔离衣和手套等防护下,可以在开放实验台进行标准化的操作。在满足 BSL-1 实验室设施的基础上,BSL-2 实验室还有如下要求:①实验室门有可视窗,门上贴有相应的危险标志(图 17-1),带锁并可自动关闭;②实验室最好有不少于每小时 3～4 次的通风和换气装置;③实验室内配备高压蒸汽灭菌器、化学消毒装置、废物存储器等处理废弃污染物的设备和装置;④配备生物安全柜和密封的离心管,以防止泄露和气溶胶产生;⑤备有安全系统,包括消防、应急供电、应急淋浴以及洗眼装置,出口有发光指示标志。典型的 BSL-2 实验室见图 17-2。

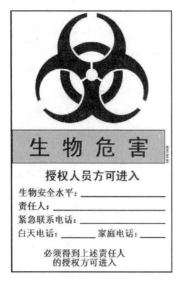

图 17-1　生物危害警告标志

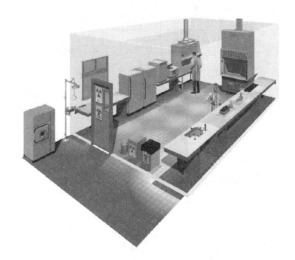

图 17-2　典型的 BSL-2 实验室

根据相关规定,目前我国县级以上医院的临床微生物实验室或检验科因接触可能含有致病微生物的标本,应达到 BSL-2 标准。该级别实验室结构和设施、安全操作规程、安全设备适用于人或环境中具有中等潜在危害的微生物。实验室生物安全管理应做到如下几点:①实验室应制订标准化的操作程序和生物安全手册;②实验室工作人员应定期接受有关生物安全知识的教育和培训;③实验室应具备必要的安全设备,如生物安全柜(BSC)、密闭容器以及个人防护物品;④实验室工作人员应接受健康监测。

3. 三级生物安全水平(BSL-3)实验室　属防护实验室,为特殊的诊断、研究实验室,处理危害度为Ⅲ级的微生物,如结核分枝杆菌等。在满足 BSL-2 实验室设施的基础上,BSL-3 实验室还需具备合适的空气净化系统,增加特殊防护服;凡符合 BSL-3 的微生物均需在生物安全柜内进行操作。

4. 四级生物安全水平(BSL-4)实验室　属最高防护实验室,供危险病原体研究,处理危害度为Ⅳ级的微生物,如马尔堡病毒等。这些病原微生物对个体具有高度危害性,并可通过空气传播或者传播途径不明,目前尚无有效的预防或治疗措施。在满足 BSL-2 实验室设施的基础上,BSL-4 实验室还需增加入口气锁、出口淋浴;操作需在Ⅲ级生物安全柜内或Ⅱ级生物安全柜内加正压防护服使实验室人员与传染性气溶胶完全隔离的情况下进行。BSL-4 实验室必须与其他实验室隔离,独立设置,并具备特殊的空气和废物处理系统。

二、生物安全基本设备

实验室生物安全的基本设备包括生物安全柜、高压蒸汽灭菌器和个人防护装备。

1. 生物安全柜　生物安全柜是处理原代培养物、菌毒株以及诊断性标本等具有感染性的实验材料时,可保护操作者、实验室环境以及实验材料的一种净化设备。按照《临床实验室生物安全指南》(WS/T 442—2014),根据其入口气流风速、排气方式和循环方式以及生物安全防护水平的差异,生物安全柜可分为如下三级。

(1) Ⅰ级生物安全柜:用于对人员及环境进行保护,对受试样本无保护。Ⅰ级生物安全柜的工作窗开口向内吸入的负压气流用以保护人员的安全;排出气流经高效过滤器过滤是为了保护环境不受污染。

(2) Ⅱ级生物安全柜:用于对人员、受试样本及环境进行保护且能满足操作生物危害等级为 1、2、3 级致病因子要求的生物安全柜。Ⅱ级生物安全柜的工作窗开口向内吸入的负压气流用以保护人员的安全；经高效过滤器过滤的垂直气流用以保护受试样本；排出气流经高效过滤器过滤可保护环境不受污染。Ⅱ级生物安全柜又可分为 A1、A2、B1、B2 四型。

（3）Ⅲ级生物安全柜：完全密闭不漏气结构的能满足操作生物危害等级为 1、2、3、4 级致病因子要求的生物安全柜。人员通过与生物安全柜连接的密闭手套实施操作。生物安全柜内对临床实验室的负压应不小于 120 Pa，送风应经高效过滤器过滤后进入生物安全柜内，排风应经两道高效过滤器过滤后排至室外。当密闭手套脱落时，其与柜体连接处的洞口风速应不小于 0.70 m/s。

生物安全柜在以下情况时使用：处理感染性物质；处理潜在空气传播的物质；离心前后，密封离心杯的装样、取样；可能产生气溶胶的操作（如离心、研磨、混匀、剧烈摇动、超声破碎、打开有感染性或潜在感染性物质的密封容器、动物鼻腔接种以及采集动物或卵胚感染性组织等）。

2. 高压蒸汽灭菌器　高压蒸汽灭菌器是临床微生物实验室常规必备设备，用于耐高温的实验材料、器皿和微生物感染性废弃物的灭菌等，从而保证实验材料、工作人员及环境安全。高压蒸汽灭菌器的操作和日常维护应由受过良好培训的人员负责，操作应有严格的记录，高压蒸汽灭菌效果的监测结果应及时观察并记录，并妥善保存。

3. 个人防护装备　个人防护装备用于保护实验室工作人员免受气溶胶、喷溅物暴露和意外接种等，根据危害度评估以及工作性质选择使用。常用的个人防护装备包括如下几种。

（1）防护服：一般包括实验服、隔离衣、围裙和正压防护服。实验服一般在 BSL-1 实验室中使用，而一般微生物实验室适合穿着长袖背开式隔离衣或连体防护服。当可能发生喷溅时，应该在实验服或隔离衣外面穿上围裙。正压防护服一般在 BSL-4 实验室中使用，适用于涉及致死性生物危害物质的操作。在处理生物危险材料时，穿着适用的指定防护服，离开临床实验室前按程序脱下防护服，用完的防护服要消毒后再洗涤。

（2）手部防护：主要是手套，同时洗手也是手部防护的有效措施。在 BSL-2 以下实验室一般戴单层手套，而在生物安全柜中操作感染性物质时可戴双层手套。使用时应确保手套有效遮盖、无漏损，最好覆盖实验服外衣袖，完全遮住手及腕部。怀疑内部受污染时及时更换，工作完成或终止后脱去手套，妥善处理。要严格遵守国家卫生和计划生育委员会颁布的《医务人员手卫生规范》（WS/T313—2009），穿脱防护服前后，摘手套后都要严格洗手，必要时可以安装脚控或红外控制的洗手池或配置乙醇擦手器。

（3）头面部防护装备：主要包括口罩、防护面罩和防护帽。外科口罩仅用于保护部分面部免受感染性材料喷溅物的污染，只适用于 BSL-2 以下实验室使用。防护面罩为保护生物安全实验室工作人员免受脸部碰撞或切割伤、感染性物质的飞溅或滴液接触至脸部或污染眼鼻口的危害，一般与口罩同时佩戴使用。防护帽可以避免化学和生物危害物质飞溅至头部（头发）所造成的污染。

（4）眼睛防护装备：主要包括安全眼镜、护目镜和洗眼装置。洗眼装置应安装在室内明显而易取的地方，并保持洗眼用水管的通畅，工作人员应掌握其操作方法以便于紧急时使用。如在操作过程中发生腐蚀性液体或生物危害液体喷溅至眼睛时，应立即在就近的洗眼装置上用大量缓流清水冲洗至少 15 min。

（5）鞋：实验室内应穿着舒适、防滑、不露脚趾的鞋，避免碰撞和喷溅暴露。推荐穿着皮质或合成材料防水鞋。可能发生泄漏时，穿一次性防水鞋套。特殊区域穿专用鞋（如防静电要求；BSL-3 和 BSL-4 实验室使用一次性或橡胶靴）。

（6）呼吸防护装备：主要有正压面罩和个人呼吸器，在进行高度危险性操作（如清理溢出的感染性物质和气溶胶）时使用，可保护使用者免受气体、蒸汽、颗粒和气溶胶等的危害。

 # 第三节　实验室生物安全保障

实验室生物安全保障是指单位和个人为防止病原体或毒素丢失、被窃、滥用、转移或有意释放而采取的安全措施。有效的生物安全规范是实验室生物安全保障活动的根本。通过危险度评估工作（作为实验室所在机构生物安全方案中的一个组成部分来实施），可以收集关于所使用生物体的类型、它们的物理位置、需要接触这些生物体的人员以及负责这些生物体人员的身份等信息。这些信息可以用于评估一个单位是否拥有这样的生物材料,而这些生物材料对于那些企图不当使用它们的人具有诱惑力,所以应建立国家标准来明确国家和各单位在防止标本、病原体和毒素被滥用方面应负的责任。

每个单位都必须根据本单位的需要、实验室工作的类型以及本地的情况等来制订和实施特定的实验室生物安全保障规划。因此,实验室生物安全保障活动应能代表所在单位的不同需求,必要时应由科技主管、研究负责人、生物安全官员、实验室的科研人员、后勤保障人员、管理人员、信息技术人员以及执法机构和安全机构的人员来参与。

实验室生物安全保障措施应以对病原体和毒素负责任的综合方案为基础,其中应包括对病原体和毒素的储存位置、进出人员资料、使用记录、设施内及设施间进行内部或外部运送的记录文件以及对材料进行任何灭活和(或)丢弃等情况的最新调查结果。同样的,应制订一个单位的实验室生物安全保障方案来鉴别、报告、调查并纠正实验室生物安全保障工作中的违规情况,包括调查结果中不符合规定的地方。应明确规定公共卫生和安全保障管理部门在发生违反安全保障事件时的介入程度、作用和责任。

与实验室生物安全培训不同,所有人员都应进行实验室生物安全保障培训。通过培训可以帮助工作人员理解保护这些材料的必要性以及有关生物安全保障措施的原理,培训内容应包括复习有关国家标准和各单位的特殊规定。在培训过程中,还应说明在发生违反安全保障的事件时相关人员具有哪些安全保障的作用和责任。

对于所有有权接触敏感材料的人员,考察他们在专业和道德方面是否胜任危险性病原体的工作,这也是有效的实验室生物安全保障活动的一个中心内容。

总之,安全保障预防应该像无菌操作技术和其他微生物安全操作技术一样,成为实验室常规工作的一部分。实验室安全保障措施不应阻碍对参比材料、临床和流行病学标本以及临床或公共卫生调查中所需资料的有效共享。职能部门的安全保障管理不应过度干涉科研人员的日常活动,也不应干扰其研究工作。对重要的研究和临床材料的合法使用必须得到保护。评估人员的可靠性、进行专门的安全保障培训以及针对病原体制订严格的保护措施等都是促进实验室生物安全保障的有效方法。所有这些努力必须通过对危险性和威胁的定期评估,以及对相关措施的定期检查及更新来加以维持。检查这些措施的执行情况,检查对有关规则、责任和纠正措施的解释是否清楚,这些都应该是实验室生物安全保障规划以及实验室生物安全保障国家标准所必不可少的内容。

实验室生物安全保障的评估清单应包括以下内容。

(1) 是否已经进行了定性的危险度评估来明确规定安全保障系统所保护的范围?

(2) 是否已经明确规定了可接受的风险和影响范围的应对计划参数?

(3) 在不用时,整个建筑物是否可以安全地锁上?

(4) 门和窗是否是防破碎的?

(5) 装有危害性物品以及贵重仪器设备的房间是否上锁?

(6) 使用这样的房间、仪器和物品是否需进行控制并需批准?

 # 第四节　生物安全技术

实验室伤害以及与工作有关的感染主要是由于人为失误、不良实验技术以及仪器使用不当造成的。本节概要介绍避免或尽量减少这类常见问题的技术和方法。

一、实验室安全操作技术

(一)感染性或潜在感染性物质的安全操作

1. 标本的安全操作　实验室标本的收集、运输和处理不当,会带来使相关人员感染的危险。标本容器可以是玻璃的,但最好使用塑料制品。标本容器应当坚固,正确地用盖子或塞子盖好后应无泄漏。在容器外部不能有残留物。容器上应当正确地粘贴标签以便于识别。标本的要求或说明书不能够卷在容器外面,而是要分开放置,最好放置在防水的袋子里。为了避免意外泄漏或溢出,应当使用盒子等二级容器,并将其固定在架子上使装有标本的容器保持直立。二级容器可以是金属或塑料制品,应该可以耐高压蒸汽灭菌或耐受化学消毒剂的作用。密封口最好有一个垫圈,要定期清除污染。需要接收大量标本的实验室应当安排专门的房间或空间。接收和打开标本的人员应当了解标本对身体健康的潜在危害,并接受过如何采用标准防护方法的培训,尤其是处理破碎或泄漏的容器时更应如此。标本的内层容器要在生物安全柜内打开,并准备好消毒剂。

2. 血清分离 操作时应戴手套以及眼睛和黏膜的保护装置。规范的实验操作技术可以避免或尽量减少喷溅和气溶胶的产生。血液和血清应当小心吸取,而不能倾倒。严禁用口吸液。移液管使用后应完全浸入适当的消毒液中。移液管应在消毒液中浸泡适当的时间,然后再丢弃或灭菌清洗后重复使用。带有血凝块等的废弃标本管,在加盖后应当放在适当的防漏容器内高压蒸汽灭菌和(或)焚烧。应备有适当的消毒剂来清洗喷溅和溢出标本。

3. 装有感染性物质安瓿的开启和储存 因为其内部可能处于负压,突然冲入的空气可能使一些物质扩散进入空气,安瓿应该在生物安全柜内打开。首先清除安瓿外表面的污染。如果管内有棉花或纤维塞,可以在管上靠近棉花或纤维塞的中部锉一痕迹。用一团酒精浸泡的棉花将安瓿包起来以保护双手,然后手持安瓿从标记的锉痕处打开,将顶部小心移去并按污染材料处理。如果塞子仍然在安瓿上,用消毒镊子除去,缓慢向安瓿中加入液体来重悬冻干物,避免出现泡沫。装有感染性物质的安瓿不能浸入液氮中,因为这样会造成有裂痕或密封不严的安瓿在取出时破碎或爆炸。如果需要低温保存,安瓿应当储存在液氮上面的气相中。此外,感染性物质应储存在低温冰箱或干冰中,当从冷藏处取出安瓿时,实验室工作人员应当进行眼睛和手的防护。

(二) 实验室常用仪器设备的安全使用

1. 生物安全柜 确认生物安全柜运行正常时才能使用,当出现溢出、破损或不良操作时,生物安全柜就不再能保护操作者。生物安全柜在使用中不能打开玻璃观察挡板。生物安全柜内应尽量少放置器材或标本,不能影响后部压力排风系统的气流循环。生物安全柜内不能使用本生灯,否则燃烧产生的热量会干扰气流并可能损坏过滤器。允许使用微型电加热器,但最好使用一次性无菌接种环。所有工作必须在工作台面的中后部进行,并能够通过玻璃观察挡板看到。尽量减少操作者身后的人员活动,操作者不应反复移出和伸进手臂以免干扰气流。不要阻挡空气格栅,因为这将干扰气体流动,引起物品的潜在污染和操作者的暴露。工作完成后以及每天下班前,应使用适当的消毒剂对生物安全柜的表面进行擦拭。在生物安全柜内的工作开始前和结束后,生物安全柜的风机应至少运行 5 min。在生物安全柜内操作时,不能进行文字工作。

2. 接种环 为了避免被接种物洒落,微生物接种环的直径应为 2～3 mm 并完全封闭,柄的长度应小于 6 cm 以减小抖动。使用封闭式微型电加热器消毒接种环,能够避免在本生灯的明火上加热所引起的感染性物质爆溅。最好使用不需要再进行消毒的一次性接种环。

3. 移液管和移液辅助器 所有移液管应带有棉塞以减少移液器具的污染。不能向含有感染性物质的溶液中吹入气体,严禁用口吸吹。感染性物质不能使用移液管反复吹吸混合。污染的移液管应该完全浸泡在盛有消毒液的防碎容器中适当时间后再进行处理。为了避免感染性物质从移液管中滴出而扩散,在工作台面应当放置一块浸有消毒液的布或吸有消毒液的纸,使用后将其按感染性废弃物处理。

4. 离心机 离心机放置的高度应便于操作者使用和观察。在生物安全柜内装载、平衡、密封、打开离心杯;每次离心后清除离心杯、转子和离心机内的污染;每天用后检查转子、离心杯有无腐蚀或细微裂痕,离心机腔内有无污染,如污染明显,应重新评审离心操作规程。

5. 组织研磨器 拿玻璃研磨器时应戴上手套并用吸收性材料包住。操作和打开组织研磨器时应当在生物安全柜内进行。

6. 匀浆器、摇床、搅拌器和超声处理器 使用匀浆器、摇床和超声处理器时,应该用一个结实透明的塑料箱覆盖设备,并在用完后消毒。可能的话,这些仪器可在生物安全柜内覆盖塑料罩进行操作。操作结束后,应在生物安全柜内打开容器,避免液滴和气溶胶扩散。

二、意外事故的处理

1. 刺伤、切割伤或擦伤　受伤人员应当脱下防护服,清洗双手和受伤部位,使用适当的皮肤消毒剂,必要时进行医学处理。要记录受伤原因和相关的微生物,并应保留完整适当的医疗记录。

2. 潜在感染性物质的食入　应脱下受害人的防护服并进行医学处理。要报告食入材料的鉴定和事故发生的细节,并保留完整适当的医疗记录。

3. 潜在危害性气溶胶的释放(在生物安全柜以外)　所有人员必须立即撤离相关区域,任何暴露人员都应接受医学咨询。应当立即通知实验室负责人和生物安全官员。为了使气溶胶排出和使较大的粒子沉降,在一定时间内(例如1 h内)严禁人员入内。如果实验室没有中央通风系统,则应推迟进入实验室(例如24 h)。应张贴"禁止进入"的标志。过了相应时间后,在生物安全官员的指导下来清除污染。应穿戴适当的防护服和呼吸保护装备。

4. 容器破碎及感染性物质的溢出　应当立即用布或纸巾覆盖受感染性物质污染或受感染性物质溢洒的破碎物品,然后在上面倒上消毒剂,并使其作用适当时间。然后将布、纸巾以及破碎物品清理掉;玻璃碎片应用镊子清理。然后再用消毒剂擦拭污染区域。如果用簸箕清理破碎物,应当对它们进行高压灭菌或放在有效的消毒液内浸泡。用于清理的布、纸巾和抹布等应当放在盛放污染性废弃物的容器内。在所有这些操作过程中都应戴手套。如果实验表格或其他打印或手写材料被污染,应将这些信息复制,并将原件置于盛放污染性废弃物的容器内。

5. 离心管破裂　如果机器正在运行时发生破裂或怀疑发生破裂,应关闭机器电源,让机器密闭(约30 min)使气溶胶沉积。如果机器停止后发现破裂,应立即将盖子盖上,并密闭(约30 min)。随后的所有操作都应戴结实的手套(如厚橡胶手套),必要时可在外面戴适当的一次性手套。当清理玻璃碎片时应当使用镊子,或用镊子夹着的棉花来进行。所有破碎的离心管、玻璃、离心桶、十字轴和转子都应放在无腐蚀性的、已知对相关微生物具有杀灭活性的消毒剂内。未破损的带盖离心管应放在另一个有消毒剂的容器中,然后回收。离心机内腔应用适当浓度的同种消毒剂擦拭,并再次擦拭,然后用水冲洗并干燥。清理时所使用的全部材料都应按感染性废弃物处理。

三、感染性废弃物的处理

感染性废弃物是指丢弃的感染性或具有潜在感染性的物品,如实验用的手套、口罩、平皿、吸管等器材以及废弃的感染性实验样本和培养基等。实验室应严格区分感染性和非感染性废弃物,所有的感染性废弃物都必须放入黄色或红色聚乙烯或聚丙烯包装袋,并有"生物危害"标志。处理原则是在实验室内清除污染后丢弃,或经合适包装运送到指定地方处理,对参与丢弃者不造成潜在危害,清除污染的方法中高压蒸汽灭菌法(首选)和焚烧法最常用。如实验室不能直接处理,需要运输感染性物质到指定机构进行处理。在感染性及潜在感染性物质运输中选择使用的三层包装系统,由内层容器、第二层包装以及外层包装组成。装载标本的内层容器必须防水、防漏并贴上指示内容物的适当标签。内层容器外面要包裹足量的吸收性材料,以便内层容器打破或泄漏时,能吸收溢出的所有液体。防水、防漏的第二层包装用来包裹并保护内层容器。有些包装好的内层容器可以放在独立的第二层包装中。第三层包装用于保护第二层包装在运输过程中免受物理性损坏。按照最新规定的要求,还应提供能够识别或描述标本的特性,以及能够识别发货人和收货人的标本资料单、信件和其他各种资料,以及其他任何所需要的文件。基本的三层包装系统用于运输多数感染性物质;但那些高危险度的生物体则必须按更严格的要求进行运输。

(饶朗毓)

小结

实验室生物安全是指防止实验室发生病原体或毒素意外暴露和释放的原则、技术和措施。微生物危害度评估是临床实验室的核心内容,也是实行实验室分级管理的前提。根据感染性微生物的相对危害程度将其危害度划分为 4 个等级,不同危害度的微生物的操作应在相应级别的生物安全实验室中进行。生物安全实验室应按要求配备必需的基本设施,包括生物安全柜、高压蒸汽灭菌器、个人防护装备等。实验室工作必须严格执行实验室安全操作技术,及时处理意外事故,妥善管理和处理感染性物质,从而保护工作人员,降低环境危害。

能力检测

1. 试述感染性或潜在感染性物质的实验室安全操作技术。
2. 如何处理感染性废弃物?

第四篇

临床微生物学检验

第十八章 临床常见标本的采集与细菌学检验

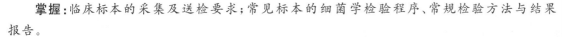

学习目标

掌握：临床标本的采集及送检要求；常见标本的细菌学检验程序、常规检验方法与结果报告。

熟悉：临床标本中细菌分离用培养基的选择；临床标本中常见致病菌的鉴定。

了解：临床标本中常见的正常菌群分布。

第一节 概 述

临床标本的细菌学检验，是通过系统的检验方法，快速准确地对临床各种标本做出病原学诊断及其抗菌药物敏感性报告，为临床感染性疾病的诊断、治疗及预防提供科学的依据。其遵循准确、快速、敏感、低消耗和安全的原则。

一、临床标本的采集和送检

正确选择、采集与运送标本是病原学实验诊断的第一步，留取标本的质量关系到实验诊断的结果正确与否。

（一）临床标本的采集

1. 核对细菌学检验单信息 收到细菌学检验单后，应立即登记，并检查检验单上的标本类型、来源、送检目的，患者姓名、性别、年龄、临床诊断（未明确诊断时注明主要症状）以及是否使用抗生素等内容。

2. 选择标本盛放容器 所有采集标本均应置于清洁无菌的容器中，容器灭菌应采用干热、湿热或紫外线照射等物理灭菌法，不能接触消毒剂和抗菌药物。容器最好是广口、有盖（最好是螺旋盖）、不渗漏液体、不易碎的容器。容器上应贴上标签，注明标本相关信息。血液、骨髓标本可直接注入血培养瓶内送检。

3. 无菌操作 在采集血液、脑脊液或穿刺液等标本时，应严格无菌操作，避免杂菌污染。采集粪便、肛拭子和咽拭子等标本时虽无需严格无菌操作，同样需要注意避免环境中杂菌和正常菌群的污染，以免影响细菌分离与鉴定。

4. 采集时间和部位 应尽量在使用抗菌药物之前，病程早期、急性期或症状典型时采集标本。根据不同的感染部位、不同的临床疾病、不同的检验目的，选择适当的部位采集标本。

5. 标本量 标本量如果太少不能反映该感染部位的真实情况，因此采集的标本量要足够，才能满足微生物检验项目的需求。

6. 安全防护 采集的标本可能含有病原菌，因而采集和处理过程中必须注意安全，防止标本中的病原菌溢出导致污染甚至传播；同时还需防止操作者自身感染。

（二）标本的送检与保存

标本采集后应立即送检，如不能及时送检，应根据病原菌的生物学特性，采用冷藏或保温，或将标本放入相应的保存液或培养基中保存运送。

（1）常规细菌学检验的标本采集后应于1 h内送检。若不能及时送检，室温下保存不能超过2 h，4 ℃冷藏保存时间不能超过24 h，选择运送培养基运送和保存标本也不能超过48 h，否则会影响病原菌的检出率。

（2）疑似对低温敏感的淋病奈瑟菌、脑膜炎奈瑟菌、流感嗜血杆菌的感染标本，若不能及时送检也不能冷藏保存，应保温、保湿送检处理，必要时可进行床边接种。

（3）做厌氧菌培养的标本采集后原则上应在15～30 min内送检，否则必须在厌氧环境中25 ℃保存，可保存20～24 h，不能冷藏。

（4）安全运送：任何临床标本都可能含有致病菌，都应视为生物危险材料。运送时，无论距离远近都必须严格按照国家有关病原微生物标本运送的法律法规要求执行，注意安全防护，对于烈性传染病材料的运送需专人护送，防止污染、传播和自身感染。

（三）临床标本的处理

微生物实验室收到临床标本后应逐一核对标本与检验申请单上的信息，如出现申请单信息不完整、标本信息与申请单不符、标本不合格等情况，工作人员应退回标本，并在拒收登记本上注明拒收原因，必要时指导相关人员正确采集标本。对合格的标本应及时登记、处理、检验及报告有关结果，否则会影响到病原菌的分离与鉴定。对国家规定的传染病检验结果，必须立即汇报并送上级部门。

在对临床标本进行处理时，应以标本实际情况决定优先顺序。骨髓、脑脊液、肺分泌物、活体组织检查、胃洗液、真菌感染、厌氧培养等标本应立即接种，而浅表性伤口感染标本、咽喉拭子、肛拭子、粪便及痰液标本等可暂时冷藏，于2～3 h内处理。

二、临床标本的细菌学检验程序

（一）细菌学检验基本流程

临床标本细菌学检验基本程序见图18-1。

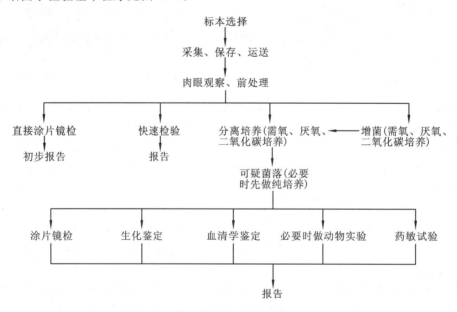

图 18-1　临床标本细菌学检验基本程序

（二）培养基的选择

分离细菌的目的是查找与疾病相关的病原体及其对抗生素的敏感性，对临床诊断、治疗、预后和流行病学调查很有价值。从临床标本中分离出可疑细菌菌落，是实现病原菌鉴定的重要环节。为提高细菌分离的准确性，需根据标本来源和可能存在的病原菌，选择合适的培养基和培养条件。临床标本细菌分离常用培养基见表18-1。

表 18-1　临床标本细菌分离常用的培养基

临床标本	培养基
血液、骨髓	EB、BA、CA
尿	BA、MAC
脑脊液	EB、BA、CA
痰、咽拭子	BA、MAC
粪、肛拭子	SS、MAC
脓液、分泌物	EB、BA、CA、MAC
穿刺液	EB、BA、CA、MAC
生殖道标本	BA、TM 或 MTM

注:EB 为增菌肉汤;BA 为血琼脂平板;CA 为巧克力琼脂平板;SS 为 SS 琼脂平板;MAC 为麦康凯琼脂平板;TM 为 Thayer-Martin 培养基,用于淋病奈瑟菌培养;MTM 为 Modified Thayer-Martin 培养基,用于淋病奈瑟菌培养。

人体许多部位存在正常菌群,因此进行细菌分离时,应特别注意区分标本中分离出的细菌是病原菌还是常居菌群污染。通常,在排除污染的情况下,从无菌部位分离出的细菌,可视为致病菌;而从有菌部位分离出的细菌,通过观察菌落形态及革兰染色,根据标本来源判断是否为正常菌群,通常情况下致病菌要多于污染菌或正常菌群。

三、临床标本的细菌学鉴定与报告

(一)细菌学鉴定方法

临床微生物实验室收到标本后,通常按标本性状观察、涂片镜检、分离培养、细菌鉴定、药敏试验的步骤,对标本进行细菌学鉴定。

细菌学鉴定原则上应结合细菌的生长特性、形态学特征、生化反应、抗原构造、血清学试验、药敏试验、噬菌体感染试验、毒力测定及动物实验等多项检验综合做出判断。因此,应根据所掌握的临床资料,利用实验室所具备的条件,遵循细菌科、属、种(群、型)的基本鉴定思路,以最少的试验方法、最快的速度做出鉴定,并报告检验结果。

1. 细菌的形态学检查　细菌的形态学检查是细菌检验的重要方法之一。通过形态学检查,了解细菌的形态、结构和染色性等特征,为细菌的进一步鉴定提供依据。少数细菌还可以根据形态特征做出初步诊断并快速为临床提交初步报告,如脑脊液中的脑膜炎奈瑟菌、痰液中的抗酸杆菌等。

2. 细菌的生化鉴定　不同细菌的酶系统不同,因而对底物的分解能力不同,会产生不同的代谢产物。用生物化学方法检测细菌的代谢产物,对区别和鉴定细菌有非常重要的价值,是细菌鉴定非常重要的方法之一。

3. 血清学鉴定　血清学鉴定是根据抗原与相应抗体在适宜的条件下,能在体外发生特异性结合并出现可见现象的原理,用含已知抗体的诊断血清来检测未知抗原,以此帮助鉴定细菌种类、血清型别。血清学鉴定具有高度特异性,是临床微生物检验中常用方法之一,如沙门菌属及志贺菌属等就需要通过血清学鉴定手段检查细菌的种或型,帮助确诊检查。

临床细菌鉴定常用的血清学试验主要有凝集试验、沉淀试验,此外还有免疫荧光技术、酶联免疫吸附试验(ELISA)、荚膜肿胀试验、制动试验等。

4. 抑菌试验　某些细菌可被特定的化学物质或药物所抑制,利用这个原理可对细菌加以鉴定。如氰化钾抑菌试验可用于沙门菌、志贺菌的鉴定;乙基氢化羟基奎宁(optochin)敏感试验可用于肺炎链球菌的鉴定;O/129 抑菌试验可用于弧菌属的鉴定;新生霉素敏感试验可用于葡萄球菌的鉴定。

5. 分子生物学检测　分子生物学技术的不断发展和完善,为细菌的鉴定提供了新的手段,使诊断更加快速、简便、准确。尤其对于那些难以培养或培养时间太长的细菌,分子生物学技术无疑是一条最佳鉴定途径。临床用于细菌鉴定的分子生物学检测方法主要有:①核酸杂交:依据碱基互补配对的原则,利用已知并标记的 DNA 片段做探针,可鉴定标本中有无相应的病原菌。②聚合酶链反应:现在市上已有多种 PCR 试剂用于某些特殊微生物的检测,如对结核分枝杆菌、麻风分枝杆菌、沙眼衣原体、军团菌、肺炎支原体、立克次体等的检测,这些微生物有的尚未人工培养成功、分离培养困难或生长缓慢,用 PCR 检测是一个较好的检测方法。③生物芯片技术:可在极短的时间内,对多个标本进行多种病原菌的检测,为临床细菌感染疾病的诊断提供了一个快速、敏感、高通量的平台。

6. 其他检查方法　运用动物实验可对某些病原微生物进行分离鉴定及细菌毒力的测定;某些细菌还可用噬菌体感染试验加以鉴定或分型。

（二）细菌学检验结果报告

为服务于临床诊断和治疗,应尽快提供临床细菌学检验报告,细菌结果报告应表述正确,清晰易懂,内容包括:①患者的唯一性标识和就诊科室;②检验申请医师姓名或工号等唯一标识及科室、实验室的名称;③标本采集时间及实验室接受标本的时间;④标本种类及来源;⑤报告发布日期及时间;⑥检验者或发布报告者的标识。可遵循分段报告和限时报告原则。

1. 危急值报告　微生物检验的危急值报告范围是无菌部位标本革兰染色发现细菌、细菌培养有菌生长、国家规定立即上报的法定传染病病原体。

2. 初级报告　2 h 报告原始标本涂片、染色镜检结果,包括急诊电话报告。如脑脊液标本涂片镜检查见细菌、血液增菌培养呈阳性结果等,应立即口头报告给医生。报告前应回顾一下患者近期标本中微生物培养情况,有助于解释感染微生物的来源。初级报告后,按步骤进行细菌鉴定及药敏试验。

3. 预报告　次日清晨或 24 h 内报告培养初步结果、标本的直接药敏试验结果。

4. 最终报告　包括细菌系统鉴定结果和细菌药敏试验结果等,普通细菌标本培养一般不超过 3 天。

 # 第二节　临床常见标本的细菌学检验

一、血液标本

（一）标本的采集

1. 采集时间　为提高血液标本的阳性培养率,应该尽量在使用抗菌药物之前,患者出现寒战、体温升高之前采集血液。如因病情需要不能停止用药,或患者无明显寒战时,应在第二次用药之前、寒战时或寒战后 1 h 内采集。

2. 采血部位及采集量　通常采血部位为肘静脉,疑似细菌性心内膜炎时,以肘动脉或股动脉采血为宜。以无菌操作采静脉血后立即注入适当的液体增菌培养液内,并轻轻混匀,防止血液凝固。一般要求血液量与培养基量之比应为 1:10~1:5,血液过多过少,均有碍培养。如果用自动化仪器培养,通常要求成人每瓶 8~10 mL、儿童每瓶 1~5 mL、婴幼儿每瓶 1~2 mL。血液注入增菌液后,立即送检,不可放冰箱内保存。增菌瓶为橡皮塞者,做需氧培养时应插入一针头,利于通气;厌氧培养时,在采集、运送和检验全过程皆应该与空气隔绝。

3. 血培养份数　可疑急性菌血症、败血症或脓毒血症患者,应在使用抗菌药物之前,在患者不同解剖部位采集至少 2 份（一瓶需氧和一瓶厌氧血培养瓶为一份或一套）足量的血液进行血培养。特殊感染患者采血培养时遵循以下原则:①可疑细菌性心内膜炎患者,在 1~2 h 内采集 3 份血标本,如果 24 h 后阴性,再采集 2 份;②不明原因发热患者,先采集 2~3 份血标本,24~36 h 后、在体温升高之前再采血至少 2 份;③可疑菌血症但血培养持续阴性时,应改变血培养方法,以获得罕见或苛养的微生物。

若采血患者已用过抗菌药物,应连续 3 天,每天取 2 次标本做培养,其增菌培养液中应加入一定量的拮抗剂,以利于细菌生长,提高阳性检出率。目前常用的拮抗剂有:①硫酸镁（1 mL 浓度为 24.7% $MgSO_4$ 加入 50 mL 培养基内）拮抗多种抗生素;②对氨基苯甲酸（浓度为 0.5%,取 1 mL 加入 100 mL 培养基内）拮抗磺胺类药;③青霉素酶拮抗青霉素;④聚回香脑磺酸钠（SPS,浓度为 0.25~0.5 g/L）拮抗氨基糖苷类及多黏菌素类抗生素,同时又有抗凝和抗吞噬、抗补体的作用。

（二）血液标本中常见的病原体

正常人的血液和骨髓中是无菌的,当细菌侵入血液或骨髓引起菌血症或败血症时,血液标本可检出相应病原菌,为临床提供病原学诊断依据。血液标本中常见的病原体见表 18-2。

表 18-2 血液标本中常见的病原体

革兰阳性菌	革兰阴性菌	其他病原体
金黄色葡萄球菌	脑膜炎奈瑟菌	念珠菌
表皮葡萄球菌	卡他莫拉菌	钩端螺旋体
A 群、B 群链球菌	伤寒及其他沙门菌	回归热螺旋体
草绿色链球菌	大肠埃希菌	
肺炎链球菌	肺炎克雷伯菌	
厌氧链球菌	肠杆菌属细菌	
肠球菌	鼠疫耶尔森菌	
产单核李斯特菌	沙雷菌	
炭疽芽胞杆菌	铜绿假单胞菌	
产气荚膜梭菌	假单胞菌属细菌	
丙酸杆菌	不动杆菌	
结核分枝杆菌	流感嗜血杆菌	
	胎儿弯曲菌	
	拟杆菌属细菌	

（三）细菌学检验

1. 检验程序 血液及骨髓标本的细菌学检验程序见图 18-2。

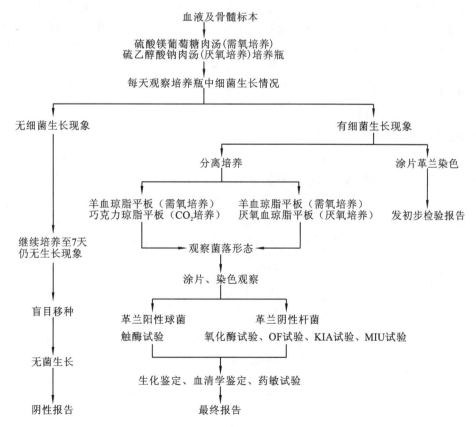

图 18-2 血液及骨髓标本细菌学检验程序

2. 检验方法　一般血液或骨髓培养推荐同时做需氧及厌氧血培养,因厌氧菌血液感染占菌血症病原菌的 5%～15%。

(1) 增菌培养:血液及骨髓标本首先经过增菌培养。若使用全自动血培养仪,有细菌生长时会自动报警。若人工增菌培养,于 35 ℃孵育,每天取出观察,若出现均匀混浊、沉淀、菌膜、产生气泡、培养液颜色变化、培养液呈胶冻状凝固、血液变色或溶血等现象,提示有细菌生长。

(2) 涂片镜检:血培养仪报警或肉眼观察有细菌生长时,取培养物涂片做革兰染色镜检。若查见有单一种类细菌,则可直接取培养液进行药敏试验,并尽快将镜检和药敏试验结果告知临床,为疾病的诊断和治疗提供参考;同时取培养液进行生化鉴定及分离培养。若查见有两种及多种细菌,则须进行分离,获得纯菌后做菌种鉴定。

(3) 分离培养与鉴定:对于增菌培养阳性的标本,根据涂片染色镜检结果,选择合适的培养基(如血琼脂平板、巧克力琼脂平板、SS 平板、麦康凯/中国蓝/伊红亚甲蓝平板或厌氧平板等)进行微生物的分离培养,获得纯种后进一步做生化试验、血清学试验进行鉴定,同时做抗菌药敏试验。

3. 结果报告　血及骨髓常规培养的三级报告方式:①初级报告:增菌培养有细菌生长时,取培养液进行涂片革兰染色镜检,于 2 h 内将所见细菌形态、染色性等特征电话或口头告知主管医生。②中级报告:第二天获初步药敏试验和初步鉴定结果后,电话或口头告知主管医生。③正式报告:将分离菌最终的鉴定和药敏试验结果与初级报告对比,做出最终正式报告,通知临床以检查用药正确与否或更改治疗方案。若增菌培养至第 7 天仍无细菌生长现象,其间盲传 2 次亦无菌生长,则发出阴性报告。

二、痰液标本

(一) 标本采集

痰液标本采集的方法有自然咳痰法、支气管镜采集法、胃内采痰法和小儿采痰法等,此处主要叙述自然咳痰法。

采集标本前应用清水漱口或用牙刷清洁口腔,有义齿者应取下义齿。尽可能在用抗菌药物之前采集标本。用力咳出呼吸道深部的痰,将痰液直接吐入无菌、清洁、干燥、不渗漏、不吸水的广口带盖的容器中,标本量应大于 1 mL。咳痰困难者可用雾化吸入 45 ℃的 100 g/L NaCl 溶液,使痰液易于排出。小儿可轻压胸骨上部气管,促其排痰。对难以自然咳痰患者可用无菌吸痰管抽取气管深部分泌物。做结核分枝杆菌检查可留 24 h 痰液,按照结核分枝杆菌检验方法进行检查。

注意:采集痰液标本时,特别是对可疑烈性呼吸道传染病(如 SARS、肺炭疽、肺鼠疫等)的患者采集检验标本时,必须注意生物安全防护。

(二) 痰液标本中常见的病原体

正常人的下呼吸道是无菌的,上呼吸道有正常菌群栖居,而下呼吸道分泌物须经上呼吸道排出,常受该处正常菌群污染。引起下呼吸道感染的常见病原体见表 18-3。

表 18-3　下呼吸道感染的常见病原体

革兰阳性菌	革兰阴性菌	其他病原体
肺炎链球菌	卡他莫拉菌	酵母菌
A 群链球菌	脑膜炎奈瑟菌	念珠菌
金黄色葡萄球菌	流感嗜血杆菌	放线菌
厌氧链球菌	肺炎克雷伯菌	诺卡菌
结核分枝杆菌	其他肠杆菌科细菌	丝状真菌
白喉棒状杆菌	假单胞菌属细菌	奋森螺旋体
	嗜肺军团菌	

(三) 细菌学检验

1. 检验程序　痰液及下呼吸道标本细菌学检验程序见图 18-3。

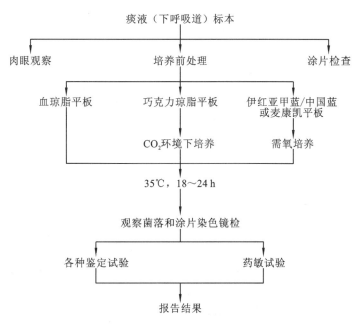

图 18-3 痰液及下呼吸道标本的细菌学检验程序

2. 检验方法

(1) 显微镜检查:直接涂片检查的目的有二,其一,确定标本是否适合做培养。一般认为合格的痰液标本应是含白细胞、脓细胞和支气管柱状上皮细胞较多,而受污染的痰液标本则是来自颊黏膜的扁平鳞状上皮细胞较多。在低倍镜下观察,若白细胞<10 个/每视野,上皮细胞>25 个/每视野,则不宜做培养,应重留标本送检;若白细胞≥25 个/每视野,上皮细胞≤10 个/每视野时,则为合格标本,适合做细菌培养。其二,判定是否有病原菌存在,并为选用培养基提供参考。标本被证实来自下呼吸道后,用油镜观察细菌的着色、形态及排列,大致可以通过涂片镜检做出初步病原学诊断,如葡萄球菌、肺炎链球菌、酵母菌等。

①一般细菌:挑取标本中脓性或带血部分涂片进行革兰染色镜检,根据染色性、形态及排列等特征可发出初级报告。

②结核分枝杆菌:挑取标本干酪样或脓性部分涂片做抗酸染色,根据所见结果报告"找到(或未找到)抗酸杆菌"。

③放线菌和奴卡菌:在平板内用生理盐水洗涤痰液数次,选取黄色颗粒或有着色的斑点置于载玻片上,覆以盖玻片并轻轻压之。高倍镜下观察,中央为交织的菌丝、末端呈放射状排列,移去盖玻片待干燥后做革兰和抗酸染色,如见到中间菌丝部分呈革兰阳性、四周放射菌丝呈革兰阴性、抗酸染色阴性者,可初步报告"找到染色、形态疑似放线菌";如革兰染色结果同上,而抗酸染色弱阳性者可初步报告"找到染色、形态疑似奴卡菌"。

(2) 分离培养与鉴定:

①痰液标本的预处理:a.洗涤:将痰液加入到 15~20 mL 灭菌生理盐水管中,剧烈振荡 5~10 s,将沉淀于管底的浓痰小片取出,置于另一试管中,同法再处理 2 次,可洗去痰中的正常菌群。b.均质化:将(洗涤后)痰液标本加入等量的 10 g/L 胰酶溶液(pH 7.6),置 35~37 ℃ 90 min 即可。此外,还可选用玻璃棒研磨。

②普通细菌培养:下呼吸道病原体种类繁多,除一般细菌外,还有真菌、结核分枝杆菌、厌氧菌等,所以分离培养时,需考虑合适的培养基与培养方法。将处理后的脓痰接种于血琼脂平板、麦康凯平板(或中国蓝平板)、巧克力琼脂平板上,分别放入普通大气或 5%~10% CO_2 环境,35 ℃ 18~24 h 后观察菌落特征并涂片行革兰染色,根据菌体的形态、特点做进一步鉴定。

③特殊细菌培养:分离结核分枝杆菌的标本可接种于改良罗氏培养基,置 35 ℃、5%~10% CO_2 中培养;分离念珠菌、其他酵母菌和奴卡菌的标本可接种于 TTC-沙保弱培养基;分离厌氧菌的标本可接种厌

氧血琼脂平板,并置无氧环境中培养;分离嗜肺军团菌的标本可接种于血琼脂、巧克力琼脂和 BCYE 琼脂平板上,置 35 ℃,5%～10% CO$_2$ 环境中培养;分离百日咳鲍特菌的标本接种于鲍-金培养基上,35 ℃培养。

3. 结果报告　检出致病菌时,除报告该菌及其药敏试验结果外,同时报告正常菌群情况。通常以甲型溶血性链球菌和奈瑟菌做正常菌群指标,报告结果要反映各种细菌比例情况,通常以"＋"表示。例如:甲型溶血性链球菌＋,奈瑟菌＋,肺炎克雷伯菌＋＋。未检出致病菌时,应报告"未检出致病菌""正常菌群生长"。

三、尿液标本

尿路感染是指微生物在尿路中生长繁殖而引起的尿路炎症。尿液细菌培养是诊断尿路感染的主要依据。

(一)标本采集

一般情况下,正常人尿液是无菌的,而外尿道中常有正常菌群寄生。因此,尿培养标本的采集应注意无菌操作,防止污染,并结合菌落计数判别是否为尿路感染病原菌。

尿液标本的采集主要有清洁中段尿采集法、直接导尿采集法、膀胱穿刺尿采集法和留置导尿管收集尿液法。采集量一般成人最好采集 10～15 mL,婴幼儿不小于 1 mL,尿量不足时,培养结果可能不可靠。

1. 清洁中段尿采集法　用肥皂水、清水洗净患者外阴部(女性)及尿道口,嘱患者排弃前段尿,用无菌容器收集中段尿 10～15 mL 送检。

2. 直接导尿采集法　一般插入导管后先让尿液流弃 15 mL,然后再留取标本,因导尿法易将下尿道细菌引入膀胱造成逆行感染,应尽量不用此法采集标本。也可消毒尿道口处的导尿管壁,用注射器斜穿管壁吸取 5～10 mL 尿液,置于无菌容器中,注意不能从尿液收集袋中采集标本。

3. 膀胱穿刺尿采集法　耻骨上穿刺取膀胱尿液标本可避免局部菌群的污染,是评估尿路感染的最佳标本。适用于厌氧菌感染诊断、合格尿液标本采集困难患者、中段尿培养不能获得确切细菌学结果的尿路感染的评估和诊断。

标本采集后应及时送检、及时接种,室温下保存时间不得超过 2 h(夏季保存时间应适当缩短或冷藏保存),4 ℃冷藏保存时间不得超过 8 h,但应注意淋病奈瑟菌培养时标本不能冷藏保存。

(二)尿液标本中常见的病原体

尿液标本中常见病原体见表 18-4。

表 18-4　尿液标本中常见病原体

革兰阳性菌	革兰阴性菌	其他病原体
金黄色葡萄球菌	淋病奈瑟菌	白色念珠菌
腐生葡萄球菌	大肠埃希菌	钩端螺旋体
表皮葡萄球菌	肺炎克雷伯菌	梅毒螺旋体
链球菌属细菌	变形杆菌属细菌	衣原体
肠球菌属细菌	肠杆菌属细菌	
分枝杆菌属细菌	沙门菌属细菌	
	假单胞菌属细菌	

(三)细菌学检验

1. 检验程序　尿液细菌学检验程序见图 18-4。

2. 检验方法

(1)显微镜检查:以无菌操作将 5～10 mL 尿液收集于无菌试管中,3000 r/min 离心沉淀 30 min,取沉淀物供显微镜检查用。

①一般细菌涂片检查:取尿液离心沉淀物涂片革兰染色镜检,根据细菌的染色性和形态,做出初步

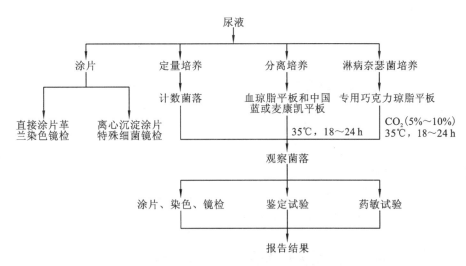

图18-4 尿液细菌学检验程序流程

报告。

②假丝酵母菌检查:疑为假丝酵母菌感染,取尿液离心沉淀物置于清洁载玻片上,加盖玻片后用高倍镜观察,或涂片革兰染色镜检。如发现革兰阳性卵圆形芽生孢子或假菌丝,即可做出初步报告。

③淋病奈瑟菌检查:疑为淋病患者,取尿液离心沉淀物革兰染色镜检,如发现革兰阴性双球菌、呈肾型,存在于细胞内或细胞外,即可做出初步报告。

④结核分枝杆菌检查:取尿液离心沉淀物涂片2张,分别用萋-尼抗酸染色和潘本汉抗酸染色,如两张涂片均见红色杆菌,报告"找到结核分枝杆菌";如萋-尼染色见红色杆菌,而潘本汉染色未见红色杆菌,则为耻垢分枝杆菌。亦可用金胺O-罗丹明荧光染色法进行检查。

(2)尿液细菌计数:不论是中段尿还是导尿都不可避免前尿道细菌的污染。进行细菌计数,培养结果才有诊断价值。常用的细菌计数方法是定量培养法,即用定量加样器取5 μL尿液于琼脂平板上滴注呈一条直线,然后用接种环沿直线左右画线均匀;或用定量接种环取尿液标本画线于琼脂平板。35 ℃培养24 h后,计数菌落,并计算出每毫升尿中细菌数。

(3)分离培养与鉴定:

①一般细菌培养:取标本沉淀物接种于血琼脂平板和麦康凯平板,35 ℃培养18~24 h,观察结果。根据菌落特征及涂片镜检结果,选择相应方法做进一步鉴定发出检验报告。

②特殊细菌培养:结核分枝杆菌、厌氧菌、钩端螺旋体、淋病奈瑟菌、念珠菌等培养与鉴定,分别按相应细菌检验方法进行鉴定(详见各有关章节)。

(4)结果报告:

①细菌涂片检查根据观察结果,报告"找到革兰×性××细菌"。如镜下见革兰阴性双球菌、存在于细胞内(外),可报告"找到革兰阴性双球菌、存在于细胞内(外),疑似淋病奈瑟菌";镜下见革兰阳性卵圆形芽生孢子或假菌丝,可报告"找到酵母样细胞,疑似白假丝酵母菌";抗酸染色镜检见红色细长杆菌,可报告"找到抗酸杆菌"。

②尿标本计数结果为革兰阴性杆菌$\geq 10^5$ CFU/mL、革兰阳性球菌$\geq 10^4$ CFU/mL,应考虑为泌尿系统感染。若尿液中细菌数少于10^4 CFU/mL或为$10^4 \sim 10^5$ CFU/mL,反复培养均查出同一细菌时,一般也认为是病原菌;若从尿液中同时检出三种或以上不同微生物,应认为是标本采集或处理不当而被污染。

分离培养并鉴定后,报告"检出××细菌",同时报告菌落数量和药敏试验结果。若培养48 h无细菌生长,则报告"48 h培养无细菌生长"。

四、粪便标本

由于粪便中细菌种类很多,故应根据检查目的的不同选择适宜的培养基或用适当方法处理,尽可能地抑制杂菌,以利于病原菌的检出。

（一）标本采集

1. 自然排便法　自然排便后，采集有脓血、黏液部分粪便 2～3 g；外观无异常的粪便不同部位取材；液体粪便取絮状物，盛于无菌容器或保存液中送检。

2. 直肠拭子法　无粪便或排便困难者，采用直肠或肛拭子采集：先将拭子顶端以无菌盐水湿润，然后插入肛门 4～5 cm（儿童 2～3 cm）深处，轻轻转动，擦取直肠表面的黏液取出，盛入无菌试管内送检。

若标本不能及时检验，可放入 Cary-Blair 运送培养基或 pH7.0 磷酸甘油（0.033 mol/L PBS 与等体积的甘油混合）保存液中运送和保存。

（二）粪便标本中常见的病原体

正常人肠道中存在有大量不同种类的微生物，组成了人体健康极为重要的微生态环境——微生态菌膜屏障，参与营养、消化、吸收和整洁肠道，有维护健康的作用。肠道感染的粪便标本中常见的病原体见表 18-5。

表 18-5　粪便标本中常见的病原体

革兰阳性菌	革兰阴性菌	其他病原体
金黄色葡萄球菌	伤寒及其他沙门菌	白色念珠菌
肠球菌	志贺菌属细菌	轮状病毒
结核分枝杆菌	致病大肠埃希菌	埃可病毒
产气荚膜梭菌	弧菌属细菌	
艰难芽胞梭菌	气单胞菌属细菌	
蜡样芽胞梭菌	类志贺邻单胞菌	
	小肠结肠炎耶尔森菌	
	弯曲菌属细菌	

（三）细菌学检验

1. 检验程序　粪便标本细菌学检验程序见图 18-5。

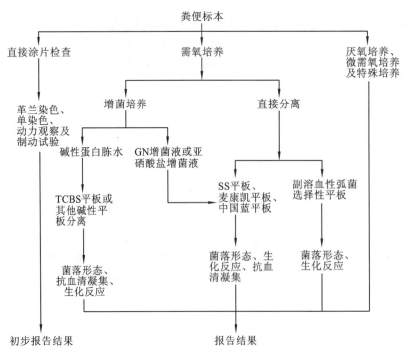

图 18-5　粪便标本细菌学检验程序

2. 检验方法

（1）显微镜检查：粪便标本含大量正常菌群，从染色性和形态上无法分辨是否为病原菌，因此一般不直接涂片镜检，只有当检查霍乱弧菌及菌群失调优势菌时才直接涂片镜检。

①霍乱弧菌检查：a.染色检查：取新鲜送检标本涂片 2 张，分别做革兰染色和 1∶10 稀释碳酸复红染色，镜检是否有鱼群状排列的革兰阴性弧菌。b.动力检查：取新鲜粪便制成悬滴标本或压滴标本检查细菌动力，如观察到穿梭样运动活跃的细菌，再加入 O1 群霍乱弧菌诊断血清，镜下见原运动活跃的细菌停止运动，可初步诊断为疑似 O1 群霍乱弧菌。

②酵母样菌检查：先用湿片检查，再做革兰染色，发现革兰阳性卵圆形芽生孢子及假菌丝，报告找到酵母样菌。

③粪便中优势菌检查：取粪便涂片做革兰染色，镜下观察细菌形态、排列、染色特性，通过在涂片中所见到细菌的相对比例，推断优势菌，发出报告。

（2）分离培养与鉴定：根据需要检查目的不同，选择不同方法进行微生物分离与鉴定。粪便标本的一般细菌培养主要是检查志贺菌和沙门菌，如申请单上没有注明，临床细菌检验室一般不做特殊细菌培养。

①志贺菌及沙门菌：将粪便接种于 SS 平板和麦康凯（或中国蓝、伊红亚甲蓝）平板，常规培养，取可疑菌落通过生化反应及血清学试验进行鉴定。

②致病性大肠埃希菌：将标本接种于血琼脂平板和麦康凯（或山梨醇麦康凯）平板，35 ℃培养 18～24 h，挑取可疑菌落先按照一般大肠埃希菌做生化反应鉴定，再通过毒力试验或血清学试验等确定致病性类型。

③霍乱弧菌：取疑似患者粪便标本接种于碱性蛋白胨水进行增菌培养，6 h 后取表面菌膜移种于碱性平板或 TCBS 平板，也可将标本直接接种于碱性平板或 TCBS 平板，35 ℃培养 18～24 h。通过形态学检查、动力制动试验、生化反应、血清学试验等进行鉴定。

④副溶血弧菌：取粪便于碱性蛋白胨水中进行增菌，同时接种于选择性（碱性胆盐琼脂）平板和 SS 平板分离培养。35 ℃培养 18～24 h 后，取可疑菌落做生化试验、耐盐试验等加以鉴定。

⑤小肠结肠炎耶尔森菌：一般从粪便中分离的小肠结肠炎耶尔森菌常与其他肠道致病菌同时检查。将标本接种于耶尔森菌专用培养基（CIN）及 MAC 平板上，分别置于 25～30 ℃及 35 ℃培养。前者用于分离小肠结肠炎耶尔森菌，后者用于分离沙门菌和志贺菌。培养 48 h 后，取可疑菌落做生化鉴定。

⑥金黄色葡萄球菌：取绿色、海水样或糊状便接种于甘露醇高盐琼脂平板或血琼脂平板，35 ℃培养 18～24 h。挑取甘露醇高盐琼脂平板上的黄色菌落，染色镜检，若符合葡萄球菌特征，进一步进行凝固酶、DNA 酶及甘露醇发酵试验等加以鉴定。

⑦艰难梭菌：将黄绿色带有假膜的新排泄粪便立即接种于环丝氨酸-甲氧头孢菌素-果糖琼脂（CCFA）平板，厌氧孵育 48 h，挑取可疑菌落纯培养，然后进行鉴定。

⑧真菌：主要培养白色念珠菌，将标本接种于血琼脂平板和含抗生素的沙氏琼脂平板上，分别置于 22～28 ℃和 35 ℃常规培养，根据菌落形态及涂片染色所见结果，决定鉴定方法。

3. 结果报告　粪便标本检验的报告方式应以分离目的菌的结果而定。如粪便标本做沙门菌或志贺菌检查，阳性者应报告"检出××沙门菌"或"检出××志贺菌"，阴性则报告"未检出沙门菌属"或"未检出志贺菌属"。其他培养结果的报告方式，与上述原则基本相同。

五、脓液标本

（一）标本采集

对采集标本部位应首先清除污垢，再用消毒剂进行消毒，防止皮肤表面污染菌混入影响检验结果。采集标本后盛放于灭菌器皿。

1. 开放性脓液　用无菌生理盐水或 75％乙醇清洗被采部位的表面后，再用无菌棉拭子采取脓液及病灶深部分泌物。至少要采集两个拭子标本，其中一个用于细菌培养，另一个用于涂片革兰染色。而瘘管则以无菌方法采取组织碎片，置于无菌试管中送检。

2. 闭锁性脓肿 先用2.5%碘酒或75%乙醇消毒皮肤,再用无菌注射器穿刺抽取脓液(大于1 mL)送检,若疑为厌氧菌感染时,取材后立即排尽注射器内空气,将针头插入无菌橡皮塞内一并送检。

(二)脓液标本中常见的病原体

脓液标本中常见的病原体见表18-6。

表 18-6 脓液标本中常见的病原体

革兰阳性菌	革兰阴性菌	其他病原体
葡萄球菌属细菌	肠杆菌科细菌	放线菌
链球菌属细菌	假单胞菌属细菌	诺卡菌
消化链球菌	拟杆菌属细菌	假丝酵母菌
炭疽芽胞杆菌	梭杆菌属细菌	
破伤风梭菌	嗜血杆菌属细菌	
产气荚膜梭菌	奈瑟菌属细菌	
溃疡棒状杆菌	产碱杆菌属细菌	

(三)细菌学检验

1. 检验程序 脓液标本细菌学检验程序见图18-6。

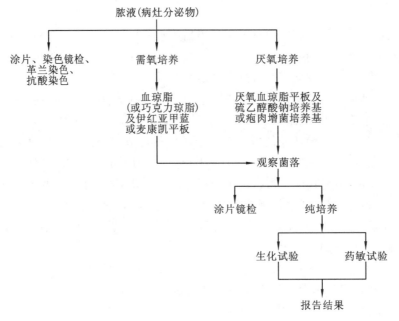

图 18-6 脓液标本细菌学检验程序

2. 检验方法

(1)镜检:脓液标本在培养的同时需做染色镜检。检查结果一方面可为临床提供最初的诊治依据,另一方面可作为分离培养的质量指标。涂片所见细菌均应分离检出。通常做革兰染色可检查一般细菌,特别注意真菌及放线菌的存在。怀疑有结核分枝杆菌感染者做抗酸染色镜检;疑为棒状杆菌的标本,加做异染颗粒染色。

闭锁性脓肿的穿刺液标本,含有厌氧性细菌的可能性极大,直接涂片染色检查常可做初步诊断,如脆弱类杆菌、双歧杆菌、丙酸杆菌、产气荚膜梭菌、放线菌等,均具有特殊的形态。

(2)分离培养与鉴定:

①普通细菌培养:将标本分别接种血琼脂平板、中国蓝或麦康凯平板,放入35 ℃温箱培养18～24 h后观察结果,根据菌落特征结合涂片染色结果,进一步对细菌进行鉴定。

②嗜血杆菌和奈瑟菌培养:将标本接种于巧克力琼脂平板,置35 ℃、5%～10% CO_2 环境中培养。

③厌氧菌培养:疑为厌氧菌感染时,将标本接种于血琼脂平板,置无氧环境中培养,根据生长情况及涂片染色镜检结果,按照厌氧菌鉴定程序与方法进行鉴定。

④放线菌及诺卡菌培养:标本接种平板后,置于有氧及无氧环境中孵育7天以上,每天观察。

一般人体无菌部位的感染,从分泌物中分离到细菌即有临床意义,按分离鉴定结果报告细菌名称及其药敏试验结果。当感染伴细菌污染时,通常依靠优势菌群来确定病原菌。常用的方法是菌落计数,以检出数量上占优势的菌群,再加以分离鉴定。

3. 结果报告

(1)涂片做革兰染色镜检后,根据细菌形态染色结果初步报告"找到革兰×性×形态细菌"或"找到革兰×性×形态细菌,形似××菌"。

(2)分离培养后,根据鉴定结果报告"检出××菌",同时报告药敏试验结果。若培养48 h无细菌生长则报告"培养48 h无细菌生长"。厌氧培养3~5天未见细菌生长,报告"厌氧培养×天无细菌生长"。

六、生殖道标本

(一)标本采集

生殖器感染病变种类繁多,需根据不同病变特征及检测目的在用药之前采集不同标本。

采集前先清洁、消毒尿道口及外阴。采集男性尿道分泌物可将无菌棉拭子伸入尿道3~4 cm处捻转;采集女性阴道分泌物可将无菌棉拭子用无菌生理盐水浸湿后,自阴道深部或阴道穹隆后部或宫颈2~3 cm处,转动并停留10余秒取出分泌物;生殖器疱疹可用无菌皮试注射器刺入采取疱疹液;尖锐湿疣或假性湿疣,可切取组织块进行组织印片或制备病理切片。

(二)生殖道标本中常见的病原体

生殖道标本中主要以性传播疾病的病原体为主,常见种类见表18-7。

表18-7 生殖道标本中常见的病原体

革兰阳性菌	革兰阴性菌	其他病原体
金黄色葡萄球菌	肠杆菌科细菌	酵母菌
腐生葡萄球菌	假单胞菌属细菌	厌氧菌
β溶血性链球菌	淋病奈瑟菌	支原体
肠球菌属细菌	杜克雷嗜血杆菌	衣原体
李斯特菌	流感嗜血杆菌	梅毒螺旋体
非结核分枝杆菌		人类单纯疱疹病毒2型
		人类免疫缺陷病毒
		人类乳头状病毒

(三)细菌学检验

1. 检验程序 同脓液标本鉴定程序。

2. 检验方法

(1)显微镜检查:

①革兰染色镜检:标本涂片革兰染色后,镜下观察细菌的形态及染色性,发初步报告。

②不染色标本检查:疑为白假丝酵母菌感染,将标本于无菌盐水中混匀,覆以盖玻片,高倍镜下检查有无发亮的芽生孢子及假菌丝。

(2)分离培养与鉴定:

①一般细菌培养:将标本接种于血琼脂平板、中国蓝(或MAC)平板,24 h观察生长情况,若有菌生长,则根据菌落特征以及涂片镜检结果,选择相应方法进一步鉴定。

②淋病奈瑟菌的培养:淋病奈瑟菌培养是淋病诊断的重要方法。疑为淋病患者的标本立即接种于35℃预温好的巧克力琼脂(加有万古霉素3 μg/mL、制霉菌素12.5 μg/mL)或T-M平板,置35 ℃、5%~

10% CO_2 中培养 24～48 h,若有透明似水滴状、无色素易乳化菌落,挑取按淋病奈瑟菌进行鉴定。

③支原体培养:将标本接种于高渗培养基或含尿素的培养基中,取可疑菌落经尿素、葡萄糖、精氨酸分解等试验鉴定解脲脲原体(Uu)与人型支原体(Mh)。

3. 结果报告

(1)根据标本显微镜检查结果,报告"找到革兰×性××细菌";若镜下见革兰阴性双球菌、存在于细胞内(外),报告"找到革兰阴性双球菌、存在于细胞内(外),疑似淋病奈瑟菌";如发现革兰阳性卵圆形芽生孢子或假菌丝,则报告"找到酵母样细胞,疑似白假丝酵母菌"。

(2)根据培养鉴定结果报告"培养出××菌""培养出解脲脲原体,计数××""培养出人型支原体,计数××"。

七、脑脊液标本

(一)标本采集

由临床医师通过腰椎穿刺术采集脑脊液 3～5 mL,盛于无菌试管或瓶中立即送检。特殊情况可采用小脑延髓池或脑室穿刺术采集。

由于脑膜炎奈瑟菌离体后极易自溶,流感嗜血杆菌及肺炎链球菌也易死亡,故检查这类细菌时无论是做涂片镜检,还是进行培养检查,均须立即送检,一般不能超过 1 h。由于某些细菌如脑膜炎奈瑟菌对外界环境抵抗力很低,对寒冷和干燥均敏感,故标本应注意保温(25～27 ℃)送检或保存,不可冷藏,同时注意防止干燥和避免日光直射。

(二)脑脊液标本中常见的病原体

正常人体脑脊液是无菌的,当机体出现中枢神经系统感染时,脑脊液中可出现相应病原体。脑脊液标本中常见的病原体见表 18-8。

表 18-8　脑脊液标本中常见的病原体

革兰阳性菌	革兰阴性菌	其他病原体
金黄色葡萄球菌	脑膜炎奈瑟菌	新型隐球菌
B 群链球菌	卡他莫拉菌	白假丝酵母菌
A 群链球菌	流感嗜血杆菌	
肺炎链球菌	肠杆菌科细菌	
消化链球菌	脑膜败血性金黄杆菌	
炭疽芽胞杆菌	假单胞菌属细菌	
结核分枝杆菌	无色杆菌属细菌	
产单核细胞李斯特菌	拟杆菌属细菌	

(三)细菌学检验

1. 检验程序　脑脊液标本细菌学检验程序见图 18-7。

2. 检验方法

(1)显微镜检查:正常人脑脊液是无菌的,只要检出细菌即有临床意义,所以直接涂片很重要。

①革兰染色:肉眼观察,混浊或脓性脑脊液可直接涂片;无色透明的脑脊液离心后取沉淀物涂片、革兰染色镜检,根据细菌形态及染色性,可初步报告。

②抗酸染色:对疑似结核分枝杆菌感染者标本,离心后取沉淀物做涂片,金胺"O"染色镜检有无抗酸性杆菌。

③墨汁染色:对疑似新型隐球菌感染者,脑脊液标本离心后,取沉淀物进行墨汁染色,显微镜下可见到新型隐球菌菌体及周围的透明荚膜,有时出芽。

(2)分离培养与鉴定:

①一般细菌培养:取脑脊液标本或其离心沉淀物,根据不同需要接种于血琼脂平板、巧克力琼脂平

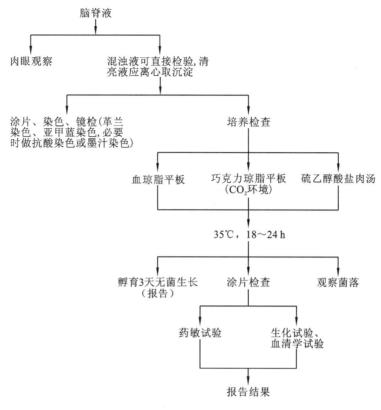

图 18-7 脑脊液标本细菌学检验程序

板、中国蓝平板(或 EMB 平板)中,置 35 ℃、5%～10%环境下培养 18～24 h,观察有无细菌生长。如果有细菌生长,应根据菌落特点和菌体染色形态特征,初步判断细菌的种类,进一步做生化反应及血清学检查加以鉴定,并做出报告。

②结核分枝杆菌的培养:疑为结核分枝杆菌感染,取标本接种于罗氏培养基,培养后按结核分枝杆菌检验方法进行鉴定。

③新型隐球菌的培养:标本接种沙保弱培养基,培养后按新型隐球菌检验方法鉴定。

④厌氧菌培养:标本接种厌氧菌平板及硫乙醇酸盐肉汤,放厌氧环境培养后加以鉴定。

3. 结果报告

(1)根据镜检所见细菌的染色性、形态、排列等特征加以初步报告,如查见革兰阴性球菌、肾形、成双排列,位于细胞内或细胞外,可报告"找到革兰阴性双球菌,位于细胞内(外),形似脑膜炎奈瑟菌";见到革兰阳性球菌,矛头状,成双排列,菌体周围有明显荚膜,可报告"找到革兰阳性双球菌,形似肺炎链球菌";其他不易识别的细菌,可报告"找到革兰×性××菌"。抗酸染色镜检查见红色细长杆菌,可报告"找到抗酸杆菌";墨汁染色镜检在黑色背景中查见周围有较宽荚膜的菌体,可报告"找到新型隐球菌"。

(2)分离培养得到的菌落经鉴定后,报告"检出××菌",同时报告药敏试验结果。若培养 72 h 无细菌生长则报告"培养 72 h 无细菌生长"。

(邓晶荣 高海闽)

小 结

临床细菌学检验工作中,正确选择、采集和运送标本,是检验结果准确、有效的前提,是实验室质量保证的重要环节。标本采集应遵循适时采集、无菌采集、及时送检、合理保存、安全运送等原则。各种临床标本细菌学检验的基本方法包括肉眼观察标本、标本直接镜检、分离培养与菌落特征观察、生化鉴定、血清学鉴定、药敏试验等。检验结果根据分级报告制度,及时做出初步报告和确诊报告。

常见临床标本细菌学检验的基本程序相似,但需要注意:①血液标本需先增菌,然后再进行分离培养;②痰液标本先镜检以评价标本是否合格,必要时还需先预处理(痰液的洗净、均质化处理),然后再分离培养;③中段尿液标本需进行活菌计数,帮助判断分离的细菌是污染菌还是感染菌;④粪便标本接种时,应注意蘸取黏液、脓血部分;⑤脑脊液标本可先离心,取沉淀物涂片镜检及分离培养鉴定。若镜检有细菌,应及时报告。

能力检测

1. 简述进行细菌学检验的临床标本的采集和送检原则。

2. 进行细菌分离培养时,应如何对病原菌和污染菌进行区分?

3. 患者,女,57岁,术后留置导尿3天后出现发热(38 ℃以上)、尿痛、排尿困难,临床初步判断为泌尿系统感染,临床医生申请进行尿液标本细菌培养。请问如何正确采集标本? 如何进行细菌学检验?

4. 患者,男,36岁,腹泻。取黏液脓血便接种于 SS 及 EMB 平板,有乳糖发酵型菌落及少量乳糖不发酵型菌落生长。请问该患者可能是何菌感染? 如何进行细菌学鉴定?

第十九章　微生物的自动化检验

学习目标

掌握：临床微生物数码分类鉴定的基本原理；自动血培养系统的工作原理。

熟悉：数码分类系统的组成及操作要点；微生物自动鉴定和药敏试验分析系统的基本原理。

了解：微生物的自动化检验系统的仪器基本结构。

传统的菌种鉴定步骤包括：①获得纯培养物（一般指从标本中分离的单个菌落）；②测定一系列必要的鉴定指标（主要为生化指标）；③查找权威性的菌种鉴定手册。其中第②项内容常被微生物学工作者视为菌种鉴定的畏途，这种传统的鉴定方法不仅过程烦琐、费时费力，且在方法学和结果的判定、解释等方面易产生主观片面性而引起对结果判定的错误，难以进行质量控制。

自 20 世纪 60 年代以来，国外的自动化控制工程技术人员与微生物学家及临床微生物检验鉴定工作者紧密合作，通过了解微生物检验鉴定的步骤和方法，应用物理和化学的分析技术，结合计算机分析技术，发明了微量培养基和微量生化鉴定系统，使得对微生物的检验鉴定由传统手工鉴定转向数字化、自动化，实现了对微生物检验的数码化、半自动化到全自动化的鉴定，也使原本操作烦琐、过程缓慢的鉴定工作变得简单而快速。这些新型鉴定手段现已广泛应用于卫生防疫、检疫及临床微生物的检验工作中，其功能范围包括细菌培养与鉴定、细菌对抗菌药物敏感性的测定等，为感染的诊断、控制及流行病学调查提供科学的依据。

第一节　微生物数码分类鉴定系统

一、数码分类鉴定的基本原理

大多数微生物鉴定系统以数值分类法为基础。数码分类鉴定是指通过数学的编码技术将细菌的生化反应模式转换成数学模式，给每种细菌的反应模式赋予一组数码，建立数据库或编成检索本。通过对未知菌进行有关生化试验并将生化反应结果转换成数字（编码），查阅检索本或数据库，从而得到细菌名称。具体而言，它们是通过选取细菌对碳水化合物、蛋白质、无机盐类、氨基酸等多个具有代表性的生化反应试验，通过标准菌株进行测试后获得相关数据或结果构建细菌鉴定的数据库。数据库由多种细菌条目组成，每个条目代表一种细菌或其生物型。

其基本原理是计算并比较数据库内每个细菌条目对系统中每个生化反应出现的频率总和。在数据库中，一般将生化试验分为多个组，每组 3 种生化反应试验，每种生化试验结果只有"阳性"或"阴性"（记录为"＋"或"－"），转化为计算机识别码为"1"或"0"的二进制数字。每组生化试验结果按一定的顺序排列，排列 1、2、3 位的生化试验结果若为阳性，则分别计 4、2、1 数字；若为阴性，则数值记录为 0；然后将每组的 3 个数字相加得到 0～7 之间的一个数值；最后形成一组数值。将这组数值再与数据库（鉴定表或编码本）中标准生物模型进行比对，最终转化成鉴定的细菌名称及可能性（ID％），从而可将细菌鉴定到属、群、种和亚种或生物型。但有些细菌单靠生化试验无法将属内细菌鉴定到种,因此在编码鉴定表中往往会提出"需用血清学试验"或补充做某某试验。细菌编码鉴定系统为微生物自动化鉴定奠定了良好的技术基础。

二、数码分类鉴定系统的组成

数码分类鉴定系统由测试条(管或板)、添加(接种)工具、鉴定试剂及工具资料等部分组成:①测试条(管或板):包括常用的发酵试验、同化试验、酶试验及其他传统的生化反应试验等。②添加(接种)工具:常规接种环、专用滴管等。③鉴定试剂:测试条(管或板)经孵育后,其中的有些试验需添加试剂才能呈现颜色变化从而判读结果。④工具资料:检索工具包括每盒测试条(管或板)中所附的操作说明书、鉴定表或编码本(半自动/自动化鉴定系统则配有计算机软件),待判读结果出来后供人工检索查阅鉴定结果(半自动/自动化鉴定系统则由计算机软件自动处理)并报告。

三、数码分类鉴定系统的操作要点

标本先经分离培养得到纯菌落,通过涂片革兰染色镜检、氧化酶等试验初步鉴定,以选择合适的试剂条。挑取适量菌落混悬于肉汤管中制备成合适浓度的菌悬液,接种于测试条(管或板)经 35～37 ℃孵育18～24 h 后观察判读结果,并得出编码鉴定总值。将编码鉴定总值直接与编码本中的细菌名称及阳性百分率以及必须增加的补充试验项目等进行比对,从而得出鉴定结果(半自动/自动化鉴定系统则与计算机联机,通过计算机软件进行分析可得到鉴定的结果)。

第二节　微生物自动培养系统

目前,临床常用的微生物自动培养系统主要有自动血培养系统和自动分枝杆菌培养系统。它们是利用仪器设备配套的液体培养瓶,将血液、脑脊液、胸水、腹水和关节液等标本接种于培养瓶中并进行培养,由仪器设备自动实时地检测培养瓶中是否有菌生长,从而能快速、准确地鉴定出病原菌,为疾病的诊断和治疗争取时间。全自动血液细菌培养仪的主要优点是可以在较短培养时间内提示血液培养瓶中有无微生物的存在。

一、自动血培养系统

(一)工作原理

目前不同的设备生产厂家采用的技术各有不同,常用的技术有放射标记技术、荧光技术、压力检测技术及颜色变化测定技术等,出于对环保和安全性方面的考虑,放射性标记物质检测已较少使用。检测系统的工作原理主要是通过定量检测细菌或真菌生长时所释放的二氧化碳(CO_2)含量及其量的变化,将检测的信号传送至联机的电脑中进行分析并绘制生长曲线,根据生长曲线的变化判断有无微生物存在,如出现阳性结果,仪器自动发出阳性警报,并显示阳性培养瓶的位置。

根据检测手段的不同,自动血培养系统又可分 BioArgos 系统(该系统利用红外分光计检测 CO_2 产生情况从而判定是否有微生物生长)、BacT/Alert 系统(该系统利用细菌的代谢产物 CO_2 透过滤膜进入瓶底,改变感应器的颜色,使瓶底反射光的强度随之改变,计算出生长曲线,并根据曲线的斜率和斜率变化率判断是否有微生物生长)、Bactec 9000 系列(该系统利用荧光探测技术连续测定封闭培养瓶内微生物代谢引起的 O_2 或 CO_2 浓度变化以检测是否有微生物生长)和 Vital 系统(该系统采用同源荧光技术来监测微生物的生长情况)。自动血培养系统适用于血液、脑脊液、腹水、胸水及关节液等临床标本中微生物的检测与分析。

这些系统的优点是培养基营养丰富、检测灵敏度高、检出的时间短、检出病原菌的种类多,且抗干扰能力强、重复性好、污染明显减少,能节省人力。

（二）设备的基本结构与性能

自动血培养系统包括培养系统或恒温孵育系统、检测系统、计算机及外围设备。培养系统包括培养基、恒温装置和振荡培养装置。自动血培养仪根据各自检测原理设有相应的检测系统，由计算机软件控制，对血培养基实施连续、无损伤瓶外监测，并利用计算机及外围设备判断并发出阴性、阳性结果报告，记录和打印结果，进行数据储存和分析等。

1. 主机　包括全自动恒温孵育系统和检测系统两部分。

（1）全自动恒温孵育系统：配置有恒温孵育装置和振荡培养装置。不同的设备能放置的培养瓶数量各不相同，通常常有 50 瓶、120 瓶、240 瓶等规格。

（2）检测系统：自动血培养系统设有相应检测系统，在标本进行恒温孵育和振荡培养的过程中不断地检测各培养瓶并进行分析。

2. 计算机及其外围设备　判断并发出阴、阳性结果的报告，通过条形码识别标本编号，记录和打印结果（阳性出现时间），进行数据储存和分析等。

（三）配套材料与试剂

1. 培养瓶　目前常用的培养瓶种类一般有标准需氧培养瓶（培养需氧菌及兼性厌氧菌）、标准厌氧培养瓶、树脂或活性炭培养瓶、树脂儿童培养瓶、结核分枝杆菌培养瓶、高渗培养瓶（培养细菌 L 型）等种类，根据临床标本及可能感染的微生物的不同需要灵活选用。标准培养瓶用于未使用抗生素的患者，适合各种细菌和酵母菌的生长；树脂培养瓶适合已使用抗生素患者的标本，树脂包括亲水树脂和疏水树脂两种剂型，可分离已与细菌结合的抗生素、裂解红细胞释放营养供细菌使用、裂解白细胞释放已被其吞噬的细菌、断开链球菌及葡萄球菌簇以加速细菌生长，可以吸附临床使用的绝大多数抗生素，使此类标本临床阳性培养率提高 1/3；儿童培养瓶专门为儿童设计，添加特殊促进细菌生长因子，并含有树脂，可提高血培养阳性率。

2. 抗凝剂和吸附剂　血液标本的抗凝剂常用聚茴香脑磺酸钠，浓度一般为 0.025%～0.05%。该抗凝剂具有抗凝、抑制溶菌酶、抗补体及灭活氨基糖苷类及多黏菌素类抗生素活性的作用。吸附剂常用活性炭和树脂，前者可吸附各类抗菌药物，后者除具备与前者相同的功能外，还能破坏红细胞。

3. 真空采血系统　配有一次性使用的无菌塑料管，使采得的血液标本因其负压作用而注入培养瓶中。

（四）操作要点

采集血液标本后立即注入培养瓶中，及时送检放入自动培养仪器，35 ℃旋转培养。仪器每 10 min 自动检测一次，培养为阳性则报警。取出阳性瓶内培养液转种适宜平板，进行分离培养及后续鉴定。

二、自动分枝杆菌培养系统

多数自动血培养系统可检测血液中的分枝杆菌，但目前已有专门针对分枝杆菌的自动化培养系统，可对各类标本中的分枝杆菌进行培养及检测。自动分枝杆菌培养系统的基本原理与自动血培养系统相似，通过检测分枝杆菌生长时所释放的 CO_2 或消耗的 O_2 来判断标本中有无分枝杆菌的存在。除可进行分枝杆菌的培养外，还可进行分枝杆菌的鉴定和药敏试验。

第三节　微生物自动鉴定和药敏试验分析系统

一、基本原理

微生物自动鉴定和药敏试验分析系统的工作原理因不同的仪器和系统而异。大多数微生物鉴定系统以微生物数码鉴定原理为基础，微生物分解底物后使培养液中的 pH 值发生变化，使其色原性或荧光原性底物发生酶解,通过测定挥发或不挥发的酸或识别细菌是否生长等方法来分析鉴定细菌。

微生物自动鉴定系统的鉴定卡通常包括常规革兰阳(阴)性卡和快速荧光革兰阳(阴)性卡两种。常规革兰阳(阴)性卡对各项生化反应结果的判定是根据比色法的原理,系统以各孔的反应值作为判断依据,组成数码并与数据库中已知分类单位相比较,获得相似系统鉴定值;快速荧光革兰阳(阴)性卡则根据荧光法的鉴定原理,通过检测荧光底物的水解、荧光底物被利用后的 pH 值变化、特殊代谢产物的生成和某些代谢产物的生成率来进行菌种鉴定。

微生物自动鉴定系统的药敏板分为常规测试板和快速荧光测试板两种。其实质是微型化的肉汤稀释试验。常规测试板的检测原理为比浊法,在含有抗生素的培养基中,浊度的增加提示细菌生长,根据 CLSI 标准参照得到相应敏感度,即敏感"S"、中度敏感"MS"和耐药"R";快速荧光测试板的检测原理为荧光法,在每一反应孔内掺入荧光底物,若细菌生长,表面特异酶系统水解荧光底物,激发荧光,反之无荧光。无荧光产生的最低药物浓度为最低抑菌浓度(MIC)。

二、系统的基本结构与性能

1. 测试卡(板) 测试卡(板)是系统的工作基础,各种不同的测试卡(板)具有不同的功能。最基本的测试卡(板)包括细菌鉴定卡(板)、药敏试验卡(板)。使用时应根据涂片和革兰染色结果进行选择。

2. 菌液接种器 可分为真空接种器和活塞接种器,以真空接种器较为常用。利用标准麦氏浓度比浊仪配制合适浓度的菌液,通过菌液接种器可将配好的菌液接种至测试卡中。

3. 培养和监测系统 测试卡(板)接种菌液后即可放入孵育箱/读数器中进行培养和监测。监测系统每隔一定时间对每孔的透光度或荧光物质的变化进行检测,并将检测数据传送给数据管理系统。

4. 数据管理系统 数据管理系统就像整个系统的神经中枢,始终保持与孵育箱/读数器、打印机的联络,控制孵育箱温度,自动定时读数,负责数据的转换及分析处理。

三、常见自动微生物鉴定/药敏试验分析系统

(一) Vitek 全自动微生物鉴定/药敏试验分析系统

Vitek 全自动微生物鉴定/药敏试验分析系统是 1960 年由美国航天系统的麦克唐纳·道格拉斯公司为了鉴定宇宙环境中的微生物而研制的。该鉴定系统通常配套有细菌鉴定和药敏测试卡,可进行多种细菌的鉴定和药敏试验。

其细菌鉴定原理是采用光电、计算机和细菌八进位制数码鉴定相结合技术,常规革兰阳(阴)性板对各项生化反应结果(阴性或阳性)的判定是根据比色法的原理,将被检菌接种到鉴定板后进行培养,由于细菌各自的酶系统不同,新陈代谢的产物也有所不同,而这些产物又具有不同的生化特性,仪器自动每隔 1 h 测定每一生化反应孔的透光度,当生长对照孔的透光度达到终点阈值时,指示已完成反应。每个鉴定卡内含有 30 项生化反应,每 3 项为一组,各确立阳性值应为 1、2、4。如 3 项反应全部阳性其组值为 7,如第 1、2 项反应阳性其组值为 3,第 1、3 项反应阳性其组值为 5,3 项反应全部阴性其组值为 0。30 项生化反应可获得 10 位数的生物数码,在鉴定时有时还需外加补充试验,共可获得 11 位生物数码,系统将最后一次判读的结果所得生物数码与菌种数据标准生物模型相比较,得到鉴定值和鉴定结果,并自动打印出实验报告和发给患者的病房报告。

药敏测试板(卡)的药物敏感性试验实质是微型化的肉汤稀释试验,应用光电比浊原理,根据不同的药物对不同的菌最低抑菌浓度不同,每一种药物一般选用 3 种不同药物浓度,每一药敏测试卡可同时做 10 种药物的 MIC 测定,经 6 h 孵育后,每隔一定时间自动测定小孔中细菌生长状况,即可得到待测菌在各浓度中的生长率。待检菌斜率与阳性对照孔斜率之比值,经回归分析得到 MIC 值,并根据 NCCLS(美国国家临床实验室标准化委员会)标准获得相应的 S、I 和 R 结果。

(二) MicroScan 自动微生物鉴定/药敏试验分析系统

该系统包括全自动系列 Walk/Away 40 和 Walk/Away 96 以及半自动系列 AutoScan-4,它们是美国普遍使用的(全自动、半自动、手工)鉴定系列。系统主要由 Walk/Away 仪器、测试板、快速接种系统和数

据管理系统四部分组成。测试板有普通/快速革兰阳(阴)性显色板、快速荧光革兰阳(阴)性板等。显色板的基本原理是测试板中的底物若被利用,则可导致 pH 值改变而使颜色发生变化;荧光板则通过检测荧光底物被利用后的 pH 值变化、荧光变化、特殊代谢产物的生成和某些代谢产物的生成率等来进行菌种鉴定及检测细菌对抗菌药物的 MIC。

(三) Phoenix™ 全自动细菌鉴定/药敏试验分析系统

细菌鉴定试验采用传统生化、酶-底物生化呈色反应和荧光增强法相结合的原理,由一系列改良的发酵、氧化、降解、水解等反应的产物与各类指示剂(酸碱指示剂、酶联指示剂、荧光指示剂)反应,最后被实时仪器检测。药敏试验利用微量肉汤二倍稀释法,采用传统比浊法(turbidity)和 BD 专利呈色反应(chromogenic,即指示剂随细菌生长过程中的氧化还原反应而变色的反应)双重标准及荧光的增加间接地测定 MIC 值。

当前,随着数字化医院的发展,许多医院已建立了医院信息系统(hospital information system,HIS),检验科也建立了检验信息系统(laboratory information system,LIS),并与 HIS 实现无缝链接,许多微生物自动鉴定/药敏试验分析系统通过接口直接实现与 LIS 的数据对接与共享,患者从挂号到各种诊疗全部实现了自动化的管理,大大地提高了工作效率和服务水平。

(郭瑞林)

小 结

数码分类鉴定是指通过数学的编码技术将细菌的生化反应模式转换成数学模式,给每种细菌的反应模式赋予一组数码,建立数据库或编成检索本。通过对未知菌进行有关生化试验并将生化反应结果转换成数字(编码),查阅检索本或数据库,得到细菌名称。细菌编码鉴定系统已广泛应用于临床微生物鉴定中,从而使细菌鉴定逐步变得简易化、微量化和快速化,并为微生物自动化鉴定奠定了良好的技术基础。

自动血培养系统由计算机控制,对血培养实施连续、无损伤瓶外监测。其工作原理主要是通过自动监测培养基(液)中的混浊度、pH 值、代谢终产物 CO_2 的浓度、荧光标记底物或代谢产物等的变化,定性地检测微生物的存在。它具有培养基营养丰富、检测灵敏度高、检出的时间短、检出病原菌的种类多、抗干扰能力强、污染明显减少等特点。

微生物自动鉴定及药敏试验分析系统基本结构包括测试卡(板)、菌液接种器、培养和监测系统及数据管理系统等四大部分。微生物自动鉴定是利用微生物数码鉴定的工作原理,通过计算并比较数据库内每个细菌条目对每个生化反应出现的频率总和,来鉴定细菌种类。自动微生物药敏试验分析系统是以药敏试验肉汤稀释法为原理,使用药敏测试板(卡)进行测试。将抗生素微量稀释在条孔或条板中,加入菌悬液孵育后放入仪器或在仪器中直接孵育,仪器每隔一定时间自动测定细菌生长的浊度,或测定培养基中荧光指示剂的强度或荧光原性物质的水解,观察细菌的生长情况。得出待检菌在各药物浓度的生长斜率,经回归分析得到最低抑菌浓度 MIC 值,并根据 CLSI 标准得到相应敏感度:敏感"S"、中度敏感"MS"和耐药"R"。

能力检测

1. 简述自动血培养系统的工作原理。
2. 简述微生物自动鉴定的工作原理。
3. 简述自动微生物药敏试验分析系统的检测原理。

第二十章 微生物检验的质量控制

质量控制是指有计划、系统地评估和检测患者整个诊疗过程的质量,以便及时发现问题,采取有效措施,提高服务质量。临床微生物实验室为诊断、预防、治疗感染性疾病或评价健康提供信息,对临床标本进行微生物学检验,并提供微生物学检查的咨询性服务,服务内容包括对结果的解释和进一步检查的建议。微生物检验结果必须准确、可靠、重复性好,并要求检验过程相对简单、时间尽量短、成本低。为了实现这样的目标,必须对检验过程(从标本采集、运送、保存到接种、培养、分离、鉴定、药敏试验及结果判读、记录和报告等)的各个环节进行严格的质量控制,以减少主观因素对结果稳定性和可靠性的影响,提高临床微生物学检验的质量。以标本为线索,微生物检验的质量保证过程可分为检验前、检验中及检验后三个阶段。

第一节 检验前质量控制

检验前过程又称分析前阶段,按时间顺序是指自医生发出申请,至分析检验启动的过程,包括检验申请、患者准备和识别、原始样品采集、运送和实验室内传递等。实验室应制订检验前活动的文件化程序和信息,以保证检验结果的有效性。

一、检验申请

每一份标本都应用相应的申请单或电子申请单,检验申请单应包括足够的信息,以识别患者和申请者及相关的临床资料。检验申请单的基本内容应包括:①患者姓名、性别、年龄、科室、床号及唯一标识(如住院号或门诊号等);②标本类型、来源和临床诊断;③申请的检验项目(如镜检、培养等);④与患者相关的临床资料,如旅行史和接触史等;⑤感染类型和(或)目标微生物及抗菌药物的使用信息;⑥标本采集和实验室接收标本的日期和时间;⑦申请者的唯一标识(如医师签名等)。

二、标本的采集与运送

标本的正确采集、转运和保存是保证临床微生物检验结果准确的前提条件。标本通常由医生或护士在病房或诊疗室采集,运送到实验室。实验室应当有分析前质量控制措施,制订患者准备、标本采集、标本储存、标本运送等标准操作规程;监控标本运送;记录进入实验室的所有标本及收到标本的日期和时间;制订文件化的标本接收和拒收的标准,保证标本质量。

1. **标本采集手册** 标本采集手册应包括:①患者准备;②检测项目名称;③不同部位标本的采集方法;④物品的准备;⑤最佳采集时间;⑥标本采集量;⑦标本运送要求;⑧延迟运送标本的储藏方法;⑨标

本的运送方法。标本采集手册应方便标本采集者和运送者取阅。

2. 患者准备 患者的状态如情绪、饮食、生理节律、药物使用等均可影响检验结果。因此,应根据标本采集的需要,耐心细致地交代患者,使其主动配合以便采集到有价值的标本。如指导并要求患者采集中段尿前做好外阴部的清洗和消毒,采集痰液标本前要做好口腔的清洁,咳痰时弯腰深咳嗽以咳出深部痰液。

3. 标本采集 根据感染部位、目标病原体、病程和检验项目的不同,确定合理的采集部位、时机、方法以及标本种类、采样量等。采集时应严格无菌操作,标本应置于无菌容器中。除通用要求外,微生物标本的采集指南还应包括:①不同部位标本的采集方法:如明确说明并执行血培养标本采集的消毒技术、合适的标本量,例如,诊断成人不明原因发热、感染时宜在不同部位抽血2套,每套2瓶(需氧、厌氧各一瓶)。②合格的标本类型、送检次数、标本量:如痰标本直接显微镜检查找结核分枝杆菌或进行结核分枝杆菌培养,应送检三份痰标本,最好至少连续3天,采集每日清晨第一口痰。

4. 标本的储存和运送 采集的标本在规定的时间和合适的温度范围内,使用指定的运输培养基,运送到微生物检验实验室。①已采集的标本应视为潜在性生物危险,均应置于防渗漏、相对密封的容器中收集、储存与转运;②应明确规定需要尽快运送的标本,标本一般可在15~30 min内送达实验室,最迟不能超过2 h,如条件允许床边接种效果最好;③如不能及时送检,要根据目标病原菌的特点确定保存条件,在规定的时间内送至实验室。

5. 标本的验收 标本接收人员应严格对标本进行评估验收,确保其满足与申请检验相关的接收标准。验收的内容包括:采样时间、送检条件是否合格;盛标本容器是否正确、有无破损;申请单信息是否完整,标本的标识是否与申请单一致;标本量是否足够等。不合格的标本可拒收,并向送检医护人员说明拒收理由,告知正确送检要求,以便重新采集。

三、检验前标本的处理、准备和储存

实验室应有保护患者样本的程序和适当的设施,避免样本在检验前活动中以及处理、准备、储存期间发生变质、遗失或损坏。所有取自原始样本的部分样品应可明确追溯至最初的原始样本。

第二节 检验中质量控制

微生物检验结果的准确性,除依赖于标本质量、相关临床资料外,还与方法学、检验过程、人员、培养基、试剂、仪器、结果的报告等相关,应制订相关的文件和程序,监控这些因素,及时发现错误,采取纠正措施。

一、人员

临床微生物学检验从业人员须具有良好的职业道德、科学严谨的工作作风、丰富的专业理论知识和熟练的实验技能,具备相应的能力和资格,熟悉实验室质量管理流程,具有一定的临床知识,能与临床医护人员进行良好的沟通,能够为临床提供必要的咨询和解释服务,对实验室安全知识有足够的了解,具备生物安全防范、消防、应急等基本常识。

实验室应每年对工作人员制订培训计划,培训内容包括:微生物专业技术及知识、质量控制/质量管理知识、生物安全知识等。应制订能力评审的内容和方法,并保存评审记录。当人员职责变更时,或离岗6个月以上再上岗时,或政策、程序、技术有变更时,应进行再培训和再评审。

二、试剂

微生物实验室所用的各种试剂都应在标签上标注名称、浓度或滴度、存放条件、失效期。若试剂启封,改变了有效期和储存条件,应记录新的有效期。试剂的储存条件应遵循生产商的建议,并在标明的有效期内使用。试剂质量验证应符合如下要求:①新批号及每一货次的试剂使用前,应通过直接分析参考

物质、新旧批号平行试验或常规质控等方法进行验证,并记录;②新批号及每一货次的试剂、纸片,如吲哚试剂、杆菌肽、奥普托辛、X 因子、V 因子纸片等应使用阴性和阳性质控物进行验证;③新批号及每一货次的药敏试验纸片使用前应以标准菌株进行验证;④新批号及每一货次的染色剂(革兰染色、特殊染色和荧光染色),至少每周(若频率小于每周 1 次,则实验当日)应用已知阳性和阴性(适用时)的质控菌株检测染色程序;⑤直接抗原检测试剂(无论是否含内质控),新批号及每一货次应用阴性和阳性外质控进行验证;⑥一次性定量接种环每批次应抽样验证。常用试剂和染色液的质控菌株和检验频率见表 20-1。

表 20-1　常用试剂和染色液的质控菌株和检验频率

试剂和染色液	阳性质控菌	阴性质控菌	检验频率
氧化酶试剂	铜绿假单胞菌	大肠埃希菌	每日
3% H_2O_2	金黄色葡萄球菌	A 群链球菌	每日
凝固酶试剂	金黄色葡萄球菌	表皮葡萄球菌	每日
吲哚试剂	大肠埃希菌	产期肠杆菌	每批,以后每日
MR 试剂	大肠埃希菌	产期肠杆菌	每批,以后每周
VP 试剂	产期肠杆菌	大肠埃希菌	每批,以后每周
硝酸盐还原试剂	大肠埃希菌	醋酸钙不动杆菌	每批,以后每周
三氯化铁试剂	奇异变形杆菌	大肠埃希菌	每批,以后每周
每片 5 μg 的新生霉素纸片	金黄色葡萄球菌	腐生葡萄球菌	每批
革兰染色液	金黄色葡萄球菌	大肠埃希菌	每日
抗酸染色液	结核分枝杆菌	—	每次

诊断性抗血清试剂应澄清,若出现混浊或沉淀,表明已污染,不可使用。实验当日至少应做多价血清阴性和阳性质控。定性试验试剂每次检测时应至少包括阳性和阴性质控菌株或样本。不含内质控的直接抗原检测试剂,实验当日应检测阳性和阴性质控;所有抗血清应于 4 ℃冰箱内保存。

药敏用标准菌株种类和数量应满足实验室工作要求,并保存其来源、传代等记录,并有证据表明标准菌株性能满足要求。实验室采用的抗菌药物敏感试验方法应以标准菌株连续检测 20～30 日,每一组药物/细菌超出参考范围(抑菌圈直径或 MIC)的频率应小于 1/20 或 2/30。此后,应每周使用标准菌株进行质控。若检测频率小于每周 1 次,则每个检测日应进行质控。采用自动或半自动仪器检测 MIC 时,应按照制造商的要求进行质控。

三、培养基

培养基是临床标本中微生物分离鉴定的重要材料,质量的好坏直接关系到实验结果的准确性。培养基可自制,也可购买,无论是哪一种都应有良好的外观,即表面光滑、水分适宜、厚度合适、无污染等。培养基要有明确标识,根据标识能够获得生产/制备日期(批号)、保质期、配方(适用时)、质量控制、储存条件等信息。

自制培养基,每批产品都应进行质量控制;购买的培养基,只有当生产者遵循一定的质量保证标准,并提供质量控制合格证明等文件时,实验室才可免除质量控制。但是培养基脱水、溶血、破损、被污染或量不足时,仍应进行相关检查。所以,原则上所有培养基都应进行相应的质量控制,包括无菌试验、生长试验或与旧批号产品平行试验、生长抑制试验(适用时)、生化反应(适用时)等。

1. 无菌试验　新配制的培养基要按批号随机抽取一定数量的样品做无菌试验。若出现细菌生长,则说明该培养基已被杂菌污染,不能再使用,同时做好详细记录。

2. 细菌生长试验　所有的培养基在使用前除了做无菌试验外,还必须做标准质控菌株进行细菌生长试验,以确定培养基性能是否符合要求。临床常用培养基、常用生化试验培养基及试验的质量控制与预期结果见表 20-2 和表 20-3。

表 20-2 常用培养基的质量控制

培养基	培养环境和时间	质控菌株	预期结果
血琼脂平板	有氧环境,24 h	A 群链球菌 肺炎链球菌	生长,β溶血 生长,α溶血
巧克力琼脂平板	CO_2,24 h	流感嗜血杆菌 脑膜炎奈瑟菌	生长 生长
麦康凯平板	有氧环境,24 h	大肠埃希菌 鼠伤寒沙门菌 金黄色葡萄球菌	粉红色菌落 无色菌落 不生长
SS 平板	有氧环境,24 h	产气肠杆菌 鼠伤寒沙门菌 粪肠球菌	粉红色菌落 无色菌落,中心黑色 不生长
中国蓝平板	有氧环境,24 h	大肠埃希菌 宋氏志贺菌	蓝色菌落 无色菌落
TCBS 平板	有氧环境,24 h	霍乱弧菌 副溶血性弧菌	黄色菌落 蓝色菌落
沙氏平板	有氧环境,25 ℃,24 h	白假丝酵母菌 大肠埃希菌	生长 受抑制
增菌肉汤	有氧环境	脆弱拟杆菌 A 群链球菌	生长 生长

表 20-3 常用生化试验培养基及试验的质量控制

培养基及试验	质控菌株	预期结果
蛋白胨水(吲哚)	大肠埃希菌 肺炎克雷伯菌	阳性(加试剂后呈红色) 阴性
VP 试验	肺炎克雷伯菌 大肠埃希菌	阳性(加试剂后呈红色) 阴性
甲基红试验	大肠埃希菌 阴沟肠杆菌	阳性(加试剂后呈红色) 阴性
西蒙枸橼酸盐利用试验	肺炎克雷伯菌 大肠埃希菌	阳性(蓝色) 阴性
赖氨酸脱羧酶试验	鼠伤寒沙门菌 福氏志贺菌	阳性(深紫色、混浊) 阴性
鸟氨酸脱羧酶试验	黏质沙雷菌 肺炎克雷伯菌	阳性(深紫色、混浊) 阴性
精氨酸双水解酶试验	阴沟肠杆菌 奇异变形杆菌	阳性(深紫色、混浊) 阴性
苯丙氨酸脱氨酶试验	奇异变形杆菌 大肠埃希菌	阳性(加试剂后呈绿色) 阴性
O/F 试验(葡萄糖)	铜绿假单胞菌(氧化型) 不动杆菌属(不利用)	阳性(黄色) 阴性

续表

培养基及试验	质控菌株	预期结果
硝酸盐还原试验	大肠埃希菌	阳性(加试剂后呈红色)
	不动杆菌属	阴性
胆汁七叶苷水解试验	粪肠球菌	阳性(黑色)
	乙型链球菌	阴性
半固体(动力试验)培养基	奇异变形杆菌	阳性(穿刺线周围生长)
	肺炎克雷伯菌	阴性
乳糖发酵试验	大肠埃希菌	阳性(黄色)
	福氏志贺菌	阴性
三糖铁琼脂试验	弗劳地枸橼酸杆菌	产酸/产酸、产 H_2S
	福氏志贺菌	产碱/产酸
	铜绿假单胞菌	产碱/不反应
触酶试验	金黄色葡萄球菌	阳性(立即产生气泡)
	粪肠球菌	阴性(无气泡产生)
杆菌肽纸片	A群链球菌	有抑菌环
	α溶血性链球菌	无抑菌环
奥普托欣纸片	肺炎链球菌	有抑菌环(≥14 mm)
	α溶血性链球菌	无抑菌环
V因子和X因子纸片 (在 MH 平板上)	流感嗜血杆菌	仅在两纸片间生长
氧化酶试验	铜绿假单胞菌	阳性(蓝色)
	大肠埃希菌	阴性

四、仪器设备

微生物实验室仪器设备包括基础设备和专业设备。常用的基础设备包括显微镜、孵育箱、CO_2 培养箱、水浴箱、冰箱、离心机、药敏纸片自动分配器、生物安全柜、压力蒸汽灭菌器等;常用的专业设备包括自动或半自动鉴定系统与培养系统等。

与检测相关的所有仪器设备均应制订操作程序,定期维护、保养、监测并记录,新设备或经搬运、维修后的仪器设备应进行评估及功能验证,或由使用者确保实验结果的准确性,所用记录保存至仪器报废。

不同类型设备,所需定期监测的性能不同,如温度依赖设施(冰箱、孵育箱、水浴箱等)需每日记录温度;CO_2 培养箱每日记录 CO_2 浓度;生物安全柜定期做无菌试验和参数(高效过滤器、气流、负压等)检查;压力蒸汽灭菌器定期进行生物监测;自动微生物鉴定/药敏试验分析系统、血培养仪的校准按制造商建议进行监测;浊度仪每6个月进行一次检定或校准。

五、检验程序

1. 实验方法的确认 通常选择公认的、权威的教科书,或经同行评议的书刊、杂志或国际、国家、地区法规中明确的方法和程序。内部规程,应确认其符合相应的用途。所选择的检测方法和程序还应与所提供的服务相适宜,并且方便操作。例如:血培养系统不仅能培养需氧菌还要能培养厌氧菌;粪便培养一般选用选择培养基如麦康凯平板、SS平板和碱性琼脂等;脑脊液的培养条件应能确保培养出常见苛养菌(如脑膜炎奈瑟菌、流感嗜血杆菌等)。所有的方法和程序在应用于患者标本检测之前,需要评估其准确性、精确度、灵敏度、特异性、检出限、可报告范围,并与已有的检验方法进行比对。投入使用的方法和程序,还要定期评审,以保证方法和程序与时俱进,满足服务对象的需求。

2. 操作规程 所有的工作程序,包括标本质量评估、染色、接种、分离、鉴定、药敏试验、结果报告和特殊病原体的识别、隔离、报告以及特殊处理等,都应形成文件,由实验室负责人批准、签名发布,方便相关人员取阅。标准操作规范(standard operating procedure,SOP)内容包括:试验原理、操作步骤、临床意义、标本类型、容器和添加剂、性能参数、定标试剂、所需设备、标准程序、质量控制程序、干扰和交叉反应、结果计算、生物参考区间、检验结果的可报告区间、警告或危急值(适用时)、检测结果的解释、安全性警告及措施、潜在变异来源,并注明分析前和分析后注意事项、特殊操作模式的处理。

3. 测量准确性 临床微生物检测比较特殊,能够溯源的项目很少,必须通过其他方式保证结果的准确性,如参加适当的能力验证或实验室间质量控制,证实测量结果的准确性。

室间质量控制是由外部权威机构向实验室发放未知标本,根据检测结果评价实验室的检测质量。值得注意的是,应将这些未知标本纳入常规工作,由常规工作人员采用与患者标本相同的方法、检测次数,鉴定水平也和常规标本一致,这样才能真正体现实验室质量,作为评价实验室质量的依据。满意的结果提示实验室的人员、试剂、培养基、设备状态良好。

4. 室内质量控制体系 室内质量控制体系是实验室检验结果准确的保证。主要内容包括:质量控制计划;试剂、培养基、仪器设备的质控程序;参加室间质量控制计划,使每位工作人员都有机会操作;定期学习以掌握不常见微生物的性状,及时更新知识,重温并改进实验室的质量保证计划。

室内质控物质的检测方法、检测次数、操作者必须与患者标本一致,质控频率遵循相关标准,并规范操作。出现室内质控失控时,立即报告主管或实验室负责人,并记录所采取的纠正措施。经评估,室内质控结果在可接受范围时,才可发送标本的报告。

5. 标本质量评估 标本质量评估指标包括标本量、标本性状(如痰液显微镜检查白细胞、上皮细胞数量是否符合要求等)、标本采集次数、采集时机以及血液、体液、尿液标本等的污染率。

 # 第三节 检验后质量控制

检验后过程也叫分析后阶段,包括结果复核、临床材料保留和储存、样品(和废物)处置,以及检验结果的格式化、发布、报告和留存等。应重视检验报告的流程与规范,如报告格式、异常结果的标注、电话报告结果、报告时效、报告修正等。

一、检验结果的审核

1. 鉴定结果的审核 在得出细菌鉴定结果向临床发出报告之前,实验室需要专业主管或资深的检验人员对鉴定结果进行系统的分析和审核,保证结果的准确性。审核内容主要包括如下几点:①将鉴定结果与原始分离平板上的细菌菌落形态、染色结果、生化和血清学鉴定等进行比较,看是否吻合,核实后再做出正确鉴定结果;②鉴定结果必须符合临床实际,要根据标本的采集质量、感染的部位、病原体的变迁、有无污染的可能等因素进行综合分析和审核,做出客观、恰当的鉴定结果;③审核当日检验过程中的质量控制情况,如培养基、染色液、细菌鉴定系统及药敏纸片等是否在控,在确认无失控的情况下,才可发出细菌鉴定报告。

2. 药敏试验结果的审核 审核药敏试验结果的正确性,首先是看本周各种抗菌药物纸片室内质量控制是否在规定范围内,只有药敏纸片质量控制结果在规定范围内,才能签发药敏报告。药敏结果要与所鉴定的菌种结合分析。一般来说,各种细菌对抗菌药物的敏感性有一些比较固定的药敏谱,各个医院的分离菌又有一些耐药特点。与菌种的普遍表现相比,若发现药敏谱出现异常时,应分析异常结果到底是来自于药敏试验错误或鉴定错误,还是源于细菌自身产生的变异或特殊表现,这时应重新将原始平板菌落与药敏平板进行对照比较,或重新进行菌株鉴定或药敏试验,确认无误后再发出报告。

3. 检验报告的审核 检验报告要求信息全面、结果准确和报告及时。结果报告应与检验的内容一致,如粪便沙门菌、志贺菌培养阴性应报告为"未检出沙门菌、志贺菌";血培养阴性结果报告应注明培养时间;应在收到样品24 h内报告分枝杆菌抗酸或荧光染色结果。检验报告应包括实验室的名称标识、患者的唯一性标识、检验申请者的姓名、标本类型和来源、检验目的、鉴定和药敏结果内容、参考区间、标本采集的时间、实验室接收标本的时间、发出报告的时间、检验者和审核者签名等。所有记录应按规定保存一定时间。

当发现已发送的检验报告有错误时，应进行更改并记录改动日期、时间及责任人。经改动后，原内容应清晰可辨。已用于临床决策的检验结果的修改，应与原报告一同保存，并清楚地标明已被修改。

二、标本的处置

检验后的标本、污染培养基等感染性废弃物应按照生物安全有关要求进行处置，尽可能以减少处理者危害的方式丢弃，最好在实验室内消毒或去污染。如果在处理前运送，应置于坚硬、防渗漏容器内，并适当标记。

检验申请单及标本检验过程应记录并保存。记录内容包括患者姓名或识别码、采集标本的时间、实验室接收时间、检验项目、申请者、标本的处理过程、检验者、与申请者的交流、检验结果等。

（饶朗毓）

小 结

微生物检验的质量控制应贯穿于检验的全过程，包括检验前、检验中及检验后的各个环节。检验前质量控制是基础，包括检验申请和标本的采集与运送，其中标本的采集和运送是重点；检验中质量控制是关键内容，涉及人员、试剂、培养基、仪器设备和检验程序，每一个环节都要认真控制，确保结果的准确性；检验后质量控制的主要内容是结果的审核，以及感染性废弃物的处置。影响临床微生物检验结果的所有环节应文件化以明确规定，内容符合相关标准，并定期评审，及时更新，保证其持续满足服务对象的要求。

能力检测

1. 什么叫分析前阶段？包括哪些内容？
2. 检验中质量控制的主要措施包括哪些？
3. 什么叫室间质量控制？其目的是什么？

第二十一章　医院感染及检测

掌握：医院感染的概念及医院感染的监测方法。
熟悉：控制医院感染的措施。
了解：医院感染常见的微生物。

医院是患者密集的场所，医院环境最容易被病原微生物污染，从而为疾病的传播提供外部条件，促进医院感染的发生。医院感染无论对社会还是个人均带来严重危害。

第一节　概　　述

一、医院感染的概念

医院感染（nosocomial infection，NI）是指住院患者、医院工作人员在医院内获得的感染，包括在住院期间发生的感染和在医院内获得出院后发生的感染，但不包括入院前已开始或者入院时已处于潜伏期的感染。广义地讲，医院感染的对象包括住院患者、医院工作人员、门急诊就诊患者、探视者和患者家属等，这些人在医院区域里获得感染性疾病均可以称为医院感染，但由于就诊患者、探视者和患者家属在医院的时间短暂，获得感染的因素多而复杂，常难以确定感染是否来自医院，故实际上医院感染的对象主要是住院患者和医院工作人员。

国家卫生和计划生育委员会 2001 年颁发的《医院感染诊断标准（试行）》中对于医院感染的判断标准做了明确界定。

下列情况属于医院感染：①无明确潜伏期的感染，规定入院 48 h 后发生的感染为医院感染；有明确潜伏期的感染，自入院时起超过平均潜伏期后发生的感染为医院感染；②本次感染直接与上次住院有关；③在原有感染基础上出现其他部位新的感染（除外脓毒血症迁徙灶），或在原感染已知病原体基础上又分离出新的病原体（排除污染和原来的混合感染）的感染；④新生儿在分娩过程中和产后获得的感染；⑤由于诊疗措施激活的潜在性感染，如疱疹病毒、结核分枝杆菌等的感染；⑥医务人员在医院工作期间获得的感染。

下列情况不属于医院感染：①皮肤黏膜开放性伤口只有细菌定植而无炎症表现；②由于创伤或非生物性因子刺激而产生的炎症表现；③新生儿经胎盘获得（出生后 48 h 内发病）的感染，如单纯疱疹、弓形体病、水痘等；④患者原有的慢性感染在医院内急性发作。

二、医院感染的流行病学

医院感染的来源包括外源性和内源性，外源性感染来自于另一感染者或环境；内源性感染来自于患者自身，由于某种原因使自身寄居的正常菌群成为条件致病菌大量繁殖而引起的疾病感染。

（一）基本条件

医院感染与一般传染病一样，其发生的基本条件包括感染源、感染途径和易感人群。

1. 感染源　指病原体自然生存、繁殖及排出的场所或宿主（人或动物），是导致医院感染的来源。病原体主要来源于人类、动物、环境和各种物品。

（1）人类感染源：主要包括医院内已感染的患者、陪伴人员、医务人员、探视者及各类病原携带者，也可来自患者自身。

（2）动物感染源：某些医学节肢动物如蝇、蚊等和鼠等在医院感染中也起一定作用，如鼠类可携带鼠伤寒沙门菌，可通过污染食品而引起消化道疾病。

（3）环境感染源：医院是各种病原体高度聚集的场所，这些病原体可通过污染空气、医疗器械、医疗物品甚至食物、水而造成医院感染。

（4）物品感染源：在医院内使用的各种诊疗器械、导管及医护用品、病房内的各种用物、血液制品等，若消毒不彻底，其所携带的病原体均可导致医院感染的发生。

2. 感染途径　医院感染的途径与社区感染相同，外源性微生物传播给宿主的方式通常以空气、接触及媒介传播更为重要。随着介入性诊疗技术的发展和广泛应用，如内镜检查、活检、导管技术、机械通气以及手术等，都增加了感染的危险性，污染的物品或者材料直接进入人体组织或者器官也可引起感染。

（1）空气传播（air-borne transmission）：指病原体从传染源排出后，通过空气侵入新的易感宿主所经历的全部过程。空气中的微生物常以气溶胶粒子形式存在并传播，是引起医院感染的重要途径。在流行病学调查时，距离传染源 1～2 m 的受染者才能认为是经空气传播。

（2）接触传播：指感染源直接或通过污染的物品间接将病原体传播给易感者的过程。在医院内的患者与患者之间、患者与医护人员之间、母婴之间均可通过直接接触发生感染，也可通过医护操作、用物及公共设施的接触而造成感染。

（3）媒介物传播：当医院内的各种输液、输血及血制品、水和食物等受到病原体污染时，经注射或食入可在短时间内引起多人同时感染，引起医院感染的流行或暴发。

（4）其他传播：当某些医院的环境卫生条件较差时，各种医学节肢动物如蝇、蟑螂等和鼠类等动物可将病原体机械性地传递给各种医护用品或叮咬人体而引发医院感染。

3. 易感人群　住院患者、医院职工、门诊患者、探视者及陪同人员等都有可能发生医院感染，但医院感染的易感者主要是：①婴幼儿和老年人。婴幼儿免疫器官发育欠成熟，功能尚未完善；老年人的器官老化、功能衰退，免疫功能下降。因此，这两类人群较易发生医院感染。②接受各种免疫抑制剂治疗（如化疗、放疗、皮质激素、抗癌药等）及器官移植等治疗，致使免疫功能下降的住院患者。③基础疾病患者。如患有内分泌失调、恶性肿瘤等疾病的患者，通常其免疫功能低下，也易发生医院感染。④接受外科手术或侵入性检查与治疗（如介入治疗、导管插管等）的患者。⑤使用特殊药物患者。如长期使用广谱抗生素治疗而出现菌群失调者。

（二）医院感染常见的微生物

医院感染常见于泌尿道感染、呼吸道感染、伤口和皮肤感染以及胃肠道感染。几乎所有的病原体都可以导致医院感染，但主要为细菌和真菌，其次为病毒和衣原体。这些微生物适应性强，其中细菌可对常用的抗生素多呈耐药，治疗较难。近年来引起医院感染的主要微生物种类见表 21-1。

表 21-1　医院感染常见微生物

微生物类别	微生物名称
革兰阳性球菌	金黄色葡萄球菌、凝固酶阴性葡萄球菌、肺炎链球菌、链球菌属、肠球菌等
革兰阴性杆菌	大肠埃希菌、不动杆菌属、沙门菌属、嗜血杆菌属、克雷伯菌属、变形杆菌属、流感嗜血杆菌、嗜肺军团菌、铜绿假单胞菌等
厌氧性细菌	类杆菌、丙酸杆菌、梭杆菌、消化球菌、产气荚膜梭菌等
其他细菌	结核分枝杆菌及非典型分枝杆菌、产单核细胞李斯特菌、弯曲菌属

续表

微生物类别	微生物名称
病毒	水痘-带状疱疹病毒、呼吸道合胞病毒、流感病毒、单纯疱疹病毒、腺病毒、巨细胞病毒、轮状病毒、肝炎病毒、人类免疫缺陷病毒等
真菌	白假丝酵母菌、曲霉菌、毛霉菌、隐球菌等

医院感染病原谱随着医学的发展和抗菌药物的使用也在发生变化。抗菌药物问世以前,主要是革兰阳性细菌,如金黄色葡萄球菌、化脓性链球菌等感染。抗生素使用以后,大肠埃希菌、铜绿假单胞菌等革兰阴性菌的出现,成为重要的病原菌。近年来,广谱抗生素的使用、侵入性治疗的增多,导致多重耐药细菌分离率升高,如耐甲氧西林的金黄色葡萄球菌(MRSA)、耐万古霉素的肠球菌(VRE)、泛耐药的鲍曼不动杆菌等。多重耐药的铜绿假单胞菌、鲍曼不动杆菌在城市间传播屡见报道。

第二节 医院感染的监测与控制

一、医院感染的监测

医院感染监测(nosocomial infection surveillance)是指长期、系统、连续地收集、分析医院感染在一定人群中的发生、分布及其影响因素,并将监测结果报送和反馈给有关部门和科室,为医院感染的预防、控制和管理提供科学依据。

(一)医院感染监测的目的

掌握医院感染管理的现状,如医院感染发病率、感染高发科室、感染部位分布、医院感染病原微生物及其耐药谱、消毒灭菌效果等;开展前瞻性调查,可早期发现暴发流行苗头,防患于未然;评价医院感染控制措施的效果,包括灭菌、消毒、隔离措施效果评价,一次性医疗用品灭菌、消毒质量评价;动态监测医院感染病原微生物变迁、细菌耐药谱变迁,结合抗生素合理使用的监测,合理调整临床用药结构,加强对抗生素的管制,指导临床合理用药;根据全面综合性监测的资料信息反馈,为开展目标性监测奠定基础;充分利用监测的资料信息,开展科研工作,这对提高医院感染管理科研水平、管理水平将起积极的作用。

(二)医院感染监测的类型

1. 全面综合性监测(hospital-wide surveillance) 对医院内所有住院患者和工作人员的医院感染及相关危险因素(如环境、各种侵袭性操作等)进行全面系统监测,以全面了解医院内感染现状、管理现状,揭露问题、解决矛盾。

2. 目标性监测(target surveillance) 指在全面综合性监测的基础上,掌握医院感染高发科室、高发部位以及高危因素等情况后,将有限的人力、物力用在迫切需要解决的医院感染的难点、热点问题上,以达到控制和预防感染的目的。常采用的监测有:对高危因素的部门的监测;按科室顺序的轮转式监测;以及按感染的重要性、造成经济损失的多少采取的从优监测,如美国 SENIC 将医院感染高发部位——泌尿道感染列为从优监测项目。

(三)医院感染监测的对象和方法

临床微生物学实验室在医院感染的监测中起到重要的作用:一是研究感染性疾病的病原学特征;二是提供快速、准确的病原学诊断;三是指导临床合理使用抗菌药物;四是监测和预防医院感染的发生;五是加强与临床的联系,更好地控制医院感染。

1. 重点监测的科室

(1)重症监护科室(ICU):ICU 的患者病情危重,免疫力低下,极易发生多部位的感染和多重细菌的感染,需要重点监测。

(2)手术室:外科手术的患者机体保护屏障被破坏,容易并发术后感染,所以需要重点管理和监测。

（3）新生儿病房：新生儿对病原体抵抗力低，极易发生医院感染。

（4）血液透析室：接受血液透析的患者免疫功能处于低下状态，已发生感染，需要定期采样监测。

（5）中心供应室：中心供应室承担全院器材及医护用品的供应任务，应定期对它的消毒灭菌器材进行灭菌效果监测。

（6）输血科：输血科承担全院用血的供应任务，应严格管理和监测各种血液和血制品，防止输血传播的医院感染的发生。

2. 医院感染的监测方法

（1）空气中微生物监测：用直径 9 cm 的普通营养琼脂平皿采样。

①平皿暴露法（沉降法）：若房间面积大于 30 m²，则在室内距墙面 1 m 的东、南、西、北四角及中央 5 个采样点上放 5 块琼脂平皿；若房间不足 30 m²，只需按对角线放三只平皿。采样高度为距地面 0.8～1.5 m。将平皿盖打开扣放于平皿旁，暴露规定时间（Ⅱ类环境暴露 15 min，Ⅲ、Ⅳ类环境暴露 5 min）后，盖好皿盖，置于 37 ℃恒温箱培养 48 h，观察结果，按平均每皿的菌落数报告，其形式为 CFU/（暴露时间·皿）。

②仪器采样法：将经过验证的空气采样器，置于室内中央距地面 0.8～1.5 m 处，按操作说明采样，采样时间不超过 30 min。房间大于 10 m²，则每增加 10 m² 增设一个采样点。平皿经 37 ℃ 48 h 培养后，按公式进行菌落计数。

$$空气菌落总数（CFU/cm^3）=\frac{各平皿菌落数之和（CFU）}{采样速率（L/min）×采样时间（min）}×1000 \qquad （式21\text{-}1）$$

（2）物体表面微生物学监测：医院物体表面常见细菌及病毒污染，物体表面污染可来自患者、患者的分泌物及其他污染物品，但物体表面污染与空气污染情况不同，存在不均匀性，如标本取材不当时，就会影响结果。因此，第一要注意采集标本的环境，如污染区、半污染区、清洁区等，不同环境检出的微生物种类、数量都不一致，要注意标本的代表性。第二，采集标本要有足够的数量，才具代表性，最终真实反映污染情况。第三，分析寻找感染源，如一般革兰阴性杆菌多见于患者直接污染。

①采样时间：通常应在消毒处理后 4 h 内进行，但若是对污染源的检测，则可根据需要随时进行。

②采样面积：若被采样物体表面<100 cm²，应取全部物体表面；若被采样物体表面≥100 cm²，则取 100 cm²。如果是对污染源的定性检查（找病原菌），采样面积需要尽可能地大一些，以便于取得阳性结果。

③采样方法及菌落计数：将 5 cm×5 cm 的标准灭菌规格板放在被检查物体表面，用浸有无菌生理盐水采样液的棉拭子 1 支，在规格板内横竖往返各涂抹 5 次，并随之转动棉拭子。

连续采样 1～4 个规格板，然后剪去采样手接触部分，将棉拭子放入装有 10 mL 采样液的试管中送检。门把手等小型物体则采用棉拭子直接涂抹物体的方法。

将采样液试管振打 80 次，经适当稀释后接种于普通琼脂平板上，置 37 ℃恒温箱内 24 h 培养。每个稀释度做平行样品 2～3 个，进行活菌落数计数。其计算公式为：

$$物体表面细菌菌落总数（CFU/cm^2）=\frac{平皿上菌落的平均数（CFU）×采样液稀释倍数}{采样面积（cm^2）} \qquad （式21\text{-}2）$$

亦可采用压印法：选用高出平皿 1～2 mm 的血琼脂培养基、巧克力琼脂培养基及普通营养琼脂，采用琼脂培养基表面直接压贴在物体表面的方法，经 37 ℃恒温箱培养 24 h 后计算细菌菌落数。

$$物体表面细菌菌落总数（CFU/cm^2）=\frac{平皿上菌落数（CFU）}{平皿面积（cm^2）} \qquad （式21\text{-}3）$$

（3）手的微生物学监测：

①棉拭子法：用浸有无菌生理盐水的无菌棉拭子，在双手的五指掌面往返涂抹一次，一只手面积约 30 cm²，然后将棉拭子放入 10 mL 无菌生理盐水试管中，振荡均匀，做 10 倍递次稀释，每个稀释程度取 1 mL 放入培养皿，用普通琼脂倾注培养 24 h，计算方法同物体表面。计算方法：

$$手部细菌菌落总数（CFU/cm^2）=\frac{平皿上平均菌落数（CFU）×采样液稀释倍数}{30×2（cm^2）} \qquad （式21\text{-}4）$$

②洗法：取无菌生理盐水 200～300 mL 倒入无菌容器内，将手浸入生理盐水中反复冲洗 1～2 min，然后将该液通过滤膜过滤将膜贴于普通琼脂平皿上，放入 37 ℃恒温箱 24 h，计算菌落数。该法比较复杂，但比棉拭子采菌量多。

（4）紫外线消毒效果监测：紫外线消毒效果监测一般采用枯草芽胞杆菌黑色变种（ATCC9372）作为指示菌，将指示菌置于滤纸片上，含菌量为每片 $5×10^5$～$5×10^6$ CFU。开启紫外灯 5 min 后，将 8 片含菌滤纸片平放于无菌培养皿中，水平放置于紫外灯下 1 m 处照射，于 4 个不同间隔时间各取出 2 片含菌滤纸片，分别投入 2 支盛有 5 mL 洗脱液（9 g/L NaCl 溶液中含 1‰蛋白胨和 1‰吐温-80）试管中振荡多次，稀释后取 0.5 mL 洗脱液培养 48 h 并进行菌落计数。另取 2 片未进行照射处理的含菌滤纸片作为对照。对指示菌杀灭率达到或超过 99.9％的为消毒合格。计算方法：

$$指示菌杀灭率(\%)=\frac{未照射含菌滤纸片回收菌数-紫外线照射含菌滤纸片回收菌数}{未照射含菌滤纸片回收菌数}×100\%$$

（式 21-5）

（5）压力蒸汽灭菌器灭菌效果监测：使用活嗜热脂肪杆菌（ATCC7953）芽胞制成生物指示剂，其抗力均大于或等于各种致病微生物。经过一个灭菌周期后（灭菌时间 5、7、9 min）可以将嗜热脂肪杆菌芽胞全部杀灭。用生物指示剂来证明灭菌物品内微生物是否全部死亡，是判断灭菌是否合格的直接指标，也是最可靠的监测方法。但由于使用生物指示剂操作复杂，几天后才能出结果，不适于日常监测。国家卫生和计划生育委员会（卫计委）《消毒技术规范》要求，每月使用生物法监测高压蒸汽消毒锅 1 次。监测使用的生物指示管必须放于标准包内，标准包放在消毒锅的最底层。

也可用某些热敏化学物质配成的印墨来监测。印墨在一定温度的饱和蒸汽条件下作用一定时间，使其颜色改变，再根据标准色来判断是否达到灭菌条件，因此是间接指标，种类有 B-D 测试指标图、化学指示胶带和化学指示卡。B-D 测试专门用于预真空（包括脉动式、喷射式等）高压蒸汽消毒锅空气排除效果的监测。预真空不可能达到绝对真空（约有 2％空气）。因此，空气的存在影响蒸汽对物品的穿透和杀菌效果，可导致灭菌失败。所以，高压蒸汽灭菌时以物品包中是否有空气团的存在作为灭菌能否成功的一个重要指标。卫计委《消毒技术规范》要求：每日进行一次 B-D 测试。如 B-D 测试失败，须仔细查找原因，直至 B-D 测试通过后，该消毒锅方能使用。B-D 测试设计原理是使试验包成为消毒锅内残留空气的聚焦点，因为热蒸汽进入柜内时，它相对较大的体积和可透气性布料极易吸附、"捕捉"残留空气。真空测试图上的化学指示剂对残留空气具有敏感性，能检测出残留空气在试验包中是否存在。

我国各类环境空气、物体表面及医务人员手的监测的细菌菌落总数的卫生标准见表 21-2。

表 21-2 各类环境空气、物体表面及医务人员手的监测的细菌菌落总数的卫生标准

环境类别	范围	标准		
		空气	物体表面 /(CFU/m²)	医务人员手 /(CFU/m²)
Ⅰ类	特别洁净手术室	≤0.2/(30 min·皿)	≤5	≤5
	标准洁净手术室	≤0.75/(30 min·皿)		
	一般洁净手术室	≤2/(30 min·皿)		
	准洁净手术室	≤5/(30 min·皿)		
Ⅱ类	非洁净手术室、产房、新生儿室、器官移植病房、烧伤病房、重症监护病房、下夜班病区等	≤4/(15 min·皿)	≤5	≤5
Ⅲ类	儿科病房、母婴同室、消毒供应中心、血液透析中心、其他普通住院病区等	≤4/(5 min·皿)	≤10	≤10
Ⅳ类	妇产科检查室、人流室、治疗室、注射室、换药室、急诊室、化验室、输血科、感染疾病科门诊及其病房等	≤4/(5 min·皿)	≤10	≤10

二、医院感染的控制

预防和控制医院感染是保障患者安全，提高医疗质量以及维护医务人员职业健康的一项重要工作，

依照《医院感染管理办法》和有关国家的法律法规,提出医院感染管理控制措施。

1. 建立健全医院感染管理体系,规范和落实各项规章制度

(1) 建立和健全各项规章制度:形成医院感染委员会、感染管理科、科室的三级监控网络。制订和健全各项规章制度,制订培训计划,加大监管力度,监管措施执行、落实情况。

(2) 严格监测和监督工作:医院配备医院感染专职人员,负责医院感染管理工作,开展医院感染发病率监测、消毒灭菌监测及环境卫生学监测。每月进行消毒、灭菌、环境卫生学监测,对临床科室使用中的消毒液、医务人员的手、物体表面、室内空气、内镜室、透析液、牙钻、高压蒸汽灭菌锅进行定期和不定期随机抽样监测。按照医院感染诊断标准,实行有效的医院感染监测。对监测资料进行汇总、分析、统计并及时反馈。将医院感染管理工作纳入全面工作质量考核中,从而保证各项制度的执行和落实。

2. 消毒器械、一次性医疗器械和器具及检验防护用品的管理

(1) 使用经卫生行政部门批准的消毒器械,并按照批准适用的范围和方法使用。

(2) 严格履行对消毒器械、防护用品、一次性使用医疗用品的质量检查与审核职责,并对其储存、使用及使用后的处理进行监督,对过期和无证一次性使用的医疗用品坚决禁止,定期检查,确保医疗安全。科室开展新项目所引进的设备、材料等,必须向医院感染管理委员会申报,经批准后由采购部门集中办理。

(3) 配备相应的采样工具、检验用品及设备,保证医院感染监测工作的正常开展。配备足量、合格的隔离防护用品,满足消毒隔离常规需要,进行日常消毒工作的防护及应对突发公共卫生事件的发生。

3. 加强重点部门的医院感染管理 内镜室、血液透析室、口腔科等重点部门,布局合理,区域划分明确,物品定位放置。侵入性操作检查和手术患者术前要做传染病的筛查,阳性患者要严格采取消毒隔离措施,使用后的器械按《消毒技术规范》处理,有效地预防传染病的传播。

4. 医疗废物的管理 制订医疗废物管理制度,指定责任部门和责任人,配置医疗废物回收车,专人回收、管理,要求所有科室使用有规范标示的容器、包装袋,医疗废物分类存放。定期对医疗废物暂存处、车辆、工具及其他设施进行消毒和清洁,对负责收集医疗废物的工作人员,提供必要的防护物品,并进行职业暴露防护知识和应急措施的培训。严禁医疗废物和生活垃圾混放,医疗废物院外转运时,严格履行交接登记手续,按照要求资料保存3年,严禁买卖医疗废物和随意倾倒医疗废物。

5. 严格执行《医务人员手卫生规范》 制订并落实医务人员手卫生管理制度,配备有效、便捷的手卫生设备和设施。加强手卫生宣传、教育、培训活动,保证洗手与手消毒效果。

6. 医务人员的职业防护 制订医务人员的卫生防护制度,保障医务人员的职业安全。加强医务人员职业暴露知识的培训,对高危科室及部门的医护人员每年提供健康体检,医务人员严格执行标准预防,做好自我防护。当出现职业暴露时,严格遵循职业暴露处理原则,按要求进行报告、登记、评估、预防性治疗和定期随访。

7. 开展医院感染知识培训,提高医院感染意识 加强医院感染管理队伍建设,医院感染管理专职人员积极参加医院感染控制与管理的培训班,努力提高业务水平和自身素质,使医院的感染管理制度化、规范化、标准化。

8. 设立医院感染控制专项基金 用于消毒设备的购置及维护,消毒剂、一次性医疗用品的购买,日常监测工作的开展,医院感染实验室的建立,医院感染控制的专项培训,预防保健津贴等。不能把医院感染控制支出列入科室预算。

(张 盛)

小 结

医院感染又称医院获得性感染,其感染来源分为内源性医院感染和外源性医院感染。医院感染流行病学遵循一般传染病的三个基本环节,即感染源、感染途径和易感人群。其中感染源来自于人类及环境等;感染途径有空气传播、飞沫传播、接触传播、粪-口途径传播和血液及血液制品传播等;易感人群主要是抵抗力低下者。

　　医院感染监测的类型包括全面综合性监测和目标性监测。监测的主要对象有空气中微生物、物体表面微生物、手的微生物、紫外线消毒效果和压力蒸汽灭菌器灭菌效果。

　　医院感染管理控制措施包括建立健全医院感染管理体系，消毒器械、一次性医疗器械和器具及检验防护用品的管理，加强重点部门的医院感染管理，医疗废物的管理，严格执行《医务人员手卫生规范》，医务人员的职业防护，开展医院感染知识培训等。

能力检测

　　1.哪些情况属于医院感染？

　　2.医院感染监测的对象有哪些？

附录一　动物实验技术

动物实验是根据研究目的,恰当地选用标准的实验动物品种、品系,进行各种科学实验,观察和记录动物的反应过程或反应结果,以探讨或检验生命科学中未知因素的专门活动。作为生命科学研究的基础和条件,广泛用于探索疾病的发病机制、研究有效的治疗方法等。其在病原生物学检验方面,特别是病毒学诊断中尤为重要,至今动物实验仍然是病毒学诊断的常用方法。

一、实验动物的选择

(一)选择的目的与原则

在微生物学检验工作中,常需通过动物实验来分离和鉴定病原微生物。选择合适的实验动物,对分离和鉴定病原微生物、细菌毒力的测定、制备免疫血清、检测生物制品的安全性和毒性等有重要价值。实验动物还常用于检测细菌内外毒素,评价毒素对机体的致病性与损伤作用,从而对细菌进行分析鉴定。

实验动物种类很多,生理性状各不相同。为保证动物实验的准确性,应选择易感性高、易于喂养、易于获得和最好能在实验室内大量繁殖的小动物。常用的有小白鼠、豚鼠、家兔、大白鼠、猴、绵羊、马等,选择时应考虑如下几点。

1. 选择敏感动物　这是实验动物选择中的首要问题。用于病原微生物的检验时,必须要考虑所选动物对该病原体的易感性。不同病原微生物的易感动物不同,如小白鼠对肺炎链球菌、破伤风外毒素敏感;豚鼠对结核分枝杆菌、白喉棒状杆菌等易感;测定金黄色葡萄球菌肠毒素以幼猫最敏感等。

2. 选择合适品系的动物　其目的在于使动物实验结果有规律性、重复性和可比性,如测定病原体的感染性,最好选用无菌动物或悉生动物。

3. 选择健康的动物　在选择实验动物时,应挑选身体健康、发育良好、体重及各项生理指标达到标准的动物。

(1)年龄:一般均选用成年动物来进行实验。动物年龄常按其体重来估计,一般按照小白鼠20~30 g、豚鼠500 g左右、家兔2 kg左右来选择。

(2)性别:在实验研究中,动物如无特殊需要,一般宜选用雌雄各半。

(3)生理状态:实验动物除确保健康外,雌性动物若处于怀孕、授乳期不宜采用。

4. 选用充足数量的动物　实验动物的数量必须符合统计学上预计数字的需要。

(二)实验动物的管理

实验动物的管理,应在保障动物福利的基础上,按照生物安全和公共卫生的标准,贯彻落实各项管理法规,以保证科学研究的正常运行,涉及实验动物的购置、安全育养以及销毁等多个方面。

1. 实验动物的购置

(1)实验室应根据实验需要,确定所要购置动物的种类和数量,并由专人登记,经有关部门的检疫合格后,从专门的合法培育单位购置,严禁捕获野生动物替代或经不明、不正当的途径购买。

(2)实验动物在运输中应严格遵守运输规定,由专人负责全程运输,需要长途运输时,要处理好动物的饮食、粪便的排放等问题。

2. 实验动物的育养及动物房的管理

(1)所有购置的动物应安置在动物房进行分类饲养,动物房必须配备适合动物生长的饲料、器具等;在饲养过程中需密切观察动物的健康状况,定期检查、做好记录,一旦发现动物发病,应立即隔离、治疗,严重者进行焚烧、销毁。

（2）实验室要选派责任心强的人员负责管理动物房,动物的育养由熟知业务知识、细致而具有育养经验的专人主管;实验室应组织育养人员定期进行身体检查,防止人畜共患性疾病的发生及蔓延。

3. 实验动物的领用

（1）需根据实验要求领取实验动物,由专人登记好种类、数量及用途。

（2）实验人员抓取动物时要按照育养人员的要求去做,并做好安全防护措施,戴好手套等,防止被动物抓伤、咬伤。

（3）实验人员在使用实验动物的过程中,必须认真按照实验操作规程进行,要爱护、珍惜实验动物,不准随意浪费。

4. 实验动物的焚烧、销毁

（1）实验结束后,实验动物的尸体要统一收集,并到指定的放置地点去焚烧,严禁私自带离实验室另作别用,或随便乱放、乱扔。

（2）感染疾病的动物应视疾病的类型严格进行处置,防止疾病的发展和蔓延。

二、动物接种技术

（一）接种方法

1. 接种材料　细菌培养物(肉汤培养物或细菌悬液)、尿液、脑脊液、血液、分泌物、脏器组织悬液等。

2. 实验动物　常用的动物有家兔、豚鼠(也称海豚、荷兰猪、天竺鼠)、大白鼠、小白鼠及绵羊等。

3. 实验动物常用的接种方法

（1）皮肤划痕接种:实验动物多用家兔,用剪毛剪剪去胁腹部长毛,必要时再用剃刀或脱毛剂脱去被毛,以75％乙醇消毒,待干,用无菌小刀在皮肤上划成几条平行线。划痕口可略见出血,然后用刀将接种材料涂在划痕口上。

（2）皮下接种:

①家兔皮下接种:由助手把家兔伏卧或仰卧保定,于其背侧或腹侧皮下结缔组织疏松部分剪毛消毒,术者右手持注射器,以左手拇指、食指和中指捏起皮肤使成一个三角形皱褶,或用镊子夹起皮肤,于其底部进针,感到针头可随意拨动即表示插入皮下,拔出注射针头时用消毒棉球按针孔并稍加按摩。

②小白鼠皮下接种:用右手拇指和食指捏住小鼠尾部,使它在桌上向前爬行,轻轻向后拉鼠尾,再用左手食指及拇指捏住其两耳及颈部皮肤,翻转使小白鼠腹部向上,把小白鼠尾巴和左腿夹于左手小指和手掌之间,右手消毒术部,把持注射器,以针头稍微挑起皮肤插入皮下,注入时见有水泡微微鼓起即表示注入皮下。拔出针头后处理同上。

（3）皮内接种:皮内注射多为观察皮肤反应,所以注射前应将局部毛剪去。常注射在背部。接种时术者以左手拇指及食指夹起皮肤,右手持注射器,用细针头插入拇指及食指之间的皮肤内。针头插入不宜过深,同时插入角度要小,注入时感到有阻力且注射完毕后皮肤上有小硬疱即为注入皮内。皮内接种要慢,以防使皮肤胀裂或自针孔流出注射物而散播传染。

（4）肌肉接种:肌肉注射部位多注射于肌肉发达、无大血管经过的部位,如禽类为胸肌,其他动物为后肢内股部。

（5）腹腔内接种:宜采用仰卧保定法,接种时稍抬高后躯,使其内脏倾向前腔,在腹后侧面插入针头,先刺入皮下,后进入腹腔,注射时应无阻力、皮肤隆起。

（6）静脉接种:①家兔静脉接种:将家兔纳入保定器内,选一侧耳边缘静脉,先用75％乙醇涂擦或以手指轻弹耳朵,使静脉扩张。注射时,用左手拇指和食指拉紧兔耳,右手持注射器,使针头与静脉平行,顺血管方向向心端刺入静脉内,注射时无阻力且有血向前流动表示注入静脉。缓缓注射,注射完毕用消毒棉球紧压针孔,以免流血或注射物溢出(如注射多次,应以离耳根远处静脉开始注射,以免静脉阻塞,影响以后注射)。②小白鼠静脉接种:其注射部位为尾侧静脉。选15～20 g体重的小白鼠,注射前将尾部血管扩张易于注射。用一烧杯扣住小白鼠,露出尾部,最小号针头(4 号)刺入侧尾静脉,缓缓注入接种物,注射时无阻力,皮肤不变白、不隆起,表示注入静脉内。

（7）脑内接种法:做病毒实验研究时,有时用脑内接种法,通常多用小白鼠,特别是乳鼠(1~3日龄),注射部位是耳根连线中点略偏左(或右)处。接种时用乙醚使小白鼠轻度麻醉,术部用碘酒、乙醇棉球消毒,在注射部位用最小号针头经皮肤和颅骨稍向后下刺入脑内进行注射,先后以棉球压住针孔片刻,接种乳鼠时一般不麻醉,不用碘酒消毒。家兔和豚鼠脑内接种法基本同小白鼠,唯其颅骨稍硬厚,事先用短锥钻孔,然后再注射,深度宜浅,以免伤及脑组织。

4. 注射量 家兔 0.20 mL,豚鼠 0.15 mL,小白鼠 0.03 mL。凡做脑内注射后 1 h 内出现神经症状的动物应作废,认为是接种创伤所致。

（二）接种后的观察

（1）动物接种后,须按照试验要求进行观察和护理。

①外表检查:注射部位皮肤有无发红、肿胀及水肿、脓肿、坏死等。检查眼结膜有无肿胀发炎和分泌物。对体表淋巴结注意有无肿胀、发硬或软化等。

②体温检查:注射后有无体温升高反应和体温稽留、回升、下降等表现。

③呼吸检查:检查呼吸次数和呼吸状态(节律、强度等)。观察鼻分泌物的数量、色泽和黏稠性等。

④循环器官检查:检查心脏搏动情况,有无心动衰弱、紊乱和加速,并检查脉搏的频度节律等。

（2）正常实验动物的体温、脉搏和呼吸见附表1。

附表 1 正常实验动物的体温、脉搏和呼吸

动物	体温/℃	脉搏/(次/分)	呼吸/(次/分)
猪	38.5~39.5	60~80	18~30
绵羊或山羊	38.5~40.0	70~80	12~30
犬	37.5~39.0	70~120	10~30
猫	38.0~39.5	110~130	10~30
豚鼠	38.5~40.0	—	—
大白鼠	37.0~38.5	—	—
小白鼠	37.4~38.0	—	—

（3）实验动物经接种后死亡或予以扑杀后,应对其尸体进行剖解,以观察其病变情况,并可取材保存或进一步做微生物学、病理学、寄生虫学、毒物学等检查。

①先用肉眼观察动物体表的情况;将动物尸体仰卧固定在解剖板上,充分露出胸腹部,用 70% 乙醇或其他消毒液浸擦尸体的颈、胸、腹部的皮毛。

②以无菌剪刀自其颈部至耻骨部切开皮肤,并将四肢腋窝处皮肤剪开,剥离胸腹部皮肤使其尽量翻向外侧,注意皮下组织有无出血、水肿等病变,观察腋下、腹股沟淋巴结有无病变;用毛细管或注射器穿过腹壁及腹膜吸取腹腔渗出液供直接培养或涂片检查。

③另换一套灭菌剪剪开腹腔,观察肝、脾及肠系膜等有无变化,采取肝、脾、肾等实质脏器各一小块放在灭菌平皿内,以备培养或直接涂片检查。然后剪开胸腔,观察心、肺有无病变,可用无菌注射器或吸管吸取心脏血液进行直接培养或涂片;必要时破颅取脑组织做检查;如欲做组织切片检查,将各种组织小块置于 10% 甲醛溶液中固定。

④剖检完毕妥善处理动物尸体,以免散播传染,最好火化或高压蒸汽灭菌,或者深埋。若是小白鼠尸体可浸泡于 3% 来苏液中杀菌,而后倒入深坑中,令其自然腐败,所用解剖器械也须消毒处理。

三、动物采血技术

实验研究中,经常要采集实验动物的血液进行常规检查或某些生物化学分析,故必须掌握血液的正确采集、分离和保存的操作技术。采血方法的选择,取决于实验所需血量以及动物种类,凡用血量较少的检验如红、白细胞计数,血红蛋白的测定等,可刺破组织取毛细血管的血;当需血量较多时可做静脉采血,

应自远心端开始以免发生栓塞而影响整条静脉;当研究毒物对肺功能、血液酸碱平衡、水盐代谢等的影响时,则必须采取动脉血液。

(一)心脏采血法

(1)家兔心脏采血法:将家兔仰卧固定,电推剪剃去左侧体毛,用乙醇棉球或碘酒擦拭消毒。用左手触摸第三肋间胸骨左缘 3 mm 左右地方,选择心跳明显的区域。右手拿注射器,将针头垂直刺入心脏,血液随即进入针管。当针头刺入心脏时会有明显的落空感和搏动感。采集到足够血液后拔出针头,用乙醇棉球压住进针口。心脏采血时动作应迅速,以缩短心脏内留针时间及防止血液凝固。如针头已进入心脏但是没有血液出来,应将针头稍微后退一点,不能左右摆动以防止对心肺的损伤。一次可取血 20～25 mL。

(2)豚鼠心脏采血法:取血前应探明心脏搏动最强部位,通常在胸骨左缘的正中,选心跳最明显的部位做穿刺。针头宜稍细长些,以免发生手术后穿刺孔出血,其操作手法同家兔心脏采血。因豚鼠身体较小,一般不必将动物固定在解剖台上,由助手握住前后肢进行采血即可。成年豚鼠每周采血以不超过 10 mL 为宜。

鼠类的心脏较小,且心率较快,心脏采血比较困难,故少用。活体采血方法与豚鼠相同。若做开胸一次死亡采血,先将动物做深麻醉,打开胸腔,暴露心脏,用针头刺入右心室,吸取血液,小鼠吸取 0.5～0.6 mL;大鼠吸取 0.8～1.2 mL。

(二)静脉采血法

(1)家兔耳缘静脉取血:常做多次反复取血用,因此保护耳缘静脉、防止发生栓塞特别重要。将家兔放入仅露出头部及两耳的固定盒内,选耳静脉清晰的耳朵,拔去拟采血部位的毛,用 75％乙醇局部消毒,待干。用手指轻轻摩擦兔耳,使静脉扩张,用连有 5(1/2)号针头的注射器在耳缘静脉末端刺破血管,待血液漏出取血或将针头逆血流方向刺入耳缘静脉取血,取血完毕用乙醇棉球压迫止血,此种采血法一次最多可采血 10 mL。

(2)鼠尾静脉采血:当所需血量很少时采用本法。固定动物并露出鼠尾。将尾部毛剪去后消毒,然后浸在 45 ℃左右的温水中数分钟,使尾部血管充盈。再将尾擦干,用锐器(刀或剪刀)割去尾尖 0.3～0.5 cm,让血液自由滴入盛器或用血红蛋白吸管吸取,采血结束,伤口消毒并压迫止血。也可在尾部做一横切口,割破尾动脉或静脉,收集血液的方法同上。每鼠一般可采血 10 次以上。小鼠每次可取血 0.1 mL,大鼠每次可取血 0.3～0.5 mL。

(3)鼠眼眶静脉丛采血:采血者的左手拇食两指从背部较紧地握住小鼠或大鼠的颈部(大鼠采血需带上纱手套),应防止动物窒息。当取血时左手拇指及食指轻轻压迫动物的颈部两侧,使眶后静脉丛充血。右手持接 7 号针头的 1 mL 注射器或长颈(3～4 cm)硬质玻璃滴管(毛细管内径 0.5～1.0 mm),使采血器与鼠面成 45 ℃的夹角,由眼内角刺入,针头斜面先向眼球,刺入后再转 180°使斜面对着眼眶后界。刺入深度,小鼠 2～3 mm,大鼠 4～5 mm。当感到有阻力时即停止推进,同时,将针退出 0.1～0.5 mm,边退边抽。若穿刺适当血液能自然流入毛细管中,当得到所需的血量后,即除去加于颈部的压力,同时,将采血器拔出,以防止术后穿刺孔出血。

若技术熟练,用本法短期内可重复采血,无多大困难。左右两眼轮换更好。体重 20～25 g 的小鼠每次可采血 0.2～0.3 mL;体重 200～300 g 大鼠每次可采血 0.5～1.0 mL。本法适用于某些生物化学项目的检验。

(三)颈动脉采血法

颈动脉采血法常用于家兔的全采血。将动物固定,在其颈部剃毛消毒,动物稍加麻醉,用刀片在颈静脉沟内切一长口,露出颈动脉,结扎颈动脉,于近心端插入一玻璃导管,使血液自行流至无菌容器内。凝后析出血清,如利用全血,可直接接于含有抗凝剂的瓶内,或含有玻珠的三角瓶内振荡脱纤防凝。放血可达 50 mL 以上。

(郑丽平)

附录二　菌种保存技术

微生物菌种在传代过程中容易发生污染、变异，甚至死亡，从而造成菌种衰退，甚至导致优良菌种消失。菌种保藏就是运用适宜的方法让微生物处于休眠状态，使在长时间储存后仍能保持原有的生物学特性和生命力，防止菌种死亡、变异和受杂菌污染。

一、菌种的分类

（一）标准菌株

标准菌株是指具有该菌种典型生物学特征的菌株，主要用于临床微生物实验室仪器、培养基、染色液、试剂和诊断血清的室内质量控制，也可作为教学和培训的实验材料。

1. 标准菌株的基本特性

（1）株的形态、生理、生化反应和血清学特性等必须典型并且非常稳定。

（2）菌株对抗菌药物纸片产生的抑菌环直径或 MIC 值要在质控范围内，对测试纸片反应敏感。

（3）对测试项目反应敏感。

2. 标准菌株的来源　目前临床微生物实验室所用标准菌株主要来自美国典型菌种保存中心（ATCC）、英国国家典型菌种保存中心（NCTC）和中国普通微生物菌种保藏管理中心（CGMCC）。

3. 标准菌株的验收　从菌种保藏中心购买的原始菌种管通常是玻璃安瓿装的冻干菌，接收同时应检查是否有随菌种附有的相关资料，检查安瓿的数量、名称、每一支安瓿的完整性，在相应的菌种接收记录上记载所有的关于菌种的信息（如名称、数量和接收日期等），在菌种安瓿及菌种管上粘贴标签，内容包括：菌种名称、菌种代号、代次、接收日期、接收人、储存条件、有效期。新购入的 0 代原始菌种储存于−20℃，有效期为三年。从上级药检部门购买的已接种好的菌种斜面（3 代）应检查菌种管是否完好，储存于2～8 ℃，有效期为 3 个月。

（二）临床菌株

从临床各类标本中分离的菌株，根据需要可做短期或长期保存，以供后续分析和研究。

二、菌种保存的方法

菌种保藏是通过运用适当的因素来抑制微生物的新陈代谢，以延缓菌种衰老速度、降低菌种发生变异的机会，从而保持菌种良好的遗传特性和生理状态。低温、干燥和隔绝空气是使微生物代谢能力降低的重要因素，各种菌种保存方法主要是根据这三个因素设计的。

1. 定期移植保存法　亦称传代培养保藏法，是根据微生物在低温下生长缓慢或停止生长的原理，将生长有微生物菌种的琼脂斜面或半固体培养基置于冰箱中进行保存的方法，是一种常用而简易的菌种保存方法。

操作方法：将菌种接种于适宜培养基上，培养 18～24 h，取出置于 2～8 ℃保存。霉菌、放线菌及有芽胞的细菌每 2～4 个月移种一次；酵母菌 2 个月移种一次；细菌一般每月移种一次。

此法为实验室常用的菌种保存法，优点是操作简单，使用方便，不需特殊设备，可随时了解菌株是否死亡、变异与污染杂菌等。缺点是需要频繁传代，多次传代会增加微生物变异的机会和污染杂菌的机会。

2. 液体石蜡保藏法　亦称矿物油保藏法，可作为定期移植保藏法的辅助方法。操作方法：将菌种接种在适宜培养基中，适宜条件下培养至菌种生长良好后，注入灭菌的液体石蜡（用量以高出培养基 1 cm

为宜),再直立放置于低温(-4～4 ℃)或室温下保存。保藏期间应定期检查,如培养基露出液面,应及时补充无菌的液体石蜡。

此法操作简单,适用于不产孢子的菌种保存。液体石蜡可防止因培养基水分蒸发而引起菌种死亡,和阻止氧气进入,以减弱微生物的代谢作用,从而延长保存时间,不需经常移种。如霉菌、放线菌、芽胞菌可保存 2 年以上,酵母菌可保存 1～2 年,一般无芽胞细菌可保存 1 年左右,甚至用一般方法很难保存的脑膜炎奈瑟菌,用此方法在 37 ℃温箱内亦可保存 3 个月之久。

3. 真空冷冻干燥保藏法　将微生物冷冻,在减压下利用升华作用除去水分,使细胞的生理活动趋于停止,从而长期维持存活状态。

(1) 准备安瓿管:选用中性硬质玻璃安瓿管,先于 2%盐酸中浸泡过夜,自来水冲洗干净后,用蒸馏水浸泡至 pH 值中性,取出烘干。做好标记,管口加入脱脂棉塞,高压蒸汽灭菌 15～20 min,备用。

(2) 准备脱脂牛奶:脱脂牛奶可作为保护剂,以防止细胞在冷冻和升华过程中受到损害。将新鲜牛奶煮沸,离心去除上层油脂;或直接用脱脂奶粉配成 20%乳液,高压灭菌备用。

(3) 准备菌液:将菌种培养物与灭菌牛奶混匀成浓度为 10^8～10^{10} CFU/mL 的菌液。用无菌长颈毛细滴管吸取菌液分装于安瓿管,每管分装量为 0.1～0.2 mL,注意不要溅污上部管壁。分装安瓿管应在无菌条件下进行,最好在 1～2 h 内分装完毕。

(4) 预冻:将安瓿管浸入-35～-20 ℃的预冻槽中,使菌液冻结成固体。

(5) 真空干燥:完成预冻后,用真空泵抽气对安瓿管抽真空,然后在真空条件下将安瓿管颈部加热熔封。熔封后的干燥管可采用高频电火花真空测定仪测定真空度。

(6) 质量检查:冷冻干燥后抽取若干支安瓿管进行各项指标检查,如存活率、生产能力、形态变异、杂菌污染等。

(7) 保藏:检查合格的安瓿管置于冰箱避光保藏。

(8) 菌株复苏:从冰箱中取出保存的菌种,消毒后开启安瓿管,加入适量无菌肉膏汤,将内容物溶解后移至适宜的培养基上进行培养。

此法为应用最广泛的一种菌种保存方法,具有存活率高、不易污染、便于运输等优点,除丝状真菌的菌丝体外,对病毒、细菌、放线菌、酵母菌及丝状菌孢子等各类微生物都适用。

4. 干燥保藏法　使菌细胞于干燥条件下停止生长并处于休眠状态,以达到较长期保存的目的。此法用于保存生存力较强或具有孢子的菌种。

(1) 滤纸保存法:将待保存的菌种制成菌悬液,用灭菌镊子将 5 mm×50 mm 的无菌滤纸条浸入菌悬液中,充分吸附菌液,取出后放入无菌小试管或安瓿管中,在真空干燥机上抽干并熔封,冷藏。细菌、酵母菌可保存 2 年左右,有些丝状真菌甚至可保存 14～17 年。

(2) 沙土管保存法:河沙弃去大颗粒及杂质,用 10%盐酸浸泡后,水洗净并烘干;另取非耕作层贫瘠且黏性较小的土壤研碎、烘干。将处理后的沙、土按质量比 2:1 混合,分装入安瓿管或小试管中,高压蒸汽灭菌 30 min。取待保存的菌悬液或孢子悬液 0.2～0.5 mL,均匀滴入沙土管中,放线菌和霉菌可直接挑取孢子拌入沙土管中。抽干水分后熔封管口,于 4～6 ℃或室温保存。每隔半年检查一次菌种活性及纯度。此法可保存菌种 2～10 年。

5. 液氮超低温保藏法　利用微生物在超低温(-196～-150 ℃)的液氮环境中新陈代谢趋于停止的原理,降低微生物变异率,从而长期、有效地保存菌株的方法。该法适用于大多数微生物,特别是一些无法用冻干法保存的微生物。

取待保存的菌种与适量保护剂(一般采用 10%～20%甘油)混匀后,分装入灭菌冻存管内。经预冻至-35 ℃后,置于液氮罐中保存。

需要启用时,从液氮罐中取出冻存管,应立即放置在 38～40 ℃水浴中快速复苏并适当摇动直到全部溶解,开启冻存管,将内容物接种至适宜的培养基上进行培养。

三、菌种保存注意事项

(1) 避免用含有可发酵性糖的培养基、选择培养基和药敏试验平板保存菌种,尽量使用对菌株生长无刺激的营养琼脂培养基。

（2）避免培养菌干枯,所有试管要保持良好的密封性。

（3）对温度变化敏感的细菌如脑膜炎奈瑟菌、淋病奈瑟菌,不能储存于冰箱,但可用快速冷冻干燥法长期保存。

（4）用于抗菌药敏试验的标准菌株,由保存状态取出后,不能连续使用1周以上,但一般不超过6次,必要时进行更换。

四、菌种保存管理

（一）菌种保存规则和制度

菌种应保存于安全的地方,所用冰箱等保存容器均应加锁。若要运输或携带菌种,必须置于金属罐内密封,由专人领取并做好登记。实验室应指定专人负责菌种的保存,双人双锁,确保菌种安全。保管人员变动时,必须严格交接手续。建立严格的使用登记制度。

（1）所有菌株需按种类、来源、数量、购买日期一一登记入册。

（2）使用时需使用者签字,外来人员使用时必须由实验室负责人审批。

（3）实验菌株使用完毕必须高压灭菌处理并做好销毁记录。

（4）保存的菌种应于规定时间定期转种。

（5）留取菌种的试管和干燥菌种的安瓿上应贴标签,写明编号、菌名及日期。

（6）未经允许菌种不得外借,不得随便带出实验室。

菌种保存范围、转移和销毁等必须严格遵守国家卫生和计划生育委员会有关规定,实验室不定期检查、核实菌种使用和销毁情况。

（二）菌种保藏机构

目前世界上约有550个菌种保藏机构,其中著名的有ATCC和NCTC。建立于1925年的ATCC是世界上最大的、保存微生物种类和数量最多的机构,保存细菌、放线菌、病毒、衣原体、酵母菌、真菌、藻类和原生动物29000株典型菌（毒）株。中国于1979年成立了CGMCC,1995年获得布达佩斯条约国际保藏中心的资格,是我国唯一同时提供一般菌种资源服务和专利生物材料保存的国家级保藏中心。

（牛莉娜）

中英文对照

ZHONGYINGWENDUIZHAO

A

A. baumanii	鲍曼不动杆菌
A. calcoaceticus	醋酸钙不动杆菌
Acinetobacter	不动杆菌属
Actinomycetes	放线菌
Aeromonas	气单胞菌属
Aerosol	气溶胶
anaerobic bacteria	厌氧菌
antigenic drift	抗原性漂移
antigenic shift	抗原性转变
antimicrobial susceptibility test,AST	
	抗菌药物敏感试验
antisepsis	防腐
asepsis	无菌
aseptic technique	无菌操作

B

Bacillus Calmette-Guérin,BCG	卡介苗
bacillus	杆菌
bacteriocin	细菌素
bacterium	细菌
bacteremia	菌血症
B. anthracis	炭疽芽胞杆菌
B. cereus	蜡样芽胞杆菌
nontuberculous mycobacteria,NTM	
	非结核分枝杆菌
Bordetella	鲍特菌属
B. pertussis	百日咳鲍特菌
Brucella	布鲁菌属

C

Campylobacter	弯曲菌属
Candida	假丝酵母菌
Candida albicans	白假丝酵母菌
capsid	衣壳
capsule	荚膜
carrier	带菌者
C. botulinum	肉毒梭菌
C. difficile	艰难梭菌
C. diphtheriae	白喉棒状杆菌
chlamydia	衣原体
cholera enterotoxin,CE	霍乱肠毒素
Clinical and Laboratory Standards Institute,CLSI	
	美国临床实验室标准化研究所
Clostridium	梭状芽胞杆菌属
coagulase-negative *Staphylococcus*,CNS	
	凝固酶阴性葡萄球菌
coccus	球菌
colony	菌落
colony forming unit,CFU	细菌菌落总数
conjugation	接合
core	核心
Corynebacterium	棒状杆菌属
Coxsackie virus	柯萨奇病毒
C. perfringens	产气荚膜梭菌
Crytococcus neofonmans	新型隐球菌
C. tetani	破伤风梭菌
culture media	培养基
cytopathic effect,CPE	细胞病变效应

D

dengue virus	登革热病毒
dermatophytes	皮肤丝状菌
disinfection	消毒
disseminated intravascular coagulation,DIC	
	弥散性血管内凝血
droplet	飞沫
droplet core	飞沫核

E

ECHO virus	埃可病毒

E. coli	大肠埃希菌	heat-stable enterotoxin,ST	耐热肠毒素
endogenous hospital infection	内源性医院感染	*Helicobacter*	螺杆菌属
endotoxemia	内毒素血症	hepatitis A virus,HAV	甲型肝炎病毒
endotoxin	内毒素	hepatitis B virus,HBV	乙型肝炎病毒
enteroaggre-gative *E. coli*,EAEC		hepatitis virus	肝炎病毒
	肠集聚性大肠埃希菌	heredity	遗传
Enterobacter	肠杆菌属	herpes simplex virus,HSV	单纯疱疹病毒
Enterobacteriaceae	肠杆菌科	*H. influenzae*	流感嗜血杆菌
Enterococcus	肠球菌属	hospital-acquired infection,HAI	医院获得性感染
enterohemor-rhagic *E. coli*,EHEC		Hospital Information System,HIS	医院信息系统
	肠出血性大肠埃希菌	hospital-wide surveillance	全院综合性监测
enteroinvasive *E. coli*,EIEC	肠侵袭性大肠埃希菌	human herpes virus,HHV	人类疱疹病毒
enteropathogenic *E. coli*,EPEC		human immunodeficiency virus,HIV	
	肠致病性大肠埃希菌		人类免疫缺陷病毒
enterotoxigenic *E. coli*,ETEC		human papilloma virus,HPV	人乳头瘤病毒
	肠产毒性大肠埃希菌	hypha	菌丝
enterovirus	肠道病毒		
envelope	包膜	**I**	
enveloped virus	包膜病毒		
epidemic encephalitis type B virus		inclusion body	包涵体
	流行性乙型脑炎病毒	infectious surveillance	医院感染监测
E. rhusiopathiae	红斑丹毒丝菌	infectious aerosol	感染性气溶胶
Escherichia	埃希菌属	influenza virus	流行性感冒病毒
exogenous hospital infection	外源性医院感染	insertion sequence,IS	插入序列
exogenous infection	外源性感染	integrons,In	整合子
exotoxin	外毒素	interferon,IFN	干扰素
extended-spectrum β-lactamase,ESBL		intermediate,I	中介
	超广谱 β-内酰胺酶		
		K	
F			
		Kanagawa phenomenon,KP	神奈川现象
fertility plasmid	致育性质粒或称 F 质粒	*Klebsiella*	克雷伯菌属
flagellum	鞭毛		
Flaviviridae	黄病毒科	**L**	
fractional inhibitory concentration,FIC			
	抑菌浓度指数	Laboratory Information System,LIS	
fungus	真菌		检验信息系统
		Legionella	军团菌属
G		*Leptospira*	钩端螺旋体
		liver specific protein,LSP	肝特异性脂蛋白抗原
gene mutation	基因突变	lipopolysaccharide,LPS	脂多糖
genotypic variation	基因型变异	lysogenic bacteria	溶原性细菌
Gram stain	革兰染色	lysogenic conversion	溶原性转换
		lysogenic phage	溶原性噬菌体
H			
		M	
Haemophilus	嗜血杆菌属		
heat-labile enterotoxin,LT	不耐热肠毒素	measles virus	麻疹病毒
		metachromatic granule	异染颗粒

methicillin resistant *Staphylococcus*,MRS		prion	朊粒
耐甲氧西林葡萄球菌		prophage	前噬菌体
microbial aerosol	微生物气溶胶	proteinase resistant protein,PrP	蛋白酶抗性蛋白
minimal bactericidal concentration,MBC		*Proteus*	变形杆菌属
最低杀菌浓度		protoplast fusion	原生质体融合
minimal inhibitory concentration,MIC		*Pseudomonas*	假单胞菌属
最低抑菌浓度		pyemia	脓毒血症
M. leprae	麻风分枝杆菌	pyrogen	致热原
Moraxella	莫拉菌属		

R

M. tuberculosis	结核分枝杆菌	rabies virus	狂犬病病毒
mucoid colony	黏液型（M 型）菌落	resistance plasmid	耐药性质粒或称 R 质粒
Mucor	毛霉菌	resistant,R	耐药
multiplicity of infection,MOI	感染复数	respiratory syncytial virus,RSV	呼吸道合胞病毒
mumps virus	腮腺炎病毒	rickettsia	立克次体
Mycobacterium	分枝杆菌属	rotavirus	轮状病毒
mycoplasma	支原体	rough colony	粗糙型（R 型）菌落
		rubella virus	风疹病毒

N

S

naked virus	裸露病毒		
Neisseria	奈瑟菌属	*Salmonella*	沙门菌属
neutralization test,NT	中和试验	SARS-associated coronavirus,SARS-Cov	
N. gonorrhoeae	淋病奈瑟菌	SARS 相关冠状病毒	
N. meningitidis	脑膜炎奈瑟菌	sensitivity,S	敏感
Nocardia	诺卡菌属	septicemia	败血症
nonfermenters	非发酵菌	*Serratia*	沙雷菌属
nosocomial infection,NI	医院感染	severe acute respiratory syndrome,SARS	
nosocomial infection surveillance	全院综合性监测	严重急性呼吸综合征	
nucleocapsid	核衣壳	*Shigella*	志贺菌属
		smooth colony	光滑型（S 型）菌落

O

		spike	刺突
Optochin	乙基氢化羟基奎宁	spiral bacterium	螺形菌
		spirillum	螺菌

P

		spirochete	螺旋体
		spore	芽胞、孢子
pathogenic microorganism	病原微生物	staphylococcal protein A,SPA	葡萄球菌 A 蛋白
P. aeruginosa	铜绿假单胞菌	*Staphylococcus*	葡萄球菌属
peplomer	包膜子粒	sterilization	灭菌
phage	噬菌体	*Streptococcus*	链球菌属
phenotypic variation	表型变异		

T

pilus	菌毛		
plaque-forming unit,PFU	空斑形成单位		
plasmid	质粒	target surveillance	目标性监测
Plesiomonas	邻单胞菌属	temperate phage	温和噬菌体
Pneumocystis carinii	卡氏肺孢菌	tetanospasmin	破伤风痉挛毒素
poliovirus	脊髓灰质炎病毒	toxemia	毒血症
polymerase chain reaction,PCR	聚合酶链反应		

T. pallidum,TP	梅毒螺旋体
transduction	转导
transformation	转化
transfusion transmitted virus	TT 型肝炎病毒
transposon,Tn	转座子

V

variation	变异
varicella-zoster virus,VZV	水痘-带状疱疹病毒
V. cholerae	霍乱弧菌
Vibrio	弧菌属

Vibrionaceae	弧菌科
virulence	毒力
virulent phage	毒性噬菌体
virulence plasmid	毒力质粒或称 Vi 质粒
virus	病毒
V. parahaemolyticus	副溶血性弧菌

Y

Yersinia	耶尔森菌属
Y. enterocolitica	小肠结肠炎耶尔森菌
Yersinia pestis	鼠疫耶尔森菌

主要参考文献

ZHUYAOCANKAOWENXIAN

[1] 倪语星,尚红.临床微生物学与检验[M].5版.北京:人民卫生出版社,2012.

[2] 刘运德,楼永良.临床微生物学检验技术[M].北京:人民卫生出版社,2015.

[3] 甘晓玲,李剑平.微生物学检验[M].4版.北京:人民卫生出版社,2014.

[4] 刘荣臻.微生物检验[M].北京:高等教育出版社,2007.

[5] 周庭银.临床微生物学诊断与图解[M].2版.上海:上海科学技术出版社,2007.

[6] 贾文祥.医学微生物学[M].北京:人民卫生出版社,2008.

[7] 张佩,李咏梅.医学微生物学(案例版)[M].北京:科学出版社,2007.

[8] 陈东科,孙长贵.实用临床微生物学检验与图谱[M].北京:人民卫生出版社,2011.

[9] 王辉.临床微生物学检验[M].北京:人民卫生出版社,2015.

[10] 祁国明.病原微生物实验室生物安全[M].北京:人民卫生出版社,2005.

[11] 尚红,王毓三,申子瑜.全国临床检验操作规程[M].4版.北京:人民卫生出版社,2015.

[12] 陆曙梅.微生物学检验技术[M].郑州:郑州大学出版社,2013.

[13] 吴爱武.临床微生物学与检验实验指导[M].3版.北京:人民卫生出版社,2007.

[14] 王端礼.医学真菌学:实验室检验指南[M].北京:人民卫生出版社,2005.

[15] 段巧玲,杜兆丰,吐尔洪·艾买尔.微生物学检验技术[M].武汉:华中科技大学出版社,2008.

[16] 蔡凤.微生物学[M].2版.北京:科学出版社,2009.